LES

GRANDS ÉCRIVAINS

DE LA FRANCE

NOUVELLES ÉDITIONS

PUBLIÉES SOUS LA DIRECTION

DE M. AD. REGNIER

Membre de l'Institut.

CHARTRES. — IMPRIMERIE DURAND
Rue Fulbert, 9.

MÉMOIRES

DE

SAINT-SIMON

NOUVELLE ÉDITION

COLLATIONNÉE SUR LE MANUSCRIT AUTOGRAPHE

AUGMENTÉE

DES ADDITIONS DE SAINT-SIMON AU JOURNAL DE DANGEAU

et de notes et appendices

PAR A. DE BOISLISLE

Membre de l'Institut

AVEC LA COLLABORATION DE L. LECESTRE

ET DE J. DE BOISLISLE

TOME VINGT-ET-UNIÈME

PARIS

LIBRAIRIE HACHETTE ET Cie

BOULEVARD SAINT-GERMAIN, 79

1909

MÉMOIRES

DE

SAINT-SIMON

TOME XXI

MÉMOIRES

DE

SAINT-SIMON

Cette année, le dimanche de Pâques[1] échut[2] au 5 avril. Le mercredi suivant 8, Monseigneur, au sortir du Conseil, alla dîner à Meudon en *parvulo,* et y mena Mme la duchesse de Bourgogne tête à tête. On a expliqué ailleurs[3] ce que c'étoit que ces *Parvulo.* Les courtisans avoient demandé pour Meudon, où le voyage devoit être de huit jours jusqu'à celui de Marly, annoncé pour le mercredi suivant[4]. Je m'en étois allé dès le lundi saint, pour me trouver à Marly le même jour que le Roi. Les Meudons m'embarrassoient étrangement; depuis cette

(Suite de 1711.) Mon embarras à l'égard de Monseigneur et de sa cour intérieure.

1. Les mots *de Pasq.* ont été ajoutés en interligne.

2. « *Échoir* se dit aussi des choses qui se doivent faire dans des termes préfix » (*Académie,* 1718).

3. Tome XIV, p. 398.

4. Dangeau écrit le 8 avril (tome XIII, p. 376): « Le Roi tint le conseil d'État; Monseigneur en sortit à midi et un quart pour aller à Meudon, où il mène dîner Mme la duchesse de Bourgogne en particulier, ce qu'on appelle ici en badinant les dîners *in parvulo.* Monseigneur demeure à Meudon pour jusqu'au voyage de Marly, qui sera mercredi. »

rare crédulité de Monseigneur qui a été rapportée[1], et que Mme la duchesse de Bourgogne l'avoit dépersuadé[2] jusqu'à lui en avoir fait honte, je n'avois osé me commettre à Meudon. C'étoit pour moi un lieu infesté de démons : Madame la Duchesse, délivrée des bienséances de sa première année[3], y retournoit régner, et y menoit Mesdemoiselles ses filles; d'Antin y gouvernoit; Mlle de Lillebonne et sa sœur y dominoient à découvert; c'étoient mes ennemis personnels; ils gouvernoient Monseigneur; c'étoit bien certainement à eux à qui je devois cet inepte et hardi godant[4] qu'ils avoient donné à Monseigneur, et qui l'avoit mis dans une si grande colère. Capable de prendre[5] à celui-là, et eux capables d'oser l'inventer et y réussir en plein, à quoi ne pouvois-je point m'attendre, tout ce qui étoit là, à[6] leurs pieds, ne songeant qu'à leur plaire, et ne pouvant espérer que par eux? Par conséquent moi tout à en craindre, dès qu'il conviendroit à des ennemis si autorisés de me susciter quelque nouvelle[7] noirceur sur leur terrain ; Mlle Choin, la vraie tenante[8], en mesures extrêmes et en tous ménagements pour eux, fée invisible dont on n'approchoit point, et moi moins que personne, et qui, en étant inconnu, ne pouvois rien espérer d'elle,

1. Tome XX, p. 181-195.

2. Ce verbe n'était pas dans le *Dictionnaire de l'Académie* de 1718, non plus que dans la dernière édition. Littré en cite un exemple de J.-J. Rousseau.

3. De sa première année de deuil.

4. Conte, tromperie. Ce mot n'était pas donné par les lexiques du temps ; on en trouve des exemples dans les *Lettres de Tessé*, recueil Rambuteau, p. 119, et dans les *Mémoires du chevalier de Quincy*, tome III, p. 158. Littré en a donné la définition et a proposé une étymologie.

5. Voyez ci après, p. 53.

6. La préposition *à* a été ajoutée en fin de ligne, sur la marge.

7. *Nouvelle* a été ajouté en interligne.

8. « On dit d'un homme qui va souvent dans une maison, et qui y est comme le maître *qu'il est le tenant* » (*Académie*, 1718).

et du Mont pour toute ressource[1], sans force et sans esprit! Je ne pouvois douter qu'ils ne me voulussent perdre après l'échantillon que j'en avois éprouvé, et ce qui les excitoit contre moi n'étoit pas de nature à s'émousser, beaucoup moins à pouvoir jamais me raccommoder avec eux. Ce[2] qui s'étoit passé à l'égard de feu Monsieur le Duc et de Madame la Duchesse, les choses de rang à l'égard des deux Lorraines et de leur oncle le Vaudémont, l'affaire de Rome pour d'Antin, et de nouveau sa prétention d'Épernon[3], les choses de Flandres, ma liaison intime avec ce qu'ils ne songeoient qu'à anéantir, Mgr et Mme la duchesse de Bourgogne, M. et Mme la duchesse d'Orléans, les ducs de Chevreuse et de Beauvillier, la part qu'ils me donnoient au mariage de M. le duc de Berry, qui avoit comblé leur rage, c'en étoit trop, et sans aucun contrepoids, pour ne me pas faire regarder cette cour comme hérissée pour moi de dangers et d'abîmes. Je poussois donc le temps avec l'épaule[4] sur les voyages de Meudon, embarrassé de Monseigneur et du monde, en ne m'y présentant jamais, beaucoup plus en peine d'y hasarder des voyages. Si ce continuel présent me causoit ces soucis, combien de réflexions plus fâcheuses la perspective d'un avenir qui s'avançoit tous les jours, qui mettroit Monseigneur sur le trône, et qui, à travers le chamaillis[5] de ce qui le gouvernoit et le voudroit dominer alors à l'exclusion des autres, porteroit très certainement sur le trône avec lui les uns ou les autres de ces mêmes ennemis qui ne respiroient que ma perte, et à qui elle ne coûteroit alors que le vouloir! Faute de mieux, je me soutenois de courage; je me disois qu'on n'éprouvoit jamais ni tout le bien ni tout le mal qu'on avoit, à ce qu'il sembloit,

1. Tome XX, p. 184.
2. Toute l'énumération qui va suivre a déjà été faite dans le tome XX, p. 188.
3. Tome XX, p. 258 et suivantes. — 4. *Ibidem*, p. 114.
5. Tome XVIII, p. 124.

le plus de raison de prévoir; j'espérois ainsi contre toute espérance[1] de l'incertitude attachée aux choses de cette vie, et je coulois le temps ainsi à l'égard de l'avenir, mais dans le dernier embarras sur le présent pour Meudon. J'allai donc rêver et me délasser à mon aise pendant cette quinzaine de Pâques, loin du monde et de la cour[2], qui, à celle de Monseigneur près, n'avoit pour moi rien que de riant; mais cette épine, et sans remède, m'étoit cruellement poignante[3], lorsqu'il plut à Dieu de m'en délivrer au moment le plus inattendu. Je n'avois à la Ferté que M. de Saint-Louis[4], vieux brigadier de cavalerie fort estimé du Roi, de M. de Turenne et de tout ce qui l'avoit vu servir, retiré depuis trente ans dans l'abbatial[5] de la Trappe, où il menoit une vie fort sainte, et un gentilhomme de Normandie qui avoit été capitaine dans mon régiment, et qui m'étoit fort attaché[6]. Je m'étois promené avec eux tout le matin du samedi 11, veille de la Quasimodo, et j'étois entré seul dans mon cabinet un peu avant le dîner, lorsqu'un courrier que Mme de Saint-Simon m'envoya m'y rendit une lettre d'elle qui m'apprit la maladie de Monseigneur.

1. *In spem contra spem* (Épître de saint Paul aux Romains, chap. IV, verset 18); peut-être est-ce une réminiscence des vers du *Misanthrope* :

Belle Philis, on désespère,
Alors qu'on espère toujours.

Nous retrouverons cette locution plus loin, p. 301, et dans une citation de Bossuet, ci-après, p. 55, note 2.

2. On a dit à diverses reprises que Saint-Simon allait toujours passer le temps de Pâques à la Ferté. Dans les lettres publiées au tome XIX de l'édition de 1873 des *Mémoires* (p. 258 et 259), on voit qu'il y fit cette année quelques réparations et plantations.

3. « Piquante » (*Académie*, 1718). — 4. Tome V, p. 390.

5. Abréviation pour dire : logis abbatial. Le *Dictionnaire de l'Académie* n'admet pas ce mot comme substantif dans sa dernière édition, pas plus qu'en 1718. Notre auteur a expliqué en 1698, que M. de Rancé avait construit ce logis au dehors pour que les abbés commendataires, après lui, ne « troublassent pas la régularité du dedans. »

6. Les noms des capitaines du régiment de cavalerie de Saint-Simon

Maladie de Monseigneur.

Ce prince[1], allant, comme je l'ai[2] dit[3], à Meudon le lendemain des fêtes de Pâques, rencontra à Chaville[4] un prêtre qui portoit Notre-Seigneur à un malade, et mit pied à terre pour l'adorer à genoux avec Mme la duchesse de Bourgogne[5]. Il demanda à quel malade on le portoit : il apprit que ce malade avoit la petite vérole. Il y en avoit partout quantité. Il ne l'avoit eue que légère, volante, et enfant; il la craignoit fort. Il en fut frappé, et dit le soir à Boudin, son premier médecin[6], qu'il ne seroit pas surpris s'il l'avoit. La journée s'étoit cependant passée tout à fait à l'ordinaire. Il se leva, le lendemain jeudi 9, pour aller courre le loup[7]; mais, en s'habillant, il lui prit une foiblesse qui le fit tomber dans sa chaise. Boudin le fit remettre au lit. Toute la journée fut effrayante par l'état du pouls. Le Roi, qui en fut foiblement averti par Fagon, crut que ce n'étoit rien, et s'alla promener à Marly après son dîner, où il eut plusieurs fois des nouvelles de Meudon. Mgr et Mme la duchesse de Bourgogne y dînèrent, et ne voulurent pas quitter Monseigneur d'un mo-

ont été donnés dans le tome II, p. 153, note 3. Plusieurs d'entre eux, notamment MM. de Lignon et de Billy, pouvaient appartenir à la noblesse normande.

1. On remarquera que tout ce long récit de la maladie et de la mort de Monseigneur, reconnu pour un vrai chef-d'œuvre, porte très peu de corrections de texte, comme si c'était la mise au net d'une rédaction primitive particulièrement soignée et revisée. Sainte-Beuve s'est étendu sur la perfection de ce morceau dans ses *Causeries du lundi*, tome III, p. 282-287.

2. Il a écrit *l'ait*, par mégarde. — 3. Ci-dessus, p. 1.

4. Il va être parlé plus loin, p. 10, de ce village, dont il a déjà été question dans nos tomes VI et XIX.

5. C'était l'usage habituel (*Mémoires de Luynes*, tome XI, p. 413-414); le Roi lui-même ne s'en exemptait pas et accompagnait parfois le prêtre chez le mourant (*Mémoires de la Fare*, p. 288). En Espagne, il en était de même, avec un cérémonial encore plus rigoureux (*Historiettes de Tallemant des Réaux*, tome II, p. 170-171).

6. Tome XX, p. 228.

7. Nous verrons plus loin, p. 51, que c'était sa distraction presque quotidienne.

ment. La princesse ajouta aux devoirs de belle-fille toutes les grâces qui étoient en elle, et présenta tout de sa main à Monseigneur. Le cœur ne pouvoit pas être troublé de ce que l'esprit lui faisoit envisager comme possible[1]; mais les soins et l'empressement n'en furent pas moins marqués, sans air d'affectation ni de comédie. Mgr le duc de Bourgogne, tout simple, tout saint, tout plein de ses devoirs, les remplit outre mesure; et, quoiqu'il y eût déjà un grand soupçon de petite vérole, et que ce prince ne l'eût jamais eue, ils ne voulurent pas s'éloigner un moment de Monseigneur, et ne le quittèrent que pour le souper du Roi[2]. A leur récit, le Roi envoya le lendemain matin, vendredi 10, des ordres si précis à Meudon, qu'il apprit à son réveil le grand péril où on trouvoit Monseigneur. Il avoit dit la veille, en revenant de Marly, qu'il iroit le lendemain matin à Meudon pour y demeurer pendant toute la maladie de Monseigneur, de quelque nature qu'elle pût être; et, en effet, il s'y en alla au sortir de la messe. En partant, il défendit à ses enfants d'y aller; il le défendit en général à quiconque n'avoit pas eu la petite vérole, avec une réflexion de bonté, et permit à tous ceux qui l'avoient eue de lui faire leur cour à Meudon, ou de n'y aller pas, suivant le degré de leur peur ou de leur convenance. Du Mont renvoya plusieurs de ceux qui étoient de ce voyage de Meudon, pour y loger la suite du Roi, qu'il borna à son service le plus étroit, et à ses ministres, excepté le Chancelier qui n'y coucha pas, pour y travailler avec eux. Madame la Duchesse et Mme la princesse de Conti, chacune uniquement avec sa dame d'honneur, Mlle de Lillebonne, Mme d'Espinoy et Mlle de Melun[3], comme si particulière-

Le Roi à Meudon*.

1. Ci-après, p. 41.
2. *Journal de Dangeau,* tome XIII, p. 377; *Mémoires de Sourches,* tome XIII, p. 82-83.
3. Anne-Julie : tome V, p. 334.

* Cette manchette se trouve deux lignes trop bas dans le manuscrit.

ment attachées à Monseigneur, et Mlle de Bouillon[1], parce qu'elle ne quittoit point son père, qui suivit comme grand chambellan, y avoient devancé le Roi, et furent les seules dames qui y demeurèrent, et qui mangèrent les soirs[2] avec le Roi, qui dîna seul comme à Marly. Je ne parle point de Mlle Choin, qui y dîna dès le mercredi, ni de Mme de Maintenon, qui vint trouver le Roi après dîner avec Mme la duchesse de Bourgogne. Le Roi ne voulut point qu'elle approchât de l'appartement de Monseigneur, et la renvoya assez promptement[3]. C'est où en étoient[4] les choses lorsque Mme de Saint-Simon m'envoya le courrier[5], les médecins souhaitant la petite vérole, dont on étoit persuadé, quoiqu'elle ne fût pas encore déclarée.

Je continuerai à parler de moi avec la même vérité dont [je] traite les autres, et les choses[6] avec toute l'exactitude qui m'est possible. A la situation où j'étois à l'égard de Monseigneur et de son intime cour, on sentira[7] aisément quelle impression je reçus de cette nouvelle : je compris, par ce qui m'étoit mandé de l'état de Monseigneur, que la chose en bien ou en mal seroit promptement décidée ; je me trouvois fort à mon aise à la Ferté : je résolus d'y attendre des nouvelles de la journée ; je renvoyai un courrier à Mme de Saint-Simon, et je lui en demandai un pour le lendemain. Je passai la journée dans un mouvement vague et de flux et de reflux qui gagne et qui perd du terrain, tenant l'homme et le chrétien en garde contre l'homme et le courtisan, avec cette

1. Marie-Élisabeth de la Tour d'Auvergne, qui ne se maria pas et mourut en 1725.

2. Il avait d'abord écrit *soir et matin* ; il a biffé les deux derniers mots, mis *les* en fin de ligne et le signe du pluriel à *soir*, et ajouté en interligne après *Roy* les mots *qui disna seul co^e^ à Marly*.

3. *Dangeau*, p. 377-378.

4. Saint-Simon a corrigé *estoit* en *estoient*.

5. Ci-dessus, p. 4. — 6. Il faudrait *et des choses*.

7. *Sentira* est en interligne, au-dessus de *comprendra*, biffé.

foule de choses et d'objets qui se présentoient à moi dans une conjoncture si critique, qui me faisoit entrevoir une délivrance inespérée, subite, sous les plus agréables apparences pour les suites. Le courrier, que j'attendois impatiemment, arriva le lendemain, dimanche de Quasimodo[1], de bonne heure dans l'après-dînée. J'appris par lui que la petite vérole étoit déclarée, et alloit aussi bien qu'on le pouvoit souhaiter, et je le crus d'autant mieux, que j'appris que, la veille, qui étoit celle du[2] dimanche de Quasimodo, Mme de Maintenon, qui, à Meudon, ne sortoit point de sa chambre, et qui y avoit Mme de Dangeau pour toute compagnie, avec qui elle mangeoit, étoit allée dès le matin à Versailles, y avoit dîné chez Mme de Caylus, où elle avoit vu Mme la duchesse de Bourgogne, et n'étoit pas retournée de fort bonne heure à Meudon[3]. Je crus Monseigneur sauvé, et voulus demeurer chez moi; néanmoins, je crus conseil[4], comme j'ai fait toute ma vie, et m'en suis toujours bien trouvé : je donnai ordre à regret pour mon départ le lendemain, qui étoit celui de la Quasimodo, 13 avril, et je partis en effet de bon matin. Arrivant à la Queue[5], à quatorze lieues de la Ferté et à six[6] de Versailles, un financier, qui s'appeloit la Fontaine[7] et que je connoissois fort pour l'avoir vu toute ma vie à la

1. Le 12 avril. — Les mots *de Quasimodo* ont été ajoutés en interligne.
2. Les mots *estoit celle du* sont en interligne, au-dessus d'*estoit le*, biffé.
3. C'est l'article de Dangeau du 11, p. 378-379.
4. Locution déjà rencontrée dans le tome XIX, p. 332.
5. C'est de ce village qu'était seigneur le mari de la bâtarde du Roi dont il a été parlé dans le tome XII, p. 106.
6. Le chiffre *6* surcharge un *1*.
7. Gabriel de la Fontaine, receveur général des domaines des Condés, prit à bail les domaine et forêt de Senonches et dépendances, en 1676 pour quarante-huit mille livres, en 1686 pour quarante-deux mille, en 1694 pour trente-sept mille (archives de Chantilly, registres des comptes).

Ferté chargé de Senonches[1] et des autres biens de feu Monsieur le Prince de ce voisinage[2], aborda ma chaise[3] comme je relayois; il venoit de Paris et de Versailles, où il avoit vu des gens de Madame la Duchesse : il me dit Monseigneur le mieux du monde, et avec des détails qui le faisoient compter hors de danger. J'arrivai à Versailles rempli de cette opinion, qui me fut confirmée par Mme de Saint-Simon et tout ce que je vis de gens, en sorte qu'on ne craignoit plus que par la nature traîtresse[4] de cette sorte de maladie dans un homme de cinquante ans fort épais[5]. Le Roi tenoit son Conseil et travailloit le soir avec ses ministres, comme à l'ordinaire. Il voyoit Monseigneur les matins et les soirs, et plusieurs fois l'après-dînée, et toujours longtemps dans la ruelle de son lit. Ce lundi que

Le Roi mal à son aise hors de ses maisons, Mme de Maintenon encore plus.

1. Cette terre avait été achetée en 1667 par Monsieur le Duc, sur les conseils de Gourville, avec l'argent venu à Madame la Duchesse de la succession de la reine de Pologne Marie de Gonzague ; elle rapportait de quarante à cinquante mille livres (*Mémoires de Gourville*, tome II, p. 35). Les Broglie, qui cédèrent le domaine aux Condés, l'avaient acquis en 1654 du duc de Mantoue, et ce fut l'occasion de longs procès entre eux et le duc Mazarin d'abord (*Dangeau*, tome I, p. 123), puis avec les Condés en 1728. Les titres du domaine sont aux Archives nationales, R[5] 168-173 et 339-341, et aux archives de Chantilly, A 23.

2. Le principal de ces « autres biens » était la terre de Brezolles. Sur Senonches et ses dépendances, voyez l'*État de la généralité d'Alençon en 1698*, publié par Louis Duval, p. 144.

3. Il a déjà été parlé des chaises de poste dans le tome XIV, p. 355. C'est en janvier 1664 que les marquis de Sourches et de Crenan avaient obtenu un privilège pour des « chaises roulantes de poste » inventées par le sieur de la Grujère (Archives nationales, registres du Parlement, X[1A] 8664, fol. 29 ; *Muse historique* de Loret, tome IV, p. 176 ; *Lettres de Mme de Sévigné*, tome VII, p. 271 ; Monteil, *Histoire des Français des divers états*, 1839, tomes VII, p 321-323 et 328-330, et VIII, p. 467-470).

4. « *Traître* se dit aussi de certaines choses pour dire qu'elles sont plus dangereuses qu'il ne paroît : *ces sortes de maux-là sont traîtres* » (*Académie*, 1718).

5. *Dangeau*, p. 380, lundi 13 avril : « Les médecins disent toujours que la maladie de Monseigneur va bien ; cela n'ôte pas l'inquiétude. »

j'arrivai, il avoit dîné de bonne heure, et s'étoit allé promener à Marly, où Mme la duchesse de Bourgogne l'alla trouver. Il vit, en passant au bord des jardins de Versailles, Messeigneurs ses petits-fils[1], qui étoient venus l'y attendre[2], mais qu'il ne laissa pas approcher, et leur cria bonjour. Mme la duchesse de Bourgogne avoit eu la petite vérole; mais il n'y paroissoit point. Le Roi ne se plaisoit que dans ses maisons, et n'aimoit point à être ailleurs. C'est par ce goût que ses voyages à Meudon étoient rares et courts, et de pure complaisance[3]. Mme de Maintenon s'y trouvoit encore plus déplacée. Quoique sa chambre fût partout un sanctuaire où il n'entroit que des femmes de la plus étroite privance, il lui falloit partout une autre retraite entièrement inaccessible, sinon à Mme la duchesse de Bourgogne, encore pour des instants, et seule. Ainsi, elle avoit Saint-Cyr pour Versailles et pour Marly, et, à Marly encore, ce Repos dont j'ai parlé ailleurs[4]; à Fontainebleau, sa maison à la ville[5]. Voyant donc Monseigneur si bien, et conséquemment un long séjour à Meudon, les tapissiers du Roi[6] eurent ordre de meubler Chaville, maison du feu chancelier le Tellier que Monseigneur avait achetée et mise dans le parc de Meudon[7]; et ce fut à Chaville où Mme de Maintenon

1. *Petitfils,* dans le manuscrit.

2. Au bas de la fontaine de Neptune (*Dangeau,* p. 380).

3. Il a été parlé dans les tomes XVI, p. 79, et XVII, p. 323, des promenades que le Roi allait faire parfois à Meudon, pour y dîner avec Monseigneur.

4. Tome XIX, p. 233.

5. Elle l'appelait aussi « le Repos » : *Mémoires de Mlle d'Aumale,* tome I, p. LXXVII et 183.

6. Selon l'*État de la France* (1712), tome I, p. 179-180, il y avait huit tapissiers du Roi, qui avaient le titre de valets de chambre et qui servaient par quartiers. « Ils ont en garde, aux lieux de séjour de la cour, les meubles de campagne du Roi, et font les meubles de S. M. »

7. C'est le 18 décembre 1596 que Michel le Tellier, correcteur des comptes et grand père du Chancelier, acquit pour seize cents écus le

destina ses retraites pendant la journée[1]. Le Roi avoit commandé la revue des gendarmes et des chevau-légers pour le mercredi : tellement que tout sembloit aller à souhait. J'écrivis, en arrivant à Versailles, à M. de Beauvillier, à Meudon, pour le prier de dire au Roi que j'étois revenu sur la maladie de Monseigneur, et que je serois allé à Meudon, si, n'ayant pas eu la petite vérole, je ne me trouvois dans le cas de la défense. Il s'en acquitta, me manda que mon retour avoit été fort à propos, et me réitéra de la part du Roi la défense d'aller à Meudon, tant pour moi que pour Mme de Saint-Simon, qui n'avoit point eu non plus la petite vérole. Cette défense particulière ne m'affligea point du tout. Mme la duchesse de Berry, qui l'avoit eue, n'eut point le privilège de voir le Roi comme Mme la duchesse de Bourgogne : leurs deux époux ne l'avoient point eue. La même raison exclut M. le duc d'Orléans de voir le Roi ; mais Mme la duchesse d'Orléans, qui n'étoit pas dans le même cas, eut permission de l'aller voir, dont elle usa pourtant fort sobrement. Madame ne le vit point, quoiqu'il n'y eût

château et la seigneurie de Chaville, où il possédait déjà une petite maison. Son petit-fils obtint du Roi la permission d'y faire un parc et de le clore (registres du Parlement, X[1A] 8663, fol. 322, et 8671, fol 249); il fit bâtir le château par l'architecte Chamois. C'est alors (1679) que Santeul composa sa poésie *la Nymphe de Chaville*. Après la mort du Chancelier, sa veuve vendit au Roi le domaine pour trois cent quatre-vingt-dix mille livres, par contrat du 11 décembre 1695, et Louis XIV en fit présent à son fils pour agrandir son parc de Meudon (Archives nationales, E 1892, 6 décembre, et X[1A] 8690, fol. 213 v° ; *Dangeau*, tome V, p. 315, 318, 320 et 321 ; vicomte de Grouchy, *Meudon, Bellevue et Chaville*, dans les *Mémoires de la Société de l'Histoire de Paris*, 1893, p. 155-163). Monseigneur conserva le château, et il y donnait parfois des collations à ses invités (*Dangeau*, tomes VIII, p. 492, et XI, p. 250). En 1712, Torcy en eut la jouissance, puis le prince de Talmond en 1717 ; enfin, le comte de Tessé, l'ayant reçu en usufruit en 1766, le fit démolir. Les titres relatifs à la propriété sont aux Archives nationales, cartons O[1] 3830-3839.

1. Ces détails ne sont pas pris à Dangeau.

point pour elle de raison d'exclusion, qui, excepté les deux fils de France, par juste crainte pour eux, ne s'étendit dans la famille royale que selon le goût du Roi. Meudon, pris en soi, avoit aussi ses contrastes : la Choin y étoit dans son grenier[1]; Madame la Duchesse, Mlle de Lillebonne et Mme d'Espinoy ne bougeoient[2] de la chambre de Monseigneur, et la recluse[3] n'y entroit que lorsque le Roi n'y étoit pas, et que Mme la princesse de Conti, qui y étoit aussi fort assidue, étoit retirée[4]. Cette princesse sentit bien qu'elle contraindroit cruellement Monseigneur, si elle ne le mettoit en liberté là-dessus, et elle le fit de fort bonne grâce : dès le matin du jour que le Roi arriva, et elle y avoit déjà couché[5], elle dit à Monseigneur qu'il y avoit longtemps qu'elle n'ignoroit pas ce qui étoit dans Meudon, qu'elle n'avoit pu vivre hors de ce château dans l'inquiétude où elle étoit, mais qu'il n'étoit pas juste que son amitié fût importune; qu'elle le prioit d'en user très librement, de la renvoyer toutes les fois que cela lui conviendroit, et qu'elle auroit soin, de son côté, de n'entrer jamais dans sa chambre sans savoir si elle pouvoit le voir sans l'embarrasser[6]. Ce compliment plut infiniment à Monseigneur. La princesse fut en effet fidèle à cette conduite, et docile aux avis de Madame la Duchesse et des deux Lorraines pour sortir quand il étoit à propos sans air de chagrin ni de contrainte, et revenoit après,

Contrastes dans Meudon.

1. Ou plutôt sa petite chambre dans un entresol, dont il a déjà été parlé dans le tome XIV, p. 397-398.

2. *Bougeoient* corrige *sorto*[*ient*].

3. Mlle Choin. — « *Reclus*, dit l'*Académie*, en 1718, se met quelquefois substantivement : *c'est un reclus, vivre comme un reclus.* » Saint-Simon écrit *récluse*, et nous retrouverons ce terme ci-après, p. 139.

4. Voyez ce qu'il a déjà dit de la vie de Mlle Choin à Meudon dans le tome XIV, p. 396-398.

5. Ces six mots ont été ajoutés en interligne.

6. L'appartement de Mme de Conti était au rez-de-chaussée du château, comme celui de Monseigneur, et contigu à celui de Mme de Maintenon.

quand cela se pouvoit, sans la plus légère humeur : en quoi elle mérita de vraies louanges. C'étoit Mlle Choin dont il étoit question, qui figuroit à Meudon avec le P. Tellier, d'une façon tout à fait étrange : tous deux *incognito,* relégués chacun dans leur grenier[1], servis seuls chacun dans leur chambre, vus des seuls indispensables, et sus pourtant de chacun, avec cette différence que la demoiselle voyoit Monseigneur nuit et jour sans mettre le pied ailleurs, et que le confesseur alloit chez le Roi et partout, excepté dans l'appartement de Monseigneur, ni dans tout ce qui en approchoit. Mme d'Espinoy portoit et rapportoit les compliments entre Mme de Maintenon et Mlle Choin. Le Roi ne la vit point. Il croyoit que Mme de Maintenon l'avoie vue : il le lui demanda un peu sur le tard ; il sut que non, et il ne l'approuva pas. Là-dessus, Mme de Maintenon chargea Mme d'Espinoy d'en faire ses excuses à Mlle Choin, et de lui dire qu'elle espéroit qu'elles se verroient : compliment bizarre d'une chambre à l'autre sous le même toit. Elles ne se virent jamais depuis[2].

Versailles présentoit une autre scène : Mgr et Mme la duchesse de Bourgogne y tenoient ouvertement la cour, et cette cour ressembloit à la première pointe de l'aurore[3]. Toute la cour étoit là rassemblée ; tout Paris y abondoit, et, comme la discrétion et la précaution ne furent jamais françoises, tout Meudon y venoit, et on en croyoit les gens sur leur parole de n'être pas entrés chez Monseigneur ce jour-là. Lever et coucher, dîner et souper avec les dames, conversations publiques après les repas, promenades, étoient les heures de faire sa cour, et les appartements ne pouvoient contenir la foule ; courriers à tous Versailles.

1. Ci-dessus, p. 12.

2. Cette dernière phrase a été ajoutée dans le blanc resté à la fin du paragraphe.

3. « On dit *la pointe du jour,* pour dire le point du jour, la première apparence du jour » (*Académie,* 1718). Nous avons eu « la première pointe du printemps » dans le tome I, p. 27.

quarts d'heure, qui rappeloient l'attention aux nouvelles de Monseigneur[1], cours de maladie à souhait, et facilité extrême d'espérance et de confiance; desir et empressement de tous de plaire à la nouvelle cour; majesté et gravité gaie dans le jeune prince et la jeune princesse, accueil obligeant à tous, attention continuelle à parler à chacun, et complaisance dans cette foule, satisfaction réciproque; duc et duchesse de Berry à peu près nuls. De cette sorte s'écoulèrent cinq jours, chacun pensant sans cesse aux futurs contingents[2], tâchant d'avance de s'accommoder à tout événement.

Le mardi 14 avril, lendemain de mon retour de la Ferté à Versailles, le Roi, qui, comme j'ai dit, s'ennuyoit à Meudon, donna à l'ordinaire conseil des finances le matin, et, contre sa coutume, conseil de dépêches l'après-dînée, pour en remplir le vuide. J'allai voir le Chancelier à son retour de ce dernier conseil, et je m'informai beaucoup à lui de l'état de Monseigneur. Il me l'assura bon, et me dit que Fagon lui avoit dit ces mêmes mots[3] : que les choses alloient selon leurs souhaits, et au delà de leurs espérances[4]. Le Chancelier me parut dans une grande confiance, et j'y ajoutai foi d'autant plus aisément, qu'il étoit extrêmement bien avec Monseigneur, et qu'il ne bannissoit pas toute crainte, mais sans en avoir d'autre que celle de la nature propre à cette sorte de maladie[5]. Les harengères[6] de Paris, amies fidèles de Mon-

Harengères à Meudon; bien reçues.

1. « Il reste à Meudon des pages de Mgr le duc de Bourgogne et de Mme la duchesse de Bourgogne, qui, toutes les heures, leur portent des nouvelles à Versailles » (*Dangeau*, p. 378).

2. Tome XVIII, p. 73.

3. Ces mots mêmes; tournure de phrase fréquente à l'époque, et dont l'exemple le plus souvent cité est dans *le Cid* de Corneille, acte II, scène II.

4. *Mémoires de Sourches*, p. 86, 14 avril : « Monseigneur avoit assez bien passé la nuit, et, pendant le jour, on le trouvoit en assez bon état. »

5. Ci-dessus, p. 9.

6. Ce nom déjà rencontré à diverses reprises (tomes II, p. 40, VIII,

seigneur, qui s'étoient déjà signalées à cette forte indigestion qui fut prise pour apoplexie[1], donnèrent ici le second tome[2] de leur zèle. Ce même matin, elles arrivèrent en plusieurs carrosses de louage à Meudon. Monseigneur les voulut voir : elles se jetèrent au pied de son lit, qu'elles baisèrent plusieurs fois, et, ravies[3] d'apprendre de si bonnes nouvelles, elles s'écrièrent, dans leur joie, qu'elles alloient réjouir tout Paris et faire chanter le *Te Deum*[4]. Monseigneur, qui n'étoit pas insensible à ces marques d'amour du peuple[5], leur dit qu'il n'étoit pas encore temps, et, après les avoir remerciées, il ordonna qu'on leur fît voir sa maison, qu'on les traitât à dîner, et qu'on les renvoyât avec de l'argent[6]. Revenant chez moi

p. 243, et IX, p. 68), était couramment usité alors pour désigner les « dames de la halle » : voyez la *Muse historique* de Loret, tomes I, p. 335, et II, p. 344, la *Gazette* de 1649, p. 719, les *Lettres de Mme de Maintenon,* recueil Geffroy, tome II, p. 160, les *Archives de la Bastille,* tome VII, p. 224. Le curé Brousse appelait les nièces de Mazarin « petites harengères de Rome ».

1. En 1701 : tome VIII, p. 243-244.

2. Cette locution figurée, au sens de répétition, n'est pas mentionnée dans les lexiques ; nous l'avons déjà rencontrée dans nos tomes X, p. 374, et XVIII, p. 63. — La particulière affection des harengères pour Monseigneur datait de sa naissance (1661), à l'occasion de laquelle elles avaient fait des réjouissances extraordinaires. Par la suite, elle reportèrent leur tendresse sur le dauphin fils de Louis XV, célébrèrent la naissance (*Mémoires de Luynes,* tome XI, p. 222), et, quand il revint de Metz en 1744, après la maladie du Roi, elles tinrent à le complimenter en corps (*Catalogue des estampes de la collection Hennin,* n° 8476).

3. *Ravis* a été corrigé en *ravies*.

4. Comme en 1701 : tome VIII, p. 244.

5. Le P. Léonard raconte (Archives nationales, M 766, 31 décembre 1701) qu'une harengère ayant choisi Monseigneur pour parrain de son enfant, celui-ci se fit représenter par le petit Bontemps, que Saint-Eustache fut tout illuminé pour la circonstance et que toute la halle se trouva au festin.

6. « Pour marque de l'amitié que le peuple de Paris, et même le peuple le plus bas, avoit pour Monseigneur, les harengères avoient député deux d'entre elles, qui vinrent sur les trois heures à Meudon, sa-

de chez le Chancelier, par les cours, je vis Mme la duchesse d'Orléans se promenant sur la terrasse de l'aile Neuve, qui m'appela, et que je ne fis semblant de voir ni d'entendre parce que la Montauban étoit avec elle[1], et je gagnai mon appartement l'esprit fort rempli de ces bonnes nouvelles de Meudon. Ce logement étoit dans la galerie haute de l'aile Neuve[2], qu'il n'y avoit presque qu'à traverser pour être dans l'appartement de M. et de Mme la duchesse de Berry[3], qui, ce soir-là, devoient donner à souper chez eux à[4] M. et à Mme la duchesse d'Orléans et à quelques dames, dont Mme de Saint-Simon se dispensa sur ce qu'elle avoit été un peu incommodée. Il y avoit peu que j'étois dans mon cabinet seul avec Coëtenfao[5] qu'on m'annonça Mme la duchesse d'Orléans, qui venoit causer en attendant l'heure du souper. J'allai la recevoir dans l'appartement de Mme de Saint-Simon, qui étoit sortie, et qui revint bientôt après se mettre en tiers avec nous. La princesse et moi étions, comme on dit, gros de nous voir et de nous entretenir[6] dans cette conjoncture, sur laquelle elle et moi nous pensions si pareillement. Il n'y avoit guères qu'une heure qu'elle étoit revenue de Meudon, où elle avoit vu le Roi, et il en étoit

Singulière conversation avec Mme la duchesse d'Orléans chez moi.

voir de ses nouvelles et disant qu'elles n'oseroient retourner à Paris sans l'avoir vu. Monseigneur eut la bonté de les faire entrer, et, comme on le croyoit presque hors de danger, elles lui dirent qu'elles alloient faire chanter le *Te Deum*. Monseigneur leur dit : « Il n'est pas encore temps, mes pauvres femmes. » En sortant, elles jetèrent de l'argent aux soldats de la garde, pour boire à la santé de Monseigneur. » (*Dangeau,* p. 381.) Comparez le récit du baron de Breteuil ; ci-après, Appendice, p. 416.

1. Charlotte Bautru de Nogent ; voyez ce qu'il a dit de cette « espèce de monstre » dans le tome XII, p. 283-286.

2. Tome XIX, p. 338, note 5.

3. *Ibidem,* p. 354.

4. Avant *à,* Saint-Simon a biffé *à M. et à Me la Duch. de Be.*

5. Son « ami de tout temps », a-t-il dit dans le tome XX, p. 219.

6. « On dit figurément *être gros de savoir, de faire, de dire quelque chose*, pour dire en avoir une extrême envie » (*Académie,* 1718).

alors huit du soir de ce même mardi 14 avril. Elle me dit la même expression dont Fagon s'étoit servi, que j'avois apprise du Chancelier; elle me rendit la confiance qui régnoit dans Meudon ; elle me vanta les soins et la capacité des médecins, qui ne négligeoient pas jusqu'aux plus petits remèdes qu'ils ont coutume de mépriser le plus ; elle nous en exagéra le succès, et, pour en parler franchement et en avouer la honte, elle et moi nous lamentâmes ensemble de voir Monseigneur échapper, à son âge et à sa graisse, d'un mal si dangereux. Elle réfléchissoit tristement, mais avec ce sel et ces tons à la Mortemart[1], qu'après une dépuration[2] de cette sorte il ne restoit plus la moindre pauvre petite espérance aux apoplexies, que celle des indigestions étoit ruinée sans ressources depuis la peur que Monseigneur en avoit prise, et l'empire qu'il avoit donné sur sa santé aux médecins; et nous conclûmes plus que langoureusement[3] qu'il falloit désormais compter que ce prince vivroit et régneroit longtemps : de là des raisonnements sans fin sur les funestes accompagnements de son règne, sur la vanité des apparences les mieux fondées d'une vie qui promettoit si peu, et qui trouvoit son salut et sa durée au sein du péril et de la mort. En un mot, nous nous lâchâmes[4], non sans quelque scrupule qui interrompoit de fois à autre cette rare conversation, mais qu'avec un tour languissamment plaisant elle ramenoit toujours à son point. Mme de Saint-Simon, tout

1. Tome XVII, p. 82.

2. Action de dépurer, *la dépuration du sang*. Ce terme n'était pas admis par le *Dictionnaire de l'Académie* de 1718; il n'y entra qu'en 1762.

3. « On dit par dérision qu'un homme fait le langoureux auprès d'une femme pour dire qu'il fait le passionné auprès d'elle » (*Académie*, 1718). C'est ici plutôt le sens de douloureusement. Comparez cet adverbe avec *languissamment*, qui va se rencontrer quelques lignes plus bas.

4. Au sens de se laisser aller, comme « un ressort qui se lâche », seul exemple donné par le *Dictionnaire de l'Académie* de 1718.

dévotement, enrayoit[1] tant qu'elle pouvoit ces propos étranges; mais l'enrayure[2] cassoit, et entretenoit ainsi un combat très singulier entre la liberté des sentiments humainement pour nous très raisonnables, mais qui ne laissoit pas de nous faire sentir qui n'étoient pas selon la religion[3]. Deux heures s'écoulèrent de la sorte entre nous trois, qui nous parurent courtes, mais que l'heure du souper termina. Mme la duchesse d'Orléans s'en alla chez Madame sa fille, et nous passâmes dans ma chambre, où bonne compagnie s'étoit ce pendant assemblée, qui soupa avec nous.

Spectacle de Meudon.

Tandis qu'on étoit si tranquille à Versailles, et même à Meudon, tout y changeoit de face. Le Roi avoit vu Monseigneur plusieurs fois dans la journée, qui étoit sensible[4] à ces marques d'amitié et de considération. Dans la visite de l'après-dînée, avant le conseil des dépêches, le Roi fut si frappé de l'enflure extraordinaire du visage et de la tête, qu'il abrégea, et qu'il laissa échapper quelques larmes en sortant de la chambre. On le rassura tant qu'on put, et, après le conseil des dépêches, il se promena dans les jardins. Cependant Monseigneur avoit déjà méconnu[5] Mme la princesse de Conti, et Boudin en avoit été alarmé. Ce prince l'avoit toujours été[6]. Les courtisans le voyoient

1. « *Enrayer* signifie arrêter une roue par les rais, en sorte qu'elle ne tourne point, mais qu'elle ne fasse que glisser » (*Académie*, 1718). Les lexiques n'en donnaient pas l'emploi au figuré.

2. « *Enrayure,* ce qui sert à enrayer. » L'Académie n'a admis ce substantif qu'en 1740 ; Littré ne cite que le présent exemple.

3. Il est curieux de remarquer que Saint-Simon, à propos de a mort de Monseigneur, n'a pas rappelé ici le fameux horoscope : *fils de roi, père de roi, jamais roi,* qui, au dire du *Journal de Verdun* (tome XIV, 1711, p. 365) était connu depuis plus de trente ans lorsqu'il mourut, et que d'ailleurs notre auteur a inséré dans l'Addition 987, ci-après, p. 396.

4. *Sensibles* corrigé en *sensible.*

5. « *Méconnaître,* ne pas reconnaître »; c'est le seul sens donné par le *Dictionnaire de l'Académie* de 1718.

6. Comparez ci-dessus, p. 15, note 6, ce qu'il a répondu aux harengères.

tous les uns après les autres; les plus familiers n'en bougeoient jour et nuit. Il s'informoit sans cesse à eux si on avoit coutume d'être, dans cette maladie, dans l'état où il se sentoit. Dans les temps où ce qu'on lui disoit pour le rassurer lui faisoit le plus d'impression, il fondoit sur cette dépuration[1] des espérances de vie et de santé, et, en une de ces occasions, il lui échappa d'avouer à Mme la princesse de Conti qu'il y avoit longtemps qu'il se sentoit fort mal sans en avoir voulu rien témoigner, et dans un tel état de foiblesse, que, le jeudi saint dernier[2], il n'avoit pu, durant l'office, tenir sa *Semaine sainte*[3] dans ses mains. Il se trouva plus mal vers quatre heures après midi, pendant le conseil des dépêches : tellement que Boudin proposa à Fagon d'envoyer querir du conseil, lui représenta qu'eux, médecins de la cour, qui ne voyoient jamais aucune maladie de venin[4], n'en pouvoient avoir d'expérience, et le pressa de mander promptement des médecins de Paris; mais Fagon se mit en colère, ne se paya d'aucunes raisons, s'opiniâtra au refus d'appeler personne[5], à dire qu'il étoit inutile de se commettre à des disputes et à des contrariétés[6], soutint qu'ils feroient aussi bien et mieux que tout le secours qu'ils pourroient faire venir, voulut enfin tenir secret l'état de Monseigneur, quoiqu'il empirât d'heure en heure, et que, sur les sept heures du soir, quelques valets, et quelques courtisans même, commençassent à s'en apercevoir; mais tout en ce

Extrémité de Monseigneur.

1. Ci-dessus, p. 17.
2. Le 2 avril, moins de quinze jours auparavant.
3. Livre contenant les prières et les offices de tous les jours de la semaine sainte depuis le dimanche des rameaux jusqu'au jour de Pâques. De nos jours, on l'appelle plutôt *Quinzaine de Pâques*.
4. Tome VIII, p. 94.
5. Voyez une lettre de la marquise d'Huxelles publiée par les éditeurs du *Journal de Dangeau*, p. 381, qui accuse au contraire Boudin de n'avoir pas voulu pratiquer une saignée comme le demandait Fagon.
6. Au sens de contradiction, comme dans le tome IX, p. 284. « Opposition entre des choses contraires » (*Académie*, 1718).

genre trembloit sous Fagon : il étoit là, et personne n'osoit ouvrir la bouche pour avertir le Roi ni Mme de Maintenon. Madame la Duchesse et Mme la princesse de Conti, dans la même impuissance, cherchoient à se rassurer. Le rare fut qu'on voulut laisser mettre le Roi à table pour souper, avant d'effrayer par de grands remèdes, et laisser achever son souper sans l'interrompre et sans l'avertir de rien[1], qui[2], sur la foi de Fagon et le silence public, croyoit Monseigneur en bon état, quoiqu'il l'eût trouvé enflé et changé dans l'après-dînée, et qu'il en eût été fort peiné[3]. Pendant que le Roi soupoit ainsi tranquillement, la tête commença à tourner à ceux qui étoient dans la chambre de Monseigneur. Fagon et les autres entassèrent remèdes sur remèdes, sans en attendre l'effet. Le curé[4], qui, tous les soirs avant de se retirer chez lui, alloit savoir des nouvelles, trouva, contre l'ordinaire, toutes les portes ouvertes et les valets éperdus. Il entra dans la chambre, où, voyant de quoi il n'étoit que trop tardivement question, il courut au lit, prit la main de Monseigneur, lui parla de Dieu, et, le voyant plein de connoissance, mais presque hors d'état de parler, il en tira ce qu'il put pour une confession, dont qui que ce soit ne s'étoit avisé, lui suggéra des actes de contrition. Le pauvre prince en répéta distinctement quelques mots, confusément les autres, se frappa la poitrine, serra la main au curé, parut pénétré des meilleurs sentiments, et reçut d'un air contrit et desireux l'absolution du curé[5].

1. « Le Roi ne sut qu'après son souper l'extrémité du mal », dit Dangeau (p. 380).
2. Avant *qui,* il y a *le Roy* ajouté en interligne, et ensuite biffé.
3. Ci-dessus, p. 18.
4. Le curé de Meudon était Louis de Rond, bachelier en théologie ; il était en même temps chapelain du château et avait de ce fait six cents livres de pension (*État de la France,* 1712, tome I, p. 370).
5. Ces détails sont confirmés par le registre paroissial, cité par M. de Grouchy, dans *Meudon, Bellevue et Chaville,* p. 112 ; voyez aussi notre Appendice I, ci-après, p. 411.

Ce pendant le Roi sortoit de table, et pensa tomber à la renverse lorsque Fagon, se présentant à lui, lui cria, tout troublé[1], que tout étoit perdu. On peut juger quelle horreur saisit tout le monde en ce passage si subit d'une sécurité entière à la plus désespérée extrémité.

Le Roi, à peine à lui-même[2], prit à l'instant le chemin de l'appartement de Monseigneur, et réprima très sèchement l'indiscret empressement de quelques courtisans à le retenir, disant qu'il vouloit voir encore son fils, et s'il n'y avoit plus de remède. Comme il étoit près d'entrer dans la chambre, Mme la princesse de Conti, qui avoit eu le temps d'accourir chez Monseigneur dans ce court intervalle de la sortie de table, se présenta pour l'empêcher d'entrer; elle le repoussa même des mains, et lui dit qu'il ne falloit plus désormais penser qu'à lui-même. Alors, le Roi, presque en foiblesse d'un renversement[3] si subit et si entier, se laissa aller sur un canapé qui se trouva à l'entrée de la porte du cabinet par lequel il étoit entré, qui donnoit dans la chambre; il demandoit des nouvelles à tout ce qui en sortoit, sans que presque personne osât lui répondre. En descendant chez Monseigneur, car il logeoit au-dessus de lui, il avoit envoyé chercher le P. Tellier[4], qui venoit de se mettre au lit. Il fut bientôt rhabillé[5] et arrivé dans la chambre; mais il n'étoit plus temps, à ce qu'ont dit depuis tous les domestiques, quoique le jésuite, peut-être pour consoler le Roi, lui eût assuré qu'il avoit donné une absolution bien fondée. Mme de Maintenon, accourue auprès du Roi et assise sur le même canapé, tâchoit de pleurer. Elle essayoit d'emmener le Roi, dont les carrosses étoient déjà prêts dans la cour; mais il n'y

1. Ces deux mots ont été ajoutés en interligne.

2. Le *Dictionnaire de l'Académie* de 1718 cite l'exemple *être à soi*, mais sans en donner la définition.

3. « Action de renverser; se dit aussi au figuré : *le renversement des lois, de l'État* » (*Académie*, 1718).

4. Ci-dessus, p. 13. — 5. Saint-Simon écrit *rabillé*.

eut pas moyen de l'y faire résoudre que Monseigneur ne fût expiré. Cette agonie sans connoissance dura près d'une heure depuis que le Roi fut dans le cabinet. Madame la Duchesse et Mme la princesse de Conti se partageoient entre les soins du mourant et ceux du Roi, près duquel elles revenoient souvent, tandis que la Faculté confondue, les valets éperdus, le courtisan[1] bourdonnant[2], se poussoient les uns les autres, et cheminoient sans cesse sans presque changer de lieu. Enfin le moment fatal arriva : Fagon sortit, qui le laissa entendre. Le Roi, fort affligé, et très peiné du défaut de confession[3], maltraita un peu ce premier médecin, puis sortit, emmené par Mme de Maintenon et par les deux princesses[4]. L'appartement étoit de plein pied à la cour, et, comme il se présenta pour monter en carrosse, il trouva devant lui la berline[5] de

Mort de Monseigneur. Le Roi va à Marly.

1. Saint-Simon a écrit par erreur *courtisant*.

2. « *Bourdonner* se dit aussi pour exprimer le bruit sourd et confus que font plusieurs personnes qui n'approuvent pas ce qui a été dit ou fait » (*Académie*, 1718).

3. Mme de Maintenon écrivait peu après (*Lettres*, éd. 1806, tome VI, p. 62) : « Il avoit son confesseur dans sa maison et les meilleurs médecins de France : il meurt dans un moment et sans confession. »

4. Sur la mort de Monseigneur, on peut voir l'article du *Mercure* d'avril, p. 1-7, ceux de la *Gazette*, p. 204, et de la *Gazette d'Amsterdam*, n° XXXIII, la *Correspondance de Madame*, recueil Jæglé, tome II, p. 143 et suivantes, les *Lettres historiques de Mme de Maintenon*, tome II, p. 302-303, et recueil Geffroy, tome II, p. 275-278, les *Lettres de Mme Dunoyer*, lettre LXXX, le *Journal de P. Narbonne*, p. 11-13, une lettre d'un Hollandais conservée au Dépôt de la guerre, vol. 2299, n° 392, le *Nouveau siècle de Louis XIV*, tome III, p. 383. M. le comte d'Haussonville, dans *la Duchesse de Bourgogne* (t. IV, p. 95-96), a publié les lettres que le duc écrivit à cette occasion à son frère Philippe V.

5. La berline (Saint-Simon écrit *breline*) était une sorte de carrosse inventé à Berlin, avec caisse posée sur des brancards et soutenue par des soupentes ; on disait aussi, mais à tort, *brelinde* et *brelingue* (*Dictionnaire de Trévoux*). D'abord faites pour deux personnes seulement, on en construisit ensuite à quatre et à six places ; elles servaient surtout pour les voyages, comme plus légères et mieux suspendues que les chaises de poste.

Monseigneur; il fit signe de la main qu'on lui amenât un autre carrosse, par la peine que lui faisoit celui-là. Il n'en fut pas néanmoins tellement occupé, que, voyant Pontchartrain, il ne l'appelât pour lui dire d'avertir son père et les autres ministres de se trouver le lendemain matin, un peu tard, à Marly, pour le conseil d'État ordinaire du mercredi. Sans commenter ce sens froid, je me contenterai de rapporter la surprise extrême de tous les témoins et de tous ceux qui l'apprirent. Pontchartrain répondit que, ne s'agissant que d'affaires courantes, il vaudroit mieux remettre le Conseil d'un jour que de l'en importuner. Le Roi y consentit. Il monta avec peine en carrosse, appuyé des deux côtés, Mme de Maintenon tout de suite après, qui se mit à côté de lui ; Madame la Duchesse et Mme la princesse de Conti montèrent après elle[1], et se mirent sur le devant. Une foule d'officiers de Monseigneur se jetèrent à genoux tout du long de la cour, des deux côtés, sur le passage du Roi, lui criant avec des hurlements étranges d'avoir compassion d'eux, qui avoient tout perdu et qui mouroient de faim.

Spectacle de Versailles.

Tandis que Meudon étoit rempli d'horreur[2], tout étoit tranquille à Versailles sans en avoir le moindre soupçon. Nous avions soupé[3]; la compagnie, quelque temps après, s'étoit retirée, et je causois avec Mme de Saint-Simon, qui achevoit de se déshabiller pour se mettre au lit, lorsqu'un ancien valet de chambre à qui elle avoit donné une charge de garçon de la chambre de Mme la duchesse de Berry, et qui y servoit à table[4], entra tout effarouché. Il

1. *Elle* a été ajouté en interligne.

2. Taine dans ses *Essais de critique et d'histoire* (1884), p. 243-245, a écrit trois pages saisissantes sur ce « spectacle de Versailles » à la mort de Monseigneur : « Farce funèbre, dit-il, où nous contemplons en face la grimace de la vérité et de la mort. »

3. Ci-dessus, p. 18.

4. D'après la lettre donnée dans l'Appendice du tome XX (p. 508), la duchesse s'était intéressée au sieur Lemaire pour lui procurer une place dans la maison de Mme de Berry. Mais l'*État de la France* de

nous dit qu'il falloit qu'il y eût de mauvaises nouvelles de Meudon; que Mgr le duc de Bourgogne venoit d'envoyer parler à l'oreille à M. le duc de Berry, à qui les yeux avoient rougi[1] à l'instant; qu'aussitôt il étoit sorti de table, et que, sur un second message fort prompt, la table, où la compagnie étoit restée, s'étoit levée avec précipitation, et que tout le monde étoit passé dans le cabinet. Un changement si subit rendit ma surprise extrême; je courus chez Mme la duchesse de Berry aussitôt : il n'y avoit plus personne ; ils étoient tous allés chez Mme la duchesse de Bourgogne. J'y poussai tout de suite. J'y trouvai tout Versailles rassemblé ou y arrivant, toutes les dames en déshabillé, la plupart prêtes à se mettre au lit, toutes les portes ouvertes, et tout en trouble. J'appris que Monseigneur avoit reçu l'extrême-onction, qu'il étoit sans connoissance et hors de toute espérance, et que le Roi avoit mandé à Mme la duchesse de Bourgogne qu'il s'en alloit à Marly, et de le venir attendre dans l'avenue, entre les deux écuries[2], pour le voir en passant. Le spectacle attira toute l'attention que j'y pus donner parmi les divers mouvements de mon âme et ce qui tout à la fois se présenta à mon esprit. Les deux princes et les deux princesses étoient dans le petit cabinet derrière la ruelle du lit; la toilette[3] pour le coucher étoit à l'ordinaire dans la chambre de Mme la duchesse de Bourgogne, remplie de toute la cour en confusion ; elle alloit et venoit du cabinet dans la chambre, en attendant le moment d'aller au passage du Roi, et son maintien, toujours avec ses mêmes grâces, étoit un maintien de trouble et de compassion que celui de chacun sembloit prendre pour dou-

1712 indique comme garçons de la chambre les sieurs Dupuis, Leroy et Bertheauneau ; par contre, il y a un Lemaire tailleur de la garde-robe.

1. *Roougi,* dans le manuscrit.

2. Il a été déjà parlé dans le tome XII, p. 104, de ces deux bâtiments, situés vis-à-vis du château de chaque côté de l'avenue de Paris.

3. Tome XIX, p. 248.

leur; elle disoit ou répondoit, en passant devant les uns et les autres, quelques mots rares. Tous les assistants étoient des personnages vraiment expressifs; il ne falloit qu'avoir des yeux, sans aucune connoissance de la cour, pour distinguer les intérêts peints sur les visages, ou le néant de ceux qui n'étoient de rien : ceux-ci tranquilles à eux-mêmes, les autres pénétrés de douleur, ou de gravité et d'attention sur eux-mêmes pour cacher leur élargissement[1] et leur joie. Mon premier mouvement fut de m'informer à plus d'une fois, de ne croire qu'à peine au spectacle et aux paroles, ensuite de craindre trop peu de cause pour tant d'alarme, enfin de retour sur moi-même par la considération de la misère commune à tous les hommes, et que moi-même je me trouverois un jour aux portes de la mort. La joie, néanmoins, perçoit à travers les réflexions momentanées de religion et d'humanité par lesquelles j'essayois de me rappeler[2]; ma délivrance particulière me sembloit si grande et si inespérée, qu'il me sembloit, avec une évidence encore plus parfaite que la vérité, que l'État gagnoit tout en une telle perte. Parmi ces pensées, je sentois malgré moi un reste de crainte que le malade en réchappât, et j'en avois une extrême honte. Enfoncé[3] de la sorte en moi-même, je ne laissai pas de mander à Mme de Saint-Simon qu'il étoit à propos qu'elle vînt, et de percer de mes regards clandestins chaque visage, chaque maintien, chaque mouvement, d'y délecter ma curiosité, d'y nourrir les idées que je m'étois formées de chaque personnage, qui ne m'ont jamais guères trompé, et de tirer de justes conjectures de la vérité de ces premiers élans dont on est si rarement maître, et qui, par là, à qui connoît la carte[4] et les gens, deviennent des

1. Tome XVIII, p. 391.
2. Au sens moderne de rappeler à l'ordre, aux convenances.
3. *Enfoncé* est en interligne, au-dessus de *renfermé,* biffé.
4. Expression déjà rencontrée dans les tomes VII, p. 201, et XII, p. 402 et 406 : la carte de la cour ; voyez ci-après, p. 38.

indications[1] sûres des liaisons et des sentiments les moins visibles en tous autres temps rassis. Je vis arriver Mme la duchesse d'Orléans, dont la contenance majestueuse et compassée ne disoit rien ; elle entra dans le petit cabinet, d'où, bientôt après, elle sortit avec M. le duc d'Orléans, duquel l'activité et l'air turbulent marquoient plus l'émotion du spectacle que tout autre sentiment. Ils s'en allèrent, et je le remarque exprès par ce qui bientôt après arriva en ma présence. Quelques[2] moments après, je vis de loin, vers la porte du petit cabinet, Mgr le duc de Bourgogne avec un air fort ému et peiné ; mais le coup d'œil que j'assenai[3] vivement sur lui ne m'y rendit[4] rien de tendre, et ne me rendit que l'occupation profonde d'un esprit saisi. Valets et femmes de chambre crioient déjà indiscrètement, et leur douleur prouva bien tout ce que cette espèce de gens alloit perdre. Vers minuit et demi, on eut des nouvelles du Roi, et aussitôt je vis Mme la duchesse de Bourgogne sortir du petit cabinet avec Mgr le duc de Bourgogne, l'air alors plus touché qu'il ne m'avoit paru la première fois, et qui rentra aussitôt dans le cabinet. La princesse prit à sa toilette son écharpe[5] et ses coiffes[6], debout et d'un air délibéré, traversa la chambre les yeux à peine mouillés, mais trahie par de curieux regards lancés de part et d'autre à la dé-

1. Saint-Simon a écrit par mégarde : *indictions*.
2. Il y a, dans le manuscrit, *quelque* sans pluriel.
3. Écrit *acénay*, comme toujours.
4. Au sens de montrer, renvoyer, faire voir.
5. « *Écharpe*, sorte de vêtement que les femmes mettent sur leurs épaules, quand elles sortent en habit négligé » (*Académie*, 1718). On en faisait en soie, en taffetas, en gaze ou en dentelle. Selon Madame, elles étaient mal portées (recueil Jæglé, tome I, p. 107) ; mais elles devinrent plus tard fort à la mode. Quicherat (*Histoire du Costume*, p. 535), dit qu'après 1700, on porta des écharpes ornées de dentelles et de falbalas et assez étoffées pour couvrir la tête, comme la cape ou comme la mante.
6. Nous avons déjà rencontré ce synonyme de bonnet dans le tome XII, p. 43 et 236.

robée, et, suivie seulement de ses dames, gagna son carrosse par le grand escalier[1]. Comme elle sortit de sa chambre, je pris mon temps pour aller chez Mme la duchesse d'Orléans, avec qui je grillois d'être[2]. Entrant chez elle, j'appris qu'ils étoient chez Madame ; je poussai jusque-là à travers leurs appartements. Je trouvai Mme la duchesse d'Orléans qui retournoit[3] chez elle, et qui, d'un air fort sérieux, me dit de revenir avec elle. M. le duc d'Orléans étoit demeuré. Elle s'assit dans sa chambre, et auprès d'elle la duchesse de Villeroy, la maréchale de Rochefort, et cinq ou six dames familières. Je petillois cependant de tant de compagnie. Mme la duchesse d'Orléans, qui n'en étoit pas moins importunée, prit une bougie[4] et passa derrière sa chambre. J'allai alors dire un

1. Appelé aussi grand degré, ou escalier de la Reine, il donnait directement accès dans l'appartement du Roi, par la salle des gardes, dans celui de Mme de Maintenon et dans celui du duc et de la duchesse de Bourgogne, comme il a été expliqué au tome XVI, p. 469 et 471.

2. « On dit figurément et bassement : *Je grille d'impatience,* pour dire, je meurs, je brûle d'impatience ; on dit aussi absolument : *Je grille* » (*Académie,* 1718).

3. Après *retournoit,* il y a dans le manuscrit un *et* inutile.

4. Bien qu'on ait prétendu que la bougie avait été inventée sous François Ier par le peintre Ch. Carmoy, de la maison du cardinal du Bellay, et par Philibert Delorme, son architecte, il est avéré que le mot et la chose sont bien plus anciens. Au quatorzième siècle, le *Ménagier de Paris* parle déjà de bougies de cire ou de chandelles de bougie, et, si l'origine du nom est bien la ville de Bougie, en Afrique, où l'on faisait un grand commerce de cire et où l'on aurait commencé à fabriquer ce genre de luminaire, il pourrait se faire que son introduction en Occident remontât à l'époque des croisades. A cause de leur prix élevé, les bougies étaient encore peu répandues au dix-septième siècle (*Caractères de la Bruyère,* tome I, p. 296), et l'on reprocha comme une prodigalité à Mme Scarron, dans sa détresse de 1661, d'avoir continué à en brûler. C'est en 1663 que l'on commença à fournir la bougie, avec le bois, aux logements des courtisans (*Lettres de Colbert,* tome VI, p. 470). Les théâtres n'étaient éclairés qu'avec des chandelles, et ce fut Law qui, en 1719, donna les fonds nécessaires pour qu'à l'Opéra on pût se servir de bougies (*Dangeau,* tome XVIII, p. 189). A Versailles, dans les appartements et galeries, on n'usait que

mot à l'oreille à la duchesse de Villeroy : elle et moi pensions de même sur l'événement présent; elle me poussa, et me dit tout bas de me bien contenir. J'étouffois de silence parmi les plaintes et les surprises narratives[1] de ces dames, lorsque M. le duc d'Orléans parut à la porte du cabinet et m'appela. Je le suivis dans son arrière-cabinet en bas sur la galerie[2], lui près de se trouver mal, et moi les jambes tremblantes de tout ce qui se passoit sous mes yeux et au dedans de moi. Nous nous assîmes par hasard vis-à-vis l'un de l'autre; mais quel fut mon étonnement lorsque, incontinent après, je vis les larmes lui tomber des yeux. « Monsieur ! » m'écriai-je en me levant dans l'excès de ma surprise. Il me comprit aussitôt et me répondit d'une voix coupée[3], et pleurant véritablement : « Vous[4] avez raison d'être surpris, et je « le suis moi-même; mais le spectacle touche. C'est un « bon homme[5] avec qui j'ai passé ma vie; il m'a bien « traité et avec amitié tant qu'on l'a laissé faire et qu'il « a agi de lui-même. Je sens bien que l'affliction ne « peut pas être longue; mais ce sera dans quelques jours « que[6] je trouverai tous les motifs de me consoler dans

Surprenantes larmes de M. le duc d'Orléans,

de ce genre d'éclairage, et ce n'était pas un des moindres profits des officiers de la chambre (*Mémoires de Luynes*, tomes II, p. 366, 369 et 370, V, p. 215, X, p. 204, et XI, p. 325-326). Les bougies de couleur et en cire parfumée figuraient dans les présents offerts par les villes, avec les confitures et les dragées. Sous Louis XV, l'usage s'en répandit dans la bourgeoisie aisée, sans néanmoins remplacer celui de la chandelle pour les classes inférieures.

1. « *Narratif*, qui narre : *Discours narratif, style narratif* » (*Académie*, 1718).

2. Il a déjà été parlé de cet arrière-cabinet dans le tome XVIII, p. 314.

3. « On dit que *les sanglots, les soupirs coupent la voix*, pour dire qu'ils font perdre la parole » (*Académie*, 1718).

4. Ce discours est tout encadré de guillemets.

5. Ainsi, en deux mots, dans le manuscrit.

6. *Que*, écrit en fin de ligne, est répété au commencement de la ligne suivante.

« l'état où on m'avoit mis avec lui; mais présentement « le sang, la proximité, l'humanité, tout touche, et les « entrailles s'émeuvent. » Je louai ce sentiment; mais[1] j'en avouai mon extrême surprise par la façon dont il étoit avec Monseigneur. Il se leva, se mit la tête dans un coin, le nez dedans[2], et pleura amèrement et à sanglots, chose que, si je n'avois vue, je n'eusse jamais crue. Après quelque peu de silence, je l'exhortai à se calmer; je lui représentai qu'incessamment il faudroit retourner chez Mme la duchesse de Bourgogne, et que, si on l'y voyoit avec des yeux pleureux[3], il n'y avoit personne qui ne s'en moquât comme d'une comédie très déplacée, à la façon dont toute la cour savoit qu'il étoit avec Monseigneur. Il fit donc ce qu'il put pour arrêter ses larmes, et pour bien essuyer et retaper[4] ses yeux. Il y travailloit encore lorsqu'il fut averti que Mme la duchesse de Bourgogne arrivoit, et que Mme la duchesse d'Orléans alloit retourner chez elle. Il la fut joindre, et je les y suivis[5].

1. *Mais* semble avoir été ajouté après coup dans la marge.

2. Saint-Simon a écrit par mégarde : *le nez de dedans*.

3. « *Avoir les yeux tout pleureux* se dit d'une personne qui a les yeux encore tout moites, tout rouges d'avoir pleuré » (*Académie*, 1718).

4. Le *Dictionnaire de l'Académie* ne donna ce verbe que dans l'édition de 1762, avec la définition suivante : « Retrousser les bords d'un chapeau contre la forme »; ici, c'est le sens moderne : Remettre en état ce qui a été froissé ou abîmé.

5. Voici comment avait été racontée cette scène dans la *Notice sur la maison de Saint-Simon* (tome XXI et supplémentaire de l'édition de 1873, p. 171-172) : « Mme la duchesse d'Orléans pria M. de Saint-Simon, qui causoit avec la duchesse de Villeroy, d'aller trouver M. le duc d'Orléans. Il y fut, le trouva seul dans un arrière-cabinet, le dos tourné, qui ne branla pas l'entendant entrer. M. de Saint-Simon lui demanda ce qu'il faisoit là, et le fit retourner avec peine, mais, quelle fut sa surprise! fondant en larmes. « Monsieur, s'écria-t-il avec cette liberté d'ancien serviteur, est-ce que vous devenez fou tout d'un coup? — A qui en avez-vous? demanda le prince, honteux et en sanglotant. Vous voyez, répondit-il; je sais tout ce que vous m'allez dire, et je le sentirai dans quelque temps. Pour à cette heure, c'est foiblesse,

Continuation du spectacle de Versailles.

Mme la duchesse de Bourgogne, arrêtée dans l'avenue entre les deux écuries, n'avoit attendu le Roi que fort peu de temps ; dès qu'il approcha, elle mit pied à terre et alla à sa portière. Mme de Maintenon, qui étoit de ce même côté, lui cria : « Où allez-vous, Madame ? N'approchez pas ; nous sommes pestiférés. » Je n'ai point su quel mouvement fit le Roi, qui ne l'embrassa point à cause du mauvais air. La princesse, à l'instant, regagna son carrosse, et s'en revint. Le beau secret que Fagon avoit imposé sur l'état de Monseigneur avoit si bien trompé tout le monde, que le duc de Beauvillier étoit revenu à Versailles après le conseil de dépêches, et qu'il y coucha, contre son ordinaire depuis la maladie de Monseigneur. Comme il se levoit fort matin, il se couchoit toujours sur les dix heures, et il s'étoit mis au lit sans se défier de rien. Il n'y fut pas longtemps sans être réveillé par un message de Mme la duchesse de Bourgogne, qui l'envoya chercher, et il arriva dans son appartement peu avant son retour du passage du Roi. Elle retrouva les deux princes et Mme la duchesse de Berry, avec le duc de Beauvillier, dans ce petit cabinet où elle les avoit laissés[1]. Après les premiers embrassements d'un retour qui signifioit tout, le duc de Beauvillier, qui les vit étouffants dans ce petit lieu, les fit passer par la chambre dans le salon qui la sépare de la galerie, dont, depuis quelque

si vous voulez ; mais il étoit bon homme ; il m'avoit aimé tant qu'on l'avoit laissé à lui-même ; les entrailles parlent : laissez-moi pleurer. » L'admiration succéda à la surprise dans Saint-Simon. Il se tut, baissa les yeux et demeura abîmé dans la contemplation d'une vertu si pure, si simple, si étrangement rare, et si inconnue de tous les hommes dans ce prince par les cruelles enveloppes que le tissu de sa vie y avoit su mettre, quoique faussement. Ils demeurèrent ainsi en silence plus d'un gros quart d'heure, au bout duquel M. de Saint-Simon, inquiet de la vraisemblance et de l'accusation d'une ridicule comédie, l'exhorta d'arrêter ses larmes et de mettre ses yeux en état de paroître devant le monde. »

1. Ci-dessus, p. 24.

temps, on avoit fermé[1] ce salon d'une porte pour en faire un grand cabinet. On y ouvrit des fenêtres, et les deux princes, ayant chacun sa princesse à son côté, s'assirent sur un même canapé près des fenêtres, le dos à la galerie ; tout le monde épars, assis et debout, et en confusion dans ce salon, et les dames les plus familières par terre[2], aux pieds ou proche du canapé des princes. Là, dans la chambre, et par tout l'appartement, on lisoit apertement[3] sur les visages. Monseigneur n'étoit plus ; on le savoit, on le disoit ; nulle contrainte ne retenoit plus à son égard, et ces premiers moments étoient ceux des premiers mouvements peints au naturel, et pour lors affranchis de toute politique, quoique avec sagesse, par le trouble, l'agitation, la surprise, la foule, le spectacle confus de cette nuit si rassemblée[4]. Les premières pièces offroient les mugissements[5] contenus des valets, désespérés[6] de la perte d'un maître si fait exprès pour eux, et pour les consoler d'une autre[7] qu'ils ne prévoyoient qu'avec transissement[8], et qui, par celle-ci, devenoit la leur propre. Parmi eux s'en remarquoient d'autres des plus éveillés de gens principaux de la cour, qui étoient accourus aux nouvelles, et qui montroient bien, à leur air, de quelle boutique[9] ils étoient balayeurs[10]. Plus avant

1. *Fermé* est en interligne, au-dessus de *separé,* biffé.
2. Tome XIX, p. 76.
3. « *Apertement,* manifestement ; commence à vieillir » (*Académie,* 1718).
4. Au sens de « passée ensemble », ou plutôt à celui de « pleine d'événements ».
5. « *Mugissement,* meuglement, cri que font les taureaux et les vaches » (*Académie,* 1718).
6. Saint-Simon a écrit *desesprerés.* — 7. Celle du Roi.
8. « *Transissement,* l'état où est un homme transi » (*Académie,* 1718).
9. « En parlant d'une chose qui se dit sans nom d'auteur, on dit que *cela vient de la boutique d'un tel,* pour dire que cela est de l'invention, du crû d'un tel ; et ordinairement cela se dit en mauvaise part » (*Académie,* 1718).
10. « *Balayeur,* celui qui balaye » (*Académie,* 1718). Littré ne cite

commençoit la foule des courtisans de toute espèce. Le plus grand nombre, c'est-à-dire les sots, tiroient des soupirs de leurs talons[1], et, avec des yeux égarés et secs, louoient Monseigneur, mais toujours de la même louange, c'est-à-dire de bonté, et plaignoient le Roi de la perte d'un si bon fils. Les plus fins d'entre eux, ou les plus considérables, s'inquiétoient déjà de la santé du Roi; ils se[2] savoient bon gré de conserver tant de jugement parmi ce trouble, et n'en laissoient pas douter par la fréquence de leurs répétitions. D'autres, vraiment affligés, et de cabale frappée[3], pleuroient amèrement, ou se contenoient avec un effort aussi aisé à remarquer que les sanglots. Les[4] plus forts de ceux-là, ou les plus politiques, les yeux fichés à terre, et reclus en des coins, méditoient profondément aux suites[5] d'un événement si peu attendu, et bien davantage sur eux-mêmes. Parmi ces diverses sortes d'affligés, point ou peu de propos, de conversation nulle, quelque exclamation parfois échappée à la douleur, et parfois répondue par une douleur voisine, un mot en un quart d'heure, des yeux sombres ou hagards, des mouvements de mains moins rares qu'involontaires, immobilité du reste presque entière; les simples curieux et

que cet emploi au figuré. La phrase signifie que l'air de ces valets faisait juger à laquelle des cabales de la cour appartenaient les maîtres qu'ils servaient.

1. S'efforçaient de soupirer du plus profond de leur personne. Littré ne cite que le présent exemple.

2. *Ils se* corrige *et se*.

3. C'est-à-dire appartenant à la cabale qui était ruinée par la mort de Monseigneur. Geffroy (*Lettres de Mme de Maintenon*, tome II, p. 280) a expliqué quelle déception était cette mort pour la coterie de Meudon, dirigée par Madame la Duchesse et les deux Lillebonne. « Rien n'est égal à la douleur de Madame la Duchesse, écrivait Mme de Maintenon au duc de Noailles; aussi tombe-t-elle de bien haut » (*Ibidem*, p. 282). La même expression reviendra ci-après, p. 285.

4. Avant *les*, Saint-Simon a biffé *et*.

5. Littré cite des emplois de *méditer à quelque chose* dans Descartes, Mme de Sévigné et Jean-Jacques Rousseau.

peu soucieux presque nuls[1], hors les sots qui avoient le caquet[2] en partage; les questions et le redoublement du désespoir des affligés, et l'importunité pour les autres. Ceux qui déjà[3] regardoient cet événement comme favorable avoient beau pousser la gravité jusqu'au maintien chagrin et austère; le tout n'étoit qu'un voile clair, qui n'empêchoit pas de bons yeux de remarquer et de distinguer tous leurs traits. Ceux-ci se tenoient aussi tenaces en place que les plus touchés, en garde contre l'opinion, contre la curiosité, contre leur satisfaction, contre leurs mouvements; mais leurs yeux suppléoient au peu d'agitation de leurs corps. Des changements de posture, comme des gens peu assis ou mal debout; un certain soin de s'éviter les uns les autres, même de se rencontrer des yeux; les accidents momentanés qui arrivoient de ces rencontres; un je ne sais quoi de plus libre[4] en toute la personne, à travers le soin de se tenir et de se composer; un vif, une sorte d'étincelant autour d'eux, les[5] distinguoit malgré qu'ils en eussent. Les deux princes et les deux princesses assises à leurs côtés, prenant soin d'eux, étoient les plus exposés à la pleine vue. Mgr le duc de Bourgogne pleuroit d'attendrissement et de bonne foi, avec un air de douceur, des[6] larmes de nature, de religion, de patience. M. le duc de Berry, tout d'aussi bonne foi, en versoit en abondance, mais des larmes pour ainsi dire sanglantes, tant l'amertume en paroissoit grande, et poussoit non des sanglots, mais des

1. C'est-à-dire, ne témoignant aucun sentiment, et ne disant rien, hormis les sots, qui bavardaient.

2. Tome XX, p. 308. — 3. *Dejà* a été ajouté en interligne.

4. Saint-Simon avait d'abord écrit *un je ne sais quoy de plus vif, de plus libre*; s'apercevant que *vif* se rencontrait encore à la ligne suivante, il a biffé l'adjectif; mais il a laissé *de plus*, qui se trouve ainsi répété deux fois.

5. Avant *les*, Saint-Simon a biffé *qui*.

6. *De* est corrigé en *des*, et les quatre mots *larmes de nature de* ont été ajoutés à la fin d'une ligne et au commencement de la suivante.

cris, mais des hurlements[1]. Il se taisoit parfois, mais de suffocation, puis éclatoit, mais avec un tel bruit, et un bruit si fort, la trompette forcée du désespoir[2], que la plupart éclatoient aussi à ces redoublements si douloureux, ou par un aiguillon d'amertume, ou par un aiguillon de bienséance. Cela fut au point qu'il fallut le déshabiller là même, et se précautionner de remèdes et de gens de la Faculté[3]. Mme la duchesse de Berry étoit hors d'elle; on verra bientôt pourquoi[4]. Le désespoir le plus amer étoit peint avec horreur sur son visage; on y voyoit comme écrit une rage de douleur, non d'amitié, mais d'intérêt; des intervalles secs, mais profonds et farouches, puis un torrent de larmes et de gestes involontaires, et cependant retenus, qui montroient une amertume d'âme extrême, fruit de la méditation profonde qui venoit de précéder. Souvent réveillée par les cris de son époux, prompte à le secourir, à le soutenir, à l'embrasser, à lui présenter quelque chose à sentir, on voyoit un soin vif pour lui, mais tôt après une chute profonde en elle-même, puis un torrent de larmes qui lui aidoient à suffoquer ses cris. Mme la duchesse de Bourgogne consoloit aussi son époux, et y avoit moins de peine qu'à acquérir le besoin d'être elle-même consolée, à quoi pourtant, sans rien montrer de faux, on voyoit bien qu'elle faisoit de son mieux pour s'acquitter d'un devoir pressant de bienséance sentie, mais qui se refuse au plus

1. Ici, *heurlements*, tandis qu'il a écrit: *hurlements* ci-dessus (p. 23), et, plus loin (p. 35), *hurlante*.

2. Littré cite des exemples de pareille locution dans Bossuet et dans Mme de Sévigné.

3. Mme de Maintenon écrivait quelques jours plus tard à la princesse des Ursins (recueil Geffroy, tome II, p. 279): « M. le duc de Bourgogne est transi, pâle comme la mort, ne disant pas une parole, levant les yeux au ciel..... M. le duc de Berry a eu une autre sorte de douleur: toujours près d'étouffer, il fallut le déshabiller à moitié dans la chambre de Mme la duchesse de Bourgogne. »

4. Ci-après, p. 83.

grand besoin : le fréquent moucher[1] répondoit aux cris du prince son beau-frère ; quelques larmes amenées du spectacle, et souvent entretenues avec soin, fournissoient à l'art du mouchoir pour rougir et grossir les yeux et barbouiller le visage, et cependant le coup d'œil fréquemment dérobé se promenoit sur l'assistance et sur la contenance de chacun. Le duc de Beauvillier, debout auprès d'eux, l'air[2] tranquille et froid comme à chose non avenue, ou à spectacle ordinaire, donnoit ses ordres pour le soulagement des princes, pour que peu de gens entrassent quoique les portes fussent ouvertes à chacun, en un mot pour tout ce qu'il étoit besoin, sans empressement, sans se méprendre en quoi que ce soit ni aux gens ni aux choses : vous l'auriez cru au lever ou au petit couvert, servant à l'ordinaire. Ce flegme dura sans la moindre altération, également[3] éloigné d'être aise par religion et de cacher aussi le peu d'affliction qu'il ressentoit, pour conserver toujours la vérité. Madame, rhabillée en grand habit, arriva hurlante, ne sachant bonnement pourquoi ni l'un ni l'autre, les inonda tous de ses larmes en les embrassant, fit retentir le château d'un renouvellement de cris[4], et fournit un spectacle bizarre

1. Les lexiques du dix-huitième siècle, non plus que les modernes, ne donnaient ce verbe comme pris substantivement. Littré, outre le présent exemple, en cite un de Pascal.

2. Entre *l'air* et *tranquille,* il y a dans le manuscrit un *la,* placé par mégarde et peut-être après coup.

3. *Égalem*t surcharge *éloi[gné]*.

4. Au fond, elle n'était guère affligée : dès le surlendemain, 16 avril, elle écrivait à sa tante de Hanovre (recueil Jaeglé, tome II, p. 146) : « Ceux qui ont cru me causer un grand dommage en m'aliénant M. le Dauphin m'ont peut-être sauvé la vie ; car, si, lui et moi, nous avions encore été sur le même pied qu'avant la mort de Monsieur, j'aurais peut-être pu tomber malade de frayeur et d'affliction, ou bien même en devenir inconsolable, tandis que présentement je supporte ce malheur patiemment et n'ai de souci qu'au sujet du Roi. Je plains M. le Dauphin à la vérité ; mais je ne peux m'affliger autant de la perte d'un homme qui ne m'aimait pas et qui m'avait entièrement abandonnée, que s'il était toujours resté mon ami. »

d'une princesse qui se remet en cérémonie en pleine nuit pour venir pleurer et crier parmi une foule de femmes en déshabillé de nuit[1], presque en mascarades[2]. Mme la duchesse d'Orléans s étoit éloignée des princes, et s'étoit assise le dos à la galerie, vers la cheminée, avec quelques dames. Tout étant fort silencieux autour d'elle, ces dames peu à peu se retirèrent d'auprès d'elle, et lui firent grand plaisir. Il n'y resta que la duchesse Sforze, la duchesse de Villeroy, Mme de Castries, sa dame d'atour, et Mme de Saint-Simon. Ravies de leur liberté, elles s'approchèrent en un tas, tout le long d'un lit de veille[3] à pavillon[4], et le joignant, et, comme elles étoient toutes affectées de même à l'égard de l'événement qui rassem-

Plaisante aventure d'un Suisse.

1. « *Déshabillé*, les hardes de nuit dont on se sert quand on est déshabillé. En ce sens, il n'a d'usage qu'avec la préposition *en*,... et n'a guère d'usage que pour les femmes » (*Académie*, 1718) ; voyez ci-dessus, p. 24.

2. Voici ce qu'elle écrivait dans cette même lettre du 16 avril (recueil Jæglé, tome II, p. 144) : « Vous imaginez bien l'horrible frayeur que causa la nouvelle de la mort. Je fis chercher ma voiture, et me rhabillai en toute hâte. Puis, je courus chez la duchesse de Bourgogne, où j'assistai à un spectacle navrant : le duc et la duchesse de Bourgogne étaient bouleversés, pâles comme la mort et ne disant pas un mot ; le duc et la duchesse de Berry étaient étendus par terre, les coudes sur un lit de repos, et crioient tellement qu'on les entendoit à trois pièces de là ; mon fils et Mme d'Orléans pleuraient en silence et faisaient leur possible pour calmer le duc et la duchesse de Berry ; toutes les dames étaient par terre à pleurer autour de la duchesse de Bourgogne. J'accompagnai le duc et la duchesse de Berry à leur appartement ; ils se couchèrent, mais n'en continuèrent pas moins à crier. » Ce tableau s'accorde bien avec celui que nous avons ici. Voyez aux Additions et corrections.

3. « On appelle *lit de veille* un lit qu'on accommode à terre dans la chambre d'un malade pour le veiller » (*Académie*, 1718). Dans les maisons royales, on en dressait un chaque soir dans la chambre du Roi, au pied de son lit, pour le premier valet de chambre (*État de la France*, 1712, tome I, p. 303), et d'autres aussi dans les galeries et antichambres, pour les suisses, huissiers et garçons de chambre de service, comme notre auteur va le dire quelques lignes plus loin.

4. « On appelle aussi *pavillon* un tour de lit plissé par en-haut et suspendu au plancher, ou attaché à un petit mât vers le chevet » (*Académie*, 1718).

bloit là tant de monde, elles se mirent à en deviser tout bas ensemble dans ce groupe avec liberté. Dans la galerie et dans ce salon il y avoit plusieurs lits de veille, comme dans tout le grand appartement, pour la sûreté, où couchoient des Suisses de l'appartement[1] et des frotteurs[2], et ils y avoient été mis à l'ordinaire avant les mauvaises nouvelles de Meudon. Au fort de la conversation de ces dames, Mme de Castries, qui touchoit au lit, le sentit remuer, et en fut fort effrayée, car elle l'étoit de tout, quoique avec beaucoup d'esprit. Un moment après elles virent un gros bras presque nu relever tout à coup le pavillon, qui leur montra un bon gros Suisse entre deux draps, demi-éveillé et tout ébahi, très long à reconnoître son monde, qu'il regardoit fixement l'un après l'autre, qui, enfin, ne jugeant pas à propos de se lever en si grande compagnie, se renfonça dans son lit et ferma son pavillon. Le bonhomme s'étoit apparemment couché avant que personne eût rien appris, et avoit assez profondément dormi depuis pour ne s'être réveillé qu'alors. Les plus tristes spectacles sont assez souvent sujets aux contrastes les plus ridicules : celui-ci[3] fit rire quelque dame de là autour, et quelque peur[4] à Mme la duchesse d'Orléans et à ce qui causoit avec elle, d'avoir été entendues ; mais, réflexion faite, le sommeil et la grossièreté

1. Il a déjà été parlé des suisses employés dans les châteaux royaux, aux tomes XII, p. 417, XIII, p. 153, et XVI, p. 202-203. Entre autres consignes, ils avaient celle d'interdire l'entrée des appartements et des jardins à toute personne armée, même aux gardes du corps et aux gardes françaises quand ils n'étaient pas de service : voyez *le Château de Versailles*, par M. de Nolhac, p. 253-267. La Reine et les princes avaient aussi leurs suisses, et l'usage d'en avoir pour portier ou concierge s'était répandu dans la noblesse et la bourgeoisie riche.

2. « Il y a un frotteur ordinaire de la chambre et des cabinets du Roi, par commission,... qui est payé tous les mois sur la cassette par les premiers valets de chambre, et a par an 540 livres » (*État de la France*, 1712, tome I, p. 186). Il avait sous lui des garçons frotteurs.

3. *Cy*, oublié, a été ajouté en interligne.

4. Et fit quelque peur.

du personnage les rassura. La duchesse de Villeroy, qui ne faisoit presque que les joindre, s'étoit fourrée un peu auparavant dans le petit cabinet[1], avec la comtesse de Roucy et quelques dames du palais, dont Mme de Levis n'avoit osé approcher[2] par penser trop conformément à la duchesse de Villeroy. Elles y étoient quand j'arrivai. Je voulois douter encore, quoique tout me montrât ce qui étoit; mais je ne pus me résoudre à m'abandonner à le croire que le mot ne m'en fût prononcé par quelqu'un à qui on pût ajouter foi. Le hasard me fit rencontrer M. d'O, à qui je le demandai, et qui me le dit nettement. Cela su, je tâchai de n'en être pas bien aise. Je ne sais pas trop si j'y réussis bien; mais au moins est-il vrai que ni joie ni douleur n'émoussèrent ma curiosité, et qu'en prenant bien garde à conserver toute bienséance, je ne me crus pas engagé par rien au personnage douloureux[3]. Je ne craignois plus les retours du feu de la citadelle de Meudon, ni les cruelles courses de son implacable garnison, et je me contraignis moins qu'avant le passage du Roi pour Marly[4], de considérer plus librement toute cette nombreuse compagnie, d'arrêter mes yeux sur les plus touchés et sur ceux qui l'étoient le moins avec une affection différente, de suivre les uns et les autres de mes regards, et de les en percer tous à la dérobée. Il faut avouer que, pour qui est bien au fait de la carte intime d'une cour, les premiers spectacles[5] d'événements rares de cette nature si intéressante à tant de divers égards, sont d'une satisfaction extrême: chaque visage vous rappelle les soins, les intrigues, les sueurs[6] employées à l'avance-

1. Ci-dessus, p. 24. — 2. *Approché* corrigé en *approcher*.

3. Au sens de « qui marque de la douleur », donné par le *Dictionnaire de l'Académie* de 1718.

4. Ci-dessus, p. 26 et 30.

5. Le signe du pluriel a été ajouté à *les* et à *spectacles,* mais non pas à *premiers,* écrit *pr.*

6. « *Sueurs* se dit figurément, au pluriel, des peines qu'on s'est données pour réussir à quelque chose » (*Académie,* 1718).

ment des fortunes, à la formation, à la force des cabales, les adresses à se maintenir et à en écarter d'autres, les moyens de toute espèce mis en œuvre pour cela, les liaisons plus ou moins avancées, les éloignements, les froideurs, les haines, les mauvais offices, les manèges, les avances, les ménagements, les petitesses, les bassesses de chacun, le déconcertement[1] des uns au milieu de leur chemin, au milieu ou au comble de leurs espérances, la stupeur de ceux qui en jouissoient en plein, le poids donné du[2] même coup à leurs contraires et à la cabale opposée, la vertu de ressort[3] qui pousse dans cet instant leurs menées et leurs concerts à bien, la satisfaction extrême et inespérée de ceux-là, et j'en étois des plus avant, la rage qu'en conçoivent les autres, leur embarras et leur dépit à le cacher, la promptitude des yeux à voler partout en sondant les âmes à la faveur de ce premier trouble de surprise et de dérangement subit, la combinaison de tout ce qu'on y remarque, l'étonnement de ne pas trouver ce qu'on avoit cru de quelques-uns, faute de cœur ou d'assez d'esprit en eux, et plus en d'autres qu'on n'avoit pensé : tout cet amas d'objets vifs et de choses si importantes forme un plaisir à qui le sait prendre, qui, tout peu solide qu'il devient[4], est un des plus grands dont on puisse jouir dans une cour. Ce fut donc à celui-là que je me livrai tout entier en moi-même, avec d'autant plus d'abandon que, dans une délivrance bien réelle, je me trouvois étroitement lié et embarqué[5] avec les têtes prin-

1. Tome XVIII, p. 349.

2. Avant *du,* Saint-Simon avait écrit : *à leurs contraires,* qui va se retrouver plus loin ; il a biffé les deux derniers mots, mais non *à*.

3. « On appelle *ressort,* en termes de physique, la propriété par laquelle les corps se remettent dans leur première situation, après en avoir été tirés par force » (*Académie,* 1718). Ce mot reviendra à la page suivante.

4. *Est* corrigé en *devient.*

5. *Embarquer,* au figuré, a déjà été relevé dans notre tome XVII, p. 270; on en trouvera ci-après, p. 173, un autre exemple.

cipales qui n'avoient point de larmes à donner à leurs yeux. Je jouissois de leur avantage sans contrepoids, et de leur satisfaction, qui augmentoit la mienne, qui consolidoit mes espérances, qui me les élevoit, qui m'assuroit un repos auquel, sans cet événement, je voyois si peu d'apparence que je ne cessois point de m'inquiéter d'un triste avenir[1], et que, d'autre part, ennemi de liaison et presque personnel des principaux personnages que cette perte accabloit, je vis, du premier coup d'œil vivement porté, tout ce qui leur échappoit et tout ce qui les accableroit, avec un plaisir qui ne se peut rendre. J'avois si fort imprimé dans ma tête les différentes cabales, leurs subdivisions, leurs[2] replis, leurs divers personnages et leurs degrés, la connoissance de[3] leurs chemins, de leurs ressorts, de leurs divers intérêts, que la méditation de plusieurs jours ne m'auroit pas développé et représenté toutes ces choses plus nettement que ce premier aspect de tous ces visages, qui me rappeloient encore ceux que je ne voyois pas, et qui n'étoient pas les moins friands à s'en repaître. Je m'arrêtai donc un peu à considérer le spectacle de ces différentes pièces de ce vaste et tumultueux appartement. Cette sorte de désordre dura bien une heure, où la duchesse du Lude ne parut point, retenue au lit par la goutte[4]. A la fin, M. de Beauvillier s'avisa qu'il étoit temps de délivrer les deux princes d'un si fâcheux public. Il leur proposa donc que M. et Mme la duchesse de Berry se retirassent dans leur appartement, et le monde de celui de Mme la duchesse de Bourgogne. Cet avis fut aussitôt embrassé. M. le duc de Berry s'achemina donc, partie seul, et quelquefois appuyé[5] par son épouse, Mme de Saint-Simon avec eux, et une poignée de gens.

1. Ci-dessus, p. 2 et 3. — 2. *Leur*, au singulier, dans le manuscrit.
3. Avant ce *de*, il a biffé *de leur interests*. — 4. Tome XIX, p. 244.
5. Au sens de soutenu, qui est le premier donné par le *Dictionnaire de l'Académie* de 1718.

Je les suivis de loin, pour ne pas exposer ma curiosité plus longtemps. Ce prince vouloit coucher chez lui ; mais Mme la duchesse de Berry ne le voulut pas quitter. Il étoit si suffoqué, et elle aussi, qu'on fit demeurer auprès d'eux une Faculté complète et munie. Toute leur nuit se passa en larmes et en cris[1]. De fois à autre, M. le duc de Berry demandoit des nouvelles de Meudon, sans vouloir comprendre la cause de la retraite du Roi à Marly. Quelquefois[2] il s'informoit s'il n'y avoit plus d'espérance, il vouloit envoyer aux nouvelles, et ce ne fut qu'assez avant dans la matinée que le funeste rideau[3] fut tiré de devant ses yeux, tant la nature et l'intérêt ont de peine à se persuader des maux extrêmes sans remède. On ne peut rendre l'état où il fut quand il le sentit enfin dans toute son étendue. Celui de Mme la duchesse de Berry ne fut guères meilleur, mais qui ne l'empêcha pas de prendre de lui tous les soins possibles. La nuit de M. et de Mme la duchesse de Bourgogne fut plus tranquille ; ils se couchèrent assez paisiblement. Mme de Levis dit tout bas à la princesse que, n'ayant pas lieu d'être affligée, il seroit horrible de lui voir jouer la comédie. Elle répondit bien naturellement que, sans comédie, la pitié et le spectacle la touchoient, et la bienséance la contenoit, et rien de plus ; et en effet elle se tint dans ces bornes-là avec vérité et avec décence[4]. Ils voulurent que quel-

1. Voyez ci-dessus (p. 36, note 2) le passage cité des *Lettres de Madame*.

2. Saint-Simon a écrit *quelafois,* par mégarde.

3. Nous avons eu déjà dans le tome XVII, p. 49 : *derrière ces deux rideaux*. « *Tirer le rideau,* façon de parler dont on se sert indifféremment tant pour dire, cacher quelque chose avec le rideau, que pour dire, ôter le rideau de devant quelque chose. Figurément, pour marquer qu'il ne faut pas parler de quelque chose de fâcheux, de désagréable, on dit que *c'est une chose sur laquelle il faut tirer le rideau.* On dit figurément et proverbialement : *Tirez le rideau ; la farce est jouée,* pour dire qu'une affaire est finie et qu'il n'y a plus rien à attendre » (*Académie,* 1718).

4. Voici ce qu'elle écrivait quelques jours plus tard au duc de

ques-unes des dames du palais passassent la nuit dans leur chambre dans des fauteuils. Le rideau[1] demeura ouvert, et cette chambre devint aussitôt le palais de Morphée[2]. Le prince et la princesse s'endormirent promptement, s'éveillèrent une fois ou deux un instant ; à la vérité, ils se levèrent d'assez bonne heure, et assez doucement. Le réservoir d'eau étoit tari chez eux ; les larmes ne revinrent plus[3] depuis que rares et foibles, à force d'occasion. Les dames qui avoient veillé et dormi dans cette chambre contèrent à leurs amis ce qui s'y étoit passé. Personne n'en fut surpris, et, comme il n'y avoit plus de Monseigneur, personne aussi n'en fut scandalisé. Mme de Saint-Simon et moi, au sortir de chez M. et Mme la duchesse de Berry, nous fûmes encore deux heures ensemble. La raison, plutôt que le besoin, nous fit coucher, mais avec si peu de sommeil, qu'à sept heures du matin j'étois debout ; mais, il faut l'avouer, de telles insomnies sont[4] douces, et de tels réveils savoureux.

Horreur de Meudon.

L'horreur régnoit à Meudon. Dès que le Roi en fut parti, tout ce qu'il y avoit de gens de la cour le suivirent, et s'entassèrent dans ce qui se trouva de carrosses[5], et dans ce qu'il en vint aussitôt après. En[6] un instant, Meu-

Noailles (lettre citée par M. le comte d'Haussonville, *la Duchesse de Bourgogne*, tome IV, p. 97) : « J'ai été véritablement touchée de la mort de Monseigneur ; mais je m'en console comme les autres ; je crois même avoir plus de raisons. Il n'y a pas assez longtemps que vous êtes hors d'ici pour avoir oublié la situation de la cour, et par conséquent pour imaginer grande partie de ce que je dois penser. »

1. Ici c'est le sens propre de rideau du lit, et non plus le sens figuré relevé ci-dessus.

2. Morphée, selon la mythologie antique, était fils du Sommeil et de la Nuit, et avait pour mission spéciale d'envoyer des songes ; Ovide en parle dans le onzième livre de ses *Métamorphoses*.

3. *Dep*[*uis*] corrigé en *plus*.

4. Avant *sont*, Saint-Simon a biffé un premier *sont*, qui surchargeait peut-être le commencement de *savoureuses*.

5. L'*o* de *carrosses* corrige une autre lettre.

6. *En* est en interligne, au-dessus de *dans*, biffé.

don se trouva vide. Mlle de Lillebonne et Mlle de Melun montèrent chez Mlle Choin, qui, recluse dans son grenier[1], ne faisoit que commencer[2] à entrer dans les transes funestes. Elle avoit tout ignoré ; personne n'avoit pris soin de lui apprendre de tristes nouvelles ; elle ne fut instruite de son malheur que par les cris. Ces deux amies la jetèrent dans un carrosse de louage qui se trouva encore là par hasard, y montèrent avec elle[3], et la menèrent à Paris. Pontchartrain, avant partir, monta chez Voysin. Il trouva ses gens difficiles à ouvrir, et lui profondément endormi ; il s'étoit couché sans aucun soupçon sinistre, et fut étrangement surpris à ce réveil. Le comte de Brionne[4] le fut bien davantage. Lui et ses gens s'étoient couchés dans la même confiance ; personne ne songea à eux. Lorsqu'en se levant il sentit ce[5] grand silence, il voulut aller aux nouvelles, et ne trouva personne, jusqu'[à] ce que, dans cette surprise, il apprit enfin ce qui étoit arrivé. Cette foule de bas officiers de Monseigneur, et bien d'autres, errèrent toute la nuit dans les jardins[6]. Plusieurs courtisans étoient partis épars à pied. La dissipation fut entière, et la dispersion[7] générale. Un ou deux valets, au plus, demeurèrent auprès du corps, et, ce qui est très digne de louange, la Vallière fut le seul des courtisans qui, ne l'ayant point abandonné pendant sa vie, ne l'abandonna point après sa mort. Il eut peine à trouver quelqu'un pour aller chercher des capucins[8] pour venir

1. Ci-dessus, p. 12. — 2. *Comencer* surcharge un premier *en[trer]*
3. La virgule corrige une *s* mise par mégarde après *elle*.
4. Il était à Meudon comme remplissant les fonctions de grand écuyer à la place de son père.
5. Les mots *sentit ce* sont en interligne, au-dessus de *trouva un*, biffé.
6. Le prince était très bon pour eux et faisait des pensions aux plus pauvres (*Correspondance des contrôleurs généraux*, tome III, nº 1398).
7. Écrit *dispertion*.
8. Monseigneur avait donné aux Capucins une maison à Meudon, avec un enclos de trente arpents, pour y établir un couvent, où on

prier Dieu auprès du corps[1]. L'infection en devint si prompte et si grande, que l'ouverture des fenêtres qui donnoient en portes sur la terrasse ne suffit pas, et que la Vallière, les capucins et ce très peu de bas étage[2] qui étoit demeuré passèrent la nuit dehors. Du Mont et Casaus[3] son neveu, navrés de la plus extrême douleur, y étoient ensevelis dans la Capitainerie[4]. Ils perdoient tout après une longue vie toute de petits soins, d'assiduité, de travail, soutenue par les plus flatteuses et les plus raisonnables espérances, et les plus longuement prolongées, qui leur échappoient en un moment. A peine, sur le matin, du Mont put-il donner quelques ordres. Je plaignis celui-là avec amitié.

Confusion de Marly.

On s'étoit reposé sur[5] une telle confiance, que personne n'avoit songé que le Roi pût aller à Marly. Aussi n'y trouva-t-il rien de prêt : point de clefs des appartements, à peine quelque bout de bougie, et même de chandelle[6].

comptait alors une quarantaine de religieux (*Mémoire de la généralité de Paris en 1698* p. 39).

1. Voyez la relation du baron de Breteuil : ci-après, p. 415.

2. Les mots *de bas estage* ont été ajoutés en interligne.

3. Henri de Casaus, fils d'une sœur de du Mont, avait été sous-écuyer de Monseigneur dès 1684, puis écuyer ; en mai 1711, il obtint la place de premier maréchal des logis du duc de Berry, et il reçut cinq mille livres de pension à la mort de ce jeune prince. Le Roi lui donna une place de gentilhomme ordinaire le 1er juin 1717 ; mais il ne l'accepta pas (registre O¹61, fol. 89 et 98). Il obtint en décembre 1715, avec son frère, colonel d'infanterie, un privilège pour des carrosses à coulisses (registre X¹ᴬ8717, fol. 434 v°) ; nous ignorons l'époque de sa mort. Par lettres du 8 janvier 1713 (reg. O¹57, fol. 224), le Roi lui accorda, ainsi qu'à sa femme, trois mille livres de pension sur l'Opéra, à prendre après le décès de son oncle du Mont, qui avait le privilège de ce théâtre avec Francine (ci-après, p. 70). — Saint-Simon écrit *Casau*.

4. Le logement du capitaine ou gouverneur de Meudon se trouvait dans les communs à droite du château.

5. La première lettre de *sur* corrige un *d*.

6. Comme on l'a dit ci-dessus, p. 27, à propos de la bougie, l'usage de la chandelle était encore très généralement répandu au commencement du dix-huitième siècle. La corporation des chandeliers avait le

Le Roi fut plus d'une heure dans cet état, avec Mme de Maintenon, dans son antichambre à elle, Madame la Duchesse, Mme la princesse de Conti, Mmes de Dangeau et de Caylus, celle-ci accourue de Versailles auprès de sa tante. Mais ces deux dames ne se tinrent que peu, par-ci par-là, dans cette antichambre, par discrétion. Ce qui avoit suivi, et qui arrivoit à la file, étoit dans le salon, en même désarroi, et sans savoir où gîter[1]. On fut longtemps à tâtons, et toujours sans feu, et toujours les clefs mêlées, égarées par l'égarement des valets. Les plus hardis de ce qui étoit dans le salon montrèrent peu à peu le nez dans l'antichambre, où Mme d'Espinoy ne fut pas des dernières, et, de l'un à l'autre, tout ce qui étoit venu s'y présenta, poussés de curiosité et de desir de tâcher que leur empressement fût remarqué. Le Roi, reculé en un coin, assis entre Mme de Maintenon et les deux princesses, pleuroit à longues reprises. Enfin la chambre de Mme de Maintenon fut ouverte, qui le délivra de cette importunité. Il y entra seul avec elle, et y demeura encore une heure. Il alla ensuite se coucher, qu'il étoit près de quatre heures du matin, et la laissa en liberté de respirer et de se rendre à elle-même. Le Roi couché, chacun sut enfin où loger, et Bloin eut ordre de répandre que les gens qui desireroient des logements à Marly s'adressassent à lui, pour qu'il en rendît compte au Roi et qu'il avertît les élus.

Caractère de Monseigneur. [*Add. St-S. 987*]

Monseigneur[2] étoit plutôt grand que petit, fort gros,

monopole de la vente du suif et de la fabrication des chandelles (H. Monin, *État de Paris en 1789*, p. 455). Ils étaient soumis à une réglementation très sévère : voyez le recueil d'ordonnances et d'arrêts conservé dans le carton ADxi 15, aux Archives nationales.

1. « *Gîter*, demeurer, coucher ; il est bas » (*Académie*, 1718).

2. Les traits du portrait qui va suivre sont presque tous confirmés par les contemporains, que nous allons citer successivement en guise de contrôle. Floquet, dans son livre sur *Bossuet précepteur du Dauphin*, a consacré son premier chapitre à réfuter les dires de Saint-Simon ; mais il est juste de reconnaître qu'il n'y est pas parvenu d'une façon

mais sans être trop entassé[1], l'air fort haut et fort noble, sans rien de rude[2], et il auroit eu le visage fort agréable, si M. le prince de Conti le dernier mort ne lui avoit pas cassé le nez par malheur en jouant, étant tous deux enfants[3]. Il étoit d'un fort beau blond[4], avoit le visage fort rouge de hâle partout, et fort plein, mais sans aucune physionomie, les plus belles jambes du monde, les pieds singulièrement petits et maigres. Il tâtonnoit toujours en marchant, et mettoit le pied à deux fois : il avoit toujours peur de tomber, et il se faisoit aider pour peu que le chemin ne fût pas parfaitement droit et uni[5]. Il étoit fort bien à cheval et y avoit grand mine[6]; mais il n'y étoit

probante. Un éloge du Dauphin, rédigé par le duc d'Antin pour servir à son oraison funèbre par le P. de la Rue, sera donné ci-après, à l'appendice II, p. 434.

1. Expression déjà rencontrée dans nos tomes III, p. 68, et XII, p. 208.

2. *Relation de Spanheim,* édition Bourgeois, p. 111 ; *Lettres historiques de Pellisson,* tome I, p. 15 et 49 ; A. de Boislisle, *Recueil de portraits et caractères du Musée Britannique,* p. 22. Selon Madame (*Lettres,* recueil Brunet, tome II, p. 223), le Roi lui trouvait l'air d'un fermier allemand. Voyez ce qui va être dit de ses portraits ci-après p. 47.

3. C'est en 1672, à la mort de leur mère, que les jeunes Conti furent amenés à la cour pour continuer leur éducation avec le Dauphin. Le dernier mort dont il est question ici s'appelait alors la Roche-sur-Yon.

4. Les mots *estoit d'un fort beau blond* ont été ajoutés en interligne. — « Un beau prince blond » ; disent les *Portraits et caractères du Musée Britannique,* p. 22. Il avait des cheveux admirables, qu'il porta dans toute leur longueur jusqu'en 1686 ; à cette époque, il trouva qu'ils le gênaient pour la chasse, et se les fit couper, au désespoir de tout le monde, pour les remplacer par une perruque (*Dangeau,* tomes I, p. 422-423, et II, p. 71 ; *Sourches,* tome I, p. 460).

5. « Il ne faisoit aucun exercice à pied, n'étant pas trop bien planté sur ses jambes. » (*Mémoires de Sourches,* tome I, page 153, note).

6. C'est seulement à l'automne de 1677 qu'il avait commencé à monter à cheval (*Gazette,* p. 880). « Il étoit fort gros, dit l'annotateur des *Mémoires de Sourches* (tome I, p. 230), mais bien planté à cheval et avoit quelque chose de très grand dans tout son air. » Il aimait beaucoup les chevaux et avait dans son écurie des coureurs remarquables,

pas hardi. Casaus couroit devant lui à la chasse ; s'il le perdoit de vue, il croyoit tout perdu ; il n'alloit guères qu'au petit galop, et attendoit souvent sous un arbre ce que devenoit la chasse, la cherchoit lentement, et s'en revenoit[1]. Il avoit fort aimé la table, mais toujours sans indécence[2]. Depuis cette grande indigestion qui fut prise d'abord pour apoplexie[3], il ne faisoit guères qu'un vrai repas, et se contenoit fort, quoique grand mangeur comme toute la maison royale[4]. Presque tous ses portraits lui ressemblent bien[5]. De caractère, il n'en avoit aucun ; du

dont quelques-uns venaient d'Angleterre ; mais, pour la chasse, il préférait des bidets normands produits par son haras particulier de Normandie.

1. « Il chasse presque constamment, et il est tout aussi content d'aller au pas trois ou quatre heures durant, sans dire un mot à qui que ce soit, que de faire la plus belle chasse » (*Correspondance de Madame*, recueil Jæglé, tome I, p. 205). Cela pouvait être vrai des dernières années de sa vie ; mais, dans celles qui suivirent son mariage, il chassait si souvent et avec une telle ardeur, faisant trente et quarante lieues à cheval et forçant trois et quatre cerfs ou loups dans la même journée, qu'il épuisait ses chevaux et ses officiers, et dut se restreindre à ne courir qu'un cerf et un loup par semaine ; il lui arriva même, après une chasse, de revenir à cheval de Fontainebleau à Versailles en deux heures et demie (*Dangeau*, tomes I, p. 232, 244, 250-251, 326-327, 409 et 414, et II, p. 113 ; notre tome III, p. 205). Comme le Roi d'ailleurs, il était insensible au froid et au chaud (*Dangeau*, tome XII, p. 305). Les seigneurs qui l'accompagnaient dans ses chasses devaient porter une sorte d'uniforme, une casaque ou justaucorps de couleur verte l'été, feuille morte l'hiver, et cette faveur était recherchée (*Dangeau*, tome II, p. 48, 122-123 et 126 ; *Sourches*, tome II, p. 132 ; Journal du P. Léonard, manuscrit Fr. 10265, fol. 180 v° ; *Gazette d'Amsterdam*, 1698, n° xcvi). Quant à la chasse à tir, quoique Dangeau mentionne qu'il tua trois cents pièces en une seule journée (tome II, p. 444), il la pratiquait peu. On verra ci-après (p. 51) ce qui se rapporte à la chasse du loup ; à l'occasion, il chassait le sanglier, mais avec moins de plaisir, et, comme terrain, il préférait à tout la forêt de Fontainebleau (*Dangeau*, tome X, p. 117).

2. *Mémoires de Sourches*, tome I, p. 309.

3. Ci-dessus, p. 15. — 4. Tome VIII, p. 239.

5. Des nombreux portraits de Monseigneur, le plus connu est celui

sens assez, sans aucune sorte d'esprit[1], comme il parut dans l'affaire du testament du roi d'Espagne[2]; de la hauteur, de la dignité par nature, par prestance[3], par imitation du Roi; de l'opiniâtreté sans mesure, et un tissu de petitesses arrangées, qui formoient tout le tissu de sa vie; doux par paresse et par une sorte de stupidité, dur au fonds[4], avec un extérieur de bonté qui ne portoit que sur des subalternes et sur des valets[5], et qui ne s'exprimoit que par des questions basses; il étoit avec eux d'une

où Mignard, en 1689, l'a représenté avec la Dauphine et ses trois enfants; ce tableau ornait primitivement le château de Meudon, et est maintenant au Louvre, n° 358; il y en a des copies au Musée de Versailles, n° 2116, et dans la sacristie de l'église Notre-Dame à Versailles. Rigaud, en 1697, en fit un nouveau portrait, jusqu'à mi-jambes (Versailles, n° 2085), qui fut gravé par Drevet; en 1698, Person le représenta au camp de Compiègne, et son tableau fut exposé au Salon de 1699; enfin il existe toute une série de portraits du prince à divers âges, gravés par Trouvain et autres artistes. Comme sculpture, on possède un beau buste par Coysevox (Versailles, n° 2044), une figurine en cire, qui appartenait au baron Jérôme Pichon, et que M. Émile Bourgeois a reproduite dans son *Grand siècle*, p. 157, et un joli médaillon en bas-relief, exécuté par le dijonnais Du Bois pour décorer l'obélisque commémoratif du séjour que le prince, alors âgé de quatorze ans, fit avec Bossuet à Plombières-lès-Dijon en 1675.

1. Madame dit au contraire qu'il avait de l'esprit, mais ne le montrait pas par paresse (recueil Brunet, tome I, p. 175); avec beaucoup de mémoire, il l'appliquait à des niaiseries (notre tome XVI, p. 328); il écrivait avec facilité et d'un style net et concis que le président Rose comparait, peut-être par flatterie, à celui de César (*Dangeau*, tome X, p. 117; *Sourches*, tome II, p. 250). Notre auteur reviendra sur sa « nullité », ci-après, p. 88.

2. Il est alors sorti « de sa graisse et de son apathie » pour parler énergiquement en faveur de l'acceptation (tome VII, p. 307-309).

3. « *Prestance*, bonne mine, accompagnée de gravité et de dignité » (*Académie*, 1718). Il dira plus loin (p. 89) que « tout son mérite étoit dans sa naissance et tout son poids dans son corps. »

4. Cependant, dans le tome XIX, p. 282, il l'a dit « bon homme au fonds », et c'est aussi le terme employé par le duc d'Orléans, ci-dessus, p. 28.

5. « Il est naturellement bienfaisant; il aime ses domestiques et les peuples » (*Caractères de 1703*, p. 22); ci-dessus, p. 43, note 6.

familiarité prodigieuse, d'ailleurs[1] insensible à la misère et à la douleur des autres[2], en cela peut-être plutôt en proie à l'incurie et à l'imitation qu'à un mauvais naturel ; silencieux jusqu'à l'incroyable, conséquemment fort secret[3], jusque-là qu'on a cru qu'il n'avoit jamais parlé d'affaires d'État à la Choin, peut-être parce que tous [deux] n'y entendoient guères[4]. L'épaisseur d'une part, la crainte de l'autre, formoient en ce prince une retenue qui a peu d'exemples ; en même temps, glorieux à l'excès, ce qui est plaisant à dire d'un Dauphin, jaloux du respect, et presque uniquement attentif et sensible à ce qui lui étoit dû, et partout[5]. Il dit une fois à Mlle Choin, sur ce silence dont elle lui parloit, que, les paroles de gens comme lui portant un grand poids, et obligeant ainsi à de grandes réparations quand elles n'étoient pas mesurées, il aimoit mieux très souvent garder le silence que de parler. C'étoit aussi plus tôt fait pour sa paresse et sa

1. Le commencement de *dailleurs* (sic) surcharge des lettres illisibles.

2. Les contemporains disent de même qu'il n'a pas son pareil en insensibilité et en indifférence, que son caractère est « inconcevable et tournant », qu'il prend volontiers plaisir à faire de la peine, qu'il est insensible à tout ce qui peut déranger ses projets, qu'il a la même égalité d'humeur dans tous les événements, etc. (*Correspondance de Madame*, recueil Brunet, tome I, p. 281 ; recueil Jæglé, tome I, p. 114 et 209 ; *Lettres de Mme de Maintenon*, recueil Bossange, tome I, p. 368 ; *Dangeau*, tome XII, p. 305 ; notre tome XVI, p. 327-328).

3. *Mémoires de l'abbé de Choisy*, tome I, p. 106 ; *Relation de Spanheim*, éd. Bourgeois, p. 121 ; *Dangeau*, tome XII, p. 348. « L'homme du monde le plus difficile à entretenir : car il ne dit mot » (*Lettres historiques et édifiantes de Mme de Maintenon*, tome II, p. 159).

4. Le manuscrit porte : « peut estre que par ce que tous n'y entendoient gueres ». Il semble qu'il faille supprimer le premier *que*, et ajouter *deux* après *tous*, pour rendre la phrase compréhensible.

5. « Le Roi ayant su que quelques personnes ne gardoient pas tout le respect qui étoit dû à Monseigneur, il en a été extrêmement en colère, et lui dit, en plein Conseil, qu'il eût à se faire garder le respect qu'on lui devoit, et qu'il lui donnoit tout le pouvoir qu'il avoit pour les châtier » (Journal du P. Léonard, ms. Fr. 10 265, fol. 28).

parfaite incurie[1], et cette maxime excellente, mais qu'il outroit, étoit apparemment une des leçons du Roi ou du duc de Montausier[2] qu'il avoit le mieux retenue. Son[3] arrangement étoit extrême pour ses affaires particulières : il écrivoit lui-même toutes ses dépenses prises sur lui[4] ; il savoit ce que lui coûtoient les moindres choses, quoiqu'il dépensât infiniment[5] en bâtiments[6], en meubles[7], en joyaux de toute espèce[8], en voyages de Meudon, et à l'équipage du loup[9], dont il s'étoit laissé accroire qu'il

1. Il a déjà été parlé de son apathie inémouvable dans le tome IV, p. 193 ; voyez aussi les lettres de Madame, recueil Brunet, tome II, p. 27, et recueil Jæglé, tome I, p. 205.

2. Ci-après, p. 54-56. — 3. *Son* corrige *il*, effacé du doigt.

4. C'est-à-dire sur les cinquante mille livres que le Roi lui donnait mensuellement en dehors du budget régulier de sa maison.

5. Aussi faisait-il des dettes, que le Roi payait toujours, sans compter des dons fréquents en argent (*Dangeau*, tomes VI, p. 84, et VII, p. 77 ; notre tome VI, p. 192 et 193 ; *Lettres de Mme Dunoyer*, tome I, p. 387-388).

6. Pour ses constructions, soit à Choisy, soit à Meudon, il était tenu fort en brassière par le Roi et ne faisait rien sans ses avis (*Mémoires de Sourches*, tome IV, p. 187).

7. Le mobilier de son appartement de Versailles avait été fait par Boulle en 1685 ; mais il avait fait aussi fabriquer, ou avait acheté pour Meudon, beaucoup de beaux meubles. Deux commodes conservées aujourd'hui à la bibliothèque Mazarine sont regardées comme ayant cette origine.

8. Monseigneur possédait une belle collection de bijoux, de pierreries, de curiosités diverses, et quelques tableaux, dont la plupart lui avaient été donnés par le Roi. La bibliothèque de sir Thomas Philipps, à Cheltenham, possède (n° 825) un catalogue des « agates, cristaux, bronzes et autres curiosités » de son cabinet à Versailles en 1689, avec les prix d'acquisition, et aussi (n° 18 624) un catalogue de ses livres. Les *Mémoires de Sourches* (tome IV, p. 143) relatent une visite du prince aux « cabinets des curieux » à Paris en 1692.

9. Depuis 1682, Monseigneur, tout en se servant de l'équipage du loup du Roi, avait constitué sur sa cassette un complément d'équipage pour ce genre de chasse, de sorte que les deux réunis, sous les ordres du grand louvetier marquis d'Heudicourt, comprenaient six lieutenants ordinaires, cinq piqueurs, une vingtaine de valets, cinquante chevaux de selle et une meute de cent chiens (*État de la France*, 1698, tomes I,

aimoit la chasse[1]. Il avoit fort aimé toute sorte de gros jeu[2]; mais, depuis qu'il s'étoit mis à bâtir, il s'étoit réduit à des jeux médiocres[3]; du reste, avare au delà de toute bienséance, excepté de très rares occasions, qui se bornoient à quelques pensions à des valets ou à quelques médiocres domestiques, mais assez d'aumônes au curé et aux capucins de Meudon[4]. Il est inconcevable le peu qu'il donnoit à la Choin, si fort sa bien-aimée : cela ne passoit point quatre cents louis par quartier, en or, quoi qu'ils valussent[5], faisant pour tout seize cents louis par an. Il

p. 613-617, et II, p. 11-12). Il y a dans le ms. Arsenal 6602, fol. 5, un compte de fournitures faites pour la louveterie de Monseigneur en juillet 1710.

1. Monseigneur n'avait pas moins de goût pour la chasse du loup que pour celle du cerf (ci-dessus, p. 47), et ni le froid, ni la chaleur, ni les deuils de famille, ni les maladies du Roi, ni les circonstances politiques ne l'empêchaient de satisfaire régulièrement cette passion. Il prenait dans la même journée cinq et six loups, si bien qu'il en avait dépeuplé les environs de Versailles, Marly et Fontainebleau. Alors, obligé d'aller chercher des animaux au loin, il restait à coucher à Anet, à Rambouillet, ou dans quelque autre gîte, ce qui n'était pas sans amener des aventures (*Dangeau,* tomes I, p. 69, 193, 197, 282, 293 et 322, II, p. 205, VI, p. 342 et 444, VIII, p. 222, 228 et 230, X, p. 154 et 158, XII, p. 39, 260 et 262, etc. ; *Sourches,* tomes I, p. 71 et 458, IX, p. 233, et XII, p. 15 ; *Relation de Spanheim,* édition Bourgeois, p. 120 ; *Correspondance de Madame,* recueil Brunet, tomes I, p. 26, et II, p. 27 ; recueil Jæglé, tome I, p. 205 ; *Histoire amoureuse des Gaules,* tomes III, p. 178-182, et IV, p. 137 ; *Journal de P. Narbonne,* p. 14-18). En 1684, étant malade, il vit de son lit la curée du loup (*Dangeau,* tome I, p. 75), et dans le carnaval de 1699, il voulut conduire lui même une mascarade de chasse au loup (*Dangeau,* tome VII, p. 29 ; *Gazette de Rotterdam,* correspondance de Paris, 20 février 1699).

2. Nos tomes V, p. 121, VIII, p. 243, et XII, p. 151 ; *Dangeau,* tome V, p. 164 ; *Mémoires de Forbin,* p. 525.

3. Depuis 1701, il ne jouait plus guère qu'à des petits jeux comme le papillon (notre tome XII, p. 322 ; *Dangeau,* tomes VIII, p. 203, et XIII, p. 317). Plus loin (p. 88), Saint-Simon va le montrer « sifflant dans un coin du salon de Marly et frappant des doigts sur sa tabatière », depuis qu'il avait quitté le gros jeu.

4. Ci-dessus, p. 43.

5. Sur les variations de la valeur des louis, voyez ce qui a été dit

les lui donnoit lui-même, de la main à la main, sans y ajouter ni s'y méprendre jamais d'une pistole, et tout au plus une boîte[1] ou deux par an; encore y regardoit-il de fort près. Il faut rendre justice à cette fille, et convenir aussi qu'il est difficile d'être plus désintéressée qu'elle l'étoit, soit qu'elle en connût la nécessité avec ce prince, soit plutôt que cela lui fût naturel, comme il a paru dans tout le tissu de sa vie. C'est encore un problème si elle étoit mariée; tout ce qui a été le plus intimement initié dans leurs mystères s'est toujours fortement récrié[2] qu'il n'y a jamais eu de mariage[3]. Ce n'a jamais été[4] qu'une grosse camarde[5] brune, qui, avec toute la physionomie d'esprit[6], et aussi le jeu[7], n'avoit l'air que d'une servante,

Problème si Monseigneur avoit épousé Mlle* Choin.

dans notre tome XIV, p. 245, le *Journal de Dangeau,* tomes VII, p. 219, VIII, p. 194 et 202, et XII, p. 419, et les *Mémoires de Sourches,* tome XI, p. 321 et 331. En mai 1709, ils ont été portés à treize livres.

1. « *Boîte* se dit aussi de divers petits ustensiles d'or, d'argent, etc., qui ont un couvercle » (*Académie,* 1718). C'était un genre de bijoux très en vogue.

2. Le *Dictionnaire de l'Académie* de 1718 ne donne d'exemple de se *récrier* que contre quelque chose, ou à quelque chose.

3. Notre auteur (tome XIV, p. 400) a déjà nié l'existence d'un mariage secret, et on a alors réuni dans le commentaire les renseignements qui peuvent corroborer cette opinion. Cependant Saint-Simon hésite encore. La liaison de la Choin avec Monseigneur était postérieure à la mort de la Dauphine; car Spanheim, si bien informé, ne parle pas d'elle dans sa *Relation.* D'après Madame (*Correspondance,* recueil Jæglé, tome I, p. 108 et 118), il avait été question que Monseigneur épousât sa fille, la future duchesse de Lorraine.

4. Le portrait qui va suivre est confirmé par Madame (recueil Brunet, tome II, p. 98) et par le président Hénault (*Mémoires,* p. 124). Un portrait de Mlle Choin a été donné dans le tome XIX de l'édition de 1840 de nos *Mémoires.*

5. « *Camard,* camus, qui a le nez plat et écrasé » (*Académie,* 1718). C'est le sobriquet que, dans le peuple, on a longtemps donné à la Mort.

6. Au sens de bel esprit, ou de personne spirituelle, comme dans le tome XVII, p. 170.

7. L'allure, les façons de bel esprit.

* *La* corrigé en *Mlle.*

et qui, longtemps avant cet événement-ci, étoit devenue excessivement grasse, et encore vieille et puante[1]; mais, de la voir aux *Parvulo* de Meudon[2] dans un fauteuil devant Monseigneur[3], en présence de tout ce qui y étoit admis, Mme la duchesse de Bourgogne et Mme la duchesse de Berry, qui y fut tôt[4] introduite, chacune sur un tabouret, dire devant Monseigneur et tout cet intérieur *la duchesse de Bourgogne* et *la duchesse de Berry* et *le duc de Berry,* en parlant d'eux, répondre souvent sèchement aux deux filles de la maison, les reprendre, trouver à redire à leur ajustement, et quelquefois à leur air et à leur conduite, et le leur dire[5], on a peine, à tout cela, à ne pas reconnoitre la belle-mère et la parité avec Mme de Maintenon. A la vérité, elle ne disoit pas *mignonne* en parlant à Mme la duchesse de Bourgogne, qui l'appeloit *Mademoiselle,* et non *ma tante;* mais aussi c'étoit toute la différence d'avec Mme de Maintenon. D'ailleurs encore cela n'avoit jamais pris de même entre elles[6]. Madame la Duchesse, les deux Lillebonnes, et tout cet intérieur y étoit un obstacle; et Mme la duchesse de Bourgogne, qui le sentoit et qui étoit timide, se trouvoit toujours gênée et en brassière à Meudon[7], tandis qu'entre le Roi et Mme de

1. Madame (recueil Brunet, tome II, p. 223, et recueil Jæglé, tome I, p. 280-281) et les chansons du temps (*Nouveau siècle de Louis XIV,* tome IV, p. 116 et 122) parlent de son haleine corrompue et de son gousset odorant.

2. Tome XIV, p. 398, et ci-dessus, p. 1.

3. Déjà dit dans le tome XIV, p. 398-400.

4. *Tost* a été ajouté en interligne.

5. Au point de faire pleurer la duchesse de Bourgogne, a-t-il dit en 1707 (tome XIV, p. 400).

6. Voyez des exemples analogues de *prendre* dans le tome XIX, p. 319, et ci-dessus, p. 2. Saint-Simon veut dire que, pour d'autres raisons encore, la sympathie n'avait pu naître entre la duchesse de Bourgogne et Mlle Choin comme entre la princesse et Mme de Maintenon.

7. Cependant, au dire de Madame (notre tome XII, p. 270, note 1), elle avait eu, dans les premières années de son séjour en France, une grande familiarité avec Monseigneur; elle alloit même jusqu'à le tutoyer,

Maintenon, elle jouissoit de toute aisance et de toute liberté. De voir encore Mlle Choin à Meudon, pendant une maladie si périlleuse, voir Monseigneur plusieurs fois le jour, le Roi non seulement le savoir, mais demander à Mme de Maintenon, qui, à Meudon non plus qu'ailleurs, ne voyoit[1] personne, et qui n'entra peut-être pas deux fois chez Monseigneur, lui demander, dis-je, si elle avoit vu la Choin, et trouver mauvais qu'elle ne l'eût pas vue[2], bien loin de la faire sortir du château, comme on le fait toujours en ces occasions, c'est encore une preuve du mariage d'autant plus grande que Mme de Maintenon, mariée elle-même, et qui affichoit si fort la pruderie et la dévotion, n'avoit, ni le Roi non plus, aucun intérêt d'exemple et de ménagement à garder là-dessus, s'il n'y avoit point de sacrement, et on ne voit point qu'en aucun temps la présence de Mlle Choin ait causé le plus léger embarras. Cet attachement incompréhensible, et si semblable en tout à celui du Roi, à la figure près de la personne chérie, est peut-être l'unique endroit par où le fils ait ressemblé au père. Monseigneur, tel pour l'esprit qu'il vient d'être représenté, n'avoit pu profiter de l'excellente culture qu'il reçut du duc de Montausier[3], et de Bossuet[4] et de Fléchier[5], évêques de

et nous l'avons vue, dans le tome XX, p. 193, raccommoder Saint-Simon avec le prince.

1. Il y a un *et*, dans le manuscrit, après *voyoit*.

2. Ci-dessus, p. 13.

3. Le duc de Montausier avait été désigné en 1668 comme gouverneur du jeune Dauphin; ses lettres de provision, du 21 septembre, sont dans le registre O[1]10, fol. 346 v°. Amédée Roux (le *Duc de Montausier*, p. 153 et suivantes) a raconté les circonstances dans lesquelles ce choix fut fait.

4. M. de Périgny, précepteur du Dauphin, étant mort en septembre 1670, Bossuet, qui venait d'être nommé évêque de Condom et n'était pas encore sacré, fut choisi, le 13, pour le remplacer : voyez les *Lettres de Colbert*, tome V, p. 502 et suivantes.

5. L'abbé Fléchier avait été nommé sous-précepteur du prince dès la constitution de la maison en 1668.

Meaux et de Nîmes[1]. Son peu de lumière, s'il en eut jamais[2], s'éteignit, au contraire, sous la rigueur d'une édu-

1. Sur la « culture » littéraire qui fut donnée au jeune Dauphin, on peut voir la *Relation de Spanheim*, édition Bourgeois, p. 112-115, une lettre de Bossuet au pape Innocent XI et d'autres lettres à Daniel Huet, dans le tome I de la nouvelle édition de la *Correspondance de Bossuet*, un article de Charma dans les *Lectures faites à la Sorbonne*, 1865, p. 63-82, Druon, *Histoire de l'éducation des princes dans la maison de Bourbon*, tome I, p. 217 et suivantes, *Traité de l'éducation de M. le Dauphin*, par Paul Hay du Chastelet (1664), et surtout l'ouvrage d'Amable Floquet, *Bossuet précepteur du Dauphin*. Outre le *Discours sur l'histoire universelle* composé spécialement par Bossuet en vue de l'instruction du jeune prince, outre les *Mémoires de Louis XIV* pour son éducation politique, et la collection des classiques *ad usum Delphini* entreprise sur l'ordre du duc de Montausier, on connaît de nombreux ouvrages rédigés pour le même objet, notamment *le Monarque ou les Devoirs d'un souverain*, par le P. Senault, *l'Art de régner*, par le P. Lemoyne, une nouvelle traduction, par le chanoine Claude Joly, de *l'Institution du prince chrétien* d'Érasme, etc. Montausier lui-même avait composé des *Réflexions chrétiennes et politiques pour la conduite d'un prince* (ms. Clairambault 485, fol. 229-273), et toute une série de Maximes, dont les principales sont relevées dans le ms. Arsenal 2324, fol. 13-61. Le même manuscrit et les trois suivants, n°s 2325-2327, renferment divers morceaux, instructions, éloges de rois, etc., qui ont eu une destination pareille. Enfin Colbert avait rédigé un Mémoire sur la situation politique et financière du royaume (ses *Lettres*, tome II, p. CCXII-CCXVII). Il y a dans le ms. de la bibliothèque de Rouen n° 3273 des devoirs latins et français du jeune prince, corrigés par Bossuet, et une lettre de Leibnitz, relative à l'édition des classiques, à laquelle il collabora, a passé en vente chez Ét. Charavay, le 15 janvier 1886.

2. Ceci semble contredit par ce témoignage de Pellisson (*Lettres historiques*, tome I, p. 15) : « Le petit prince est plus joli qu'on ne vous le peut exprimer ;... gai, enjoué, doux, civil, souple, nullement opiniâtre ; » et par celui de Guy Patin (*Lettres*, tome III, p. 689 et 698), qui prétend que le Dauphin « apprend merveilleusement bien ». Mais, d'autre part, Bossuet, sur le point de quitter ses fonctions, écrivait au maréchal de Bellefonds le 6 juillet 1677 (*Correspondance de Bossuet*, édition nouvelle, tome I, p. 445-446) : « Me voilà quasi à la fin de mon travail. Monseigneur le Dauphin est si grand, qu'il ne peut pas être longtemps sous notre conduite. Il y a bien à souffrir avec un esprit si inappliqué ; on n'a nulle consolation sensible, et on marche, comme dit saint Paul, en espérance contre l'espérance ; car encore qu'il se

cation dure et austère[1], qui donna le dernier poids à sa timidité naturelle, et le dernier degré d'aversion pour toute espèce, non[2] pas de travail et d'étude, mais d'amusement d'esprit[3], en sorte que, de son aveu, depuis qu'il avoit été affranchi des maîtres, il n'avoit, de sa vie, lu que l'article de Paris de la *Gazette de France*[4], pour y voir les morts et les mariages[5]. Tout contribua donc en lui, timidité naturelle, dur joug d'éducation, ignorance parfaite et défaut[6] de lumière, à le faire trembler devant le Roi, qui, de son côté, n'omit rien pour entretenir et

commence d'assez bonnes choses, tout est encore si peu affermi, que le moindre effort du monde peut tout renverser. Je voudrois bien voir quelque chose de plus fondé; mais Dieu le fera peut-être sans nous. »

1. Le Journal du valet de chambre Dubois (*Bibliothèque de l'École des Chartes*, 2e série, tome IV, p. 38-44) donne des détails étonnants sur les corrections corporelles que le duc de Montausier, qui se qualifiait d' « exécuteur des hautes œuvres », infligeait au Dauphin pour les moindres peccadilles ; voyez aussi l'ouvrage d'Amédée Roux, p. 167 et suivantes, et *Bossuet précepteur du Dauphin*, p. 37-40.

2. *Non* surcharge un *d*.

3. Mme de Maintenon reconnaissait les inconvénients qu'avait eus pour cette éducation le choix de M. de Montausier, sévère et trop intimidant (recueil Geffroy, tome II, p. 316 ; recueil Bossange, tome II, p. 376). L'aversion naturelle du prince pour l'étude (*Souvenirs de Mme de Caylus*, p. 72; *Spanheim*, édition Bourgeois, p. 115) fut augmentée par cette sévérité exagérée, à tel point que Monseigneur, qui, à six ans, savait plus de mille mots latins, n'en connaissait plus un seul vingt ans plus tard (lettre de Mme de Maintenon à Mme de Ventadour, dans le recueil de 1806, tome V, p. 270-271).

4. Tome XVIII, p. 152.

5. Saint-Simon a déjà relevé (tome XVI, p. 327-328) un exemple frappant de l'indifférence de Monseigneur pour les nouvelles politiques ou militaires qui passionnaient le plus la cour. Il avait cependant été façonné avec soin aux choses de la guerre : vers l'âge de huit ans, le Roi lui avait fait fabriquer par le sculpteur Gissey toute une armée de soldats en carton, composée de vingt escadrons et de dix bataillons, qui n'avait pas coûté moins de trente mille livres. Un gardien spécial, aux gages de douze cents livres, était chargé de faire manœuvrer ce corps de troupes au moyen de quelque mécanisme ingénieux (*Dictionnaire critique* de Jal, p. 67).

6. Par erreur Saint-Simon a écrit *defau*.

prolonger cette terreur toute sa vie[1]. Toujours roi, presque jamais père avec lui, ou, s'il lui en échappa bien rarement quelques traits, ils ne furent jamais purs et sans mélange de royauté, non pas même dans les moments les plus particuliers et les plus intérieurs[2]. Ces moments même étoient rares tête à tête, et n'étoient que des moments, presque toujours en présence des bâtards et des valets intérieurs, sans liberté, sans aisance, toujours en contrainte et en respect, sans jamais oser rien hasarder ni usurper, tandis que, tous les jours, il voyoit faire l'un et l'autre au duc du Maine avec succès, et Mme la duchesse de Bourgogne dans une habitude, de tous les temps particuliers, des plus familiers badinages et des privautés avec le Roi quelquefois les plus outrées[3]. Il en sentoit contre eux une secrète jalousie, mais qui ne l'élargissoit pas. L'esprit ne lui fournissoit rien comme à M. du Maine, fils d'ailleurs de la personne et non de la royauté, et en telle disproportion qu'elle n'étoit point en garde. Il n'étoit plus de l'âge de Mme la duchesse de Bourgogne, à qui on passoit encore les enfances[4] par habitude et par la grâce qu'elle y mettoit; il ne lui restoit donc que la qualité de fils et de successeur, qui étoit précisément ce qui tenoit le Roi en garde, et lui sous le joug[5]. Il n'avoit

Monseigneur sans agrément, sans liberté, sans crédit avec le Roi.

1. Notre tome XVII, p. 416; *Lettres de Mme Dunoyer,* tome I, p. 387-388. « Il n'eut jamais que six ans pour le Roi », va-t-il dire ci-après, p. 90.

2. On a vu, tome VIII, p. 345, qu'il ne s'asseyait pas dans le cabinet du Roi.

3. Tome XII, p. 270.

4. « On appelle *enfance* une puérilité, quelque chose qui convient à un enfant, et en ce sens il a un pluriel » (*Académie,* 1718). Ce mot a déjà passé dans nos tomes IX, p. 276, X, p. 151, et XI, p. 16, à propos de la comtesse d'Estrées.

5. Les *Mémoires de Sourches* (tome IV, p. 162, note) mentionnent une réprimande du Roi au Dauphin en 1692 et insistent sur le respect et la soumission du prince à l'égard de son père, et Mme de Maintenon, en 1707, raconte une courte dispute qu'il eut avec le Roi (*Lettres historiques et édifiantes,* tome II, p. 197).

donc pas l'ombre seulement de crédit auprès du Roi[1]; il suffisoit même que son goût se marquât pour quelqu'un, pour que ce quelqu'un en sentît un contrecoup nuisible, et le Roi étoit si jaloux de montrer qu'il ne pouvoit rien, qu'il n'a rien fait pour aucun de ceux qui se sont attachés à lui faire une cour plus particulière, non pas même pour aucun de ses menins[2], quoique choisis et nommés par le Roi, qui même eût trouvé très mauvais qu'ils n'eussent pas suivi Monseigneur avec grande assiduité. J'en excepte d'Antin, qui a été sans comparaison de personne[3], et Dangeau, qui ne l'a été[4] que de nom, qui tenoit au Roi d'ailleurs, et dont la femme étoit dans la parfaite intimité de Mme de Maintenon. Les ministres n'osoient s'approcher de Monseigneur[5], qui aussi ne se commettoit comme jamais à leur rien demander, et, si quelqu'un d'eux, ou des courtisans considérables, étoient bien avec lui, comme le Chancelier, le Premier[6], Harcourt, le maréchal d'Huxelles, ils s'en cachoient avec un soin extrême, et Monseigneur s'y prêtoit. Si le Roi en découvroit, il traitoit[7] cela de cabale; on lui devenoit suspect, et on se perdoit. Ce fut la cause de l'éloignement si marqué pour M. de Luxembourg, que ni la privance de sa charge[8], ni la nécessité de s'en servir à la tête des armées, ni les succès qu'il y eut, ni[9] toutes les flatteries et les bassesses

1. *Mémoires de Sourches*, tomes I, p. 192, et XI, p. 64.
2. Voyez ci-après, p. 93.
3. Aussi Monseigneur avait-il osé, à la mort de Mansart, demander au Roi la surintendance des bâtiments pour ce favori (notre tome XVI, p. 54), dont l'influence sur le prince avait été grandement utile pour la conclusion du mariage du duc de Berry (*Journal de Torcy*, p. 196).
4. Qui n'a été menin. — 5. Ci-après, p. 60.
6. Le premier écuyer, marquis de Beringhen.
7. Le mot *traittoit* surcharge d'autres lettres.
8. Celle de capitaine des gardes du corps.
9. Après *ny*, Saint-Simon a ajouté après coup, en interligne, un *que* inutile, que nous supprimons.

qu'il employa, ne purent jamais rapprocher. Aussi Monseigneur, pressé[1] de s'intéresser pour quelqu'un, répondoit franchement que ce seroit le moyen de tout gâter pour lui[2]. Il lui est quelquefois échappé des monosyllabes de plaintes amères là-dessus, quelquefois après avoir été refusé du Roi, et toujours avec sécheresse; et, la dernière fois de sa vie qu'il alla à Meudon, d'où il ne revint plus, il y arriva si outré d'un refus de fort peu de chose qu'il avoit demandé au Roi pour Casaus, qui me l'a conté, qu'il lui protesta qu'il ne lui arriveroit jamais plus de s'exposer pour personne, et, de dépit, le consola par les espérances d'un temps plus favorable lorsque la nature l'ordonneroit, qui étoit, pour lui, dire comme par prodige. Ainsi, on remarquera, en passant, que Monsieur et Monseigneur moururent tous deux dans des moments où[3] ils étoient outrés contre le Roi[4]. La part entière que Monseigneur avoit à tous les secrets de l'État depuis bien des années, n'avoit jamais eu aucune influence aux affaires[5] : il les savoit, et c'étoit tout. Cette sécheresse, peut-être aussi son peu d'intelligence, l'en faisoit retirer tant qu'il pouvoit[6]. Il étoit cependant assidu aux conseils d'État[7] ; mais, quoiqu'il eût la même entrée en ceux de

Monsieur et Monseigneur, morts outrés contre le Roi.

1. *Pressés* corrigé en *pressé*.
2. En 1709, Mme de Maintenon écrivait (recueil Geffroy, tome II, p. 209) : « Le Dauphin parle davantage et écoute. Il porte même au Roi les plaintes qu'il a reçues ; mais, après tout cela, il dit : « J'ai « parlé », et fait par là encore plus blâmer son père. »
3. *Où* a été écrit en interligne, au-dessus de *que*, biffé.
4. A cette réflexion il ajoutera, dans la suite des *Mémoires* (tome XIX de 1873, p. 207), que Monseigneur et Monsieur moururent au même âge.
5. Il ne se prononçait jamais sur rien avant que le Roi l'eût déjà fait (*Relation de Spanheim*, édition Bourgeois, p. 116 ; notre tome XVII, p. 424).
6. Madame (recueil Brunet, tome II, p. 26-27) attribue à son indolence et à sa paresse son abstention complète de la politique.
7. *Dangeau*, tome VIII, p. 294. S'il y manquait parfois, c'était pour aller à la chasse, ou pour ne pas se compromettre (notre tome XIV,

finance et de dépêches, il n'y alloit presque jamais[1]. Pour au[2] travail particulier du Roi, il n'en fut pas question pour lui, et, hors de grandes nouvelles, pas un ministre n'alloit jamais lui rendre compte de rien[3], beaucoup moins les généraux d'armée[4], ni ceux qui revenoient d'être employés au dehors. Ce peu d'onction[5] et de considération, cette dépendance, jusqu'à la mort, de n'oser faire un pas hors de la cour sans le dire au Roi, équivalent de permission, y mettoit Monseigneur en malaise. Il y remplissoit les devoirs de fils et de courtisan avec la régularité la plus exacte, mais toujours la même sans y rien ajouter, et avec un air plus respectueux[6] et plus mesuré qu'aucun sujet. Tout cela ensemble lui faisoit trouver Meudon et la liberté qu'il y goûtoit délicieuse, et, bien qu'il ne tînt qu'à lui de s'apercevoir[7] souvent que le Roi étoit peiné de ces fréquentes séparations, et par la séparation même, et par celle de la cour, surtout les étés

Monseigneur peu à Versailles.

p. 154). Il y parlait rarement et brièvement, disant lui-même qu'il « n'étoit point harangueur » (*Journal de Torcy*, p. 156).

1. C'est en juillet 1688 que le Roi lui avait donné voix délibérative au conseil des finances, et, à la mort de Louvois, il avait eu entrée dans tous les autres (*Dangeau*, tomes II, p. 152, et III, p. 370 ; *Sourches*, tomes II, p. 183, et III, p. 442).

2. Nous avons déjà relevé la locution *pour de* à diverses reprises, et en dernier lieu, tome XVIII, p. 385, mais non pas *pour à*.

3. C'est ainsi que Torcy dit être allé lui communiquer en mars 1710 l'instruction aux plénipotentiaires de Gertruydenberg, parce qu'il n'avait pas assisté au Conseil où elle avait été discutée (*Journal de Torcy*, p. 142).

4. Nous l'avons vu cependant travailler avec Villars en 1709, mais c'était par exception (notre tome XVII, p. 383-384 et 424) ; il se vantait de n'avoir jamais contredit les généraux avec lesquels il avait servi (tome XVI, p. 328).

5. « On dit *qu'il y a de l'onction* dans un sermon, dans un discours, pour dire qu'il y a des choses qui touchent le cœur et portent à la dévotion » (*Académie*, 1718).

6. Le manuscrit porte *respecteux*, par mégarde.

7. Ayant écrit l'élision *s'* à la fin d'une ligne, Saint-Simon l'a biffée pour la récrire au commencement de la ligne suivante.

qu'elle n'étoit pas nombreuse à cause de la guerre, il n'en fit jamais semblant, et ne changea rien en ses voyages, ni pour leur nombre, ni pour leur durée. Il étoit fort peu à Versailles[1], et rompoit souvent par des Meudons de plusieurs jours les Marlis, quand ils s'allongeoient trop. De tout cela, on peut juger quelle pouvoit être la tendresse de cœur ; mais le respect, la vénération, l'admiration, l'imitation en tout ce qui étoit de sa portée étoit visible, et ne se démentit jamais, non plus que la crainte, la frayeur et la conduite[2]. On a prétendu qu'il avoit une appréhension extrême de perdre le Roi : il n'est pas douteux qu'il n'ait montré ce sentiment ; mais, d'en concilier la vérité avec celles qui viennent d'être rapportées, c'est ce qui ne paroît pas aisé. Toujours est-il certain que, quelques mois avant sa mort, Mme la duchesse de Bourgogne l'étant allée voir à Meudon, elle monta dans le sanctuaire de son entresol[3], suivie de Mme de Nogaret, qui, par Biron et par elle-même encore, en avoit la privance, et qu'elles y trouvèrent Monseigneur avec Mlle Choin, Madame la Duchesse et les deux Lillebonne, fort occupés à une table sur laquelle étoit un grand livre d'estampes du sacre[4], et Monseigneur fort appliqué à les considérer, à les expliquer à la compagnie, et recevant avec complaisance les propos qui le regardoient là-dessus, jusqu'à lui dire : « Voilà donc celui qui vous mettra les éperons, cet autre le manteau royal, les pairs qui vous mettront la couronne sur la tête[5] ; » et ainsi du reste, et que cela dura fort longtemps.

Complaisant aux choses du sacre.

1. La première lettre de *Versailles* corrige un *v*.
2. La manière de se conduire à l'égard du Roi.
3. Celui où logeait Mlle Choin : ci-dessus, p. 12.
4. Tome XIV, p. 391 et note 6. L'ouvrage auquel Saint-Simon fait allusion est sans doute le recueil de gravures en taille-douce intitulé *la Pompeuse et magnifique cérémonie du sacre du roi Louis XIV* ; Paris, 1655, in-folio.
5. Voyez les traités publiés par Godefroy dans son *Cérémonial françois*.

Je le sus deux jours après de Mme de Nogaret, qui en fut fort étonnée, et que l'arrivée de Mme la duchesse de Bourgogne n'eût pas interrompu cet amusement singulier, qui ne marquoit pas une si grande appréhension de perdre le Roi et de le devenir lui-même. Il n'avoit jamais pu aimer Mme de Maintenon, ni[1] se ployer à obtenir rien par son entremise[2]. Il l'alloit voir un moment au retour du peu de campagnes qu'il a faites[3], ou aux

Monseigneur et Mme de Maintenon fort éloignés.

1. Avant *ny*, il a biffé *luy*.

2. Non seulement il ne l'aimait pas, mais il la craignait, et cette crainte lui inspirait à son égard une certaine déférence de surface (nos tomes VII, p. 309, et XVII, p. 424 ; *Dangeau*, tomes V, p. 180 note, et XVI, p. 64-65, Addition de Saint-Simon ; *Correspondance de Madame*, recueil Jæglé, tome I, p. 87-88). La Beaumelle (tome VII, p. 242-251) a publié quelques lettres adressées par Monseigneur à Mme de Maintenon, et il en existe plusieurs en original dans les manuscrits appartenant au duc de Mouchy. Si l'on en croit *l'Histoire amoureuse des Gaules*, tome III, p. 163-165, il ne se gênait pas dans l'intimité pour parler familièrement de « la bonne vieille sa belle-mère ». Saint-Simon va revenir sur ce point ci-après, p. 89.

3. Le relevé des campagnes de Monseigneur se trouve dans la *Chronologie militaire* de Pinard, tome I, p. 557-559. En 1688 et 1689, il avait commandé l'armée d'Allemagne avec les maréchaux de Duras et de Lorge; en 1690 et 1694, le Roi le mit à la tête de celle de Flandre avec M. de Luxembourg. Sa conduite au siège de Philipsbourg en 1688 lui avait fait donner par les flatteurs le surnom de Louis le Hardi ; mais ses capacités militaires n'étaient pas estimées de même par tout le monde, si l'on en croit ce couplet du Chansonnier (ms. Fr. 12689, p. 381):

> Retourne en cour
> Et quitte la cuirasse ;
> Retourne en cour,
> Laisse là Philipsbourg.
> Il est plus doux
> De courir à la chasse
> Que d'aller aux coups.
> Crains les jaloux :
> On ne prend pas les places
> Comme on fait les loups.

En 1708 et 1709, il avait été question de le mettre à la tête de l'armée de Flandre. Il était chéri du soldat, comme du bas peuple et de ses valets, pour sa bonhomie et sa familiarité.

occasions très rares ; jamais de particulier ; quelquefois il entroit chez elle un instant avant le souper pour y suivre le Roi[1]. Elle aussi avoit à son égard une conduite fort sèche, et qui lui faisoit sentir qu'elle le comptoit pour rien[2]. La haine[3] commune des deux sultanes[4] contre Chamillart, et le besoin de tout pour le renverser, les rapprocha comme il a été dit[5], et fit le miracle d'y faire entrer puissamment Monseigneur[6], mais qui ne l'eût jamais osé sans l'impulsion toute-puissante de la sienne, la sûreté de l'appui de l'autre, et tout ce qui s'en mêla. Aussi ce rapprochement ne fit depuis que se refroidir et s'éloigner peu à peu. Avec Mlle Choin[7], sa vraie confiance étoit en Mlle de Lillebonne, et, par l'intime union des deux sœurs, avec Mme d'Espinoy. Presque tous les matins il alloit prendre du chocolat chez la première[8]. C'étoit l'heure des secrets, qui étoit inaccessible sans réserve, excepté à l'unique Mme d'Espinoy[9]. Par elles, plus que par soi-même, tenoit le reste de considération et de commerce avec Mme la princesse de Conti[10], et même l'amitié avec

Cour intime de Monseigneur.

1. Mme de Maintenon se plaignait qu'il ne dît pas un mot quand il était en visite chez elle (*Lettres*, recueil Geffroy, tome II, p. 46).

2. La cause en était peut-être dans l'opposition persistante de Monseigneur à la déclaration du mariage du Roi avec elle, quoique Madame pense qu'il s'y fût peut-être résigné (recueil Jæglé, tome II, p. 52).

3. *Hane*, au manuscrit, mal corrigé en *haine* par un point mis au-dessus du mot.

4. « *Sultane*, titre qu'on donne aux femmes du Grand-Seigneur » (*Académie*, 1718). Saint-Simon a déja appliqué ce terme à Mme de Montespan (*Écrits inédits*, tome VI, p. 315), et il en qualifiera encore Mme de Maintenon (suite des *Mémoires*, tome XII de 1873, p. 31).

5. Tome XVII, p. 422 et suivantes.

6. *Mgr* a été ajouté en interligne. — Tome XVII, p. 424-427 et 430-431.

7. *Choin* surcharge d'autres lettres illisibles.

8. Déjà dit dans le tome XV, p. 11-12.

9. On a vu au tome XVI, p. 327-328, dans quelle franchise familière elle se trouvait avec Monseigneur.

10. Madame a raconté (*Correspondance*, recueil Brunet, tome I, p. 254) comment le prince se détacha peu à peu de la Dauphine par l'ha-

Madame la Duchesse[1], que soutenoient les amusements qu'il trouvoit chez elle[2]; par là encore, cette préférence du duc de Vendôme sur le prince de Conti[3], à la mort duquel il fut si indécemment insensible[4]. Un tel mérite si reconnu dans un prince du sang, joint à la privance de l'éducation presque commune[5] et à[6] l'habitude de toute la vie, auroit eu trop de poids sur Monseigneur devenu roi, si l'amitié première s'étoit conservée, et les sœurs, qui vouloient gouverner[7], écartèrent doucement ce prince. Cette même raison fut, comme on l'a dit, le fondement de cette terrible cabale[8] dont les effets éclatèrent dans la campagne de Lille[9], et furent soigneusement entretenus depuis dans l'esprit de Monseigneur, naturellement éloigné de la contrainte et de l'austérité des mœurs de Mgr le duc de Bourgogne, et que la haine de Madame la Du-

Monseigneur plus que sec avec Mgr et Mme la duchesse de Bourgogne,

bitude qu'il prit d'aller jouer chez la princesse de Conti tous les jours qu'il n'y avait pas comédie, si bien que, lorsqu'il était en campagne, il écrivait plutôt à la princesse qu'à sa femme (*Dangeau*, tomes II, p. 52, VIII, p. 369, et IX, p. 417; *Sourches*, tomes I, p. 447, II, p. 262, et III, p. 175; *Souvenirs de Mme de Caylus*, p. 183; *Relation de Spanheim*, édition Bourgeois, p. 122 et 202; *Histoire amoureuse des Gaules*, tome IV, p. 136 et suivantes); mais, depuis plusieurs années, il n'allait plus guère chez elle que par habitude (notre tome XVIII, p. 321 et 356).

1. Saint-Simon a déjà dit (tome XIX, p. 249-250) comment le prince, ne sachant pas rester chez lui, était tombé dans les filets de Madame la Duchesse.

2. « Il n'a aimé que les gens qui lui procuraient du divertissement », disait Madame (recueil Brunet, tome I, p. 231).

3. Nos tomes XV, p. 17, et XVII, p. 123 et 128; *Relation de Spanheim*, édition Bourgeois, p. 123 et 214.

4. Tome XVII, p. 137-140.

5. *Ibidem*, p. 128, et ci-dessus, p. 46.

6. Cet *à* a été ajouté en interligne.

7. Il a déjà remarqué, tome XIV, p. 390, combien l'avènement de Monseigneur au trône était escompté par elles et par toute une partie de la cour.

8. Tomes XVI, p. 11-14 et 329, et XVIII, p. 10-11.

9. Tome XVI, p. 204 et suivantes.

chesse pour Mme la duchesse de Bourgogne[1] entretenoit pour tous les deux. Par les raisons contraires, il aimoit M. le duc de Berry[2], que cette cabale protégeoit pour le diviser d'avec Mgr et Mme la duchesse de Bourgogne : tellement qu'après toute leur opposition et leur dépit à tous de son mariage, Mme la duchesse de Berry ne laissa pas d'être admise aussitôt après au *Parvulo*[3], sans même l'avoir demandé, et d'y être fort bien traitée. Avec tout cet ascendant des deux Lillebonnes[4] sur Monseigneur, il est pourtant vrai qu'il n'épousoit pas toutes leurs fantaisies, soit par la Choin, qui, tout en les ménageant, les connoissoit bien et ne s'y fioit point, comme Bignon me l'avoit dit[5], soit par Madame la Duchesse, qui sûrement ne s'y fioit pas davantage, et qui n'étoit rien moins que coiffée[6] de leurs prétentions. Inquiet à cet égard pour le futur, j'employai l'évêque de Laon[7] pour découvrir par la Choin les sentiments de Monseigneur entre les ducs et les princes. Il étoit frère de Clermont qui avoit été perdu pour elle lorsque Mme la princesse de Conti la chassa[8], et les deux frères étoient demeurés dans la plus intime liaison avec elle. Je sus par lui qu'il étoit échappé quelquefois, quoique rarement, des choses à Monseigneur, qui montroient que tout l'empire que ces deux sœurs avoient sur lui n'alloit pas à le rendre aussi favorable[9] à leur rang qu'elles eussent voulu, et que, Mlle Choin l'ayant plus particulièrement sondé là-dessus à la prière de l'évêque, il s'étoit expliqué fort favorablement pour le rang des ducs, et contre les injustices qu'il étoit persuadé

aime M. le duc de Berry et traite bien Mme la duchesse de Berry.

Monseigneur favorable aux ducs contre les princes.

1. Tome XVI, p. 258.
2. C'était « son fils favori » (tome XIX, p. 191); voyez ci-après, p. 79.
3. Ci-dessus, p. 53.
4. Ici il y a bien *Lislebonnes* au pluriel, comme ci-après, p. 67; mais plus haut, p. 61, il y a *Lislebonne*.
5. Tome XIX, p. 256. — 6. Tome XX, p. 187.
7. Louis-Anne de Clermont-Chaste : tome XIX, p. 256.
8. Tomes II, p. 183 et suivantes, et XIX, p. 249 et 256.
9. Le manuscrit porte *favorables*, par mégarde.

Monseigneur fort vrai. Mlle Choin aussi.

qu'[ils] y avoient souffertes[1]. Il[2] étoit incapable non seulement de mensonge, mais de déguisement, et la Choin tout aussi peu capable, surtout[3] avec l'évêque, duquel elle ne se cachoit pas, non plus qu'à Bignon, de ses secrets sentiments sur Mlle de Lillebonne et Mme d'Espinoy. Cette réponse de Monsieur de Laon me fit souvenir de celle que Monseigneur fit au Roi, qui le trouva, comme je l'ai raconté, dans ses arrière-cabinets, au sortir de cette audience que je lui avois emblée dans son cabinet sur l'affaire de la quête[4], et, le Roi en ayant parlé à Monseigneur avec satisfaction, ce prince, à qui j'étois au moins très indifférent, et qu'on n'avoit point instruit de notre part, lui dit qu'il savoit bien que j'avois raison. Mlle Choin a prétendu et soutenu depuis sa mort, car, pendant sa vie, il ne sortoit rien d'elle, qu'il avoit autant d'opposition au mariage de Mlle de Bourbon qu'à celui de Mademoiselle, parce qu'il ne pouvoit souffrir le mélange du sang bâtard au sien. Peut-être étoit-il vrai : il a toujours montré une aversion constante à tous leurs avantages, et il ne lui est rien échappé de marqué en faveur de Mlle de Bourbon pour le mariage de M. le duc de Berry ; mais l'autorité de Madame la Duchesse étoit si entière sur lui, et si solidement appuyée de celle de tout ce qui le gouvernoit, et la réunion de toute la cabale étoit si grande en faveur de Mlle de Bourbon, et se montroit si assurée là-dessus, qu'elle l'y eût sans doute amené, s'il ne l'étoit déjà comme on eut tant de raisons de le croire, opinion qui servit si utilement Mademoiselle[5]. La Choin a même avoué depuis qu'elle-même étoit contraire à tous les deux par cette raison de bâtardise. De celui de Mademoiselle, cela n'est pas douteux : on a vu, par ce qui se passa entre Bi-

Opposition de Monseigneur à l'alliance du sang bâtard prétendue.

1. Notre auteur a déjà dit que Monseigneur se moquait des prétentions des princes étrangers (tome XI, p. 368-369).

2. Avant *il,* il y a un *et* biffé dans le manuscrit.

3. *Surtout* a été ajouté en interligne.

4. Tome XI, p. 361. — 5. Tome XIX, p. 212-213.

gnon et moi[1], à quel point elle étoit éloignée[2] de M. le duc d'Orléans. De l'autre, il se pouvoit bien que les vues de l'avenir lui faisoient craindre d'ajouter ce poids d'union et de crédit à Madame la Duchesse; mais ses liaisons présentes avec elle, par ce qu'elle-même en avoua à Bignon, et qu'il me rendit[3], étoient si nécessaires, si grandes, si intimes, qu'il y a fort à douter qu'elle eût pu éviter d'y être entraînée, et que, éclairée surtout d'aussi près qu'elle l'étoit par un aussi grand intérêt, et de Madame la Duchesse et des deux Lillebonnes, qui en prenoient pour les leurs autant que Madame la Duchesse elle-même, et par d'Antin, tout elles là-dessus, Mlle Choin eût osé se laisser apercevoir contraire, et qu'avec[4] un prince aussi foible et aussi puissamment environné, elle eût osé hasarder de soutenir contre ce torrent toujours présent, elle si souvent absente. Il ne faut pas taire un beau trait de cette fille ou femme si singulière[5]. Monseigneur, sur le point d'aller commander l'armée de Flandres la campagne d'après celle de Lille, où pourtant il n'alla pas[6], fit un testament, et, dans ce testament, un bien fort considérable à Mlle Choin[7]. Il le lui dit, et lui montra une lettre cachetée pour elle qui en faisoit mention, pour lui être rendue, s'il mésarrivoit[8] de lui. Elle fut extrêmement sensible, comme il est aisé de le juger, à une marque d'affection de cette prévoyance; mais elle n'eut point de repos qu'elle ne lui eût fait mettre devant elle le testa-

Désintéressement de Mlle Choin.

1. Tome XIX, p. 260 et 266.

2. *Eloignée* a été ajouté en interligne.

3. Tome XIX, p. 257-258.

4. L'abréviation de *qu'* a été ajouté en surcharge sur les lettres *av*, écrites avant *avec*.

5. Il a déjà parlé de son absolu désintéressement, ci-dessus, p. 52.

6. Tome XVII, p. 172, année 1709.

7. Est-ce de Bignon ou de du Mont que notre auteur tient cette anecdote?

8. « *Mésarriver*, verbe impersonnel qui se dit d'un accident fâcheux qui arrive ensuite de quelque chose » (*Académie*, 1718).

ment et la lettre au feu, et protesta que, si elle avoit le malheur de lui survivre, mille écus de rente qu'elle avoit amassés seroient encore trop pour elle. Après cela, il est surprenant qu'il ne se soit trouvé aucune disposition dans les papiers de Monseigneur.

Quelque dure qu'eût été son éducation [1], il avoit conservé de l'amitié et de la considération pour le célèbre évêque de Meaux, et un vrai respect pour la mémoire du duc de Montausier [2] : tant il est vrai que la vertu se fait honorer des hommes malgré leur goût et leur amour de l'indépendance et de la liberté.

Monseigneur attaché à la mémoire et à la famille du duc de Montausier*.

Monseigneur n'étoit pas même insensible au plaisir de la marquer à tout ce qui étoit de sa famille, et jusqu'aux anciens domestiques qu'il lui avait connus. C'est peut-être une des choses qui a [3] le plus soutenu d'Antin auprès de lui dans les diverses aventures de sa vie, dont la femme étoit fille de la duchesse d'Uzès [4], fille unique du duc de Montausier, et qu'il aimoit passionnément. Il le marqua encore à Sainte-Maure [5], qui, embarrassé dans ses affaires sur le point de se marier, reçut une pension de Monseigneur sans l'avoir demandée [6], avec ces obligeantes paroles, mais qui faisoient tant d'honneur au

1. Ci-dessus, p. 54-56.

2. Déjà dit dans l'Addition n° 323 (notre tome VII, p. 387). Voyez *le Duc de Montausier*, par Amédée Roux, p. 190 et suivantes. En quittant le Dauphin, la veille de son mariage, Montausier lui avait dit : « Monseigneur, si vous êtes honnête homme, vous m'aimerez ; si « vous ne l'êtes pas, vous me haïrez, et je m'en consolerai. »

3. Il y a bien *a*, au singulier, dans le manuscrit. C'était l'usage commun.

4. Julie-Françoise de Crussol, mariée à M. d'Antin en 1686, était fille de Julie-Françoise de Sainte-Maure, qui avait épousé le duc d'Uzès en 1664, avant que M. de Montausier ne fût gouverneur du Dauphin.

5. Honoré, comte de Sainte-Maure : tome XX, p. 185.

6. En 1700, il lui avait fait un don de deux mille louis, pour compenser ses pertes au jeu (tome VII, p. 187-188).

* Cette manchette est trois lignes trop bas dans le manuscrit.

prince, qu'il ne manqueroit jamais au nom et au neveu de M. de Montausier[1]. Sainte-Maure se montra digne de cette grâce : son mariage se rompit, et il ne s'est jamais marié; il remit la pension[2] qui n'étoit donnée qu'en faveur du mariage. Monseigneur la reprit; je ne dirai pas qu'il eût mieux fait de la lui laisser. C'étoit peut-être le seul homme de qualité qu'il aidât de sa poche. Aussi tenoit-il à lui par des confidences tandis[3] qu'il eut des maîtresses[4], que le Roi ne lui souffrit guères. En leur place, il eut plutôt des soulagements passagers et obscurs que des galanteries, dont il étoit peu capable[5],

Amours de Monseigneur.

1. Son neveu à la mode de Bretagne, fils de son cousin germain.

2. Après *pension,* Saint-Simon a effacé du doigt une virgule.

3. Au sens de *tant.*

4. La chronique scandaleuse de la cour lui attribua, à tort où à raison, des galanteries avec la marquise du Roure, Mmes de Nogaret et de Florensac, Mlle de Rambures, la marquise de Richelieu, sans compter les femmes de chambre, pour lesquelles il aurait eu un goût particulier (nos tomes II, p. 136-138, III, p. 196, XII, p. 620, et XIII, p. 48, 431 et 623 ; *Mémoires de Sourches,* tome I, p. 384-385 et 468-470 ; *Correspondance de Madame,* recueil Brunet, tomes I, p. 59-60, et II, p. 274; recueil Jæglé, tomes I, p. 256, et II, p. 208; *Relation de Spanheim,* édition Bourgeois, p. 117-119 ; *Souvenirs de Mme de Caylus,* p. 111-112 ; *Lettres de Mme Dunoyer,* lettre XXXII, tome I, p. 386-387 ; *Correspondance de Bussy-Rabutin,* tome V, p. 415; *Histoire amoureuse des Gaules,* tome III, p. 185-204 et 493-509 ; *Nouveau siècle de Louis XIV,* tome IV, p. 112-116 ; ms. Clairambault 491, fol. 47 ; Chansonnier, ms. Fr. 12691, p. 29, 40, 289 et 376 ; *Archives historiques et littéraires,* 1889, n° 1, p. 9). Mme de Caylus (*Souvenirs,* p. 99 et 110) prétend que la façon d'être de la Dauphine contribua à écarter d'elle son époux.

5. Mme de la Fayette dit (*Mémoires,* p. 216) : « Monseigneur est un amant si peu dangereux, que l'on ne parle pas seulement de lui, il n'y a que Madame la Dauphine, qui se défie de la force de ses charmes, qui croie qu'il y ait autre chose que les lorgneries qu'elle lui voit. » Notre auteur a raconté dans l'Addition 323 (tome VII, p. 387) quelle était son « innocence » lors de son mariage : voyez la *Correspondance de Bussy-Rabutin,* tomes III, p. 374, et IV, p. 105, et les *Œuvres de J. de la Fontaine,* tome V, p. 9.

Ridicule aventure. [*Add. StS. 988*]

et que du Mont et Francine[1], gendre de Lully[2], et qui eurent si longtemps ensemble l'Opéra[3], lui fourni-

1. Jean-Nicolas Francini, dit de Francine, d'une famille florentine établie en France depuis Henri IV, et dont un membre fut le créateur des eaux de Versailles, était maître d'hôtel du Roi lorsqu'il épousa, le 19 avril 1684, Catherine-Madeleine Lully ; à la mort de son beau-père (1687), il obtint la direction de l'opéra (ci-après, note 3) et ne la quitta qu'en 1728, moyennant une pension de dix-huit mille livres, qui lui fut servie jusqu'à sa mort, 6 mars 1735. Sa femme était morte le 2 janvier 1703. Voyez le dossier bleu FRANCINE au Cabinet des titres.

2. Jean-Baptiste Lully (il signait ainsi), né à Florence en 1633, fut amené en France par le chevalier de Guise vers 1646 et entra dans la maison de Mlle de Montpensier (ses *Mémoires,* tome III, p. 347-348). Ses dispositions musicales le firent admettre bientôt parmi les musiciens de la princesse, puis au nombre des vingt-quatre violons du Roi (1652). Dès 1653, il obtint un brevet de compositeur de la musique de la chambre (reg. O[1] 7, fol. 165) et de chef des « petits violons du Roi », troupe nouvelle créée pour lui ; il devint en mai 1661 surintendant de la musique de la chambre du Roi (*Gazette,* p. 476). Des lettres de naturalisation lui furent accordées en décembre de la même année (reg. P 2770, p. 704), et il épousa, le 24 juillet suivant la fille de Michel Lambert, autre musicien du Roi. Par lettres patentes de mars 1672 (reg. X[1A] 8669, fol. 345), il obtint le privilège de représenter les « ouvrages de théâtre en musique » et de gérer l'Académie royale qu'on appela bientôt l'Opéra (ci-dessous). Louis XIV lui permit d'acquérir une charge de secrétaire du Roi en 1681, et il se fit recevoir le 30 décembre. Au commencement de 1687, s'étant blessé au pied accidentellement, il négligea de se soigner, et mourut de la gangrène le 22 mars, âgé de cinquante-quatre ans. Sa famille lui éleva dans l'église des Petits-Pères un beau monument, avec pompeuse épitaphe (Raunié, *Épitaphier,* tome I, p. 235). Mignard avait fait son portrait, qui fut gravé en 1685 par Roullet. Son œuvre musicale, très considérable et très variée, lui procura une réputation européenne, qui persista pendant la plus grande partie du dix-huitième siècle, et qui dure encore ; la liste de ses œuvres a été donnée par Fétis, dans la *Biographie des musiciens,* et par F. Clément, dans *les Musiciens célèbres depuis le XVIe siècle.*

3. *Opra* corrigé en *opéra.* — Il a été parlé de la création de l'Académie royale de musique ou Opéra dans notre tome VI, p. 387. A la mort de Lully, qui en avait dépossédé Perrin et Cambert en 1672, le Roi en accorda le privilège à son gendre Francine, pour trois ans d'abord (brevet du 27 juin 1687, dans le registre O[1] 31, fol. 125 v°),

rent[1]. A ce propos, je ne puis m'empêcher de rapporter un échantillon de sa délicatesse[2]. Il avoit eu envie d'une de ces créatures fort jolie. A jour pris, elle fut introduite à Versailles dans un premier cabinet, avec une autre, vilaine, pour l'accompagner. Monseigneur, averti qu'elles étoient là, ouvrit la porte, et, prenant celle qui se trouva la plus proche, la tira après lui. Elle se défendit : c'étoit la vilaine, qui vit bien qu'il[3] se méprenoit. Lui, au contraire, crut qu'elle faisoit des façons, la poussa dedans, et ferma sa porte. L'autre, cependant, rioit de la méprise, et de l'affront qu'elle s'attendoit qu'alloit avoir sa com-

puis pour dix ans (1er mars 1689). En 1691, Francine, dont les affaires étaient fort embarrassées, s'associa, par acte du 14 mars, le financier Montarsy, qui avança près de cent mille livres, dont sa succession n'était pas encore entièrement remboursée en janvier 1713. Le privilège venant à expiration, Francine obtint, le 30 décembre 1698 (reg. O¹ 42, fol. 272 v°), un renouvellement pour dix autres années, pour lui et du Mont, son associé pour un quart, et moyennant certaines pensions (*Dangeau,* tome VI, p. 471 ; *Sourches,* tome VI, p. 96-97). L'exploitation n'ayant point profité aux deux associés, ils cédèrent leurs droits, par contrat du 5 octobre 1704, à Pierre Guyenet, payeur des rentes assignées sur les postes, et obtinrent, le 7, une prorogation jusqu'en 1719, avec approbation de la cession faite à Guyenet (reg. X1A 8699, fol. 15 v°, et O¹ 365, fol. 188, 231 v° et 238). Mais, ce dernier étant mort insolvable en 1712, Francine et du Mont rentrèrent dans leurs droits et firent proroger leur privilège jusqu'en 1732 (reg. O¹ 57, fol. 222, 8 janvier): le Roi édicta en même temps (fol. 225-227) un règlement en dix-neuf articles pour la gestion de l'Académie royale. On trouvera dans les registres E 1970, fol. 84 et 275, et 1971, fol. 100, trois arrêts du Conseil relatifs à la liquidation des créances Montarsy et Guyenet (1713).

1. Saint-Simon a déjà dit dans le tome XIII, p. 322, que du Mont gouvernait sa bourse et ses plaisirs.

2. Desnoiresterres, dans ses *Cours galantes,* tome I, p. 277-280, Mme Dunoyer, dans ses *Lettres,* tome III, p. 270-271, Castil-Blaze, dans l'*Académie impériale de musique,* 1855, tome I, p. 69-71, appliquent l'anecdote qui va suivre aux deux sœurs Loison ou aux deux Moreau. Selon l'Addition indiquée plus haut, c'était la Raisin (ci-après, p. 396).

3. *Il* est en interligne, au-dessus d'*elle,* biffé.

pagne[1] d'être renvoyée, et elle appelée. Fort peu après, du Mont entra, qui, fort étonné de la voir là et seule, lui demanda ce qu'elle faisoit là, et qu'étoit devenue son amie : elle lui conta l'aventure. Voilà du Mont à frapper à la porte, et à crier : « Ce n'est pas celle-là ; vous vous méprenez. » Point de réponse. Du Mont redouble encore sans succès. Enfin Monseigneur ouvre sa porte, et pousse la créature dehors. Du Mont s'y présente avec l'autre, en disant : « Tenez donc, la voilà. — L'affaire est faite, dit Monseigneur ; ce sera pour une autre fois ; » et referma sa porte. Qui fut honteuse et outrée ? ce fut celle qui avoit ri, et plus qu'elle du Mont encore. La laide avoit profité de la méprise ; mais elle n'osa se moquer d'eux. La jolie fut si piquée, qu'elle le conta à ses amis, tellement qu'en bref toute la cour en sut l'histoire[2]. La Raisin, fameuse comédienne, et fort belle[3], fut[4] la seule de celles-là qui dura et qui figura dans son obscurité[5]. On la ménageoit, et le maréchal de Noailles, à son âge et avec sa dévotion, n'étoit pas honteux de l'aller voir, et de lui fournir, à Fontainebleau, de sa table, tout ce qu'il y avoit de meilleur[6]. Il n'eut d'enfants de toutes ces sortes de créatures qu'une seule fille de celle-ci[7], assez médiocrement entre-

1. Le mot *compagne* surcharge *campagne*.

2. C'est ainsi qu'elle fut insérée dans les *Annales de la cour pour 1697-1698;* on trouvera ce passage ci-après à l'appendice II, p. 438.

3. Tome XVI, p. 380.

4. Il y a dans le manuscrit, après *fut,* une virgule effacée du doigt.

5. Voyez les détails donnés sur cette liaison dans le tome XVI, p. 380, note 4, et la *Correspondance de Madame,* recueil Jæglé, tome I, p. 142, et recueil Brunet, tome II, p. 52.

6. Déjà dit tome XVI, p. 381.

7. *N.*, dite Mlle de Fleury, mariée en juin 1715 (ci-dessous), morte à Tours en août 1716 ; Rigaud fit son portrait à l'occasion de son mariage (*Dangeau,* tomes XV, p. 425, 426 et 431, et XVI, p. 438 ; *Lettres de Mme de Maintenon*, recueil Bossange, tomes III, p. 145, 161 et 175, et IV, p. 528, et recueil Geffroy, tome II, p. 355-356 ; *Correspondance de Madame,* recueil Brunet, tome I, p. 264 ; recueil Jæglé,

tenue à Chaillot, chez les Augustines[1]. Cette fille fut mariée, depuis sa mort, par Mme la princesse de Conti, qui en prit soin, à un gentilhomme[2] qui la perdit bientôt après[3]. Cette indigestion qu'on prit pour une apoplexie[4] mit fin à tous ces commerces. A son éloignement de la

Monseigneur n'aime point

tome II, p. 150). Mais cette fille ne fut pas le seul enfant naturel de Monseigneur : la lettre XXXVIII de Mme Dunoyer dit qu'il eut deux enfants de la Raisin avant 1701, et *le Journal de P. Narbonne*, p. 13, lui attribue plusieurs bâtards. De plus, il avait eu de Mme du Roure une fille, nommée Louise-Émilie, sur laquelle on trouvera quelques renseignements à l'appendice XIV, avec des lettres de Mme du Roure, de la jeune fille, de sa gouvernante et du curé de Saint-Germain-en-Laye. La Beaumelle (*Mémoires sur Mme de Maintenon,* tome IV, p. 217) a parlé d'un fils que le prince aurait eu de la Raisin et qui se serait tiré de la misère en épousant une fille du traitant la Jonchère; mais il a dû faire confusion avec une fille de la Raisin, fille légitime, qui épousa un fils de ce financier.

1. Il y a dans le manuscrit *Augustunines* (*sic*), en interligne au-dessus de *Benedictines,* biffé. — Il n'y avait pas à Chaillot de couvent d'Augustines, non plus que de Bénédictines, mais seulement une maison de Filles de Sainte-Marie, dont il a déjà été parlé plusieurs fois, notamment dans le tome IX, p. 293.

2. Mlle de Fleury épousa le 15 juin 1715, Antoine-Érard d'Avaugour, seigneur du Bois et de la Motte-de-Thouaré, dit le marquis d'Avaugour, que M. Potier de Courcy, dans sa continuation de l'*Histoire généalogique,* tome IX, 2e partie, p. 174, rattache à la famille des Avaugour, de la maison de Bretagne, ce qui semble douteux. Né en 1672; et d'abord officier de gendarmerie, M. d'Avaugour, qu'on appelait aussi M. du Bois d'Avaucourt, acheta un régiment de cavalerie en mars 1713, et devint brigadier en 1719 ; il mourut à quatre-vingt-quatre ans le 18 décembre 1756, sans enfants de ses quatre femmes. Il était parent de la princesse de Conti douairière, sa mère Célestine Bruneau de la Rabastelière étant fille de Marie de la Baume le Blanc, tante de Mlle de la Vallière. Après la mort de Mlle de Fleury, il se remaria trois fois, et sa dernière femme, Marie-Hyacinthe Ralet de Chalet, veuve d'un receveur des domaines, épousa en troisièmes noces le maréchal de Nicolay.

3. En août 1716 (ci-dessus, p. 72, note 7); elle avait eu cent mille écus de dot, dont deux cent mille livres données par la princesse de Conti sur le bénéfice d'une affaire de finances.

4. Ci-dessus, p. 15 et 47.

M. du Maine et traite bien le comte de Toulouse.

bâtardise, il y a apparence qu'il n'eût jamais reconnu aucun de ces sortes d'enfants. Il n'avoit jamais pu souffrir M. du Maine, qui l'avoit peu ménagé dans les premiers temps, et qui en étoit bien en peine et en transe dans les derniers. Il traitoit le comte de Toulouse avec assez d'amitié, qui avoit toute sa vie eu pour lui de grandes attentions à lui plaire, et de grands respects. Ce qui étoit ou le mieux, ou le plus familièrement avec lui parmi les courtisans[1], étoient[2] d'Antin et le comte de Mailly, mari de la dame d'atour, mais mort il y avoit longtemps[3]. C'étoient, en petit, les deux rivaux de faveur, comme, en grand, M. le prince de Conti et M. de Vendôme[4]. Les ducs de Luxembourg,[5] [de] Villeroy et de la Rocheguyon, et ceux-là sur un pied de considération et de quelque confiance, Sainte-Maure, le comte de Roucy, Albergotti[6] et Biron, voilà les distingués et les marqués. De vieux seigneurs, cela l'étoit moins, et qui le voyoient très peu chez lui[7] : M. de la Rochefoucauld, les maréchaux de Boufflers, de Duras, de Lorge, Catinat; il les traitoit avec plus d'affabilité et de familiarité. Feu M. de Luxembourg et Clermont frère de Monsieur de Laon[8], c'étoit l'intimité : j'en ai parlé ailleurs[9]. Le maréchal de Choiseul encore, avec considération; sur les fins, le maréchal d'Huxelles, mais qui s'en cachoit comme Harcourt[10], le Chancelier et le premier écuyer[11], qui l'avoit initié auprès de Mlle Choin, qui

Cour plus ou moins particulière de Monseigneur.

1. Dans la suite des *Mémoires*, tome XII, p. 354, Saint-Simon dira qu'il n'était pas difficile sur le choix de ses familiers.

2. Il y a bien *estoient*, au pluriel, dans le manuscrit.

3. Louis, comte de Mailly, mort en 1699 : tome I, p. 88.

4. Tome XVII, p. 128, et ci-dessus, p. 64.

5. *Luxembourg* a été ajouté après coup en interligne et Saint-Simon a oublié de répéter le *de* avant *Villeroy*.

6. *Albergotti* a été ajouté en interligne, mais placé par erreur après *Biron*.

7. Ces huit derniers mots ont été ajoutés sur la marge du manuscrit.

8. Ci-dessus, p. 65. — 9. Tome II, p. 47 et 184-187.

10. Tome XI, p. 43 et 56. — 11. Ci-dessus, p. 58.

s'en étoit entêtée, et avoit persuadé à Monseigneur que c'étoit le plus capable[1] homme du monde pour tout. Elle avoit une chienne dont elle étoit folle[2], à qui, tous les jours, le maréchal d'Huxelles, de la porte Gaillon[3] où il logeoit, envoyoit des têtes de lapins rôties attenant le Petit-Saint-Antoine, où elle logeoit, et où le maréchal alloit souvent, et étoit reçu et regardé comme un oracle. Le lendemain de la mort de Monseigneur, l'envoi des têtes de lapins cessa, et oncques depuis Mlle Choin ne le revit, ni n'en ouït parler. A la fin, lorsqu'elle fut revenue à elle-même, elle s'en aperçut; elle s'en plaignit même comme d'un homme sur qui elle avoit eu lieu de compter, et qu'elle avoit fort avancé dans l'estime et la confiance de Monseigneur. Le maréchal d'Huxelles le sut : il n'en fut point embarrassé, et répondit froidement qu'il ne savoit ce qu'elle vouloit dire, qu'il ne l'avoit jamais vue que fort rarement et fort généralement[4], et que, pour Monseigneur, à peine en étoit-il connu. C'étoit un homme qui couroit en cachettes[5], mais plus bassement et plus avidement que personne, à tout ce qui le pouvoit conduire, et qui n'aimoit pas à se charger de reconnoissance inutile. Néanmoins, cela fut su, et ne lui fit pas honneur. Monseigneur n'eut que deux hommes d'aversion dans toute la cour, et cette aversion ne lui étoit pas inspirée comme celle de Chamillart et de quelques autres : ces deux hommes étoient le maréchal de Villeroy et M. de Lauzun. Il étoit ravi dès qu'il y avoit quelque bon conte sur eux. Le maréchal étoit plus ménagé, mais pas assez pour que lui-même n'en fût pas souvent embarrassé. Pour l'autre,

Infamies du maréchal d'Huxelles.

Aversions de Monseigneur.

1. *Capable* corrige *cabl.*

2. Anecdote déjà racontée dans nos tomes XI, p. 43-44, et XIX, p. 10.

3. Cette porte de l'ancienne enceinte, située à l'extrémité de la rue du même nom, tombait en ruines en 1700 et fut alors démolie.

4. Au sens de sans plus de familiarité que bien d'autres, d'une manière commune à un grand nombre de personnes.

5. Tome III, p. 45.

Monseigneur ne s'en pouvoit contraindre, et M. de Lauzun, au contraire du maréchal, ne s'en embarrassoit point. Je n'ai point démêlé où il avoit pris cette aversion. Il en avoit une fort marquée pour les ducs de Chevreuse et de Beauvillier[1]; mais c'étoit l'effet de la cabale aidée de l'entière disparité des mœurs.

Éloignement de Monseigneur de Mgr et de Mme la duchesse de Bourgogne.

A ce qui a été rapporté[2] de l'incompréhensible crédulité de Monseigneur sur ce qui me regarde, et de la facilité avec laquelle Mme la duchesse de Bourgogne l'en fit revenir jusqu'à lui en donner de la honte, on reconnoît aisément de quelle trempe[3] étoit son esprit et son discernement. Aussi ceux qui l'avoient englobé[4], et qui avoient si beau jeu à l'infatuer de tout ce qu'ils vouloient, n'eurent-ils aucune peine à le tenir éloigné de Mgr le duc de Bourgogne, et de[5] l'en éloigner de plus en plus par le grand intérêt qui a été mis au net plus d'une fois[6]. On peut juger aussi[7] ce qu'eût été le règne d'un tel prince livré en de telles mains. La division entre les deux princes[8] étoit remarquée de toute la cour. Les mœurs du fils[9], sa piété, son application à s'instruire, ses talents, son esprit, toutes choses si satisfaisantes pour un père, étoient autant de démérites, parce que c'étoient autant de motifs de craindre qu'il eût part au gouvernement sous un père qui en eût connu le prix. La réputation qui en naissoit étoit un autre sujet de crainte; la façon dont le Roi commençoit à le traiter en fut un de jalousie, et tout cela fut mis

1. Ceci sera répété ci-après, p. 290.
2. Tome XX, p. 193-194.
3. « On dit figurément *un esprit de bonne trempe*, pour dire un esprit ferme et solide » (*Académie*, 1718).
4. Au sens de circonvenir.
5. On remarquera les deux prépositions *à* et *de* à la suite de l'expression *avoir peine*.
6. Notamment tome XVI, p. 11 et suivantes.
7. *Aussy* est en interligne.
8. *Prince*, au singulier, dans le manuscrit.
9. Les mots *du fils* ont été ajoutés en interligne, et *les* corrige *ses*.

en œuvre de plus en plus[1]. Le jeune prince glissoit, avec un respect et une douceur qui auroit ramené tout autre qu'un père qui ne voyoit et ne sentoit que par autrui[2]. Mme la duchesse de Bourgogne partageoit les mauvaises grâces[3] de son époux, et, si elle usurpoit plus de liberté et de familiarité que lui, elle essuyoit aussi des sécheresses, et quelquefois des duretés, dont la circonspection du jeune prince le garantissoit[4]. Il voyoit Monseigneur plus en courtisan qu'en fils, sans particulier, sans entretien tête à tête, et on s'apercevoit aisément que, le devoir rempli, il ne cherchoit pas Monseigneur, et se trouvoit mieux partout ailleurs qu'auprès de lui. Madame la Duchesse avoit fort augmenté cette séparation, surtout depuis le mariage de M. le duc de Berry, et, quoique, dès auparavant, Monseigneur commençât à traiter moins bien Mme la duchesse de Bourgogne, plus durement pendant la campagne de Lille, et surtout après l'expulsion du duc de Vendôme de Marly et de Meudon, les mesures s'étoient moins gardées depuis le mariage. Ce n'étoit pas que l'adroite princesse ne ramât contre le fil de l'eau[5], avec une application et des grâces capables de désarmer un ressentiment fondé, et que souvent elle ne réussît à ramener Monseigneur par intervalles; mais les personnes qui l'obsédoient regardoient la fonte de ces glaces[6] comme trop dangereuse[7]

1. Par erreur, ces deux derniers mots sont répétés dans le texte.

2. Saint-Simon a déjà dit, tome XVI, p. 474, avec quelle raideur Monseigneur exigeait de son fils les égards que celui-ci lui devait.

3. Par opposition à *bonnes grâces;* locution rarement usitée.

4. *Garantissoient,* au pluriel, par mégarde, dans le manuscrit. Voyez, dans le tome XIV, p. 399-400, ce qui a été dit des rapports de la princesse avec Mlle Choin, et ci-dessus, p. 12.

5. « *Ramer* se dit figurément pour dire prendre bien de la peine, beaucoup de fatigue » (*Académie,* 1718). — « On dit figurément *aller contre le fil de l'eau* pour dire entreprendre un dessein auquel toutes choses sont contraires » (*Ibidem*).

6. Nous avons eu *fondre des glaces* dans le tome II, p. 256.

7. *Dangereuses* est au pluriel dans le manuscrit.

pour leurs projets, pour souffrir que la fille de la maison se remît en grâces; tellement que, Mgr le duc de Bourgogne privé des secours qu'il avoit auparavant de ce côté-là par elle, tous deux se trouvoient de jour en jour plus éloignés, et moins en état de se rapprocher. Les choses se poussèrent même si loin là-dessus, peu avant la mort de Monseigneur, sur une partie acceptée par lui à la Ménagerie[1], et qui fut rompue, que Mme la duchesse de Bourgogne voulut enfin essayer d'autres moyens que ceux de la patience et de la complaisance, qu'elle avoit seules[2] employées jusqu'alors, et qu'elle fit sentir aux deux Lillebonne qu'elle se prendroit à elles des contretemps qui lui arriveroient de la part de Monseigneur. Toute la cabale trembla de la menace, moins pour l'avenir que pour le temps présent, que la santé du Roi promettoit encore durable. Ils n'avoient garde de quitter prise : leur avenir si projeté en dépendoit; mais la conduite pour le présent leur devenoit épineuse par ce petit trait d'impatience et de vigueur[3]. Les deux sœurs recherchèrent une explication, qui leur fut refusée; Madame la Duchesse s'alarma pour elle même, et d'Antin en passa de mauvais quarts d'heures. Monseigneur essaya de raccommoder ce qui s'étoit passé par des honnêtetés, qu'on sentit exigées; mais ils tinrent bon sur la partie, qui ne s'exécuta point, et, après quelque temps de bonace[4] peu naturelle, les choses reprirent leur cours, toutefois avec un peu plus de ménagement, mais qui servit moins [à] montrer les remèdes qu'[à] découvrir le danger de plus en plus[5].

1. Tome XII, p. 104. — 2. *Seuls* a été corrigé en *seules*.

3. On lirait aussi bien *rigueur* dans le manuscrit.

4. Expression déjà relevée dans le tome XII, p. 326.

5. Saint-Simon avait d'abord écrit: *qui servit plus à monstrer le danger qu'à en monstrer les remèdes*; il a biffé *plus à montrer le danger qu'à en*, a écrit au-dessus: *découvrir de plus en plus*, qu'il a ensuite biffé, pour mettre *moins* en interligne après *servit;* puis a ajouté *que découvrir le danger de plus en plus* après *remèdes*, mais a oublié les deux *à*.

M*. et Mme la duchesse de Berry bien avec Monseigneur

On a vu, à propos des choses de Flandres[1], que la même cabale qui travailloit avec tant d'ardeur, d'audace et de suite à perdre Mme la duchesse de Bourgogne auprès de Monseigneur, et à anéantir Mgr le duc de Bourgogne, ne s'étoit pas moins appliquée à augmenter l'amitié que la conformité de mœurs et de goût[2] nourrissoit en Monseigneur pour M. le duc de Berry, duquel rien n'étoit à craindre pour les vues de l'avenir, et on a vu depuis que, quelle rage qu'ils eussent tous de son mariage, ils avoient fait bien traiter Mme la duchesse de Berry par Monseigneur, jusqu'à la faire admettre tout de suite, et sans qu'elle l'eût demandé, dans ce sanctuaire du *Parvulo*[3]. Ils vouloient ainsi ôter le soupçon qu'ils eussent dessein d'éloigner tous les enfants de la maison, et tâcher de diviser les deux frères si unis, et semer entre eux la jalousie. La moitié leur réussit par la voie la plus inattendue; mais le principal leur manqua: jamais l'union intime des frères[4] ne put recevoir, de part ni d'autre, l'altération la plus légère, quelques machines, même domestiques[5], qui s'y pussent employer. Mais[6] Mme la duchesse de Berry se trouva aussi méchante qu'eux, et aussi pleine de vues. M. le duc d'Orléans appeloit souvent Mme la duchesse d'Orléans *Madame Lucifer*[7], et elle en sourioit avec complaisance. Il avoit raison : elle eût été un prodige d'orgueil, si elle n'eût pas eu une fille; mais cette

Crayon et projets de Mme la duchesse de Berry.

1. Tome XVI, p. 318, 328 et 329.

2. Il y a bien *goust*, au singulier dans le manuscrit. — 3. Ci-dessus, p. 65.

4. Les mots *des freres* ont été ajoutés en interligne.

5. Dans le manuscrit, *mesmes* est au pluriel, et *domestiques* est placé entre deux virgules.

6. Ce *mais* a été ajouté en interligne.

7. Avant *Me*, Saint-Simon avait écrit *Lucif[er]*, qu'il a effacé du doigt et surchargé d'une *M*, biffée ensuite. — Voyez notre tome XIX, p. 62 et note 3, et la suite des *Mémoires*, tome XI, p. 188 et 381. Il appliquera le même terme au cardinal de Bouillon (*ibidem*, p. 102) et à Vendôme (*Écrits inédits*, tome V, p. 476).

* Il y a par erreur *Me et Me*.

fille la surpassa de beaucoup. Il n'est pas temps ici de faire le portrait de l'une ni de l'autre : je me contenterai, sur Mme la duchesse de Berry, de ce qu'il est nécessaire d'expliquer, sur ce dont il s'agit, en deux mots[1]. C'étoit un prodige d'esprit, d'orgueil, d'ingratitude et de folie, et c'en fut[2] un aussi de débauche et d'entêtement. A peine fut-elle huit jours mariée, qu'elle commença à se développer sur tous ces points, que la fausseté suprême qui étoit en elle, et dont même elle se piquoit comme d'un excellent talent, ne laissa pas d'envelopper un temps, quand l'humeur la laissoit libre, mais qui la dominoit souvent. On s'aperçut bientôt de son dépit d'être née d'une mère bâtarde, et d'en avoir été contrainte, quoique avec des ménagements infinis, de son mépris pour la foiblesse de M. le duc d'Orléans, et de sa confiance en l'empire qu'elle avoit pris sur lui, de l'aversion qu'elle avoit conçue contre toutes les personnes qui avoient eu part à son mariage, parce qu'elle étoit indignée de penser qu'elle pût avoir obligation à quelqu'un, et elle eut bientôt après la folie non seulement de l'avouer, mais de s'en vanter; ainsi, elle ne tarda pas d'agir en conséquence. Et voilà comme on travaille en ce monde la tête dans un sac[3], et que la prudence et la sagesse humaine sont confondues jusque dans les succès les plus raisonnablement desirés, et qui se trouvent après[4] les plus détestables[5] ! Toutes les

1. Saint-Simon fera de Mme de Berry un portrait plus complet, à deux reprises différentes, dans la suite des *Mémoires*, tomes XI de 1873, p. 198-204, et XVI, p. 279-281.

2. *C'en* corrige *ce* et *fut* est en interligne, au-dessus d'un premier *un*, biffé.

3. Cette expression figurée, qui signifie être dans une ignorance complète ou un aveuglement volontaire de ce qui peut arriver, n'était pas donnée par le *Dictionnaire de l'Académie* de 1718 ; Littré en cite un exemple de Mme de Sévigné. Voyez notre tome XIII, p. 398, note 1.

4. *Apres* est en interligne.

5. Voyez ce qu'il a déjà dit sur le même sujet dans le tome XIX, p. 358-359.

machines de ce mariage avoient porté sur deux points d'objet principaux : l'un, d'empêcher celui de Mlle de Bourbon par tant de raisons, et si essentielles, qu'on en a vues[1]; l'autre, d'assurer cette union si heureuse, si désirable, si bien cimentée entre les deux frères et Mme la duchesse de Bourgogne, qui faisoit le bonheur solide et la grandeur de l'État, la paix et la félicité de la famille royale, la joie et la tranquillité de la cour, et qui mettoit, autant qu'il étoit possible, un frein à tout ce qu'on avoit à craindre du règne de Monseigneur. Il se trouve, par ce qui a été remarqué de Mlle Choin[2], que peut-être le mariage de Mlle de Bourbon ne se seroit point fait, et qu'on lui substitue une furie qui ne songe qu'à perdre tout ce qui l'a établie, à brouiller les frères, à perdre sa bienfaitrice[3] parce qu'elle l'est, à se livrer à ses ennemis parce qu'ils sont ceux de Mgr et de Mme la duchesse de Bourgogne, et à se promettre de gouverner Monseigneur, dauphin et roi, par des personnes outrées contre son mariage, et pleines[4] de haine contre M. et Mme la duchesse d'Orléans, qui ont attenté et attentoient sans cesse à l'anéantissement de Mgr et de Mme la duchesse de Bourgogne, pour[5] gouverner seuls Monseigneur et l'État quand il en seroit devenu le maître, et qui n'étoient pas sûrement pour abandonner à Mme la duchesse de Berry le fruit de leurs sueurs[6], de leurs travaux si longs et si suivis, et de tant de ce qui se peut appeler crimes, pour arriver au timon et le gouverner sans concurrence. Tel fut pourtant le sage, le facile, l'honnête projet que Mme la duchesse de Berry se mit dans la tête aussitôt après qu'elle fut mariée. On a vu que, pendant tout le cours des menées de son mariage,

1. Tome XIX, p. 192 et suivantes.
2. Ci-dessus, p. 66.
3. Saint-Simon écrit *bienfactrice*.
4. *Et* surcharge le commencement d'un *p*, puis *pleines* corrige *pleins*.
5. Avant p^r il a biffé un q^e.
6. Ci-dessus, p. 38, et ci-après, p. 371.

M. le duc d'Orléans ne lui en avoit rien caché[1] : elle connut ainsi le tableau intérieur de la cour, la cabale qui gouvernoit Monseigneur, et la triste situation de Mgr et de Mme la duchesse de Bourgogne avec lui. La différence si marquée de celle de M. le duc de Berry, qu'elle aperçut dès qu'elle fut mariée, et, incontinent après, de la sienne même, les caresses qu'elle reçut de toute la cabale, les agréments qu'elle éprouvoit aux *Parvulo*, où elle étoit témoin de l'embarras, des sécheresses et des duretés qu'y essuyoit Mme la duchesse de Bourgogne[2], la persuadèrent du beau dessein qu'elle se mit dans l'esprit, et d'y travailler sans perdre un moment. A ce qui vient d'être dit, on peut juger qu'elle n'étoit ni douce ni docile : aux premiers avis que Mme la duchesse d'Orléans lui voulut donner, elle se rebéqua[3] avec aigreur, et, sûre de faire de M. le duc d'Orléans tout ce qu'elle voudroit, elle ne balança pas de faire l'étrangère et la fille de France avec Madame sa mère. La brouillerie ne tarda pas[4], et ne fit qu'augmenter sans cesse. Elle en usa d'une autre façon, mais pour le fonds de même, avec Mme la duchesse de Bourgogne, qui avoit compté la conduire et en faire comme de sa fille, et qui, sagement, retira promptement ses troupes[5] et ne voulut plus s'en mêler, pour éviter noise, et qu'elle ne lui fît des affaires avec M. le duc de Berry, qu'elle avoit toujours aimé et traité comme son frère, lequel y avoit répondu par toute la confiance la plus entière, et le respect le plus véritable. Cette crainte ne fut que trop bien fondée, quoique toute occasion en fût évitée. Le projet de Mme la duchesse de Berry demandoit la discorde entre les deux frères. Pour y parvenir, il falloit commencer par la mettre entre le beau-frère et la belle-sœur ; cela fut extrêmement difficile. Tout s'y opposoit en M. le duc de Berry : raison, amitié, complaisance, habitude, amuse-

1. Tome XIX, p. 289. — 2. Ci-dessus, p. 53.
3. Tome X, p. 394. Ici, *rebecca*. — 4. Ci-après, p. 101 et suivantes.
5. Métaphore dont on ne peut citer d'autre exemple.

ment, plaisirs, conseils et appui auprès du Roi et de Mme de Maintenon, intimité avec Mgr le duc de Bourgogne. Mais M. le duc de Berry avoit de la droiture, de la bonté, de la vérité; il ne se doutoit seulement pas ni de fausseté ni d'artifice; il avoit peu d'esprit, et, au milieu de tout, peu d'usage du monde; enfin, il étoit amoureux fou de Mme la duchesse de Berry, et[1] en admiration perpétuelle de son esprit et de son bien-dire[2]. Elle réussit donc peu à peu à l'éloigner de Mme la duchesse de Bourgogne, et cela mit le comble[3] entre elles. C'étoient là des sacrifices bien agréables à la cabale, à qui elle vouloit plaire, et à qui elle se dévoua. C'est où elle en étoit lorsque Monseigneur mourut, et c'est ce qui la jeta dans cette rage de douleur que personne de ce qui n'étoit pas instruit ne pouvoit comprendre[4]. Tout à coup elle vit ses projets en fumée, elle réduite sous une princesse qu'elle avoit payée de l'ingratitude la plus noire, la plus suivie, la plus gratuite, qui faisoit les délices du Roi et de Mme de Maintenon, et qui, sans contrepoids, alloit régner d'avance en attendant l'effet. Elle ne voyoit plus d'égalité entre les frères, par la disproportion du rang de Dauphin. Cette cabale, à qui elle avoit sacrifié son âme, étoit perdue pour l'avenir, et, pour le présent, lui devenoit plus qu'inutile, sans secours de la part d'une mère offensée, ni du côté d'un père foible et léger, mal raffermi auprès du Roi, et foncièrement mal avec Mme de Maintenon, réduite à dépendre du Dauphin et de la Dauphine, et pour le grand, et pour l'agréable, et pour l'utile, et pour le futile, et à n'avoir de considération et de consistance qu'autant

1. *Et* surcharge un premier *en*.

2. « Ce mot n'a d'usage que dans le discours familier et en raillant de quelqu'un qui se pique de bien parler » (*Académie*, 1718). Nous l'avons déjà rencontré dans le tome VI, p. 51, et nous le retrouverons ci-après, p. 359.

3. Les lexiques ne citent pas d'emploi de *comble* pris absolument, sans complément.

4. Ci-dessus, p. 34.

qu'ils lui en voudroient bien communiquer; et nulle ressource auprès d'eux que M. le duc de Berry, qu'elle avoit comme brouillé avec celle qui influoit d'une manière si principale sur le Roi, sur Mme de Maintenon, et sur Mgr le duc de Bourgogne, dans tout ce qui n'étoit point affaires. Elle sentoit encore que M. le duc de Berry seroit très aisément distingué d'elle, et, de plus, elle se pouvoit dire bien des choses qui la mettoient en de grands dangers à son égard pour peu qu'on fût[1] tenté de lui rendre quelque change[2], ce qui étoit et très possible et très impunément. Voilà aussi pourquoi elle lui marqua tant[3] de soins et tant de tendresse, et qu'au milieu de son désespoir, elle sut mettre à profit, à son égard, leur commune douleur. Celle de M. le duc de Berry fut toute d'amitié, de tendresse, de reconnoissance de celle qu'il avoit toujours éprouvée de Monseigneur, peut-être de sa situation présente avec Mme la duchesse de Bourgogne, et d'avoir assez pris de Mme la duchesse de Berry pour sentir toute la différence de fils à frère de dauphin et de roi et, dans la suite, le vide de Meudon et des parties avec Monseigneur aux plaisirs et à l'amusement de sa vie[4]. Le roi d'Espagne subsistoit dans le cœur de Monseigneur par le sentiment ordinaire d'aimer davantage ceux pour qui on a grandement fait, et dont on n'est pas à portée d'éprouver l'ingratitude ou la reconnoissance. La cabale, qui n'avoit rien à craindre de si loin, et, de plus, liée, comme on l'a vu, avec la princesse des Ursins au point où elle l'étoit[5], entretenoit avec soin l'amitié de Monseigneur pour ce prince, et lui ôtoit tout soupçon en la fomentant pour deux de ses fils, d'aucun mauvais dessein par leur con-

Affection de Monseigneur pour le roi d'Espagne.

1. Il y a *fut*, à l'indicatif, dans le manuscrit. — 2. Tome XIV, p. 92.

3. Il y a *dans* au manuscrit, par mégarde, au lieu de *tant*.

4. C'est-à-dire, le vide qu'allait causer dans les plaisirs et les amusements de sa vie la cessation des séjours à Meudon et des parties avec Monseigneur.

5. Tome XVIII, p. 71-73.

duite à l'égard de l'aîné[1], dont Monseigneur ne voyoit que ce qui se passoit auprès de lui là-dessus

De ce long et curieux détail, il résulte que Monseigneur étoit sans vice ni vertu, sans lumières ni connoissances quelconques, radicalement incapable[2] d'en acquérir, très paresseux, sans imagination[3] ni production[4], sans goût, sans choix, sans discernement, né pour l'ennui, qu'il communiquoit aux autres, et pour être une boule roulante au hasard par l'impulsion d'autrui, opiniâtre et petit en tout à l'excès, de l'incroyable facilité à se prévenir et à tout croire qu'on a vue[5], livré aux plus pernicieuses mains, incapable d'en sortir ni de s'en apercevoir, absorbé dans sa graisse et dans ses ténèbres, et que, sans avoir aucune volonté de mal faire, il eût été un roi pernicieux.

Portrait raccourci* de Monseigneur.

Le pourpre[6], mêlé à la petite vérole dont il mourut, et la prompte infection qui en fut la suite, firent juger également inutile et dangereuse l'ouverture de son corps. Il fut enseveli, les uns ont dit par des Sœurs[7] grises[8], les autres par des frotteurs du château, d'autres par les plombiers mêmes qui apportèrent le cercueil[9]. On jeta dessus

Ses obsèques.

1. *Aisnée* corrigé en *aisné*.

2. Les deux premières lettres de ce mot ont été ajoutées après coup.

3. Saint-Simon a écrit par mégarde *imaginatin*.

4. Au sens de faculté de produire, de composer quelque chose.

5. Ci-dessus, p. 2. — 6. Tome XX, p. 329.

7. « *Sœurs* est un nom que l'on donne à certaines filles qui vivent en communauté, sans être pourtant religieuses » (*Académie*, 1718).

8. On appelait Sœurs grises, à cause de leur costume, les Filles de la Charité, fondées en 1633 par saint Vincent de Paul et par Mlle Legras, Louise de Marillac, et dont la maison-mère était dans la rue de Sèvres, en face des Lazaristes. Elles avaient un établissement dans le village de Meudon.

9. Ce furent en effet des Sœurs grises qui procédèrent à l'ensevelissement, ainsi qu'on le verra dans le récit de Desgranges qu'on trouvera à l'Appendice, p. 418. Le baron de Breteuil donne des détails macabres sur la mise en bière du prince (ci-après, p. 415)

* *Raccourci* a été ajouté en interligne.

un vieux poêle[1] de la paroisse, et sans aucun accompagnement que des mêmes qui y étoient restés, c'est-à-dire du seul la Vallière[2], de quelques subalternes, et des capucins de Meudon, qui se relevèrent à prier Dieu auprès du corps, sans aucune tenture, ni luminaire que quelques cierges. Il étoit mort vers minuit du mardi au mercredi; le jeudi[3] il fut porté à Saint-Denis dans un carrosse du Roi[4], qui n'avoit rien de deuil, et dont on ôta la glace de devant pour laisser passer le bout du cercueil[5]. Le curé de Meudon[6] et le[7] chapelain en quartier chez Monseigneur y montèrent[8]. Un autre carrosse du Roi suivit, aussi sans aucun deuil, au[9] derrière duquel montèrent le duc de la

1. Nous avons eu le « poêle » de mariage dans le tome XIX, p. 351; ici, c'est le « drap mortuaire que l'on met à l'église sur le cercueil » (*Académie*, 1718). Le poêle revenait de droit aux valets de pied. En 1712, lors des obsèques de la duchesse de Bourgogne, la vente du poêle de velours noir orné de croix d'argent leur valut dix-huit cents livres.

2. Ci-dessus, p. 43. — 3. Le 16 avril.

4. Sur les obsèques de Monseigneur, on peut consulter les Mémoires du baron de Breteuil, ms. Arsenal 3864, les registres ou cérémonial de Desgranges, ms. Mazarine 2746, fol. 27 et suivants, les dossiers du grand maître des cérémonies réunies dans le carton O[1] 1043 des Archives nationales, les pièces conservées dans le carton K 1716, n° 2[5], les mémoires et lettres relatifs aux fournitures et travaux faits pour les obsèques à Saint-Denis dans le carton K 122, n° 13, le *Journal de Dangeau*, p. 382 et 384, les *Mémoires de Sourches*, p. 87, la *Gazette*, p. 215-216, les *Lettres de Mme de Maintenon*, recueil Geffroy, tome II, p. 275-279, et recueil Bossange, tome II, p. 166-173, etc. On en trouvera diverses relations ci-après, à l'appendice I.

5. Détail confirmé par Breteuil et Desgranges : ci-après, appendice I, p. 416 et 418.

6. Ci-dessus, p. 20. — 7. *Le* est en interligne au-dessus *d'un*, biffé.

8. Desgranges (ci-après, appendice I) dit que personne ne monta auprès du cercueil, et que le curé de Meudon se tint avec l'évêque de Metz et le duc de Trémoïlle dans l'autre carrosse, qui précédait, et non pas suivait, le carrosse mortuaire ; il ne parle pas de chapelain de quartier. Ce chapelain était toujours celui qui avait servi auprès du Roi le quartier précédent.

9. *Au* est en interligne, au-dessus de *dans le*; mais Saint-Simon a

Trémoïlle, premier gentilhomme de la chambre point en année[1], et Monsieur de Metz, premier aumônier ; sur le devant, Dreux, grand maître des cérémonies, et l'abbé de Brancas, aumônier de quartier chez Monseigneur[2], depuis évêque de Lisieux[3], et frère du maréchal de Brancas[4] ; des gardes du corps, des valets de pied, et vingt-quatre pages du Roi portant des flambeaux. Ce très simple convoi partit de Meudon sur les six ou sept heures du soir, passa sur le pont de Sèvres, traversa le bois de Boulogne, et, par la plaine de Saint-Ouen[5], gagna Saint-Denis, où tout de suite[6] le corps fut descendu dans le caveau royal[7], sans aucune sorte de cérémo-

oublié de biffer *le* ; en outre, *deuil* semble avoir été ajouté sur la marge, et il a écrit *derrriere*.

1. Le Roi l'avait désigné spécialement pour cette fonction (Desgranges).

2. Henri-Ignace de Brancas-Céreste, abbé de Saint-Gildas-des-Bois en 1706, aumônier du Roi en novembre 1710 (brevet du 22 février 1711, reg. O¹ 55, fol. 14 v°), abbé de Chambre-Fontaine en 1712, fut nommé évêque de Lisieux le 15 août 1714, mourut dans cette ville le 31 mars 1760, à l'âge de soixante-seize ans. Mme de Maintenon disait de lui en 1710 : « Sa figure est noble et modeste ; je le vois déjà un bon évêque, à tout ce que j'entends dire. »

3. Cet évêché, regardé comme l'un des plus considérables du royaume, comptait cinq cent quatre-vingts paroisses et rapportait environ quarante mille livres.

4. Louis de Brancas-Céreste (tome IX, p. 220), qui ne devint maréchal de France qu'en 1741.

5. Ou plaine Saint-Denis. — On n'avait pas voulu passer par Paris à cause de la simplicité du convoi, et de « l'effroyable douleur où tout Paris étoit de la perte de Monseigneur », disent les *Mémoires de Sourches*, p. 87, l'annotateur ajoutant : « Cette douleur alla jusqu'à faire dire au public bien des extravagances. » Quant à la populace, elle désapprouva hautement les précautions qu'on prit aux dépens du cérémonial (*Journal de Torcy*, p. 425).

6. On se contenta de réciter un court office : ci-après, p. 419.

7. On voit par le registre de Desgranges que, depuis Henri IV, les cercueils des membres décédés de la famille royale n'avaient pas été enfermés dans des tombeaux particuliers, mais déposés sur des tréteaux en fer dans un vaste caveau. Au moment où on y amena le corps de

nies[1]. Telle fut la fin d'un prince qui passa près de cinquante ans à faire faire des plans aux autres, tandis que, sur le bord du trône, il mena toujours une vie privée, pour ne pas dire obscure, jusque-là qu'il ne s'y trouve rien de marqué que la propriété de Meudon et ce qu'il y a fait d'embellissement. Chasseur sans plaisir, presque voluptueux, mais sans goût, gros joueur autrefois pour gagner, mais, depuis qu'il bâtissoit, sifflant dans un coin du salon de Marly et frappant des doigts sur sa tabatière, ouvrant de grands yeux sur les uns et les autres sans presque regarder[2], sans conversation, sans amusement, je dirois volontiers sans sentiment et sans pensée ; et toutefois, par la grandeur de son être, le point aboutissant[3], l'âme, la vie de la cabale la plus étrange, la plus terrible, la plus profonde, la plus unie nonobstant ses subdivisions, qui ait existé depuis la paix des Pyrénées, qui a scellé la dernière fin des troubles nés de la minorité du Roi. Je me suis un peu longuement arrêté sur ce prince presque indéfinissable,

Monseigneur, il y avait vingt-cinq cercueils, dont Desgranges donne la liste. On profita de l'occasion pour renouveler plusieurs tréteaux, ranger les cercueils dans un nouvel ordre, fermer le caveau d'une grille et effectuer divers travaux d'appropriation (carton K 122, n° 13, et ci-après, Additions et corrections).

1. Le Roi demanda trois mille messes au cardinal de Noailles pour le repos de l'âme de son fils, deux cents aux Quinze-vingts et cent à l'abbé de Saint-Denis, et il écrivit aux évêques et aux gouverneurs des provinces pour faire faire des prières publiques (registre O[1] 55, fol. 32-33); l'on trouvera ci-après, p. 432, la lettre qui fut adressée au maréchal de Villeroy comme gouverneur du Lyonnais. — Lors de la violation des sépultures royales par les émissaires de la Convention, le 14 octobre 1793, le corps de Monseigneur fut trouvé dans un état complet de putréfaction liquide, tandis que ceux de Henri IV, de Louis XIII et de Louis XIV étaient bien conservés (Journal de Dom Druon conservé aux Archives nationales, Armoire de fer, carton 15, 2e liasse, 2e dossier).

2. Il a parlé de « ses yeux toujours si morts » dans la *Notice sur la maison de Saint-Simon* (tome XXI et supplémentaire de l'édition des Mémoires de 1873, p. 171).

3. Locution qui n'a été relevée dans un aucun lexique.

parce qu'on ne peut le faire connoître que par des détails. On seroit infini à les rapporter tous. Cette matière d'ailleurs est assez curieuse pour permettre de s'étendre sur un Dauphin si peu connu, qui n'a jamais été rien, ni de rien, en une si longue et si vaine attente de la couronne, et sur qui enfin la corde a cassé[1] de tant d'espérances, de craintes et de projets.

Mme de Maintenon à l'égard de Monseigneur et de Mgr et de Mme la duchesse de Bourgogne.

Après ce qui a été éparsement[2] expliqué sur Monseigneur, on a vu par avance quelle[3] sorte de sensation fit sur les personnes royales et les personnages, sur la cour et sur le public, la perte d'un prince dont tout le mérite étoit dans sa naissance, et tout le poids dans son[4] corps. Je n'ai jamais su qui lui avoit captivé les halles et le bas[5] peuple de Paris[6], si ce n'est cette gratuite réputation de bonté que j'ai touchée[7]. Si Mme de Maintenon se sentit délivrée par la mort de Monsieur, elle se la trouva bien plus par celle de Monseigneur, dont toute la cour intérieure lui fut toujours très suspecte. Jamais ils[8] n'eurent l'un pour l'autre que beaucoup d'éloignement réciproque[9], lui en presse avec elle, elle en mesure avec lui, et en attention continuelle à l'observer, et à s'instruire de ses plus secrètes pensées, ou, pour mieux dire, de celles

1. « On dit proverbialement et figurément : *Vous verrez beau jeu si la corde ne rompt,* pour dire, vous verrez des choses fort surprenantes dans quelque affaire, dans quelque entreprise, si les moyens dont on se sert pour y parvenir ne manquent pas » (*Académie,* 1718). Littré a rapproché cet exemple de Saint-Simon d'un vers de l'*Étourdi,* acte III, scène 7. Voyez ci-après, p. 269.

2. Cet adverbe n'était pas donné par le *Dictionnaire de l'Académie* de 1718 ; mais Littré l'a relevé dans Froissart et dans le Dictionnaire d'Oudin. Saint-Simon écrit *esparsem^t*.

3. *Quelle* surcharge *la so*[*rte*]. — 4. *Son* corrige *luy.*

5. Le *b* de *bas* corrige un *p,* et, plus loin, *si* corrige l'abréviation de *que.*

6. Ci-dessus, p. 14-15, et *Lettres de Madame,* recueil Brunet, tome II, p. 69.

7. Ci-dessus, p. 48. — 8. *Ils* est répété deux fois dans le manuscrit.

9. Voyez ci-dessus, p. 62.

qui lui étoient inspirées : en quoi Mme d'Espinoy lui servoit d'espion comme il parut dans la suite, et comme j'en ai touché ailleurs[1] un étrange trait d'original[2], et peut-être d'espion double[3] à tous les deux. Fort rapprochée de Mgr le duc de Bourgogne personnellement depuis la campagne de Lille, et devenue en effet, à l'égard de Mme la duchesse de Bourgogne, et elle au sien, comme une bonne et tendre mère, et la meilleure et la plus reconnoissante fille et la plus attachée, elle regardoit leur rehaussement[4] comme la sûreté de sa grandeur, et comme le calme et le rempart de sa vie et de sa fortune, quelque événement qui pût arriver. Pour le Roi, jamais homme si tendre aux larmes, si difficile à s'affliger, ni si promptement rétabli en sa situation parfaitement naturelle. Il devoit être bien touché de la perte d'un fils qui, à cinquante ans, n'en avoit jamais eu six à son égard. Fatigué d'une si triste nuit, il[5] demeura fort tard au lit. Mme la duchesse de Bourgogne, arrivée de Versailles, attendoit son réveil chez Mme de Maintenon[6], et toutes deux l'allèrent voir dans son lit dès qu'il fut éveillé. Il se leva ensuite à son ordinaire. Dès qu'il fut dans son cabinet, il prit le duc de Beauvillier et le Chancelier dans une fenêtre, y versa encore quelques larmes, et convint avec eux que le nom, le rang et les honneurs de Dauphin devoient dès ce moment passer à Mgr et à Mme la duchesse de Bourgogne, que désormais je ne nommerai plus autrement[7]. Il décida

Genre de la douleur du Roi ; ses ordres sur les suites de la mort de Monseigneur ; ses occupations des premiers jours.

1. Dans le tome XV, p. 8-10. — 2. Il y a *origninal* dans le manuscrit.

3. La cinquième lettre de *double* surcharge une *s*.

4. L'*Académie* en 1718 ne donnait que *rehaussement de murailles* et *rehaussement des monnaies*. Littré ne fait pas même mention de ce mot au figuré.

5. *Il* est en interligne.

6. « Le Roi se leva fort tard, étant accablé de chagrin et de lassitude. Mme la duchesse de Bourgogne arriva ici de Versailles avant qu'il fût éveillé, et, à son réveil, elle entra dans sa chambre » (*Dangeau*, p. 381-382).

7. *Dangeau*, p. 384 et 390-392 ; *Sourches*, p. 86. Voici le récit du

ensuite ce qui regardoit le corps de Monseigneur en la manière qui a été racontée[1], reçut sa cassette et ses clefs, que du Mont lui apporta[2], régla ce qui concernoit le petit nombre des domestiques personnels du feu prince[3], commit[4] le Chancelier au partage de la légère succession entre les trois princes ses petits-fils[5], et descendit après

Journal de Torcy, p. 424 : « On se rendit au lever du Roi à Marly. Lorsqu'il fut achevé, S. M. appela M. le Chancelier. Elle fit entrer ensuite les autres ministres ; mais à peine elle put parler : sa douleur et ses larmes lui coupoient la parole chaque fois qu'elle vouloit s'expliquer. Elle dit même que, quoique vivement touchée de la perte qu'elle venoit de faire, elle avoit peine à comprendre son état : que la veille, elle n'avoit pas jeté une larme, et que, dans ce moment, elle ne pouvoit s'empêcher d'en répandre abondamment. Le Roi dit ensuite qu'il vouloit savoir nos avis sur le nom qu'il donneroit à M. le duc de Bourgogne, s'il lui feroit prendre celui de Dauphin, ou s'il lui laisseroit celui qu'il avoit porté jusqu'alors, le titre de Dauphin n'étant dû qu'au fils aîné. Chacun, touché de la douleur du Roi et du spectacle, pleuroit sans répondre. Je me sentis plus de fermeté, et je dis qu'il n'y avoit nulle difficulté à faire prendre le titre de Dauphin à M. le duc de Bourgogne ; qu'il étoit l'héritier nécessaire immédiatement après le Roi, et que personne ne pouvoit survenir entre S. M. et lui qui lui fît perdre ses droits. Elle dit que c'étoit aussi son avis, et M. le Chancelier reprit que c'étoit ce qu'il venoit de dire. »

1. Ci-dessus, p. 85-88. — 2. Trois cassettes, selon *Dangeau*, p. 382.

3. Les trois garçons de la chambre et les trois garçons de garderobe passèrent au service du duc de Bourgogne (*État de la France*, 1712, tome II, p. 12 et 14) ; du Mont reprit son rang parmi les écuyers du Roi, et son neveu Casaus devint premier maréchal des logis du duc de Berry (ci-après, p. 96) : voyez l'article des *Mémoires de Sourches*, p. 87-88. Il y eut aussi diverses pensions distribuées (reg. O[1] 55, fol. 48-49). On trouve dans les Papiers du Contrôle général, G[7] 973, un état des gages et appointements des officiers qui avaient servi le Dauphin en même temps que le Roi.

4. Avant *commit*, il y a un *et* biffé.

5. Saint-Simon reviendra dans le prochain volume sur la succession de Monseigneur. Dangeau dit (p. 386) : « A l'égard du bien que laisse Monseigneur, qui est Meudon et Chaville, ses pierreries qui sont fort belles, et pour plus de deux cent mille écus de bijoux qui sont dans son cabinet à Versailles, on ne règlera rien qu'on n'ait eu des lettres du roi d'Espagne là-dessus. On lui en a écrit, et dès qu'on aura sa

jusqu'à la réduction de l'équipage du loup au pied de son premier établissement[1]. Il remit au dimanche suivant l'admission dans Marly de ce qui avoit accoutumé de l'y suivre, et des autres qu'il choisiroit sur la liste des demandeurs[2]. Il ne voulut jusque-là[3] que qui que ce soit y entrât excepté ceux qui y étoient arrivés avec lui, et Madame la Dauphine eut seule la permission de l'y venir voir, très peu accompagnée et sans y manger ni coucher, pour laisser airer[4] ce qu'il avoit amené, et changer d'habits à ce même monde. En même temps, il envoya le duc de Bouillon, grand chambellan, à Saint-Germain, donner part au roi, à la reine et à la princesse d'Angleterre de la perte qu'il venoit de faire[5]. Il se promena dans ses jardins, et Madame la Dauphine revint passer une partie du soir avec lui chez Mme de Maintenon. Cette princesse[6] s'y trouva tous les soirs les jours suivants, et même à sa

réponse, les lois règleront la part que chacun des trois enfants de Monseigneur doit avoir. L'aîné a de grands avantages sur les terres ; Meudon et Chaville valent environ quarante mille livres de rente ; les pierreries sont fort belles : car, outre les pierreries de la Reine, il en avoit encore acheté. »

1. Dans l'*État de la France* de 1712, tome I, 630-633, on trouve l'état de la louveterie royale, sans les augmentations qu'y avait apportées Monseigneur (ci-dessus, p. 50, note 9). « S. M. ordonna le matin (17 avril), au marquis d'Heudicourt, de supprimer le grand état de la louveterie et de la réduire sur l'ancien pied, lui disant que le reste étoit devenu inutile et causoit une trop grande dépense » (*Mémoires de Sourches*, p. 89 ; *Dangeau*, p. 394).

2. Ces détails ne viennent pas de Dangeau. Les *Mémoires de Sourches* disent (p. 87) : « On sut aussi que le Roi avoit fait la liste pour Marly, et que les dames nommées y viendroient le 20 ».

3. *Que*, biffé avant *jusque*, a été rétabli en interligne après *là*.

4. « On dit qu'*une maison a été bien airiée* (sic), pour dire qu'on y a fait un grand feu et qu'on y a brulé des parfums pour en chasser le mauvais air » (*Académie*, 1718). Nous retrouverons encore ce mot dans la suite des *Mémoires*, tome XVII, p. 425. On dit aujourd'hui *aérer*.

5. *Dangeau*, p. 384.

6. Les mots *cette P^{se}* sont en interligne, au-dessus de *qui*, biffé.

promenade[1]. Le jeudi, il s'amusa aux[2] listes pour Marly[3]. Il attacha au Dauphin les mêmes menins[4] qu'avoit Monseigneur[5], et permit à d'Antin d'en donner à son fils la place qu'il avoit. Il le chargea[6] d'aller assurer de sa part Mlle Choin de sa protection, et de lui porter une pension de douze mille livres[7]. Elle n'avoit ni demandé ni fait nommer son nom. Monseigneur et Madame la Dauphine lui envoyèrent faire toutes sortes d'amitiés, et tous deux lui firent l'honneur de lui écrire[8]. Sa douleur fut de beaucoup moins longue et moins vive qu'on n'auroit cru : cela surprit fort, et persuada qu'elle entroit en bien moins de choses qu'on ne pensoit. Sa vie étoit infiniment gênée : il lui falloit compter de[9] presque tous les gens qu'elle voyoit ; jamais elle n'eut d'équipage : cinq ou six domestiques composoient tout son train ; elle ne paraissoit en aucun lieu public, et, si elle alloit quelque part, c'étoit en cinq ou six maisons, au plus, de gens de sa liaison, où elle étoit sûre de n'en point trouver d'autres ; toujours le pied à l'étrier[10], non seulement pour tous les voyages de Meudon,

12000 # de pension à Mlle Choin ; bien traitée* du nouveau Dauphin et de la Dauphine. Gêne de sa vie. Sagesse de sa conduite après la mort de Monseigneur ; n'est point abandonnée.

1. *Dangeau*, p. 384-388.
2. Il y a *au*, par mégarde, dans le manuscrit.
3. Voyez le passage des *Mémoires de Sourches* cité ci-dessus, p. 92, note 2.
4. Ci-dessus, p. 58.
5. Ces menins, au nombre de neuf, étaient les marquis de Florensac, d'Antin, d'Urfé, de Biron, de la Vallière et de Pompadour, les comtes de Sainte-Maure et de Matignon, le chevalier de Grignan (*Dangeau*, p. 384 ; *Sourches*, p. 88 ; *État de la France*, 1712, tome II, p. 8). Chacun recevait un traitement de six mille livres.
6. *Le* et les premières lettres de *chargea* surchargent d'autres lettres.
7. *Dangeau*, p. 385 ; *Sourches*, p. 96 ; le brevet n'en fut expédié que le 26 avril 1712 : registre O¹56, fol. 103.
8. Ces détails ne viennent pas de Dangeau.
9. Au sens de rendre compte ; Littré (COMPTE 11°) a relevé la même expression dans Pellisson.
10. « On dit qu'*un homme a le pied à l'étrier*, pour dire qu'il est prêt à partir, et on dit qu'*un homme a toujours le pied à l'étrier*,

Écrit par erreur *traitte*.

mais pour tous les dîners, sans coucher, que Monseigneur y alloit faire. Elle alloit toujours la veille[1], seule avec une femme de chambre dans un carrosse de louage, le premier venu, tout au soir, pour arriver de nuit la veille que Monseigneur venoit, et s'en retournoit de même à la nuit après qu'il étoit parti. Dans Meudon, elle logeoit d'abord dans les entresols de Monseigneur, après dans le grand appartement d'en haut, qu'occupoit Mme la duchesse de Bourgogne quand le Roi faisoit des voyages à Meudon ; mais, où qu'elle logeât, elle ne sortoit jamais de son appartement que le matin, de bonne heure, pour entendre la messe à la chapelle, et quelquefois, sur le minuit, l'été, pour prendre l'air. Dans les premiers temps, elle n'y voyoit que trois ou quatre personnes du secret : cela s'étendit peu à peu assez loin ; mais, quoique cela fût devenu le secret de la comédie[2], la même enfermerie[3], la même cacherie[4], la même séparation furent toujours de même. A cette gêne extérieure étoit jointe celle de l'esprit, et de la conduite par rapport à la famille royale, à cette cour intérieure de Monseigneur dont il a été tant parlé, et à Monseigneur lui-même, qui n'étoit ni sans épines[5] ni

pour dire qu'il s'arrête peu dans un même lieu, qu'il fait de fréquents voyages » (*Académie,* 1718).

1. Saint-Simon a déjà dit tout ce qui va suivre, presque dans les mêmes termes, dans le tome XIV, p. 396-400.

2. « En parlant d'une chose qui est sue de tout le monde et dont quelqu'un veut faire un secret, on dit que c'est *le secret de la comédie* » (*Académie,* 1718).

3. Affectation de s'enfermer. Ce mot n'est donné par aucun lexique, et Littré ne cite que cet exemple de notre auteur. Au moyen âge, il s'employait pour *infirmerie,* et il est resté avec ce sens, dans la langue populaire, jusqu'au dix-huitième siècle. On le retrouve, ci-après, p 363, et dans la suite des *Mémoires,* tomes XVI, p. 176, XVIII, p. 218, et dans une Addition à Dangeau (*Journal,* tome XVII, p. 192).

4. Même observation que pour *enfermerie.* Saint-Simon l'emploiera encore dans le tome XII de 1873, p. 447. Littré l'a relevé ici.

5. « On dit *point de roses sans épines,* pour dire qu'il n'y a point

sans ennui. J'en ai ouï parler à de ses amis comme d'une personne d'esprit[1], sans ambition ni intérêt quelconque, ni desir d'être ni de se mêler, fort décente, mais gaie, naturellement libre, et qui aimoit la table et à causer. Une[2] telle contrainte, et de toute la vie, est bien pesante à qui est de ce caractère, et qui ne s'en propose rien, et la rupture de la chaîne apporte assez tôt consolation. Elle étoit amie intime, de tout temps, de la Croix, riche receveur général de Paris[3] et fort honnête homme, et modeste pour un publicain[4] qui a de tels accès. Elle logeoit comme avec lui dans une portion de maison attenant le Petit-Saint-Antoine[5] ; elle continua d'y demeurer le reste de sa vie avec le même domestique qu'elle avoit, sans se répandre davantage dans le monde. Il ne tint pas à Madame la Dauphine que sa pension ne fût de vingt mille[6] livres. Madame la Duchesse, Mlle de Lillebonne[7], Mme d'Espinoy, les intrinsèques[8] de l'entresol de Meudon, les Noailles et quelques autres amis se sont constamment piqués de la voir souvent depuis la mort de Monseigneur jusqu'à la sienne, qui n'arriva que dix ou douze [ans] après[9], et [Add. StS. 989]

de plaisir sans quelque mélange d'ennui, de chagrin » (*Académie*, 1718). Voyez nos tomes X, p. 182, et XIX, p. 191 et 367.

1. Ci-dessus, p. 52.

2. Il y a *un* dans le manuscrit.

3. Tome XIV, p. 396. On trouvera dans les *Mélanges d'histoire nobiliaire*, 1882, p. 508, divers renseignements sur ce la Croix, sur sa femme et sur ses enfants naturels.

4. Tome XX, p. 181. — 5. Tomes XI, p. 43, et XIV, p. 396.

6. Les chiffres *20 000* sont en interligne au-dessus de *12 000*, corrigé en *20 000* et biffé.

7. Il a écrit *Lisbonne*, par mégarde.

8. On a eu *l'intrinsèque cour de Meudon* dans le tome XVIII, p. 10 ; ici ce sont les gens intrinsèques, comme « les gens intérieurs » dans le tome XIX, p. 273.

9. On a dit dans le tome II, p. 183, qu'aucun de ses biographes n'avait pu préciser la date de sa mort. Elle mourut en avril 1732, vingt-et-un ans presque jour pour jour après Monseigneur, à la suite d'une maladie qui dura près d'un an ; ses obsèques se firent à l'église Saint-

Princesse de Conti veut inutilement se raccommoder avec Mlle Choin.

Du Mont justement bien traité, et Casaus.

qu'elle mena toujours extrêmement unie et fort réservée sur tout le passé. Malgré tout ce qu'elle avoit fait essuyer à Mme la princesse de Conti, qu'on a vu en son lieu [1], cette princesse avoit fait tout ce qu'elle avoit pu, quelques années après, pour se raccommoder avec elle et pour la voir [2], sans que jamais la Choin y eût voulu entendre, tant l'extrême faveur, et les idées qu'en tous états on s'en forme, enfante [3] d'étranges effets. Le gouvernement de Meudon [4] fut en même temps confirmé à du Mont avec une pension [5], qui, avec celle qu'il avoit déjà et ses appointements, alloient [6] à plus de trente mille livres de rentes, tristes débris de tant et de si plausibles espérances. Casaus eut pour rien la charge de premier maréchal des logis de M. le duc de Berry, qui, par bonheur pour lui, n'étoit pas encore vendue [7]. Du Mont, en honnête homme qu'il étoit, souffroit impatiemment les glaces de Monseigneur pour Mgr le duc de Bourgogne, et s'étoit hasardé plus d'une

Paul. Un résumé de son testament, avec divers documents sur sa dernière maladie et sur ses obsèques, a été donné dans l'*Intermédiaire des chercheurs et des curieux*, 1891, col. 845-848. Dans l'Addition 90 (notre tome II, p. 394), Saint-Simon avait bien dit qu'elle était morte en 1732, et cependant il se trompe ici de plus de dix ans.

1. Tomes II, p. 183 et suivantes, et XIV, p. 395-396.

2. On a vu ci-dessus, p. 12-13, quelle fut la conduite de la princesse avec Mlle Choin pendant la dernière maladie de Monseigneur.

3. Il y a bien *enfante*, au singulier, dans le manuscrit.

4. Le titre officiel de du Mont était « capitaine et gouverneur des château, parcs, bois et buissons de Meudon, Clamart, Chaville et Viroflay. » Le gouvernement rapportait trois mille livres d'appointements avec divers profits. Nous verrons en 1718 la duchesse de Berry évincer du Mont et le remplacer par Rions, son favori; mais le Régent lui rendit cette charge l'année suivante.

5. Pension de trois mille livres; le brevet, du 12 mai, est dans le registre O[1] 55, fol. 48; comparez *Dangeau*, p. 405, et *Sourches*, p. 108.

6. Il y a bien *alloient*, au pluriel dans le manuscrit.

7. Cette charge avait été estimée quatre-vingt mille livres (*Dangeau*, p. 405). L'annotateur des *Mémoires de Sourches* dit (p. 108) que Casaus « avoit grand besoin d'un pareil bienfait; car il n'avoit pas de pain. »

fois de les rapprocher. Ce prince ne l'avoit pas oublié : il ne dédaigna pas de l'en remercier avec les paroles les plus obligeantes, à quoi le duc de Beauvillier le porta fort, et y ajouta le présent d'une bague de deux mille pistoles que Monseigneur portoit ordinairement. Il en donna une autre fort belle à la Croix en attendant qu'il fût payé d'avances considérables qu'il avoit faites à Monseigneur[1], dont le Dauphin voulut être le solliciteur[2].

Ce même jeudi, jour de l'enterrement de Monseigneur, le Roi reçut sans cérémonie la visite de la reine d'Angleterre[3]. Elle vint de Versailles, où elle avoit été de même voir les enfants de Monseigneur, avec la[4] princesse d'Angleterre, qu'elle fit mettre au salut, qu'elle entendit avec eux, au-dessous de la Dauphine, parce qu'elle n'étoit héritière que possible, et non présomptive comme le Dauphin. Elle demeura dans le carrosse de la reine à Marly à cause du mauvais air, qui fit rester[5] le roi d'Angleterre à Saint-Germain[6]. Le vendredi, le Roi fut tirer dans son parc[7]. Le samedi[8], il tint le conseil de finance, et fit sur les hauteurs de Marly la revue des gendarmes et des chevau-légers[9]; il travailla le soir avec Voysin, chez Mme de Maintenon[10]. Le même jour, il fit une décision singulière : il régla qu'encore il ne prît point le deuil, il seroit d'un

Princesse d'Angleterre cède à Madame la Dauphine en lieu tiers. [*Add. St-S. 990*]

Deuil drapé de Monseigneur. [*Add. St-S. 991*]

1. C'est seulement au 15 janvier 1712 que notre auteur trouve dans Dangeau la mention de ces deux présents, et il la répétera à cette date. Le duc de Bourgogne fit rendre à la Croix le principal et les intérêts de ce qu'il avait prêté à Monseigneur (*Sourches*, tome XIII, p. 277).

2. « *Solliciteur*, celui qui est employé à solliciter les procès, les affaires d'autrui » (*Académie*, 1718). Ce terme a été conservé avec ce sens par la langue anglaise.

3. *Dangeau*, p. 384-385. — 4. *Avec* est en interligne, et *la* corrige *sa*.

5. *Rester* est en interligne, au-dessus de *demeurer*, biffé.

6. Tout cela est la copie presque textuelle de Dangeau.

7. *Dangeau*, p. 385.

8. *Samedy* est en interligne au-dessus de *vendredy*, biffé.

9. Les mots *la reveüe des Gensdarmes et des Chevaux legers*, omis par mégarde, ont été ajoutés en interligne.

10. *Dangeau*, p. 386 ; *Sourches*, p. 89.

an, et que les princes du sang, les[1] ducs, les princes étrangers, les officiers de la couronne et les grands officiers de sa maison draperoient comme ils font lorsqu'il drape lui-même, et qui, parce qu'il ne prit point le deuil de Madame la Dauphine de Bavière, ne drapèrent point[2]. J'ai conduit le Roi dans sa solitude jusqu'au dimanche, que Marly se repeupla à l'ordinaire ; il ne sera pas moins curieux de voir Versailles pendant ces mêmes jours.

Situation de M. et de Mme la duchesse de Berry.

On peut juger qu'on n'y dormit guères cette première nuit. Monsieur et Madame la Dauphine ouïrent la messe ensemble de fort bonne heure ; j'y arrivai sur la fin, et les suivis chez eux. Leur cour étoit fort courte[3], parce qu'on ne s'étoit pas attendu à cette diligence. La princesse vouloit être à Marly au réveil du Roi[4]. Leurs yeux étoient secs à merveilles, mais très compassés, et leur maintien les montroit moins occupés de la mort de Monseigneur que de leur nouvelle situation. Un sourire qui leur échappa en se parlant bas et de fort près, acheva de me le déclarer. En gardant scrupuleusement, comme ils firent, toutes sortes de bienséances, il n'étoit pas possible de le trouver

1. Les mots *P. du S. les* ont été ajoutés en interligne.

2. *Dangeau*, p. 387. Voici ce que disent les *Mémoires de Sourches* (p. 88-89) : « Le Roi décida, avant que d'aller à la messe, que ses domestiques feroient draper leurs carrosses et habiller leurs livrées de noir, et que l'on porteroit chez S. M. des pleureuses et des crêpes pendant trois semaines, et pendant six semaines chez les princes, lesquels porteroient le deuil pendant un an, et la maison du Roi seulement six mois... Après la messe, le Roi changea son ordre pour le deuil, et décida que tout le monde le porteroit un an, que ses domestiques porteroient des pleureuses six semaines, et ceux des princes trois mois, et qu'il vouloit que tous ses bas officiers fussent en deuil. » Voyez, à l'Appendice, n° I, l'extrait des registres de Desgranges. La Comédie française et les autres théâtres fermèrent leurs portes du 14 avril au 12 mai. Le secrétaire d'État des affaires étrangères fit part de la mort du prince aux diverses cours d'Europe (*Journal de Torcy*, p. 425); les lettres de condoléances qu'on reçut de celle de Turin sont dans le volume *Italie* 116, fol. 205-208.

3. Au sens de peu nombreuse, déjà relevé. — 4. Ci-dessus, p. 90.

mauvais, ni que cela fût autrement, à tout ce qu'on a vu. Leur premier soin fut de resserrer de plus en plus l'union avec[1] M. le duc de Berry, de le ramener sur l'ancienne confiance et intimité avec Madame la Dauphine, et d'essayer, par tout ce qui se peut d'engageant, de faire oublier à Mme la duchesse de Berry ses fautes à leur égard, et lui adoucir l'inégalité nouvelle que la mort de Monseigneur mettoit entre ses enfants. Dans cet aimable esprit, rien ne coûta à Monsieur et à Madame la Dauphine, et, dès ce même jour, ils allèrent voir M. le duc et Mme la duchesse de Berry dans leur lit, dès qu'ils les surent éveillés, ce qui fut de très bonne heure, et, l'après-dînée, Madame la Dauphine y retourna encore[2]. M. le duc de Berry, qui n'avoit pu être ébranlé sur l'attachement à Monseigneur son frère, fut, au milieu de sa douleur, extrêmement sensible à ces prévenances d'amitié si promptement marquées, et si éloignées de la différence qui alloit être entre eux, et il fut surtout comblé[3] des procédés de Madame la Dauphine, qu'il sentoit, avec bon sens, et meilleur cœur encore, qu'il avoit, depuis un temps, cessé de les mériter aussi parfaits. Mme la duchesse de Berry paya d'esprit, de larmes et de langage. Son cœur de princesse, même si elle [en] avoit un, navré de tout ce qui ne sera point répété ici et qu'on a développé plus haut[4], frémissoit au fonds de lui-même de recevoir des avances de pure générosité. Un courage[5] déplacé, qui alloit à la violence, et que la religion ne retenoit pas, ne lui laissoit de sentiments que pour la rage. Bercée, pour la contenir, qu'il[6] se falloit contraindre sur

1. *Avec* surcharge *de*.

2. Dangeau ne parle pas de ces deux visites.

3. *Comblé*, écrit à la fin de la page 1100 du manuscrit, a été répété au commencement de la page 1101.

4. Ci-dessus, p. 80 et suivantes.

5. « *Courage* se prend aussi quelquefois pour sentiment, passion, mouvement » (*Académie*, 1718) : tome XX, p. 328 et ci-après, p. 106.

6. A remarquer cette ellipse de *bercée qu'il*, pour *bercée dans l'idée qu'il*.

tout pour arriver à un aussi grand mariage, après lequel elle seroit affranchie et maîtresse de faire tout ce qui lui plairoit, elle avoit pris ces documents au pied de la lettre[1]. Entièrement maîtresse de M. le duc d'Orléans et d'un mari dans la première ivresse de sa passion, elle n'eut pas peine à secouer[2] une mère trop sage pour s'exposer à ce qui ne lui étoit que trop connu. Madame étoit nulle de tout temps à la cour et dans sa famille, excepté les devoirs extérieurs ; point de belle-mère, et un beau-père, tant qu'il vécut, nul ou favorable ; une dame d'honneur[3] très affligée de l'être, qui, par avoir été forcée d'en accepter l'emploi, n'en faisoit que ce qu'elle en vouloit bien faire, au cérémonial près, et qui avoit déclaré bien formellement qu'elle n'en seroit pas la gouvernante. L'emploi en roula donc en entier sur Mme la duchesse de Bourgogne, par son amitié pour Mme la duchesse d'Orléans et son intimité avec Mme de Maintenon. Ravie, à son âge, de se trouver le chaperon[4] d'une autre, elle compta d'autant mieux d'en faire sa poupée[5], qu'elle l'avoit mise dans la grandeur où elle étoit. Elle s'y mécompta[6] bientôt. Mille détails là-dessus, quoique curieux dans leur temps, perdent leur mérite dans d'autres qui s'éloignent, et gâteroient le sérieux de ce qui s'expose ici. Il suffit de dire que l'une, quoique douce et bonne,

1. « On dit *prendre une chose au pied de la lettre,* pour dire, l'expliquer précisément selon le sens littéral, selon le propre sens des paroles » (*Académie,* 1718, PIED); — « *Lettre* se dit du sens littéral par opposition au sens figuré et allégorique : *il ne faut pas prendre cela à la lettre, au pied de la lettre* (*ibidem,* LETTRE).

2. Au sens de secouer le joug, se débarrasser.

3. Mme de Saint-Simon. — 4. Tome XIX, p. 336.

5. « On dit d'un homme qui prend plaisir à parer, à enjoliver une petite maison, un cabinet et autre chose semblable et qui s'y amuse beaucoup, qu'*il en fait sa poupée* » (*Académie,* 1718). Voyez les exemples de la même locution déjà rencontrés dans nos tomes III, p. 276, et XIII, p. 119.

6. Verbe déjà relevé dans le tome XVI, p. 13 et 186.

fut peut-être trop enfant pour tenir une lisière[1], et que l'autre, rien moins que tout cela, ne put souffrir d'en avoir une, quelque lâche et légère qu'elle fût. Le dépit de ne se trouver que de la cour d'une autre, l'impatience des déférences, la contrainte des heures, le poids des obligations, des difficultés, surtout de la reconnoissance, s'accordoient mal avec l'impression de la pleine liberté de son éducation, de ses goûts irréguliers, de ses humeurs, dans un naturel tel qu'il a été crayonné[2], et gâté encore par de pernicieuses lectures. L'idée de n'avoir rien à perdre, et celle de figurer aux dépens de Mgr et de Mme la duchesse de Bourgogne en se livrant aux personnages de Meudon, achevèrent de tout perdre, et brouillèrent les deux belles-sœurs jusqu'à ne pouvoir plus se souffrir, à force d'échappées[3] de l'humeur et des traits les plus méchants de Mme la duchesse de Berry. Ainsi, toutes deux regardèrent comme une délivrance de n'avoir plus à dîner ensemble, par la formation qui se fit des deux maisons[4], et les domestiques du Roi un grand soulagement[5] de n'avoir plus à servir la nouvelle mariée. Un trait, entre mille, en donnera un échantillon. Un nouvel huissier de la chambre du Roi[6] servoit chez elle un matin que Mme la duchesse d'Orléans arriva à la fin de sa toilette pour quelque ajustement. L'huissier, étourdi et neuf[7],

Les deux battants des portes chez les fils et filles de France ne s'ouvrent que

1. « On appelle *lisière* les bandes d'étoffe ou les cordons qui sont attachés par derrière aux robes des petits enfants et qui servent à les tenir quand il marchent », dit l'*Académie* de 1718, qui ne donne pas d'exemple de ce mot pris au figuré. Nous avons eu déjà, plus d'une fois, *tenir en lisière*.

2. Ci-dessus, p. 80 et suivantes.

3. Terme déjà relevé dans le tome XIX, p. 228.

4. Tome XX, p. 207 et suivantes.

5. Regardèrent comme un grand soulagement.

6. Ils étaient au nombre de seize, servant par quartier (*État de la France*, 1712, tome I, p. 160-161).

7. Il n'y eut pas de nomination d'huissier en 1710 ; mais on trouve au 18 mai 1711 une retenue d'huissier du cabinet du Roi pour Charles-Nicolas Vassal.

pour les fils et les filles de France.

Colère de Mme la duchesse de Berry.

ouvrit les deux battants de la porte[1]. Mme la duchesse de Berry devint cramoisie et tremblante de colère; elle reçut Madame sa mère fort médiocrement. Quand elle fut sortie, elle appela Mme de Saint-Simon, lui demanda si elle avoit remarqué l'impertinence de l'huissier, et lui dit qu'elle vouloit qu'elle l'interdît sur-le-champ. Mme de Saint-Simon convint de la faute, assura qu'elle y donneroit ordre de façon qu'on ne s'y méprendroit plus et que les deux battants ne seroient ouverts que pour les fils et les filles de France, comme c'étoit la règle, et comme nuls autres ne prétendoient à cet honneur, qu'ils n'avoient pas en effet, mais que, d'interdire un huissier du Roi, qui n'étoit point à elle et qui ne la servoit que par prêt, et encore pour avoir fait un trop grand honneur à Madame sa mère, et pour l'unique fois que cela étoit arrivé, elle trouveroit bon de se contenter de la réprimande qu'elle alloit lui en faire. Mme la duchesse de Berry insista, pleura, ragea; Mme de Saint-Simon la laissa dire, gronda doucement l'huissier, et lui apprit son cérémonial.

Les maisons faites, la cour, qui trouvoit en Mme la duchesse de Bourgogne les jeux, les ris[2], les distinctions, les espérances, ne se partagea point, et laissa fort solitaire Mme la duchesse de Berry, où rien de tout cela ne s'offroit, qui s'en prit à Mme la duchesse de Bourgogne, et fit si bien, qu'elle mit M. le duc de Berry de son côté, et le brouilla avec elle. De l'aveu de Mme la duchesse de Bourgogne, rien de si sensible ne lui est jamais arrivé que cet éloignement et cette aigreur sans cause ni raison d'un prince avec qui elle avoit toujours vécu dans l'intelligence la plus intime et la plus entière. Quelques contretemps

1. Il a déjà été parlé de ce cérémonial de l'ouverture des deux battants dans nos tomes VI, p. 613, et X, p. 49. Voyez, à ce sujet, le Mémoire sur les princes du sang conservé dans le carton O^1 1042 des Archives nationales.

2. Même locution qu'au tome XIX, p. 250.

forts et trop publics arrivés à Mme la duchesse de Berry, dont Mme la duchesse de Bourgogne avoit doucement abandonné toute conduite dès[1] avant ce dernier trait[2], allèrent jusqu'au Roi et à Mme de Maintenon, qui leur ouvrirent les yeux. Celle-ci, outrée de s'être si lourdement trompée, ne put se taire, et Mme la duchesse de Bourgogne, poussée à bout d'être brouillée avec M. le duc de Berry par la seule malignité de Mme la duchesse de Berry après tout ce qu'elle avoit d'ailleurs essuyé d'elle, rompit enfin le silence qu'elle avoit gardé jusqu'alors. Les choses tendoient à un éclat; mais le Roi, qui vouloit vivre doucement dans sa famille et s'y faire aimer, espéra que la frayeur corrigeroit Mme la duchesse de Berry, et voulut se contenter qu'elle sût qu'il n'ignoroit rien, et que, pour cette fois, il vouloit bien n'en rien témoigner. Ce ménagement persuada Mme la duchesse de Berry ou qu'on n'osoit lui imposer, ou qu'on ne savoit comment s'y prendre: au lieu de s'arrêter, elle continua avec plus plus de licence, et se mit au point que les matières combustibles qu'elle s'étoit préparées s'embrasèrent tout à coup et firent un grand éclat à Marly. J'étois allé faire seul un tour à la Ferté. Mme de Saint-Simon, avertie de l'orage prêt à crever[3], craignit d'y être enveloppée pour s'être tenue dans le silence. Monseigneur était alors plein de vie et de santé. Elle s'adressa à Mme la duchesse de Bourgogne, et, par son avis, elle eut un entretien avec Mme de Maintenon, où elle apprit avec surprise qu'elle ignoroit peu de chose, et d'avec qui elle sortit fort contente. Elle crut ensuite devoirdire un mot à Mme la duchesse de Berry. La princesse, d'autant plus outrée qu'elle

Orage tombé sur Mme la duchesse de Berry.

1. Nous ne savons par suite de quelle circonstance la préposition *dès* ne figure pas dans le *Dictionnaire de l'Académie* de 1718, bien qu'elle se trouve dans la première édition de 1694.

2. Avant la brouille du duc de Berry avec sa belle-sœur.

3. « *Crever,* s'ouvrir, se rompre par un effort violent : *l'orage crèvera bientôt* » (*Académie,* 1718).

ne voyoit pas moyen d'échapper, s'en prit à ce qu'elle put, et, dans la pensée que Mme de Saint-Simon y avoit part, elle voulut lui répondre sèchement. Je dis exprès qu'elle voulut, parce que Mme de Saint-Simon ne lui en laissa pas le temps : elle l'interrompit, l'assura d'abord qu'elle n'avoit part, ni étoit entrée en rien, qu'elle n'avoit même rien appris que du monde, mais qu'en peine d'elle-même pour s'être toujours tenue dans le silence, elle avoit parlé à Mme la duchesse de Bourgogne et à Mme de Maintenon, puis ajouta qu'elle ignoroit peut-être la manière dont elle avoit été mise auprès d'elle, combien cela convenoit peu à notre naissance, à notre dignité, à nos biens, à notre union ; qu'il étoit bon qu'elle l'apprît une fois pour toutes ; que, pour peu qu'elle le désirât, elle se retireroit d'auprès d'elle avec tant de satisfaction qu'elle y étoit entrée avec répugnance après un grand nombre de refus, dont elle lui cita Mme la duchesse de Bourgogne et M. et Mme la duchesse d'Orléans pour témoins. Elle lui dit encore, comme il étoit vrai, que, sa conduite n'étant pas telle qu'elle l'avoit espérée, elle avoit pris l'occasion d'un éclat fait sans sa participation pour tenter de se retirer ; que Mme la duchesse de Bourgogne et Mme de Maintenon l'avoient conjurée de n'y pas penser, et que, cela s'étant passé depuis vingt-quatre heures, le souvenir leur en étoit assez présent pour qu'elle pût leur en demander la vérité. M. le duc d'Orléans, qui survint, apaisa la chose le mieux qu'il put. Mme la duchesse de Berry n'avoit point interrompu Mme de Saint-Simon ; mais elle crevoit de dépit[1] de se voir sur le point d'une sévère réprimande, et son orgueil souffroit impatiemment ce qu'elle entendoit. Elle répondit néanmoins, avec une honnêteté forcée, qu'elle vouloit demeurer[2] persuadée que Mme de Saint-Simon n'étoit entrée en rien puis-

1. « On dit *crever d'orgueil, de dépit, de rage,* pour dire, être rempli d'orgueil, de dépit, etc. » (*Académie,* 1718).

2. *Demeurer* surcharge *est*[*re*].

qu'elle le disoit. Mme de Saint-Simon la laissa là-dessus avec M. le duc d'Orléans, outrée de mon absence dans l'ardeur de quitter malgré eux tous, quelque dignement et flatteusement qu'elle en fût traitée. Elle parla aussi à Madame, avec[1] qui, de tout temps, elle avoit toujours été très bien, et à Mme la duchesse d'Orléans, qu'elle voyoit sans cesse : après quoi, elle attendit ce que deviendroit l'orage. Il fondit le lendemain. Le Roi, avant dîner, manda Mme la duchesse de Berry dans son cabinet. La romancine[2] fut longue, et de l'espèce de celles qu'on ne veut pas avoir la peine de recommencer. L'après-dînée, il fallut aller chez Mme de Maintenon, qui, sans parler si haut, ne parla pas moins ferme. Il est aisé de concevoir quelle impression cela acheva de faire en Mme la duchesse de Berry à[3] l'égard de Mme la duchesse de Bourgogne, sur qui tout le ressentiment en tomba. Elle ne tarda guères à voir que Mme de Saint-Simon n'y avoit eu aucune part, et à lui en parler en personne qui le veut et le sait témoigner en réparation du soupçon. Cet éclat fit une nouvelle publique, qui mit de plus en plus au désespoir la princesse qui[4] l'éprouvoit. La solitude augmenta chez elle ; les dégoûts lui furent peu ménagés. Elle faisoit quelquefois des efforts pour regagner quelque terrain ; mais la répugnance qui les accompagnoit leur donnoit si mauvaise grâce, et ils étoient d'ailleurs si froidement reçus, qu'ils en devenoient de tous les côtés de nouveaux sujets d'éloignement.

Elle avoue à Mme de Saint-Simon ses étranges projets avortés par la mort de

Telle étoit la situation de Mme la duchesse de Berry lorsque Monseigneur mourut, et telles les causes du désespoir extrême où cette perte la plongea. Dans[5] l'excès de sa douleur, elle eut la légèreté, pour en parler sobre-

1. La première lettre d'*avec* surcharge un *q*.
2. Tomes XI, p. 332, et XIII, p. 331.
3. La préposition *à* surcharge une *s*.
4. Avant *qui*, Saint-Simon a biffé *qu'il regardoit*.
5. La première lettre de *dans* surcharge le mot *elle* effacé du doigt.

Monseigneur, laquelle l'exhorte à n'oublier rien pour se raccommoder avec Madame la Dauphine.

ment[1], d'avouer à Mme de Saint-Simon les desseins qu'elle avoit imaginés et sur[2] lesquels elle cheminoit, et que j'ai ci-devant expliqués[3], avec la terrible cabale qui gouvernoit Monseigneur. Dans l'étonnement d'entendre de si étranges projets, Mme de Saint-Simon tâcha de lui en faire comprendre le peu de fondement, pour ne pas dire l'absurdité, l'horreur et la folie, et de la porter à saisir une conjoncture touchante pour se rapprocher d'une belle-sœur bonne, douce, commode à vivre, qui l'avoit mariée, et qui, nonobstant tout ce qui s'étoit passé depuis, étoit faite de manière, pour sa facilité, à revenir si on savoit s'y prendre ; mais c'étoit la nécessité même de le faire, et de le bien faire, qui aigrissoit le courage[4] de celle qui se sentoit également[5] chargée de torts à son égard, et de besoins pour le solide et l'agrément de sa vie ; cette force de nécessité révoltoit[6] ce courage altier, et l'extrême répugnance à ployer, même en apparence. Accoutumée à un rang égal, ce nom et ce rang de Dauphine, qui alloit mettre tant de différence entre elles, combloit son désespoir et son éloignement, pour user d'un terme trop doux. Incapable de regarder derrière elle et d'où elle étoit partie pour monter où elle se voyoit, aussi peu de se faire une raison que ce qui venoit d'arriver devoit arriver tôt ou tard, beaucoup moins encore que cette supériorité qui la désoloit n'étoit qu'un degré pour monter sur le trône et la voir reine, de qui même elle n'auroit pas l'honneur d'être la première sujette[7], elle ne pouvoit supporter l'état nouveau où elle se trou-

1. « On dit figurément *parler sobrement* pour dire parler peu, parler avec circonspection, avec retenue » (*Académie*, 1718).
2. La première lettre de *sur* corrige un *d*.
3. Ci-dessus, p. 80 et suivantes.
4. Ci-dessus, p. 99. « On dit *tenir son courage* pour dire persister dans son ressentiment, dans son dépit » (*Académie*, 1718).
5. *Egalem^t* surcharge un premier *char*[*gée*].
6. *Revoltoit* est en interligne au-dessus d'*aigrissoit*, biffé.
7. Les enfants de la reine passant alors avant tous autres collatéraux.

voit. Après bien des plaintes, des larmes et des élans, pressée par les raisons sans nombre et sans réplique, plus encore par ses besoins, qu'elle sentoit malgré elle dans toute leur étendue, elle promit à Mme de Saint-Simon d'aller le lendemain jeudi[1] chez la nouvelle Dauphine, de lui demander une audience dans son cabinet, et d'y faire tout son possible pour se raccommoder avec elle. Ce jeudi étoit le jour que Monseigneur fut porté à Saint-Denis[2], et avec lui tous les beaux projets de Mme la duchesse de Berry. Elle tint parole, et l'exécuta en effet très bien. Son aimable belle-sœur lui en aplanit tout le chemin, et entra en propos la première. Par ce que toutes deux ont redit séparément de ce tête-à-tête, Madame la Dauphine agit et parla comme si elle-même eût offensé Mme la duchesse de Berry, comme si elle lui eût tout dû, comme si elle eût tout attendu d'elle, et Mme la duchesse de Berry aussi se surpassa. L'entretien dura plus d'une heure. Elles[3] sortirent du cabinet avec un air naturel de satisfaction réciproque, qui réjouit autant les honnêtes gens qu'il déplut à ceux qui n'espèrent qu'en la division et au désordre. M. et Mme la duchesse d'Orléans eurent une joie extrême de cette réconciliation, et M. le duc de Berry en fut si content, que sa douleur en fut fort adoucie. Il aimoit tendrement Monseigneur le Dauphin, il aimoit encore beaucoup Madame la Dauphine; ce lui étoit une contrainte mortelle de se conduire avec elle comme Mme la duchesse de Berry l'exigeoit: il embrassa cette occasion de tout son cœur, et en vrai bon homme, et, Madame la Dauphine les étant venue voir l'après-dînée du même jour que cette réconciliation s'étoit faite le matin, elle prit M. le duc de Berry en particulier, et ils pleu-

Mme la duchesse de Berry se raccommode avec Madame la Dauphine.

1. Le jeudi 16 avril, lendemain même de la mort de Monseigneur, comme Saint-Simon va le dire quatre lignes plus bas.

2. Ci-dessus, p. 86.

3. *Elle* est au singulier, par mégarde, dans le manuscrit.

rèrent ensemble de tendresse. Ce qui s'étoit passé le matin y fut confirmé de sa part avec toutes les grâces qui lui étoient si naturelles; mais, de celle de Mme la duchesse de Berry, il se trouva bientôt une pierre d'achoppement[1] : ce fut de présenter le service[2] à Monseigneur et à Madame la Dauphine. On s'attendoit chez eux que ce devoir ne seroit pas différé. La bonne grâce y étoit même à la suite d'une réconciliation si prompte[3], et des visites si peu ménagées[4] et si redoublées de l'aîné au cadet. Néanmoins, lorsque Mme de Saint-Simon leur voulut insinuer, ce même jeudi, après que Madame la Dauphine fut sortie de chez eux, d'aller le lendemain donner la chemise[5], l'un à Monseigneur le Dauphin, l'autre à Madame la Dauphine, Mme la duchesse de Berry s'éleva avec fureur, et prétendit qu'entre frères ce service n'étoit point dû, que l'exemple de Monsieur, oncle de feu Monseigneur, n'en étoit pas un pour eux[6], et s'emporta fort contre ce devoir, qu'elle appeloit un valetage[7]. M. le duc de Berry, qui savoit que cela se devoit, et que son cœur portoit en tout vers Monseigneur et Madame la Dauphine, fit tout ce qu'il put pour la ramener par raisons et par caresses. Elle se fâcha contre lui, le maltraita, lui dit qu'elle auroit le dernier mépris pour lui s'il se soumettoit

Service de M. et de Mme la duchesse de Berry à Monseigneur et à Madame la Dauphine. [*Add. St-S.* 992]

1. Locution déjà rencontrée dans le tome XIII, p. 274.
2. Tome VIII, p. 346.
3. Le mot *prompte* termine une ligne et, à la suite, il se trouve deux jambages sur la marge du manuscrit.
4. Il y a *menagée*, au singulier, dans le manuscrit.
5. Tome VIII, p. 347; *État de la France*, 1712, tome I, p. 265-266.
6. *L'État de la France* de 1698 disait (tome I, p. 267) : « En l'absence de Mgr le Dauphin, si Messeigneurs ses enfants, Monsieur frère du Roi, ou M. le duc de Chartres s'y rencontrent, le grand chambellan... leur présente pareillement la chemise. »
7. Tome VI, p. 366. Le mot n'entra dans le *Dictionnaire de l'Académie* qu'en 1798; Littré n'en cite que deux exemples de notre auteur, et un de Chamfort, qui avait peut-être vu le mot dans les copies manuscrites des *Mémoires*.

à une chose si servile ; et de là aux pleurs, aux sanglots, aux hauts cris, de façon que M. le duc de Berry, qui avoit compté d'aller le lendemain au lever de Monseigneur le Dauphin, ne l'osa, de peur de se[1] brouiller avec elle. Le bruit avec lequel cette dispute s'étoit passée éveilla la curiosité, qui eut bientôt éventé le fait, parce que Mme la duchesse de Berry[2] en étoit si pleine, qu'elle se répandit. Tout aussitôt, voilà les dames de Madame la Dauphine en l'air, comme sur chose qui alloit presque à leur déshonneur[3], et cette affaire devint publique. M. le duc d'Orléans accourut au secours de M. le duc de Berry, qui n'osoit presque rien dire dans cette impétuosité. Tous deux ne mettoient pas le devoir et la règle en doute ; tous deux, si aises du raccommodement, sentoient le danger d'une rechute, l'affront certain auquel la princesse s'exposoit d'en recevoir du Roi l'ordre et la réprimande, et l'effet intérieur, et au dehors, que produiroit un entêtement si mal fondé, et dans des circonstances pareilles. Tout le lendemain vendredi fut employé à la persuader. Enfin, la peur de l'ordre, de la romancine[4] et de l'affront arracha d'elle la permission à M. le duc de Berry de dire qu'ils[5] donneroient la chemise et le service, mais à condition de délai pour se résoudre à l'exécution. Elle le vouloit aussi pour M. le duc de Berry ; mais ce prince fut si aise d'être affranchi là-dessus, qu'il voulut servir Monsieur le Dauphin le samedi matin. Monsieur le Dauphin et Madame la Dauphine n'avoient pas ouvert la bouche là-dessus ; mais ce prince, pour faire une honnêteté à Monsieur son frère, refusa

1. *La* surchargé en *se*.

2. Contrairement à l'habitude de Saint-Simon, *Berry* est écrit ici en abrégé dans le manuscrit, et l'on lirait aussi bien *Bourgogne* ; mais le sens n'est pas douteux. D'ailleurs Saint-Simon ne dit plus maintenant *la duchesse de Bourgogne*, mais *la Dauphine*.

3. De ce que Mme de Berry avait traité leur service de « valetage ».

4. Ci-dessus, p. 105.

5. *Il*, par mégarde, au singulier dans le manuscrit.

d'en être servi jusqu'à ce qu'ils eussent vu le Roi. Ils le virent le dimanche suivant [1] et, le lendemain lundi, M. le duc de Berry alla exprès au coucher de Monseigneur le Dauphin, et lui donna sa chemise, qui, dans le moment qu'il l'eut reçue, embrassa tendrement Monsieur son frère [2]. Il fallut encore quelques jours à Mme la duchesse de Berry pour se résoudre. A la fin, il fallut bien finir : elle fut à la toilette de Madame la Dauphine, à qui elle donna la chemise [3], et, à la fin de la toilette, lui présenta la sale [4]. Madame la Dauphine, qui n'avoit jamais fait semblant de se douter de rien de ce qui s'étoit passé là-dessus, ni de prendre garde à un délai si déplacé, reçut ces services avec toutes les grâces imaginables et toutes les marques d'amitié les plus naturelles. Le desir extrême de la douceur de l'union fit passer Madame la Dauphine généreusement sur cette nouvelle frasque [5], comme si, au lieu de Mme la duchesse de Berry, c'eût été elle qui eût eu tout à y gagner ou à y perdre.

1. *Dangeau*, p. 388, dimanche 19 avril : « Le Dauphin, la Dauphine, Mgr le duc de Berry et Mme la duchesse de Berry partirent de Versailles après le salut et vinrent ici ensemble. Ils virent le Roi en arrivant chez Mme de Maintenon, et cette première entrevue fut d'une tristesse telle qu'on peut l'imaginer. » Comparez les *Mémoires de Sourches*, p. 90.

2. *Dangeau*, p. 390 ; les *Mémoires de Sourches*, p. 97 n'en parlent que le lendemain mardi, 21 avril : voyez ci-après, p. 433, la lettre de la marquise d'Huxelles.

3. Saint-Simon lit mal Dangeau, qui dit, au dimanche 19 avril, immédiatement après le passage cité ci-dessus, note 1 : « Mme la duchesse de Berry donna le matin à Versailles la chemise à la Dauphine, qui l'embrassa ensuite ; elles avoient eu deux jours auparavant une grande conversation sur cela, et en étoient sorties fort contentes l'une de l'autre. » Il n'y eut donc pas un délai de « quelques jours », et, au contraire, Mme de Berry présenta le service à sa belle-sœur avant que son mari ne le présentât au Dauphin.

4. Il a déjà été parlé de cet ustensile d'étiquette dans notre tome XI, p. 292-293. Saint-Simon l'avait alors écrit *salve* ; ici il y a *salle*. Le *Dictionnaire de l'Académie* de 1718 ne donnait pas ce mot.

5. Tome IV, p. 73.

Singulier avis de Mme de Maintenon à Madame la Dauphine.

J'ai remarqué que Madame la Dauphine alloit voir le Roi tous les jours à Marly[1]. Elle y reçut un avis de Mme de Maintenon qui mérita sans doute quelque surprise, d'autant plus que ce fut dès sa seconde visite, c'est-à-dire dès le lendemain de la mort de Monseigneur, qu'elle fut voir le Roi à son réveil, et le soir encore chez Mme de Maintenon[2] : ce fut de se parer avec quelque soin, parce que la négligence de son ajustement déplaisoit au Roi[3]. La princesse ne croyoit pas devoir songer[4] à des ajustements alors, et, quand elle en auroit eu la pensée, elle auroit cru, avec grande raison, commettre une grande faute contre la bienséance, et qui lui auroit été d'autant moins pardonnée qu'elle gagnoit trop en toutes façons à ce qui venoit d'arriver pour n'être pas en garde là-dessus contre elle-même. Le lendemain donc, elle prit plus de soin d'elle ; mais, cela n'ayant pas encore suffi, elle porta le jour suivant de[5] quoi s'ajuster en cachette chez Mme de Maintenon, où elle le quitta de même avant d'en revenir à Versailles, pour, sans choquer le goût du Roi, ne pas blesser le goût du monde, qui auroit été difficilement persuadé qu'il n'entroit que de la complaisance dans une recherche de soi-même si à contretemps. La comtesse de Mailly, qui trouva cette invention de porter la parure pour la prendre et la quitter chez Mme de Maintenon, et Mme de Nogaret, qui toutes deux aimoient Monseigneur, me le contèrent, et en étoient piquées. On peut juger de là, et par les occupations et les amusements ordinaires,

1. Ci-dessus, p. 92.

2. *Dangeau*, p. 381-382.

3. Au dire de tous les contemporains et de Mme de Maintenon elle-même (lettre à Mme des Ursins, dans le recueil Bossange, tome I, p. 194), la parure était nécessaire à la Dauphine pour faire valoir la fraîcheur de son teint et l'élégance de sa taille.

4. Avant *songer*, Saint-Simon a biffé un premier *songer*, qui surchargeait un autre mot, sans doute *penser*.

5. Avant *de*, Saint-Simon a biffé : *en cachette chés Me de Mainte non*, qu'il a récrit plus loin.

qui reprirent tout aussitôt, comme on l'a vu[1], leurs places dans les journées du Roi sans qu'il parût en lui aucune contrainte, que, si sa douleur avoit été amère, elle avoit aussi le sort de celles dont la violence fait augurer qu'elles ne seront pas de durée[2].

Duc de la Rochefoucauld prétend la garde-robe du nouveau Dauphin, et la perd contre le duc de Beauvillier.

Il y eut une assez ridicule dispute élevée tout aussitôt sur la garde-robe du nouveau Dauphin dont M. de la Rochefoucauld prétendit disposer, comme il faisoit de celle du Roi, par sa charge de grand maître de la garde-robe[3]. Il aimoit encore, tout vieux et aveugle qu'il étoit[4], à tenir et à conserver, et il alléguoit qu'il ne demandoit, à l'égard du nouveau Dauphin, que ce qu'il avoit eu et sans difficulté exercé pendant la vie de Monseigneur. Il avoit oublié sans doute qu'il ne se mêla de la garde-robe de ce prince qu'après la mort de M. de Montausier, qui s'en faisoit soulager par la duchesse d'Uzès sa fille[5], et de[6]

[Add. St-S. 993]

la colère où, sur les fins de la vie du duc de Montausier, le Roi se mit contre elle fort au delà de ce que la chose valoit, pour un habit de Monseigneur, dans le temps que le Roi avoit entrepris de bannir les draps étrangers et de donner vogue à une manufacture de France dont les draps étoient rayés partout[7]. Je me souviens d'en avoir

1. Ci-dessus, p. 97.

2. C'est ce qu'il a déjà dit du « genre de la douleur du Roi » ci-dessus, p. 90 et suivantes.

3. L'*État de la France* de 1712 disait (tome I, p. 192) : « Le grand maître de la garde-robe a soin des habits, du linge et de la chaussure de Sa Majesté, et dispose de toutes ses hardes quand le Roi ne veut plus s'en servir. »

4. Nous l'avons vu se retirer au Chenil en 1709 à cause de ses infirmités (tome XVII, p. 345).

5. Julie-Françoise de Sainte-Maure : tome II, p. 281, et ci-dessus, p. 68, note 4.

6. Ainsi dans le manuscrit, comme si Saint-Simon avait commencé sa phrase par *Il ne se souvenoit plus*.

7. Les *Mémoires de Sourches* disent au 26 septembre 1687 (tome II, p. 90) : « En ce temps-là, il parut à la cour une espèce de nouveaux draps d'une manufacture de France, et le Roi déclara qu'on lui feroit

porté comme tout le monde, et que cela étoit fort vilain. Les raies de l'habit de Monseigneur ne parurent pas tout à fait comme les autres, et le Roi avoit le coup d'œil fort juste; vérification[1] faite, il se trouva que ce drap étoit étranger et contrefait, et que Mme d'Uzès y avoit été attrapée[2]. Le duc de Beauvillier allégua sa charge, et ses provisions de premier gentilhomme de la chambre et de maître de la garde-robe du prince dont il avoit été gouverneur, et l'exemple dernier du duc de Montausier; il n'en fallut pas davantage, et le duc de la Rochefoucauld fut tondu[3]. [Add. St-S. 994]

Soumission et modération de Monseigneur le Dauphin.

Le Roi, dès les premiers jours de sa solitude, se laissa entendre au duc de Beauvillier, qui alloit tous les jours à Marly, qu'il ne verroit pas volontiers le nouveau Dauphin faire des voyages à Meudon. C'en fut assez pour que ce

plaisir de n'en porter pas d'autres, c'est-à-dire que ceux qui feroient faire des habits neufs ne les fissent pas faire d'autres draps que de ceux-là, permettant néanmoins à chacun de porter les habits qu'ils auroient fait faire auparavant. » Sur la prohibition des draps étrangers pendant la guerre de la Ligue d'Augsbourg, on peut voir l'*Histoire de Louvois*, tome III, p. 417-428, et les documents indiqués ou reproduits dans le tome I de la *Correspondance des contrôleurs généraux*, n°s 601, 852, 1007, 1036, etc.

1. Avant ce mot, il y a un *et* biffé, dans le manuscrit.

2. Voici ce que Dangeau écrivait sur cet incident, le 18 novembre 1687 (*Journal*, tome II, p. 67), et c'est à cette occasion que Saint-Simon a fait l'Addition indiquée ci-contre : « Le Roi a trouvé fort mauvais que Mme la duchesse d'Uzès ait fait peindre des raies sur un justaucorps couleur de feu que Monseigneur avoit; il veut condamner à l'amende le marchand qui a vendu le drap, et le peintre qui l'a peint. Mme la duchesse d'Uzès les justifie en s'accusant elle seule. Le Roi veut que le justaucorps de Monseigneur soit brûlé, et qu'on ne porte plus d'autres draps que ceux de la manufacture nouvelle de France. »

3. « On dit figurément d'un homme qu'*il a été tondu sur le peigne*, et plus ordinairement qu'*il a été tondu*, lorsque son avis n'a pas été suivi, quoi qu'il ait pu dire pour l'appuyer » (*Académie*, 1718); voyez notre tome III, p. 111. Nous retrouverons plusieurs emplois de cette locution dans la suite des *Mémoires*, et l'on peut en citer des exemples de Mme de Sévigné et de Conrart. — Sur la contestation entre les deux ducs, voyez l'article de Dangeau, p. 388-389.

prince déclarât qu'il n'y mettroit pas le pied, et qu'il ne sortiroit point des lieux où le Roi se trouveroit ; et en effet il n'y fit jamais depuis une seule promenade[1]. Le Roi lui voulut donner cinquante mille livres par mois, comme Monseigneur les avoit : Monsieur le Dauphin en remercia ; il n'avoit que six mille livres par mois ; il se contenta de les doubler, et n'en voulut pas davantage[2]. C'étoit le Chancelier qui, étant contrôleur général, avoit fait pousser le traitement de Monseigneur jusqu'à cette somme. Ce désintéressement plut fort au public. Monsieur le Dauphin ne voulut quoi que ce fût de particulier pour lui, et persista à demeurer à cet égard comme il étoit pendant la vie de Monseigneur. Ces augures d'un règne sage et mesuré firent concevoir de grandes espérances.

Veut être nommé et appelé *Monsieur*, non *Monseigneur*. [*Add St-S. 995*]

J'ai expliqué ailleurs[3] la très moderne et fine introduction de l'art des princes du sang, et de leurs valets principaux, de les appeler *Monseigneur*, qui, comme tous leurs autres honneurs, rangs et distinctions, devinrent bientôt communs avec les bâtards. Rien n'avoit tant choqué Mgr le duc de Bourgogne, qui, jusque-là, n'avoit jamais été appelé que *Monsieur*, et qui ne le fut *Monseigneur* que par la manie de les y appeler tous[4]. Aussi, dès qu'il fut Dauphin, il en fit parler au Roi par Madame la Dauphine, puis, avant d'aller à Marly, déclara qu'il ne vouloit point être ni nommé[5] *Monseigneur*, comme Monseigneur son père[6], mais *Monsieur le Dauphin*, ni, quand on lui parle-

1. *Promede*, dans le manuscrit, surchargeant *promeda*. — « On disoit qu'on démeubloit Meudon entièrement, et qu'on en portoit tous les meubles au garde-meuble du Roi, M. le Dauphin ayant fait entendre au Roi les bonnes raisons qu'il avoit pour n'y pas aller » (*Mémoires de Sourches*, tome XIII, p. 89).

2. *Dangeau*, p. 391 ; *Sourches*, p. 96. — 3. Tome XVII, p. 296-302.

4. Il est à remarquer que Saint-Simon jusqu'alors ne parlait jamais du prince qu'en le traitant de *Monseigneur* : voyez notre tome XVII, p. 302. Plus loin p. 128 et 129, il va cependant lui donner ce titre.

5. *Nomé* est en interligne au-dessus *d'appelé*, biffé.

6. Voyez ce qu'en disait en 1664 Brianville, dans son *Abrégé d'his-*

roit, autrement que *Monsieur*[1]. Il y fut même attentif, et reprenoit ceux qui, dans les commencements, n'y étoient pas accoutumés[2]. Cela embarrassa[3] un peu les princes du sang ; mais, à l'abri de M. le duc de Berry et de M. le duc d'Orléans, ils retinrent[4] le *Monseigneur*, que Monseigneur le Dauphin ne leur auroit pas laissé, s'il fût devenu le maître.

Marly repeuplé.

Le dimanche 18 avril[5] finit la clôture[6] du Roi à Marly. La[7] famille royale et les personnes élues parmi les demandeurs[8] repeuplèrent ce lieu, qui avoit été quatre jours entiers si solitaire. Les deux fils de France et leurs épouses y arrivèrent ensemble, après le salut ouï à Versailles. Ils entrèrent tous quatre chez Mme de Maintenon, où le Roi étoit, qui les embrassa[9]. L'entrevue ne dura qu'un moment : les princes allèrent prendre l'air dans les jardins, le Roi soupa avec les dames, et la vie ordinaire recommença, à l'exception du jeu. La cour prit le deuil ce même jour, qui fut réglé pour un an comme de père[10]. Les différences de rang à porter les deuils sur sa personne s'étoient peu à peu réduites à rien depuis dix ou douze

toire de France, p. 359-360. Le grammairien Milleran, en 1705, dans ses *Nouvelles lettres*, p. 427, s'exprimait ainsi : « Le premier fils de nos Rois s'appelle toujours Dauphin depuis un certain temps.... On le traite ordinairement, parlant de lui, de Monsieur le Dauphin, ou de Monseigneur par excellence, comme le Roi l'a nommé depuis dix ou douze ans. » Voyez ci-après aux Additions et corrections.

1. Le commencement de *Monsieur* surcharge *le*. — Notre tome XX, p. 241 ; *Dangeau*, p. 384 ; *Sourches*, p. 86 ; *Lettres de Madame*, recueil Jæglé, tome II, p. 146 ; *Mémoires de Luynes*, tome I, p. 417. Certaines gens, et notamment le baron de Breteuil, estimaient qu'on eût encore mieux fait de dire *le Dauphin* tout court, sans *Monsieur*, comme on disait *le Roi*, *l'Empereur*, *l'Electeur*.

2. *Dangeau*, tome XIII, p. 445.

3. Il y a *embrassa* dans le manuscrit.

4. Le manuscrit porte : *retirent*. — 5. C'était le 19.

6. « *Clôture* se prend aussi pour l'obligation que les religieuses ont de ne point sortir de leur monastère » (*Académie*, 1718).

7. *La* corrige *ce*. — 8. Ci-dessus, p. 92-93.

9. *Dangeau*, p. 388 ; *Sourches*, p. 90.

10. Ci-dessus, p. 98, note 2.

ans. Je l'avois vue[1] auparavant observée[2]; tout s'étoit réduit à celle de draper, qui, jusqu'à ce deuil, s'étoit maintenue dans les règles[3]. Plusieurs petits officiers de la maison du Roi, comme capitaine des chasses et autres, l'usurpèrent en celui-ci, et, comme on aimoit la confusion pour anéantir les distinctions, on les laissa faire[4]. Le comte de Châtillon[5] en profita pour s'en forger[6] une toute nouvelle à laquelle ses pères étoient bien loin de penser. Voysin, son beau-père, étala au Roi la grandeur de la maison de Châtillon[7], le duché de Bretagne qu'elle avoit prétendu, et possédé quelques années[8], ses[9] douze ou treize alliances directes avec la maison royale, même avec

Châtillons et Beauvaus obtiennent de draper. Deuil singulier pour Monseigneur. [*Add. StS. 996*]

1. Il y a *veu,* sans accord, dans le manuscrit.

2. Il faudrait ici le pluriel, puisque ces participes se rapportent à *différences.*

3. Desgranges, dans ses registres (ms. Mazarine 2743, fol. 143), a énuméré les personnes ou officiers qui avaient le droit de draper pour les deuils de cour. Cette distinction, en règle, était réservée aux ducs et pairs, aux officiers de la couronne et aux grands officiers de la maison du Roi et de celles des princes, par exemple aux dames d'honneur des princesses, et il pouvait arriver que le mari ne drapât point, tandis que la femme drapait à cause de sa charge. Le privilège en était aussi généralement accordé aux alliés de la famille royale, et c'est à ce titre que nous allons voir les Châtillon et les Beauvau l'obtenir.

4. Sur les usurpations de cérémonial auxquelles donna lieu le deuil de Monseigneur, comparez les *Écrits inédits,* tome III, p. 175.

5. Nous l'avons vu épouser Mlle Voysin, dans le tome XX, p. 238.

6. « *Forger,* signifie figurément inventer, supposer, controuver » (*Académie,* 1718).

7. Les généalogies font remonter cette maison à Guy Ier, seigneur de Châtillon-sur-Marne, qui vivoit au onzième siècle. Il parut en 1621 une *Histoire de la maison de Chastillon-sur-Marne,* par André du Chesne en un volume in-folio, et Saint-Simon lui a consacré une notice généalogique dans le tome 45 de ses Papiers (vol. *France* 200), qui a été publiée au tome IV des *Écrits inédits,* p. 373-391 ; voyez ci-après, appendice III, une autre notice.

8. Par Charles de Châtillon, dit de Blois, gendre de Jean III, duc de Bretagne, et compétiteur malheureux de Jean de Montfort à la possession du duché.

9. *Ses* corrige *les.*

des fils ou des filles de France[1], le nombre des plus grands offices de la couronne qu'elle avoit eus[2], et les prodigieux fiefs qu'elle avoit possédés[3]; il se garda bien d'ajouter que, de toute cette splendeur, il n'en rejaillissoit rien, ou comme rien, sur son gendre, dont la mère et la grand mère paternelle[4] étoient de la lie du peuple[5], que toutes les branches illustres de Châtillon étoient éteintes depuis longtemps[6], que[7] celle de son gendre[8] n'avoit participé à

1. Saint-Simon a relevé ces alliances dans le mémoire intitulé *Alliances directes de seigneurs françois avec des filles du sang de nos rois,* dans le volume 44 de ses Papiers, vol. *France* 199. Parmi elles on peut citer celle de Gaucher IV de Châtillon avec Jeanne de France, petite-fille de Philippe-Auguste, celle de Guy de Châtillon avec Marguerite de Valois, sœur de Philippe VI, et celle du connétable Gaucher avec Isabelle de Dreux. L'annotateur des *Mémoires de Sourches* dit, en parlant de MM. de Châtillon (tome I, p. 198) : « Ils étoient de la meilleure maison de gentilshommes qu'il y eût en France, ayant quatorze alliances directes avec la maison royale. »

2. La maison de Châtillon comptait dans ses diverses branches un régent de France, un connétable, deux grands maîtres de France, un grand bouteiller, un grand panetier, un amiral, deux grands queux de France, un grand maître des arbalétriers, un souverain maître d'hôtel de la Reine, un grand maître des eaux et forêts, qui tous ont leur place dans l'ouvrage du P. Anselme.

3. Les comtés de Saint-Pol, de Blois, de Chartres, de Dunois, de Penthièvre et de Goëllo, la vicomté de Limoges, les seigneuries d'Avesnes, de Guise, de Dampierre, d'Argenton, d'Avaugour, de Mayenne, etc.

4. La mère de M. de Châtillon était Anne-Thérèse Moret, fille du fermier général Moret de Bournonville, mariée en 1684 et morte en 1703 ; sa grand'mère était Madeleine-Françoise Honoré, dont le père, Jacques Honoré, sieur du Clos, n'a aucune qualité dans les généalogies. Voyez le commencement de l'Addition indiquée ci-dessus, n° 996.

5. « On dit figurément *la lie du peuple* pour dire la plus vile et la plus basse populace » (*Académie,* 1718).

6. La branche des comtes de Saint-Pol en 1360, celle des comtes de Blois en 1397, celle des comtes de Penthièvre en 1434, celle des comtes de Porcien quelques années plus tôt.

7. L'abréviation de *que* surcharge des lettres illisibles, et, au-dessus, il y a en interligne une *l* effacée du doigt.

8. Le rameau des seigneurs du Bois-Rogue, sorti de la branche d'Argenton au commencement du XVIIe siècle.

aucune des grandeurs des autres, et que, s'il sortoit de deux filles de la branche de Dreux[1], dont même la seconde étoit fille du chef de la branche de Bû[2], et, par l'injustice des temps, n'étoit pas sur le pied des autres du sang royal, c'étoit avant la séparation de sa branche ; qu'il en étoit de même des deux charges de souverain maître d'hôtel et de grand maître des eaux et forêts[3]. Il se garda encore mieux de faire mention du sieur de Bois-Rogue, père du père de son gendre[4], qui étoit gentilhomme servant[5] de Monsieur Gaston avec du Rivau[6], qui fut depuis dans ses Suisses,

1. Alix de Dreux, fille de Robert de France, comte de Dreux, mariée en 1156 à Guy II de Châtillon, et Isabelle de Dreux, mariée en 1281 à Gaucher IV de Châtillon, connétable de France. — La maison de Dreux, dont l'auteur fut Robert de France, cinquième fils du roi Louis VI le Gros, forma plusieurs branches dont les deux dernières, celle de Beaussart et celle de Morainville, s'éteignirent la même année, 1590.

2. Isabelle de Dreux (ci-dessus) était fille de Robert de Dreux, seigneur de Bû (Eure-et-Loir, canton d'Anet), mort en 1266, second fils du comte Robert III et auteur de cette branche, qui s'éteignit au commencement du quinzième siècle. — Saint-Simon écrit *Beu*.

3. Gaucher V de Châtillon fut souverain maître d'hôtel de la reine femme de Jean le Bon, et Charles de Châtillon, de la branche de Gandelus-Argenton, fut grand maître des eaux et forêts en 1384.

4. François de Châtillon, seigneur du Bois-Rogue, mort en septembre 1662, à cinquante-six ans, père de Claude-Elzéar (tome II, p. 206). — Le Bois-Rogue est une terre du Loudunois, dans la commune actuelle de Rossay. — Saint-Simon écrit *Boisrogues*.

5. La première lettre de *servant* surcharge un *d*. — Il ne faut pas confondre les gentilshommes servants avec les gentilshommes ordinaires. Les fonctions des uns et des autres sont bien spécifiés dans *l'État de la France* de 1698, tome I, p. 67-69 et 238-240. Tandis que les seconds avaient pour charge d'accompagner le Roi afin d'exécuter ses commandements et recevaient des missions de courtoisie et de bienséance, ou même diplomatiques, les premiers remplissaient à la table du souverain les fonctions de panetier, d'échanson et d'écuyer-tranchant ; elles étaient les mêmes dans la maison des fils de France.

6. Jacques III de Beauvau, marquis du Rivau, d'abord capitaine de cavalerie, eut un régiment en 1641, et devint en 1651 capitaine des Cent-suisses de Gaston d'Orléans ; nommé maréchal de camp en février 1652, il eut, en juillet de la même année, le grade de lieutenant général, obtint le gouvernement du Quesnoy en 1654, s'en démit en 1658,

et que le crédit de Mlle de Saujon sur Gaston[1] en fit enfin capitaine par le mariage de sa nièce[2], mais qui laissa Bois-Rogue gentilhomme servant. Voysin, sans doute, ne parla pas de la dispute sur la légitimité ou la bâtardise, que M. le duc d'Orléans m'a plus d'une fois assurée, et que les Châtillons étoient éteints depuis longtemps[3]. Voysin étoit ministre et favori; il l'étoit aussi de Mme de Maintenon; il parloit tête à tête, elle en tiers : il demanda que son gendre drapât, comme ayant l'honneur d'appartenir au Roi, et il ne lui appartenoit en aucun degré; mais il n'avoit point de contradicteur, et son gendre drapa. Cette nouveauté réveilla la Vallière et Mme la princesse de Conti pour les Beauvau[4], dont, avec trop de raison, ils s'honoroient fort de l'alliance. La grand mère[5] de Mme de la Vallière, mère de Mme la princesse de Conti et sœur du

et quitta alors le service; il ne mourut que le 5 juillet 1702, âgé de soixante-seize ans. Il avait eu en 1665 le collier de Saint-Michel, et la terre du Rivau avait été érigée en marquisat en sa faveur par lettres patentes du 14 juillet 1654. Il est parlé de lui dans les lettres de Mme de Sévigné et dans celles de Bussy-Rabutin, qui se moquait de son nez écrasé.

1. Anne-Marie de Campet, demoiselle de Saujon, fille d'honneur de la duchesse d'Orléans, devint la maîtresse de Gaston vers 1649 et exerça sur lui, pendant les dernières années de sa vie, une influence heureuse. Nommée dame d'atour de Madame en 1650, elle quitta la cour après la mort du prince et mourut à Paris le 10 février 1694, à soixante-six ans. Elle avait beaucoup contribué à la fondation du séminaire de Saint-Sulpice, auquel elle fit un don de trente-cinq mille livres en 1659, et avait établi en 1663, rue Garancière, une communauté de filles sous le vocable de la Sainte-Vierge (Arch. nat., reg. Y 197, fol. 96, et Y 203, fol. 31 v°). Elle était en relations avec M. Ollier et avec saint Vincent de Paul.

2. Non pas de sa nièce, mais de sa sœur, Diane-Marie de Campet, qui épousa en 1650 M. du Rivau (*Muse historique* de Loret, tome I, p. 65), et mourut en 1702.

3. Les généalogies ne mettent pas en doute la légimité de la branche du Bois-Rogue.

4. Ici, *Beauvau*, sans le signe du pluriel, dans le manuscrit.

5. Françoise de Beauvau du Rivau mariée à Jean de la Baume-le-Blanc, seigneur de la Vallière, lieutenant de Roi au gouvernement d'Amboise, mort le 27 décembre 1647.

père de la Vallière[1], étoit Beauvau. Par un cas fort étrange[2], la sixième aïeule paternelle du Roi étoit Beauvau[3], et il étoit au huitième degré de tous les Beauvau. La parenté étoit bien éloignée; mais au moins étoit-elle, et à cela il n'y avoit point de parité avec M. de Châtillon, qui n'en eut jamais l'apparence, et à qui il fut permis de draper. Sur cet exemple, et cette sixième grand mère, Mme la princesse de Conti obtint aussi de faire draper les Beauvau[4], qui, non plus que les Châtillons, n'y avoient jamais songé jusqu'alors[5].

Bâtards obtiennent

Le Roi avoit déclaré que de trois mois il ne quitteroit Marly à cause du mauvais air répandu à Versailles, et qu'il recevroit à Marly, le lundi 20 avril, les compliments muets de tout le monde, en manteaux et en mantes, soit des gens qui étoient à Marly, soit de ceux qui étoient à Paris[6]. M. du Maine qui, comme on a vu[7], n'avoit pas

1. Jean-François de la Baume-le-Blanc (tome XV, p. 87), père de Charles-François, duc de la Vallière en 1723 (tome V, p. 299).

2. Quoique l'auteur ait mis un point très visible après ces cinq mots : *par un cas*, etc., nous n'hésitons pas à les rattacher à la phrase suivante.

3. Isabeau de Beauvau, fille de Louis, seigneur de Champigny-sur-Veude et de la Roche-sur-Yon, épousa en 1454 Jean II de Bourbon, comte de Vendôme, trisaïeul de Henri IV, et mourut en 1474, tandis que sa sœur consanguine, Alix de Beauvau, épousait René de Beauvau, seigneur du Rivau, cinquième aïeul de Pierre-Madeleine, marquis de Beauvau. Le contrat de mariage d'Isabeau et de Jean de Bourbon, passé à Angers le 9 novembre 1454, a été imprimé dans l'*Histoire généalogique de la maison de Beauvau* par les frères de Sainte-Marthe. C'est par cette union que la terre de la Roche-sur-Yon, qui devait être érigée en principauté pour les cadets de Conti, entra dans la maison de Bourbon et passa ensuite aux Condés.

4. Ni Dangeau, ni Sourches ne parlent de cette permission. Voyez le premier récit de Saint-Simon dans les *Écrits inédits*, tome III, p. 175.

5. Ce dernier membre de phrase, depuis *qui*, semble avoir été ajouté dans le blanc resté à la fin du paragraphe.

6. Dangeau écrit seulement le 19 avril (p. 388): « Le Roi, les princes et les princesses verront demain tous les gens de qualité, tant hommes que femmes, les hommes en grand manteau et les dames en mante ».

7. Tome XIX, p. 91.

perdu de temps à mettre à profit, pour le rang de prince du sang de ses enfants, la mort des seuls princes du sang en âge et en état de l'empêcher, se trouva bien autrement à son aise de la mort de Monseigneur, qui avoit si mal reçu ce rang nouveau de ses enfants[1] après avoir été si peu content du sien même. Il avoit plus que raison d'appréhender d'en tomber sous son règne, et on a vu[2] que Monseigneur ne se contraignit pas là-dessus avec lui, et quel fut son silence et celui de Mgr le duc de Bourgogne lorsque le Roi s'humilia, pour ainsi dire, devant eux pour le leur faire agréer, et en obtenir quelque parole si constamment refusée, en leur présentant M. du Maine pour les toucher. Monseigneur mort, le duc du Maine n'eut plus affaire qu'à Mgr le duc de Bourgogne. C'étoit beaucoup trop ; mais pourquoi ne pas espérer d'en voir la fin comme il voyoit celle du père, et, en attendant, pousser son bidet[3] ? Il connoissoit la foiblesse et l'incurie de M. le duc d'Orléans, dont le fils étoit enfant ; il voyoit quel étoit M. le duc de Berry ; il sentit qu'avec Mme de Maintenon il n'avoit plus rien à craindre pour s'élever aussi haut qu'il pourroit dans le présent, et remit le futur à son industrie et à sa bonne fortune. Le duc de Tresmes étoit en année[4] : c'en étoit déjà une[5], et il en sut profiter. Avec beaucoup d'honneur et de probité, Tresmes étoit sans le moindre rayon d'esprit que l'usage de la cour et du grand monde, et de l'ignorance la plus universelle[6] ; avec cela, plus valet que nul valet d'extraction, et plus avide de faire sa cour et de plaire que le plus plat provincial. Avec ces qualités, ce fut

d'être visités en fils de France sur la mort de Monseigneur.

[*Add. St-S. 997*]

1. Tome XIX, p. 94-96. — 2. *Ibidem*, p. 101.

3. « On dit *se pousser dans le monde* pour dire, s'y avancer, s'y mettre en considération ; .... on dit en ce sens *pousser sa fortune, pousser sa pointe, pousser son bidet* ; il est bas » (*Académie*, 1718). Littré cite un exemple de Molière.

4. En année de premier gentihomme de la chambre.

5. Une bonne fortune.

6. Le duc de Luynes (*Mémoires*, tome VI, p. 284) parle cependant de sa connaissance du cérémonial.

l'homme de M. du Maine. C'étoit à lui à recevoir et à donner les ordres pour ces révérences de deuil. Il mit au Roi en question si on iroit[1] les faire à ses enfants naturels comme étant frères et sœurs de Monseigneur. Le Roi, toujours éloigné de ces gradations[2] par lesquelles il a été peu à peu mené à tout pour eux contre son sens, comme on l'a vu sans cesse, trouva d'abord la proposition du duc de Tresmes ridicule. Il ne répondit pourtant pas une négative absolue; mais il marqua seulement que cela ne lui plaisoit pas. M. du Maine, qui s'y étoit attendu par toutes ses expériences pareilles, n'avoit lâché le duc de Tresmes que le dimanche, pour ne laisser pas de temps, mais pour donner lieu au Roi d'en parler le soir à Mme de Maintenon. Nonobstant cette ruse, il n'y fut rien décidé; mais c'étoit beaucoup que ce ne fût pas une négative, et que Mme de Maintenon en eût assez fait pour le laisser dans la balance[3]. Il y étoit encore le lundi matin, jour de ces révérences; mais, entre le Conseil et le petit couvert, M. du Maine, secondé de son fidèle second, l'emporta, et le duc de Tresmes, en ayant pris l'ordre du Roi, le publia aussitôt. La surprise en fut si grande, que presque chacun se le fit répéter. Le moment de la déclaration fut pris avec justesse. Le Roi se mettoit à table, tout le monde y étoit déjà, ou s'y alloit mettre, et la cérémonie commençoit à deux heures, c'est-à-dire tout au sortir de dîner : ainsi, point de temps à raisonner, encore moins à faire, et on obéit avec la soumission aveugle et douloureuse à laquelle on étoit si fort accoutumé. Par cette adresse, les bâtards furent pleinement égalés aux fils et aux filles de France, et mis en plein parallèle avec eux : pierre d'attente[4] pour laquelle le Roi n'a pas tout à fait assez vécu. Ce même jour lundi 20 avril, le Roi fit ouvrir les portes de ses cabinets, devant et derrière, à deux heures

Manteaux et mantes à

1. Avant *iroit*, Saint-Simon a biffé *iro*[*it*].
2. Il y a *gradatations*, par mégarde, dans le manuscrit.
3. Tome XIX, p. 194. — 4. Tome XX p. 45 et 259.

Marly. Indécences et confusion parfaite.

et demie [1]. On entroit par sa chambre. Il étoit en habit ordinaire, mais avec son chapeau sous le bras, debout et [2] appuyé de la main droite sur la table de son cabinet la plus proche de la porte de sa chambre. Monsieur et Madame la Dauphine, M. et Mme la duchesse de Berry, Madame, M. et Mme la duchesse d'Orléans, Madame la Grand-Duchesse, Madame la Princesse, Madame la Duchesse, ses deux fils et ses deux filles, M. du [3] Maine et le comte de Toulouse, se rangèrent en grand demi-cercle au-dessous du Roi à mesure qu'ils entrèrent, tous en grands [4] manteaux et en mantes, hors les veuves, qui n'en portent point, et n'ont que le petit voile [5]. Mme la princesse de Conti douairière [6] étoit malade dans son lit, l'autre princesse de Conti, avec ses enfants, restée à Paris à cause de l'air de la petite vérole, et Mme du Maine, avec les siens, à Sceaux, pour la même raison [7]. Tout Paris, vêtu d'enterrement [8], ainsi que tout Marly, remplissoit les salons et la chambre du Roi. Douze ou quinze duchesses entrèrent à la file les premières, puis dames

1. Voyez le récit de cette cérémonie dans le *Journal de Dangeau*, p. 389-390 ; les *Mémoires de Sourches* n'en font qu'une simple mention, p. 96. Nous donnerons ci-après, p. 413 et 421, les relations du baron de Breteuil et de Desgranges.

2. Les mots *debout et* ont été ajoutés en interligne.

3. Avant *du*, il a biffé *et Me la*.

4. *Grd*, en abrégé et au singulier dans le manuscrit.

5. Il a déjà été parlé du voile des veuves dans nos tomes VII, p. 35, et VIII, p. 362 ; dans le tome XIX, p. 87, notre auteur a fait la description de la coiffure des princesses veuves.

6. Ici, *doüairiaire*.

7. « Mme la princesse de Conti la petite étoit demeurée à Paris avec Monsieur son fils et Mesdemoiselles ses filles, craignant la petite vérole ; Madame la Duchesse n'avoit pas voulu que Monsieur le Duc et les princesses ses sœurs vinssent ici pour la même raison, et M. du Maine avoit fait demeurer Mme du Maine à Sceaux » (*Dangeau*, p. 390). Notre auteur s'est trompé lorsqu'il a dit, huit lignes plus haut, que les fils et les filles de Madame la Duchesse étaient présents.

8. On trouvera ci-après, à l'appendice IV, la description du costume de deuil tel qu'il se portait alors à la cour.

titrées et non titrées, comme elles se trouvèrent, et les princesses étrangères, arrivées tard[1] contre leur vigilance ordinaire, y furent mêlées. Après les dames, l'archevêque de Reims, suivi d'une quinzaine de ducs, et ces deux têtes[2] en rang d'ancienneté, entrèrent, puis tous les hommes titrés et non titrés, princes[3] étrangers et prélats, mêlés au hasard. Quatre ou cinq pères ou fils de la maison de Rohan se mirent ensemble à la file, en rang d'aînesse, vers le milieu de la marche ; quelques gens de qualité, qui s'aperçurent de cette affectation, les coupèrent, en sorte qu'ils furent tous mêlés, et entrèrent ainsi dans le cabinet. On alloit droit au Roi l'un après l'autre, et, à distance de lui, on lui faisoit une profonde révérence, qu'il rendoit fort marquée à chaque personne titrée, homme et femme, et point du tout aux autres. Cette révérence unique faite, on alloit lentement à l'autre cabinet, d'où on sortoit par le petit salon de la chapelle. La mante et le grand manteau étoit[4] une distinction réservée aux gens d'une certaine qualité ; mais elle avoit disparu avec tant d'autres, jusque-là qu'il en passa devant le Roi que ni lui ni pas un du demi-cercle[5] ne connut, et personne même de la cour qui pût[6] dire qui c'étoit, et il y en[7] eut plusieurs de la sorte. Il s'y mêla aussi des gens de robe, ce qui parut tout aussi singulier. Il est difficile que la variété des visages, et la bigarrure de l'accoutrement de bien des gens peu faits pour le porter, ne fournisse quelque objet ridicule qui démonte[8] la gravité la

1. *Tard* a été ajouté en interligne.
2. C'est-à-dire les duchesses, tête des dames, et les ducs, tête des hommes.
3. Avant *princes* il a biffé *et*, pour le récrire avant *prelats*.
4. *Estoit* est bien au singulier dans le manuscrit.
5. Ci-dessus, p. 123.
6. Il y a bien *connut* et *pust* dans le manuscrit.
7. *En* a été ajouté en interligne.
8. « *Démonter* signifie figurément mettre en désordre, déconcerter » (*Académie*, 1718).

plus concertée[1]. Cela arriva en cette occasion, où le Roi[2] eut quelquefois peine à se retenir, et où même il succomba une fois, avec toute l'assistance, au passage de je ne sais plus quel pied plat[3] à demi abandonné de son équipage[4]. Quand tout fut fini chez le Roi, et cela fut long, tout ce qui devoit être visité se sépara, pour aller chacun chez soi recevoir les visites. Les visités ne furent autres que les fils et filles de France, et les bâtards et bâtardes, et M. le duc d'Orléans comme mari de Mme la duchesse d'Orléans[5], et celui-là parut comique. Les moindres d'aînesse ou de rang allèrent[6] chez leurs plus grands, qui ne leur rendirent point la visite, excepté Madame, qui, comme veuve du grand-père de Madame la Dauphine, et grand mère de Mme la duchesse de Berry, fut visitée des fils et filles de France, mais non M. et Mme la duchesse d'Orléans. On alla donc comme on put faire cette tournée : on entroit et sortoit pêle-mêle, et on ne faisoit que passer, entrant par une porte et sortant par une autre où il y avoit des dégagements[7]. C'est ce qui se rencontra chez Madame la Duchesse, et, à la faveur de cette commodité, une subtilité de Madame la Princesse, fort prompte à saisir ses avantages tout dévotement. Sortant de chez Madame la Duchesse par le dégagement de son cabinet, on y trouva Madame la Princesse[8] qui se

Burlesque ruse de Madame la Princesse.

1. Pour les gens de basse classe, les fripiers, concurremment avec les jurés-crieurs de corps et de vin (tome XVI, p. 85) tenaient location d'habits, manteaux, robes et ajustements pour suivre les convois et enterrements. Le droit leur en fut reconnu en juin 1744.

2. Après *Roy*, il a biffé *mesme*. — 3. Tome VIII, p. 77.

4. C'est-à-dire, qui perdait en route une partie de son costume. Torcy (*Journal*, p. 427) parle de la « bizarrerie de certaines figures. »

5. Les deux autres bâtardes, la princesse de Conti douairière et Madame la Duchesse, étaient veuves.

6. *Alloient* corrigé en *allèrent*.

7. Voyez aux Additions et corrections l'explication de ce mot.

8. Dangeau (p. 390) dit au contraire qu'elle étoit dans la chambre précédant celle où se tenait Madame la Duchesse.

présentoit à la compagnie pour recevoir les révérences, qui ne lui étoient ni dues ni ordonnées. On en fut si surpris, que beaucoup de gens passèrent sans la voir, beaucoup plus sans faire semblant de s'apercevoir d'elle. Les deux petits princes du sang[1] ne s'y présentèrent point. Le duc du Maine et le comte de Toulouse reçurent les visites ensemble dans la chambre de M. du Maine, où on entroit de plein pied et directement du jardin. Ils avoient leur compte[2], et voulurent faire les modestes et les attentifs pour ne pas donner la peine d'aller séparément chez tous les deux. M. du Maine se dépeça[3] en excuses embarrassées[4] de la peine qu'on prenoit, et se tuoit[5] à conduire les gens titrés, et à en manquer tout le moins qu'il pouvoit. M. le comte de Toulouse conduisoit aussi avec soin, mais sans affectation. J'oubliois Mme de Vendôme, qui parut aussi chez le Roi en rang d'oignon[6], mais qui ne fut point visitée, parce que la bâtardise de son mari venoit de plus loin. Elle ne s'embusqua point avec Madame sa mère pour enlever les révérences aux passants[7]. Ni le Roi, ni princes, ni princesses visités ne s'assirent, ni

1. Les deux fils du duc de Bourgogne.

2. « On dit figurément qu'*un homme a son compte* pour dire qu'il a ce qu'il désire » (*Académie*, 1718).

3. Le *Dictionnaire de l'Académie* de 1718 ne donnait *dépecer* qu'au propre, au sens de mettre en pièces, en morceaux. Littré cite le présent exemple.

4. *Embarrassés* corrigé au féminin.

5. « On dit par exagération *se tuer*, pour dire se donner beaucoup de peine » (*Académie*, 1718).

6. « On dit *se mettre en rang d'oignon*, pour dire se placer parmi les autres, et cela se dit dans le discours familier ou d'une personne de peu qui prend place parmi des personnes de grande qualité, de grande considération, ou d'un enfant qui s'assied parmi des gens bien plus âgés que lui » (*Académie*, 1718). C'est une allusion aux files ou chapelets d'oignon, montés par les jardiniers sur une tige commune, comme il est expliqué dans le *Littré*, nos 1 et 5.

7. Dangeau (p. 390) dit au contraire qu'elle était avec Madame la Princesse.

n'eurent de siège derrière eux. Si on se fut assis chez ceux où on le doit être, cela n'eût point fini de la journée chez chacun, et des sièges sans s'asseoir auroient culbuté[1] le monde dans l'excès de la foule et des petits lieux.

Monseigneur et Madame la Dauphine, etc., en mantes et en manteaux, à Saint-Germain

Le lendemain mardi 21 avril[2], Monsieur et Madame la Dauphine, M. et Mme la duchesse de Berry, Madame, M. et Mme la duchesse d'Orléans allèrent l'après-dînée, en même carrosse, à Saint-Germain, tous en mante et en grand manteau ; ils allèrent droit chez le roi d'Angleterre, où ils ne s'assirent point, ensuite chez la reine, où ils s'assirent dans six fauteuils, M. et Mme la duchesse d'Orléans et M. du Maine sur un ployant[3] chacun. Il étoit allé les y attendre pour jouir de cet honneur et s'y égaler à un petit-fils de France. La reine fit des[4] excuses de n'être pas en mante pour les recevoir, c'est-à-dire en petit voile, parce que, au moins en France, les veuves[5] ne portent de mante en nulle occasion[6] ; elle ajouta que le Roi le lui avoit défendu. Cette excuse fut le comble de la politesse[7]. Le Roi, très attentif à ne faire sentir à la reine d'Angleterre rien de sa triste situation, n'avoit garde de souffrir qu'elle prît une mante, ni le roi d'Angleterre un grand manteau, pour recevoir le grand deuil de cérémonie d'un Dauphin, et qui n'étoit pas roi. En se levant, ils voulurent aller chez la princesse d'Angleterre ; mais la reine les arrêta, et l'envoya chercher : elle se contenta que la visite

[*Add. St-S.* 998]

1. Au sens de faire tomber. Nous avons rencontré cet emploi dans le tome XVII, p. 212.

2. Tout ce qui va suivre est presque textuellement pris à Dangeau (p. 391-392). Les *Mémoires de Sourches* placent cette visite au lendemain 22 (p. 97-98).

3. *Ployant* surcharge *autre*. — 4. *Des* corrige *d'*.

5. Contrairement à son habitude, Saint-Simon a écrit ici : *veuves*, et non *vefves*.

6. Voyez ci-dessus, p. 123.

7. Comparez l'Addition indiquée ci-contre. Desgranges, dans ses registres, a narré tout le cérémonial de cette visite.

fût marquée. On ne se rassit point : la princesse, qui, à cause de la reine, étoit sans mante, ne pouvoit avoir de fauteuil devant elle, ni les fils et filles de France sans fauteuil[1] devant la reine dans le sien, ni garder le leur en présence de la princesse d'Angleterre sur un ployant. La visite finit de la sorte. De toute la cour de Saint-Germain, aucune dame ne parut en mante, ni aucun homme en manteau long, que le seul duc de Berwick, à cause de ses dignités françoises[2].

Ministres étrangers à Versailles, où les Compagnies haranguent. Monseigneur le Dauphin traité par le Parlement de Monseigneur par ordre du Roi. [*Add. St S. 999*]

Le[3] lundi suivant, 29 avril[4], le Roi s'en alla sur les onze heures du matin à Versailles, où il reçut les compliments[5] de tous les ministres étrangers[6], après[7] eux de beaucoup d'ordres religieux, et, après son dîner au petit couvert, les harangues du Parlement, de la Chambre des comptes, de la Cour des aides, de celle des monnoies[8], et de la ville de Paris. La compétence[9] du Grand Conseil et du Parlement mit une heure d'intervalle, après laquelle il vint aussi faire sa harangue, suivi de l'Université et de

1. Être sans fauteuil. — 2. *Dangeau*, p. 392.

3. Ici, la plume change. — 4. Non pas 29, mais 27.

5. *Dangeau*, p. 396-397 ; *Sourches*, p. 101-102 ; registres de Desgranges, ms. Mazarine 2746, p. 27-75. Les lettres et circulaires adressées aux cours et aux corps constitués sont dans le registre O¹ 55, fol. 34-35. Le Dauphin et la Dauphine se tinrent debout pour le Parlement, la Chambre des comptes et la Cour des aides, jusqu'à ce que le premier président de chacune de ces cours prît la parole ; mais ils restèrent assis pour les autres compagnies.

6. Comme il n'y avait pas d'ambassadeurs, ce fut Cronstrom, envoyé de Suède, qui suivit immédiatement le nonce (*Sourches*, p. 101).

7. Avant *après*, il a biffé un *et*.

8. Les quatre derniers mots ont été ajoutés en interligne. C'est à propos de la harangue de l'avocat du Roi près cette cour et d'une réplique faite par lui à Desgranges et notée par Dangeau, que Saint-Simon a écrit l'Addition indiquée ci-contre. La relation de la présentation des compliments du Parlement nous a été conservée dans les manuscrits de l'avocat général Joly de Fleury, volume 2476, fol. 9-20. [*Add. St S. 1000*]

9. Au sens de compétition, comme nous l'avons déjà rencontré plusieurs fois Le *Dictionnaire de l'Académie* de 1718 donnait aussi le sens de concurrence ou de prétention d'égalité.

l'Académie françoise, pour laquelle Saint-Aulaire[1] porta fort bien la parole[2]. Le Parlement alla aussi haranguer Monseigneur le Dauphin ; le premier président ne voulut pas lui laisser ignorer que c'étoit par ordre du Roi qu'il le haranguoit et qu'il le traitoit de *Monseigneur*[3]. Cette insolente bagatelle mériteroit des réflexions. Tout ce qui avoit complimenté ou harangué le Roi rendit aussi les mêmes devoirs à Monseigneur et à Madame la Dauphine. Le Roi revint sur le soir à Marly[4].

Mort et caractère de la duchesse de Villeroy. [*Add. St-S. 1001*]

Je perdis en même temps une amie que je regrettai fort : ce fut la duchesse de Villeroy, dont j'ai parlé plus d'une fois . C'étoit[5] une[6] personne droite, naturelle, fran-

1. François-Joseph Beaupoil, marquis de Saint-Aulaire, avait eu après son père la lieutenance générale du gouvernement de Limousin ; il entra à l'Académie française en juillet 1706, comme successeur de l'abbé Testu, malgré l'opposition de Boileau, et ne mourut que le 17 décembre 1743, presque centenaire. C'était un des familiers de Sceaux, où l'on goûtait beaucoup les petites pièces de vers dans le genre d'Anacréon qu'il composait avec une extrême facilité et qui forment tout son bagage littéraire, avec son discours de réception et une épître en vers à l'Académie. On disait qu'il avait épousé secrètement en 1704 la marquise de Lambert. Saint-Simon écrit *S. Aulaire*.

2. « Il parla en peu de mots, mais parfaitement bien ». (*Sourches*, p. 102). Son discours n'a pas été conservé dans les archives de l'Académie.

3. « On remarqua que le premier président du Parlement, ayant traité M. le Dauphin de *Monseigneur* suivant l'ordre précis qu'il en avoit reçu du Roi, avoit glissé adroitement que, dans la tristesse d'une si fatale conjoncture, le Parlement ne laissoit pas de sentir de la joie en voyant que la tendresse que le Roi avoit pour lui l'obligeoit à lui accorder des prérogatives qu'il n'avoit jamais accordées qu'à Monseigneur » (*Sourches*, p. 101). Le texte de ce discours et le récit de la visite se trouvent aux Archives nationales, dans le registre coté U 352.

4. Le Dauphin et la Dauphine revinrent une heure après lui, « fort las de tant de harangues, quoiqu'ils les eussent trouvées fort belles, » dit Dangeau.

5. En dernier lieu, dans le tome XVIII, p. 372 et suivantes, à propos de la rupture du duc d'Orléans avec Mme d'Argenton, et dans le tome XIX, p. 200 et 203-204.

6. Il faut rapprocher de ce portrait ce qu'il a déjà dit de Mme de

che, sûre, secrète, qui, sans esprit, étoit parvenue à faire une figure à la cour, et à maîtriser mari et beau-père. Elle étoit haute en tous points, surtout[1] pour la dignité, en même temps qu'elle se faisoit une justice si exacte et si publique sur sa naissance[2], même sur celle de son mari[3], qu'elle en embarrassoit souvent[4]. Elle étoit fort inégale, sans que, pour ce qui me regarde, je m'en sois jamais aperçu. Elle avoit de l'humeur[5], son commerce étoit rude et dur : elle tenoit fort, là-dessus, de sa famille. Elle étoit depuis longtemps dans la plus grande[6] intimité de Mme la duchesse d'Orléans, et dans une grande confidence de Madame la Dauphine, qui toutes deux l'aimoient[7], et la craignoient aussi. Elle avoit des amis et des amies ; elle en méritoit. Elle étoit bonne, vive et sûre amie, et les glaces ne lui coûtoient rien à rompre. Elle devenoit personnage, et on commençoit à compter avec elle. Son visage très singulier étoit vilain d'en bas, surtout pour le rire, étoit[8] charmant de tout le haut. Sérieuse et parée, grande comme elle étoit, quoique avec les hanches et les épaules trop hautes, personne n'avoit si grand air, et ne paroit tant les fêtes et les bals, où il n'étoit

Villeroy dans le tome XVIII, p. 8, et ce qu'il en dira encore dans la suite des *Mémoires*, éd. 1873, tome XI, p. 189.

1. Le manuscrit porte *sur pr tout.*

2. Elle était le Tellier, fille de Louvois, et nous avons vu que cette famille-là ne se faisait pas illusion sur ce point (tome XIX, p. 44).

3. Voyez l'appendice XXIII de notre tome VI, p. 596, sur l'origine des Neufville.

4. Comparez les *Mémoires de l'abbé de Choisy*, tome I, p. 88, et notre tome X, p. 594.

5. Les cinq derniers mots ont été ajoutés en interligne. — Son manque de patience occasionna un jour, à la table du Roi, entre elle et l'ivrogne Bapaume, une scène réaliste que notre auteur a racontée dans la notice du duché de Thouars : *Écrits inédits*, tome VIII, p. 213.

6. Le manuscrit porte : *la plus grd intimité.*

7. Déjà dit dans les tomes XVIII, p. 320, et XIX, p. 200 et 238.

8. Il y a bien cette répétition d'*estoit* dans le manuscrit.

aucune beauté, et bien plus qu'elle, qu'elle n'effaçât[1]. Quelques mois avant sa mort, et toujours dans une santé parfaite, elle disoit à Mme de Saint-Simon qu'elle étoit trop heureuse, que, de quelque côté qu'elle se tournât, son bonheur étoit parfait, que cela lui faisoit une peur extrême, et que sûrement un état si fort à souhait ne pouvoit durer ; qu'il lui arriveroit quelque catastrophe impossible à prévoir, ou qu'elle mourroit bientôt. Le dernier arriva. Son mari servoit de capitaine des gardes pour le maréchal de Boufflers, demeuré à Paris pour la mort de son fils[2]. Elle craignoit extrêmement la petite vérole, qu'elle n'avoit point eue. Malgré cela, elle voulut que Madame la Dauphine la menât à Marly dans ces premiers jours de la solitude du Roi, sous prétexte d'aller voir son mari. Rien de tout ce qu'on put lui dire ne put l'en détourner, tant les petites distinctions de cour tournent les têtes. Elle y eut une frayeur mortelle[3], tomba incontinent après malade de la petite vérole, et en mourut à

1. Au tome VII, p. 56, Saint-Simon avait dit qu'elle « défaisoit toutes les autres femmes et même plus belles qu'elle ». On ne connaît aucun portrait d'elle.

2. Tome XX, p. 327. Le maréchal était encore en quarantaine à cause du pourpre dont était mort son fils ; des autres capitaines des gardes, Harcourt, malade, allait se rendre à Bourbonne, et Villars devait partir pour l'armée de Flandre le 1er mai (Lettre inédite de la marquise d'Huxelles, du 20 avril). Le major des gardes du corps fit les fonctions de capitaine pendant une journée, jusqu'à ce que M. d'Harcourt fût venu remplacer son collègue (*Sourches*, p. 97).

3. Les journaux de la cour ne parlent pas de cette circonstance, dont Saint-Simon n'avait rien dit dans l'Addition indiquée ci-dessus ; les *Mémoires de Sourches* disent seulement, le 20 avril (p. 95) : « On apprit que la duchesse de Villeroy avoit à Versailles la petite vérole, qu'elle avoit gagnée pour avoir parlé à son mari. » Mais le baron de Breteuil (ms. Arsenal 3864, p. 15) est plus explicite : « La duchesse de Villeroy, ayant été le mercredi à Marly et parlé au duc de Villeroy son mari, capitaine des gardes du corps en quartier, qui n'avoit pas changé d'habit depuis être revenu de Meudon, fut saisie de peur, tomba malade dès le soir, et mourut de la petite vérole le quatrième jour de sa maladie. »

Versailles[1]. L'abbé de Louvois[2] et le duc de Villeroy s'enfermèrent avec elle. Le premier en fut inconsolable ; l'autre ne le fut pas longtemps, et bientôt jouit du plaisir de se croire hors de page[3]. Il n'étoit pas né pour y être ; son père, trop tôt après, le remit sous son[4] joug[5].

Mort de l'empereur Joseph. Prince

L'Empereur mourut en même temps à Vienne, de la même maladie, et laissa peu de regrets[6]. C'étoit un prince

1. Elle mourut dans la nuit du 22 au 23 avril, à l'hôtel de Villeroy, où elle s'était fait transporter dès les premiers symptômes de maladie ; elle n'avait que trente-deux ans (*Dangeau*, p. 388 et 393 ; *Sourches*, p. 96-98 ; *Gazette*, p. 216 ; lettre de Mme de Maintenon à la princesse des Ursins, dans le recueil Bossange, tome II, p. 174 ; *Lettres historiques et galantes de Mme Dunoyer*, tome IV, p. 49). Elle fut inhumée le 24 au Calvaire du Marais.

2. Son frère : tome XIX, p. 47.

3. « On dit *hors de page*, pour dire hors de la puissance, hors de la dépendance d'autrui » (*Académie*, 1718).

4. Avant *son*, il a biffé *sous j*.

5. Voici la lettre de condoléances que Mme de Maintenon écrivit au maréchal de Villeroy à l'occasion de la mort de sa belle-fille et qui a passé en vente publique le 20 mai 1878 : « A Marly, ce 25 avril 1711. J'ai trop bien connu l'amitié, l'estime et la considération que vous aviez pour Mme la duchesse de Villeroy, pour ne pas comprendre, Monsieur, quelle est votre douleur. Je vous assure, Monsieur, que cette perte est sentie à la cour, dans un temps où il semble qu'on ne pouvoit compter celle des particuliers. Madame la Dauphine a bien versé des larmes, et tout le monde regrette une personne qui, par toute sorte d'endroits, remplissoit si bien sa place. M. le duc de Villeroy est fort aimé, et son malheur est si grand, qu'il est impossible de n'en être pas touché. J'espère que ni vous, ni lui, ni M. de Louvois, ne douterez que je ne sois plus sensible qu'une autre, puisque je suis plus que personne votre très humble et très obéissante servante. MAINTENON. »

6. Il mourut le 17 avril, après neuf jours de maladie, n'ayant pas encore trente-trois ans (*Gazette*, p. 231-232 et 243-244 ; *Gazette d'Amsterdam*, n°s XXXIII, XXXIV et Extraordinaire, et XXXV ; *Journal de Verdun*, tome XIV, p. 428-430 ; *Lettres historiques*, tome XXXIX, p. 520 et suivantes ; *Gazette de Leyde*, n°s 35 et suivants ; *Journal de Dangeau*, p. 395, 398 et 399 ; *Mémoires de Sourches*, p. 98, 100 et 102 ; *Mercure* de mai, 2e partie, p. 1-31 ; *Lettres de Mme Dunoyer*, tome IV, p. 11-12 ; *Lettres de Mme de Maintenon*,

emporté, violent, d'esprit et de talents au-dessous du médiocre[1], qui vivoit avec fort peu d'égards pour l'Impératrice sa mère[2], qu'il fit pourtant régente[3], peu de tendresse pour l'Impératrice sa femme[4], et peu d'amitié et de considération pour l'Archiduc son frère. Sa cour étoit orageuse, et les plus grands y étoient mal assurés de leur état. Le prince Eugène fut peut-être le seul qui y perdit : il avoit toute sa confiance[5], et il étoit fort mal avec l'Archiduc, qui se prenoit à lui du peu de secours qu'il recevoit de Vienne, et qui ne lui pardonnoit pas d'avoir refusé d'aller en Espagne[6]. Ce mécontentement ne fut que replâtré[7] par le besoin et les conjonctures ; mais jamais le prince Eugène ne se remit bien avec lui : il n'y eut que du dehors, sans amitié et sans confiance, et, quant à la

Eugène mal avec son successeur. [Add. St-S. 1002]

recueil Bossange, tome II, p. 174, 176 et 182, et édition 1806, tome IV, p. 232-233 ; *Mémoires de Villars*, tome III, p. 104). Le duc de Bourgogne écrivit à son frère le roi d'Espagne une lettre qu'a publiée l'abbé Baudrillart (*Mission en Espagne*, p. 77-78), et Philippe V crut devoir adresser à l'Archiduc une lettre de condoléances, qui fut renvoyée sans avoir été ouverte (*Mémoires de Noailles*, p. 240-241). Il y a des détails sur sa mort dans le volume Guerre 2299, n° 386.

1. C'est ce qui a déjà été dit dans le tome XV, p. 492. On prétendait en outre qu'il était inhabile à procréer, et le frère Jacques (notre tome X, p. 322) fut appelé pour lui donner des soins à ce sujet.

2. Éléonore-Madeleine-Thérèse de Bavière-Neubourg, troisième femme de l'empereur Léopold.

3. Pour les États héréditaires seulement (*Gazette*, p. 244).

4. Wilhelmine-Amélie de Brunswick-Hanovre.

5. Avant 1704, l'empereur Joseph lui avait fait don de l'île Sainte-Marguerite, près Vienne (*Gazette*, p. 256).

6. On a vu, dans le tome XV, p. 436, qu'Eugène avait en effet refusé d'aller en Espagne, trouvant l'armée impériale dans ce pays trop peu importante, et qu'il y avait été remplacé par Stahrenberg, qui sut profiter aux dépens d'Eugène du mécontentement de l'Archiduc. Saint-Simon reviendra sur ce sujet dans le prochain volume.

7. Ce mot, qui n'entra dans le *Dictionnaire de l'Académie* qu'en 1762, signifie « raccommoder d'une manière précaire », plutôt que « chercher à couvrir quelque faute, quelque sottise », seule définition que donnât le *Dictionnaire de Trévoux* pour le sens figuré. Il a déjà passé, mais sans note, dans notre tome II, p. 183.

considération et au crédit, ce qui seulement ne s'en pouvoit refuser, quoi que le prince Eugène pût faire sans se lasser de ramer[1] inutilement là-dessus jusqu'à la mort. Celle de l'Empereur fut un grand coup, et de ces fortunes inespérables, pour conduire à la paix et conserver la monarchie d'Espagne[2]. Je ne m'arrêterai pas à ces grandes suites parce qu'elles font partie de ce qui se passa en Angleterre pour préparer au traité de paix signé à Utrecht, et ensuite avec l'Empereur nouveau, et que ces choses se trouveront mieux dans les Pièces[3] que je ne pourrois les raconter, comme y étant de main de maître; je dirai seulement ici que Torcy alla incontinent après trouver l'électeur de Bavière à Compiègne, où il demeura un jour avec lui[4].

Mort de Mmes de

Voysin perdit Mme de Vaubourg sa sœur[5], femme de

1. Ci-dessus, p. 77.

2. L'abbé de Pomponne écrivit en juillet suivant un mémoire intitulé « Essais politiques sur les mesures que la France peut prendre dans le grand événement de la mort de l'Empereur » (Affaires étrangères, vol. *France* 309, fol. 33-57). Il y a d'autres mémoires sur le même sujet, datés d'avril et mai, par M. de Bonnac, par Chamoy père, par Gravelle, par Frischmann, et par d'autres diplomates, dans les volumes *Autriche* 89, fol. 71, 80, 116, 125, 133, 158 et 194, et 90, fol 311-326. On trouvera ci-après, à l'appendice V, un Mémoire que le duc du Maine présenta au Roi en mai 1711. — Les pièces relatives à l'élection du successeur ont été insérées dans le recueil de Lamberty (tome VI, p. 623-668). A l'occasion de cette mort, le cardinal de Noailles publia un mandement que la cour de Vienne jugea offensant (*Lettres historiques,* tome XXXIX, p. 676-680).

3. En marge du manuscrit : « Voir les Pièces ».

4. *Journal de Dangeau,* p. 397 ; *Mémoires de Sourches,* p. 102 ; *Journal du marquis de Torcy,* p. 428-429. L'objet du voyage était de conférer avec l'Électeur sur les modifications que la mort de l'Empereur allait amener dans la politique européenne. Depuis l'année précédente, M. de Bavière, très inquiet de la tournure que prenaient les événements, ne cessait de tourmenter les cours de Versailles et de Madrid, soit pour qu'on ne traitât pas sans son intervention, soit pour obtenir de négocier séparément avec les alliés (*Journal de Torcy,* p. 89, 99-103, 105-115, 133-134, 141-147, 201-202, 236-240, etc.; vol. *Espagne* 203, *passim*; vol. *Bavière* Supplément 2).

5. Marie-Madeleine Voysin : tome XVII, p. 452. Elle mourut le

mérite, dont le mari, conseiller d'État, capable et d'une grande vertu, étoit frère de Desmaretz[1]. Ce lien les entretenoit ensemble, et sa rupture eut des suites entre eux. Peletier de Souzy perdit aussi Mme Turgot, sa fille[2], qu'il aimoit avec passion[3], et avec grand raison. Son gendre[4] étoit un butor[5] qu'il ne put jamais soutenir dans les intendances, ni faire conseiller d'État[6]. Le fils de celui-là[7] l'est devenu avec beaucoup de réputation[8], après s'en être acquis une grande d'intégrité et de capacité dans la place de prévôt des marchands, et dans des temps fort difficiles[9]. Le vieux Caravas[10] mourut aussi, qui alloit mentir

Vaubourg et Turgot.

Mort de Caravas*. [Add. S^t-S 1003]

9 mai, à l'âge de quarante-six ans (*Dangeau*, p. 404 ; *Gazette*, p. 252 ; *Mercure* de mai, 2e partie, p. 78-80).

1. Il a été parlé de M. de Vaubourg en dernier lieu dans le tome XX, p. 164-166.

2. Marie-Claude le Peletier de Souzy avait épousé en 1688 Jacques-Étienne Turgot de Sousmont ; elle mourut le 4 mai, après une longue maladie et des suites de la grande opération (*Dangeau*, p. 402; *Sourches*, p. 104 et 105).

3. C'est aussi ce que disent les *Mémoires de Sourches*.

4. Tome XVIII, p. 114.

5. Mot déjà rencontré dans le tome VII, p. 87.

6. Comparez la première rédaction en 1709 : tome XVIII, p. 114.

7. Michel-Etienne Turgot: *ibidem*, p. 115.

8. Au moment où Saint-Simon écrit (1742), répétant ce qu'il avait déjà dit sous l'année 1709 (tome XVIII, p. 114), ce Turgot n'est encore que conseiller d'État semestre depuis 1737, et il ne passera ordinaire qu'en 1744.

9. Il occupa ces fonctions de 1729 à 1740.

10. Louis-Armand Gouffier, comte de Caravas, avait été cornette aux chevau-légers de Condé pendant le séjour de celui-ci en Flandre ; il quitta son parti en 1654, et se retira en Hollande, où il fit le mariage dont il va être question, mais revint peu après en France ; il eut un fils, qui fut tué à Nerwinde. Il est parlé de lui et de sa femme dans le *Voyage à Paris de deux jeunes Hollandais*, p. 123, 170-171 et 340. Un arrêt du Conseil relatif aux biens que Mme de Caravas possédait en Hollande est dans le registre E 1897 des Archives nationales, 19 octobre 1696.

* Manchette placée trois lignes trop bas dans le manuscrit.

partout[1] à gorge déployée[2]. Il étoit Gouffier[3], et avoit, par je ne sais quelle[4] aventure, épousé autrefois en Hollande la tante paternelle[5] de ce Ripperda dont la subite élévation au premier ministère d'Espagne, la rapide chute et la fin ont tant fait de bruit dans le monde[6].

Mariage des deux filles de

Beauvau qui avoit été capitaine des gardes de Monsieur[7],

1. Le mot *partout* a été ajouté en interligne.

2. Le *Dictionnaire de l'Académie* de 1718 ne donnait que *rire à gorge déployée*, c'est-à-dire de toute sa force.

3. D'une branche issue du troisième fils du grand écuyer; elle n'eut que trois générations et s'éteignit avec celui dont il est ici question.

4. *Quel*, par mégarde, dans le manuscrit.

5. Élisabeth de Ripperda, fille d'un député de la province de Gueldres aux États-Généraux, épousa M. de Caravas en 1656, tandis que son frère épousait la sœur de son mari.

6. Jean-Guillaume, baron puis duc de Ripperda, né à Groningue le 7 mars 1682, commença par avoir un régiment d'infanterie hollandaise, puis fut envoyé à Madrid en février 1715 comme ambassadeur des Provinces-Unies. Rappelé au commencement de 1718, il retourna à Madrid en août de la même année, dans l'intention de s'établir en Espagne, et embrassa à cet effet la religion catholique. Il installa alors, tant en ce pays qu'en Portugal, des manufactures de draps, qui réussirent mal. Il était cependant en rapports constants avec la cour, si bien qu'au commencement de 1725, il fut envoyé à Vienne en mission extraordinaire et réussit à signer, le 30 avril, un traité de paix et de commerce avec l'Empereur. À son retour, il reçut la grandesse et le titre de duc, et partit pour une nouvelle mission à Vienne. Revenu en décembre, il fut nommé secrétaire du despacho, et, en janvier 1726, les secrétaireries d'État de la guerre et des finances furent unies à ses fonctions. Disgracié le 24 mai suivant et enfermé au château de Ségovie, il réussit à s'échapper le 2 septembre 1728, passa en Angleterre, puis en Hollande, et enfin se rendit au Maroc vers la fin de 1731. S'étant insinué dans les bonnes grâces du Sultan, il embrassa l'islamisme, et, parmi des alternatives de faveur et de disgrâce, forma le projet de réformer la religion musulmane. Il fut enfin obligé de se retirer à Tétuan en 1734, et y mourut au commencement de novembre 1737. De nos jours, feu M. G. Syveton en France, M. Duckett-Bulau en Angleterre, et M. Rodriguez-Villa en Espagne, ont étudié les points mystérieux de sa biographie. Saint-Simon, qui le connut à Madrid en 1721, reparlera fréquemment de lui dans la suite des *Mémoires*.

7. Gabriel-Henri, marquis de Beauvau, de la branche de Mont-Gaugé

Beauvau avec Beauvau et Choiseul.

et qui [s'étoit[1]] retiré de la cour, et presque du monde, depuis longtemps, d'une manière fort obscure, n'avoit que deux filles[2] fort riches[3] : il les maria toutes deux en ce temps-ci[4], l'une au comte de Beauvau, mort bien longtemps depuis lieutenant général, gouverneur de Douay, et chevalier de l'Ordre de 1724[5], l'autre au marquis de Choiseul[6], le seul de cette grande maison[7] qui fût à son aise[8].

Ce seroit ici le lieu de présenter un nouveau tableau

(château de la commune actuelle de Chérac, en Saintonge), eut d'abord une compagnie de gendarmerie, puis acheta en 1682 la charge de capitaine des gardes de Monsieur; il ne mourut que le 12 juillet 1727, à quatre-vingt-trois ans.

1. *S'estoit*, ajouté en interligne, a été ensuite biffé par mégarde.

2. Marie-Thérèse, mariée à son cousin le comte de Beauvau, dame de la duchesse de Berry de 1715 à 1717, morte le 7 septembre 1736, à cinquante-et-un ans; et Henriette-Louise, qui épousa M. de Choiseul, et qui mourut, au même âge que sa sœur, le 28 mars 1737. Elles étaient filles du premier mariage de Gabriel-Henri avec Marie-Angélique de Saint-André, fille d'un trésorier général de la marine et des galères (20 octobre 1682; contrat du 18 dans le registre Y 243, fol. 82 v°). Leur père avait épousé en secondes noces en 1694 Marie-Madeleine de Brancas, dont il avait plusieurs enfants.

3. Lorsqu'en 1708, il avait été question du mariage de l'aînée avec un Polignac, l'annotateur des *Mémoires de Sourches* lui attribuait deux cent cinquante mille livres de dot (tome XI, p. 86).

4. Le double mariage eut lieu le 28 avril; Dangeau (p. 399) en annonce la nouvelle le 30. Les deux contrats, du 27, existent dans le minutier de l'étude Crémery.

5. Pierre-Madeleine : tome XVIII, p. 150 et 510; il est mort le 30 mai 1734.

6. Hubert de Choiseul de la Rivière, dit le marquis de Choiseul, mestre de camp du régiment de cavalerie de la Reine en 1692, brigadier en 1702, avait quitté le service en 1706 et était veuf depuis le 26 novembre 1710 de Marie de Lambertye, qu'il avait épousée le 20 mars 1691; il mourut des suites de l'opération de la taille, le 10 juin 1727, âgé de soixante-trois ans.

7. Il en a été parlé dans le tome XX, p. 323.

8. C'est Dangeau qui a dit (p. 399) : « On l'appelle le riche Choiseul, pour le distinguer de ceux qui portent ce nom, qui sont en grand nombre et moins bien dans leurs affaires. »

de la cour après un changement de théâtre qui dérangea si parfaitement toute la scène ; mais cette nouvelle qui succéda[1] a tant de liaison avec toutes les suites, qu'il est à propos de la rejeter après le récit d'une[2] affaire trop importante pour être omise[3], quelque longue et ennuyeuse[4] qu'elle puisse être, et qui eut tant de trait à d'autres temps, d'autant plus que, commencée avant la mort de Monseigneur, elle a été différée jusqu'au temps de sa conclusion pour ne la pas interrompre. Il faut donc retourner sur nos pas. Outre l'importance, il ne laissera pas de s'y trouver quelques traits curieux.

Reprise de l'affaire d'Épernon. Force prétentions semblables prêtes à éclore ; leur impression sur les parties du procès d'Epernon. [Add. St-S. 1004]

C'est de l'affaire de d'Antin qu'il s'agit de reprendre[5] jusqu'à sa conclusion[6]. Ce n'étoit pas la seule dont il pût être question. Une quinzaine de chimères, plus absurdes les unes que les autres, étoient prêtes à éclore. Les visions attendoient l'événement de celle de d'Antin pour différer à un autre temps, ou pour entrer en lice[7] si la sienne réussissoit, avec la confiance que le Roi et les juges les protégeroient volontiers, pour montrer que, sans être

1. La nouvelle scène qui succéda à la précédente.

2. *Un*, par mégarde, dans le manuscrit.

3. Le commencement d'*obmise* surcharge les lettres *ad*.

4. Saint-Simon a écrit après *ennuyeuse* un *que* inutile.

5. Le récit est resté suspendu dans notre tome XX, p. 290. A la suite de la permission que lui avait accordée le Roi et dont il a été parlé au même tome, p. 261-264, M. d'Antin avait obtenu, le 13 janvier 1711, un arrêt en forme l'autorisant à poursuivre devant le Parlement ce qu'il aviserait bon, et levant la défense portée le 7 juillet 1665, à la suite de l'opposition des ducs (*ibidem*, p. 263, note 3). Dès le 27 janvier, l'instance de 1665 fut reprise, et, le 31, il adressa une requête en permission d'assigner les successeurs des opposants de 1665, et demandant à être reçu à prêter serment. C'est alors que fut rédigé par Magueux le mémoire pour les ducs dont nous avons parlé au tome XX, p. 271, note 3. Saint-Simon rappellera dans la suite des *Mémoires* (tome IX de 1873, p. 31) qu'il présenta cette pièce au duc de Bourgogne, et que le jeune prince l'approuva.

6. Avant *conclusion*, Saint-Simon a effacé du doigt le mot *fin*.

7. « On dit figurément *entrer en lice*, pour dire s'engager publiquement dans quelque contestation » (*Académie*, 1718).

favori, on gagnoit des causes contre toutes sortes de règles. Les procès existants étoient celui de M. de Luxembourg, qu'il venoit de remettre en train judiciaire[1], en même temps qu'il s'étoit joint aux opposants à la prétention de d'Antin, et j'agissois déjà pour tâcher d'annuler l'arrêt sans force et sans mesure qu'il avoit obtenu[2], et le réduire à l'ancien détroit[3] d'option entre son érection nouvelle, ou n'être point pair; je passe légèrement sur cette affaire si bien expliquée au commencement de ces *Mémoires*[4], et par les factums imprimés de part et d'autre[5] qui sont entre les mains de tout le monde, et celui[6] d'entre M. de la Rochefoucauld et moi[7]; ceux qui n'étoient pas encore formés, mais tout prêts à l'être, celui d'Aiguillon et celui d'Estouteville[8]. Les chimères encore recluses[9], mais qui n'attendoient pas moins impatiemment la conjoncture de paroître en prétentions, étoient celle de l'ancienneté de Chevreuse de l'érection en faveur des Lorrains[10], et celle de Chaulnes, toutes deux dans la tête et dans la volonté du duc de Chevreuse[11] ; celle de l'ancienneté de

1. « *Train* se dit aussi figurément: *le train des affaires, le train du monde* » (*Académie*, 1718).

2. Dont il a parlé en dernier lieu dans le tome X, p. 49.

3. Au sens de passage resserré et, par conséquent, d'alternative difficile. Le *Dictionnaire de l'Académie* de 1718 ne donnait pas ce terme au figuré. Littré en cite des exemples de Fontenelle, de Marmontel et d'André Chénier, et nous le retrouverons dans la suite des *Mémoires*, éd. 1873, tomes XI, p. 31, XII, p. 443, XVI, p. 171, et XVII, p. 322.

4. Dans nos tomes II et III.

5. Voyez tome II, appendice I, et tome III, appendice IX.

6. Et sur celui, pour *celle* (affaire).

7. Il a été parlé en dernier lieu de cette contestation dans nos tomes X, p. 50-51, et XIX, p. 6-7.

8. Dans notre tome XX, p. 95-96, et appendice XII.

9. Terme déjà rencontré ci-dessus, p. 12, à propos de Mlle de Choin, mais avec une application particulière ici.

10. Tome II, p. 91.

11. Tome XX, p. 282. Saint-Simon va y revenir plus loin, p. 163-171 et 182-185.

Rohan, du grand-père maternel du duc de Rohan-Chabot[1]; celle des premières érections d'Albret et de Château-Thierry, dont M. de Bouillon ne pouvoit se départir[2], et dont on a vu ailleurs que le premier président Harlay s'étoit moqué si cruellement en parlant à sa personne[3]. Il n'y avoit pas jusqu'aux Bissy à qui l'ivresse de la faveur de leur évêque de Meaux ne tournât la tête, jusqu'à prétendre la dignité de Pont-de-Vaux[4], et cinq ou six autres de même espèce, dont, par les tortures prétendues[5] applicables aux duchés femelles, eussent eu lieu, et tombées dans la boue par des alliances et des arrière-alliances[6] déjà contractées[7]. C'est ce qui nous faisoit peur, pour le renversement entier de tout ordre et de toute règle parmi nous, par l'achèvement de toute ignominie

1. Ce duché, érigé en 1603, pour le fameux chef des Huguenots Henri de Rohan (tome V, p. 216), s'était éteint en 1638 par la mort du titulaire et avait été érigé de nouveau en 1645-1648 après le mariage de sa fille avec Henri Chabot.

2. Nos tomes II, p. 61 et 91, XIV, p. 214, et XX, p. 283.

3. Tome II, p. 91.

4. La terre de Pont-de-Vaux, en Bresse, fut érigée en duché par lettres de février 1623, en faveur de Charles-Emmanuel de Gorrevod et à la prière du duc de Savoie, dont il était le favori. Cette érection ne fut enregistrée au parlement de Dijon qu'en 1627, après la mort du bénéficiaire, et pour son fils Philippe-Eugène; la dignité s'éteignit en 1681, à la mort de celui-ci sans postérité. Saint-Simon lui a consacré un article dans ses *Duchés vérifiés éteints* (*Écrits inédits,* tome VII, p. 256-261); voyez aussi Guichenon, *Histoire de Bresse,* troisième partie, p. 193-201. Les Bissy faisaient venir leurs prétentions de Marguerite de Busseuil, qui était fille d'Antoinette de Gorrevod, et qui avait épousé Héliodore de Thiard de Bissy le 18 octobre 1588. Les Bauffremont, les Thiange et d'autres familles moins connues prétendaient également à la succession, sinon au duché. On trouvera aux Additions et corrections quelques notes sur l'érection de Pont-de-Vaux.

5. La première lettre de *pretendues* surcharge un *d.*

6. Il écrit *arrieres alliances.*

7. Tel est bien le texte du manuscrit. Saint-Simon veut dire que ces chimères ne pouvaient exister qu'en torturant les règles prétendues applicables aux duchés femelles, et qu'elles étaient déjà tombées dans la boue par des alliances de bas étage.

dans la transmission de ces dignités sans mesure, et, même en réussissant contre elles, par une vie misérable de chicanes, de procès et de procédés, chacun ne manquant point de chicanes et de subterfuges pour détourner de dessus soi la condamnation de son voisin, et même de son semblable, et se présenter hardiment sous des apparences d'espèces différentes. C'étoit néanmoins ce qui nous pouvoit arriver de mieux que de gagner en luttant, et de nous consumer en luttes. Nous ne cessions de nous plaindre de ces amas de prétentions et de procès, que nous nous voyions pendre sur la tête par le fait de d'Antin, que son exemple avoit ranimés, et nous nous servions de ce débordement pour aggraver[1] l'importance de laisser les choses dans les règles de tout temps suivies et reconnues. D'Antin, qui s'en aperçut, et que ce que nous alléguions là-dessus ne nous étoit pas inutile, sut tourner court, et prendre au bond cette balle[2] avec finesse, pour s'en servir lui-même avec avantage. Outre tout le mauvais de sa cause en soi, dont il fut toujours très persuadé, comme il nous l'a avoué depuis, il sentoit l'extrême embarras où il alloit tomber par nos fins de [non] recevoir[3], qu'il ne pouvoit assez s'étonner que nous eussions découvertes, ce qui étoit l'ouvrage de Vesin[4], l'un de nos meilleurs avocats. La clause dirimante[5] par la mésalliance de Zamet[6], de laquelle seule il tiroit son prétendu droit, étoit sans ré-

1. *Aagraver,* dans le manuscrit.

2. « On dit figurément *prendre la balle au bond,* pour dire se servir de l'occasion » (*Académie,* 1718).

3. « *Fin de non-recevoir* est une exception par laquelle on soutient qu'un homme n'est pas recevable à intenter une action, une demande » (*Académie,* 1718). — Saint-Simon a oublié *non* avant *recevoir.*

4. Pierre Vesin, secrétaire du Roi et ancien bâtonnier de l'ordre des avocats, mourut le 5 juillet 1725, à soixante-quinze ans : voyez notre tome XX, p. 288, note 3.

5. « *Dirimant,* terme de droit canon : qui emporte la nullité » (*Académie,* 1718).

6. Tome XX, p. 288-290.

ponse, et il n'avoit garde d'être tranquille sur son acquisition d'Épernon[1], autre fait dirimant. Monseigneur, qui y étoit mêlé, eût pu le lui reprocher durement, et donner lieu à ses ennemis de Meudon, qui commençoient à prévaloir, de lui faire un crime auprès de ce prince d'avoir abusé de sa faveur pour une acquisition dont il ne lui avoit pas montré l'objet, et lui faire faire bien du chemin[2] dans la descente[3]. Il s'y joignoit un malaise du Roi, importuné de ses absences, qui pouvoit aisément se tourner en dégoût, ou en habitude de se passer de lui pour les bagatelles dont il savoit faire un si habile usage. Un contraste[4] assez ferme qu'il eut à la porte de Dongois, greffier du Parlement[5], avec les ducs de Charost et de Berwick, sur des procédés, et qui furent poussés assez loin de la part des nôtres, sur quelques longueurs dont il voulut se plaindre, tandis qu'il nous y avoit forcés par un piège, et la hauteur dont la chose fut prise de notre part à tous, enfin le changement de l'air du monde, et même de celui de la cour, le bruit sourd du Palais, qui ne lui étoit pas favorable[6], toutes ces choses ensemble l'avoient effrayé dès le carême, jusqu'à le désespérer intérieurement du succès, et lui faire craindre de perdre encore autre chose que son procès. Ces mêmes choses firent une impression pareille au duc de Chevreuse pour ce qui le regardoit, qui, né timide et chancelant, crut voir sa condamnation

1. Tome XX, p. 287.
2. « On dit proverbialement qu'*on fera voir bien du chemin à quelqu'un,* pour dire, qu'on lui donnera bien de l'exercice et de la peine » (*Académie,* 1718). Ici l'expression est un peu différente.
3. C'est-à-dire dans la diminution de son crédit.
4. Débat de paroles : tome XX, p. 319.
5. Nicolas Dongois : tome II, p. 237.
6. C'est pour cela qu'il avait songé à récuser comme parents de quelqu'un des ducs et pairs les présidents de Mesmes, de Novion, le Bailleul, de Menars, de Maisons, d'Aligre, de Lamoignon et Molé (vol. *France* 222, p. 209-210).

écrite[1] par les épines que le favori éprouvoit. Ennemis de cabale, et sur toute autre chose, mais liés tous[2] deux sur ces matières, tant l'intérêt a de pouvoir jusque sur les plus honnêtes gens tels que l'étoit Chevreuse, il tourna ses pensées au souvenir d'un règlement général projeté lors du procès de feu M. de Luxembourg, et il espéra du crédit de d'Antin de remettre ce règlement sus, et de faire passer son second fils duc de Chaulnes avec lui, en abandonnant leurs prétentions de l'ancienneté d'Épernon et de celle de Chevreuse. Ce point, si funestement capital, mérite d'être un peu plus expliqué dès son origine.

Ancien projet de règlement sur les duchés-pairies en 1694; son sort alors*; perversité du premier président d'Harlay, qui le dressa.

Lors du plus grand mouvement, en 1694, du procès entrepris par M. de Luxembourg contre ses anciens, il fut fait un projet, que j'ignorai longtemps depuis[3], qui régloit en forme de déclaration du Roi les transmissions contestées de la dignité de duc et pair, laquelle excluoit presque entièrement les femelles, mais qui, avec cet appât aux ducs, les assommoit[4] par l'établissement du grand rang des enfants naturels du Roi. Harlay, premier président, qui papegeoit pour la place[5] de chancelier[6], que le cadavre de Boucherat remplissoit encore[7], qui,

1. *Écrittes* corrigé en *écritte*, dans le manuscrit.

2. Le commencement de *tous* surcharge *d'*.

3. Il n'en a point parlé en effet en 1694-1696.

4. Ce mot n'était pas donné au sens figuré dans le *Dictionnaire de l'Académie* de 1718. Nous avons eu *assommoir* et *assommant* dans le tome XIV, p. 64 et 265.

5. Qui visait à la place. Ce verbe, que ne donne aucun dictionnaire ou lexique, et dont Littré lui-même n'a pas relevé le présent exemple, se retrouve dans le *Journal de Dangeau* (tome VII, p. 402) et dans les *Mémoires de Sourches* (t. III, p. 164), en parlant des cardinaux qui visent au souverain pontificat. Il n'aurait donc pas de rapport avec le nom du papegeai, cet oiseau de carton ou de bois peint que l'on plantait au bout d'une perche pour s'exercer au tir.

6. Tome II, p. 56 et 108.

7. En 1694, Boucherat avait soixante-dix-huit ans.

* Après *alors*, Saint-Simon a biffé *et dans ce temps cy*.

procureur général, avoit ouvert la voie en faisant légitimer le chevalier de Longueville, tué depuis, sans nommer la mère[1], qui avoit eu, pour cet exécrable service, parole réitérée des sceaux, voulut, vil et détestable esclave du crime et de la faveur, cueillir les fruits de son ouvrage par ce couronnement inouï de ces enfants, qui, sans lui et son invention cauteleuse et hardie, eussent forcément été ceux de M. de Montespan, peut-être des enfants trouvés, dans l'impuissance d'énoncer père ni mère[2]. C'étoit donc bien moins en faveur de la paix que cette déclaration avoit été conçue, et pour mettre des bornes fixes et précises aux transmissions des duchés femelles, que pour la grandeur des bâtards. Harlay y avoit fait consentir M. de Luxembourg et son fils; mais ce projet fut tant tourné, rebattu, rajusté, que le Roi, du goût duquel ces choses ne furent jamais, l'abandonna sitôt que, par une voie plus militaire[3], et, telle qu'elle a été racontée[4], il eut trouvé plus court de donner à ses fils naturels, et bientôt après à leur postérité[5], en la personne du duc de Vendôme, une préséance énorme, qui, lui ayant paru alors le comble de leur grandeur et de sa toute-puissance, ne devint pourtant que le piédestal des horribles prodiges qu'on a vus depuis en ce genre[6]. Le duc de Chevreuse, d'accord avec d'Antin, parla au Chancelier. Il lui donna envie de la gloire d'un ouvrage qui finiroit toutes ces fâcheuses contestations, et toucha peut-être en lui la partie foible du courtisan desireux d'a-

Duc de Chevreuse*, de concert avec d'Antin, gagne le Chancelier pour un règlement sur ce

1. Tome II, p. 56.
2. Saint-Simon a écrit par mégarde *pere ny pere*.
3. Le *Dictionnaire de l'Académie* de 1718 ne donnait pas d'emploi de cet adjectif au figuré comme nous l'avons ici. On disait seulement : recouvrement par la voie militaire, *manu militari*.
4. Tome II, p. 104-107.
5. Ces deux mots sont en interligne, au-dessus d'un premier *leur postérité*, biffé après que Saint-Simon eut corrigé *leur* en *leurs*.
6. Ces trois derniers mots ont été ajoutés en interligne.

* Après *Chevreuse*, il a biffé *gaigne*.

planir à son maître la voie d'élever de plus en plus ses enfants naturels, et d'achever la fortune de son favori en se conciliant ces grands personnages du temps présent. Le Chancelier, gagné, m'en parla d'abord avec une entière ouverture, mais une imposition étroite du secret[1]. Nous agitâmes la matière, et j'avouerai à ma honte, ou à celle d'autrui, que, n'imaginant pas qu'il fût dans la possibilité de trouver[2] pour les bâtards rien au delà de ce qu'ils avoient, il ne m'entra pas dans l'esprit qu'ils profitassent du règlement qui se pouvoit mettre sur le tapis autrement que par une confirmation de tout ce dont ils étoient en possession, qui n'ajoutoit rien à leur droit ni à leur jouissance. Ce fut par où nous commençâmes. Le Chancelier me fit bien entendre, et sans peine, que le chausse-pied de la déclaration, ce fut son terme, seroit inévitablement l'intérêt des bâtards, *causa sine qua*[3] *non* du Roi en toutes ces matières ; mais, avec ma sotte présupposition[4], qu'il appuya, et, je crois, de bonne foi alors, je conclus qu'il valoit mieux, à ce prix, sortir tout d'un coup, par une bonne déclaration, de tant d'affaires[5] que de nous y laisser consumer. Je pensois que couper à jamais toutes racines de questions de préséance entre nous nous mettroit à couvert des schismes qui se mettoient si souvent parmi nous, et que nous délivrer une bonne fois des ambitions femelles nous délivreroit[6]

modèle. Le Chancelier m'en confie l'idée et l'ancien projet *; raisons ** qui m'y font entrer sans en prévoir le funeste, et j'y travaille seul avec le Chancelier.

1. Emploi d'*imposition* avec régime relevé par Littré.

2. *De trouver* est en interligne, au-dessus de *d'imaginer*, biffé.

3. Il a écrit *quâ*, avec accent circonflexe, mais sans souligner ces mots latins.

4. « *Présupposition*, supposition préalable » (*Académie*, 1718).

5. Les mots *tout d'un coup* sont répétés, par mégarde, après *affaires*.

6. *Délivreroient* (sic) est en interligne, au-dessus de *mettroient à couvert*, biffé.

* Après *projet*, il a biffé *J'y entre sottemt sans en prevoir le funeste.*

** Les premières lettres de *raisons* et *d'entrer*, plus loin, surchargent d'autres lettres effacées du doigt.

des désordres et des successions indignes qui achevoient la confusion. Je considérois une barrière aux favoris présents et futurs d'autant plus à desirer, que l'âge du Roi en faisoit craindre de capables de s'en prévaloir avec hardiesse; et il est vrai encore que mon repos particulier acheva de me déterminer, parce que le poids de toutes ces sortes d'affaires tomboit toujours sur moi, en tout ou en la plus grande [1] partie, pour le travail dont je ne me pouvois défendre, et pour la haine qui en résultoit, avec peu ou point de secours ni d'appui. Ce parti bien pris en moi-même, et justement fondé sur nos misères intérieures, dont je n'avois qu'une trop continuelle expérience, il fut question d'y travailler. Pour le faire utilement, le Chancelier me montra [2] le projet du premier président d'Harlay. Nous l'examinâmes ensemble, et, pour mieux faire, il me le confia pour en tirer une copie, et pour, sur cette copie, faire mes notes, afin de les discuter après avec lui, et arrêter ensemble un nouveau projet sur cet ancien, qui nous fît trouver notre compte par des lois sages et justes, et par des avantages qui, autant que le temps le pouvoit comporter, nous dédommageassent de la confirmation de la grandeur des bâtards, qu'il falloit bien s'attendre devoir être énoncée dans ce règlement.

Pour mieux entendre ce qu'il en arriva, il ne sera pas peu à propos, ni peu curieux, d'insérer ici, plutôt que le renvoyer aux Pièces, cet ancien projet du premier président d'Harlay, avec les notes que je mis à chaque article de ce que je crus qui y devoit être changé, retranché ou ajouté, l'ancien projet d'un côté à mi-marge, mes notes de l'autre vis-à-vis chaque article, tel que je le donnai au Chancelier. Cet ancien projet avoit été concerté entre le Chancelier, lors contrôleur général et secrétaire d'État de la maison du Roi et ministre, le premier président

1. *La plus grd partie*, dans le manuscrit.
2. *Monstra* est en interligne, au-dessus de *donna*, biffé.

d'Harlay, et Daguesseau, lors avocat général, aujourd'hui chancelier[1], communiqué par ordre du Roi, et revu par le duc de Chevreuse, qui en avoit, disoit-il, perdu la copie qu'il en avoit eue, et convenu pour lui-même, et par MM. de Luxembourg père et fils pour eux, et resté en 1696 fixé entre eux tel qu'il suit :

Ancien projet et mes notes dessus.

ANCIEN PROJET.	NOTES.
[I][2]. « Les princes du sang seront honorés en tous lieux suivant le respect qui est dû à leur naissance, et, en conséquence, auront droit d'entrée, séance et voix délibérative au parlement de Paris[3], à l'âge de..., tant aux audiences qu'au conseil, sans aucune formalité.	« Ce premier article pourroit être omis, comme tout à fait inutile.
II. « Les enfants naturels des rois qui auront été légitimés, et leurs enfants et descendants mâles qui posséderont des duchés-pairies, auront droit d'entrée, séance et voix délibérative en ladite cour, à l'âge de... ans, en prêtant le serment ordinaire des pairs,	« Ce second article pourroit être omis, comme tout à fait inutile. Il y en a une déclaration expresse[4], qui n'étoit pas lors, et qui est enregistrée, et confirmée par un usage constant depuis.

1. Daguesseau, nommé chancelier en 1717, ne se démit de cette charge que le 27 novembre 1750 ; on a vu que Saint-Simon écrit tout le présent récit en 1742.

2. Saint-Simon a omis ce chiffre *I*.

3. Les lettres *de P* surchargent *à l*.

4. C'est la déclaration du 5 mai 1694 que nous avons vue se produire au tome II, p. 107.

ANCIEN PROJET.

avec séance immédiatement après et au-dessous des princes du sang, et y précéderont, ainsi qu'en tous autres lieux, tous les ducs et pairs, quand leurs duchés-pairies seroient moins anciennes que celles desdits ducs et pairs.

III.

« Les ducs et pairs auront rang et séance entre eux du jour de l'arrêt de l'enregistrement qui sera fait au parlement de Paris des lettres portant érection du duché-pairie qu'ils possèdent[1], et seront reçus audit parlement à l'âge de vingt-cinq ans, en la manière accoutumée.

NOTES.

« Le duché de Brancas n'est point vérifié au parlement de Paris, et c'est le seul existant[2]. Il est du feu Roi[3], et perdroit beaucoup à prendre rang de l'enregistrement qu'il en faudroit faire présentement au parlement de Paris, aux termes de ce troisième article. On n'oseroit proposer d'y ajouter la pairie pour dédommagement, en prenant la

1. *Possèdent* corrige *posséderont.*

2. La terre de Villars, au diocèse d'Apt, en Provence, fut érigée en duché en faveur de Georges de Brancas, gouverneur du Havre, en septembre 1627, comme compensation de son gouvernement et de la lieutenance générale de Normandie ; mais l'érection ne fut enregistrée qu'au parlement d'Aix, le 24 juillet 1628. En juillet 1651, le même Georges de Brancas obtint l'érection en pairie ; mais l'enregistrement n'eut lieu encore qu'au parlement de Provence, le 15 juillet 1657 : ce qui fit qu'il n'était pas considéré comme pair, le parlement de Paris ayant seul le titre de cour des pairs. Tallemant des Réaux (*Historiettes*, tomes I, p. 213, et VI, p. 409) a parlé de cette double érection. Notre auteur y reviendra avec plus de détails, dans la suite des *Mémoires*, tome XIII de 1873, p. 125.

3. C'est-à-dire de Louis XIII ; ces « notes » sont rédigées en 1711.

ANCIEN PROJET. NOTES.

queue de tout, par un enregistrement de duché-pairie au parlement de Paris[1], laissant caduc[2] celui du parlement d'Aix[3].

« Il y a de grandes raisons pour fixer le rang des pairs au jour de la réception de l'impétrant au Parlement; celui de l'enregistrement fixeroit[4] le rang des ducs vérifiés qui ne sont pas pairs.

« Quant[5] à l'âge, on ne peut contester l'indécence et l'inconvénient d'un trop jeune âge; mais on ne peut contester aussi qu'il n'y en a non plus de réglé pour les pairs que pour les princes du sang, témoin le feu duc

1. C'est pourtant ce qu'il proposera dans son *Projet de rétablissement du royaume de France*, rédigé au commencement de l'année suivante (*Écrits inédits*, tome IV, p. 227).

2. « On dit en termes de Palais *legs caduc*, *succession caduque*, pour signifier un legs, une succession qui n'a pas lieu faute d'héritiers ou de fonds, ou faute d'accomplir certaines conditions » (*Académie*, 1718).

3. Après *Aix*, il a effacé du doigt le mot *il*, pour commencer un autre paragraphe. – Le parlement d'Aix fut créé sous Louis XII par un édit de juillet 1501, pour la Provence et les pays en dépendant; cette création fut confirmée par la déclaration du 26 juin suivant. Son ressort comprenait douze sénéchaussées et une cinquantaine de justices royales.

4. Le mot *fixeroit*, écrit à la fin d'une ligne, a été répété au commencement de la suivante.

5. En face de ce paragraphe, il a biffé, dans l'autre colonne, le chiffre IV, pour laisser de la place à sa note.

ANCIEN PROJET. NOTES.

de Luynes[1], reçu à dix-neuf[2] ans[3], et bien d'autres. Puis, donc, qu'un âge ne peut être fixé sans faire une nouveauté intéressante, et que les pairs les plus avancés en âge ne savent pas plus de jurisprudence que les plus jeunes, dont l'étude est la raison principale qui a fixé l'âge pour la magistrature[4], à laquelle étude les pairs ne sont en rien assujettis, il paroît qu'un tempérament convenable seroit de fixer l'âge de la réception des pairs à vingt ans, pour différence d'avec les magistrats.

« Si on omet les deux premiers articles, il seroit[5]

1. Louis-Charles d'Albert, père de M. de Chevreuse : tome II, p. 92.

2. *15* corrigé en *19*.

3. M. de Luynes fut reçu au Parlement le 24 novembre 1639, et, comme il était né en 1620, il avait bien dix-neuf ans. Sur la réception, voyez les *Écrits inédits*, tomes III, p. 82-83, et VIII, p. 269-270.

4. C'est une ordonnance de novembre 1661 qui avait fixé à vingt-cinq ans l'âge requis pour être nommé aux charges de judicature, pour que, disait le préambule, la justice soit rendue par des personnes dont l'âge, la capacité et la prudhomie soient tels que les peuples en ressentent le soulagement nécessaire. » D'autres édits d'août 1669 et février 1672 complétèrent ou modifièrent légèrement les règles fixées par l'ordonnance de 1661. Enfin la déclaration du 22 décembre 1699 fixa à vingt-sept ans l'âge des conseillers au Parlement, à trente-trois celui des maîtres de requêtes ; mais on pouvait assez facilement obtenir des dispenses.

5. *Seroit* est répété deux fois.

ANCIEN PROJET. — NOTES.

utile d'ajouter en celui-ci que les pairs auront entrée, séance et voix délibérative[1], tant aux audiences qu'au conseil, pour éviter équivoque par une expression différente et[2] tacite.

« Il seroit nécessaire, pour couper court à mille nouvelles et insoutenables difficultés, d'ajouter que les pairs garderont dans tous les parlements du Royaume la même forme d'entrer dans le lieu de la séance et d'en sortir qu'ils ont accoutumé de garder en celui de Paris, cour ordinaire des pairs et le premier de tous les parlements, dont l'exemple ne peut et ne doit être refusé d'aucun autre.

IV.

« Les termes d'*ayant cause*[3] n'auront aucun effet dans les lettres d'érection des duchés-pairies[4] qui auront été accordées jusqu'à

« Il ne faut point supprimer un terme consacré par un long usage, et qui, en effet, est essentiel, mais lui donner seulement une in-

1. C'est la formule obligatoire. « On dit *voix délibérative,* pour dire, droit de dire son avis dans une compagnie » (*Académie,* 1718).

2. *Ou* corrigé en *et.*

3. « *Cause* signifie aussi droit cédé ou transmis d'une personne à une autre, et il n'est en usage qu'en cette façon de parler *ayant cause* » (*Académie,* 1718).

4. Les premières lettres de *Duchés* surchargent *Pair*[*ies*].

ANCIEN PROJET.

cette heure où ils auroient été mis, et ne[1] seront plus insérés dans aucunes lettres à l'avenir.

V.

« Les clauses générales insérées ci-devant en quelques lettres d'érection de duchés-pairies en faveur des femelles n'auront aucun effet qu'à l'égard de celles qui descendront et se-

NOTES.

terprétation générale pour toutes les lettres, tant expédiées[2] qu'à expédier, qui soit fixe et certaine. Il faut donc exprimer que[3], par *ayant cause,* le concesseur[4] entend les mâles issus de l'impétrant[5] étant de son nom et maison, en quelque degré et ligne collatérale que ce puisse être, en gardant entre eux l'ordre et le rang de branche et d'aînesse, afin que la dignité se conserve et perpétue dans les issus mâles de l'impétrant de son nom et maison tant et si longtemps qu'il restera un seul mâle issu de l'impétrant de son nom et maison.

« Ajouter à cet article, où aucun mot n'est à changer, que du mariage d'une fille qui, aux termes dudit article, fera son mari duc et pair, sortira une race ducale masculine, c'est-à-dire

1. Avant *ne,* il a biffé *qu'ils.* — 2. Avant *expédiées,* il a biffé *à.*

3. *Que* a été ajouté en interligne.

4. Second exemple de ce mot que nous avons déjà dit ne pas se trouver ailleurs (tome VI, p. 70).

5. « *Impétrant,* terme de pratique, qui n'a d'usage qu'en parlant de celui qui impètre des lettres du prince où quelque bénéfice » (*Académie,* 1718).

ANCIEN PROJET.

ront du nom et maison de l'impétrant[1], et à la charge qu'elles épouseront des personnes que le Roi jugera dignes de posséder cet honneur, et dont S. M. aura agréé le mariage par des lettres patentes, qui seront adressées au Parlement.

« On peut ajouter : Si ce n'est qu'il plaise au Roi d'étendre sa grâce aux filles des filles par une clause expresse.

NOTES.

qu'en la personne du fils de cette fille la duché-pairie femelle deviendra masculine, dont la succession à la dignité sera semblable en tout à la succession de toute autre dignité de duc et pair qui n'a jamais été femelle et qui n'a été érigée qu'en faveur des seuls mâles.

« Exprimer si le gendre aura le même rang que le beau-père, ou de[2] la date des lettres patentes adressées au Parlement pour son mariage, et alors, conséquemment, de sa réception, s'il est pair, ce qui fixe le rang de ce duché, devenu alors masculin. Il semble qu'avec cette restriction apportée aux duchés femelles, on pourroit laisser au gendre le rang de son beau-père : bien entendu que cet édit ait un effet rétroactif en tous ses points et articles. Pour ce qui est des filles des filles, c'est une chose à bannir et à proscrire à jamais, comme une porte funestement ouverte aux in-

1. L'article élidé surcharge un *c*, et, après *Impétrant*, Saint-Simon a mis un signe de renvoi qui se retrouve au commencement du paragraphe suivant : « On peut ajouter, etc. »

2. *De* est en interligne.

ANCIEN PROJET.

NOTES.

convénients contre lesquels cet édit est principalement salutaire.

VI.

« Permettre à ceux qui ont des duchés d'en substituer à perpétuité, ou pour un certain nombre de personnes plus grand que celui de deux, outre l'institué, prescrit par l'ordonnance de Moulins[1] art. 59[2], le chef-lieu avec une certaine partie de leur revenu, montant jusqu'à..... de rente, auquel le titre et dignité des duchés-pairies demeurera annexé, sans pouvoir être sujet à aucunes dettes ni détractions[3], de quelque nature qu'elles puissent être, après qu'on aura observé les formalités prescrites par les ordonnances

« Il seroit beaucoup plus à propos qu'à l'exemple des majorasques[4] d'Espagne, cet édit marquât que toute érection de duché porte substitution perpétuelle de la terre érigée, c'est-à-dire du chef-lieu et d'un certain nombre de paroisses aux environs, faisant un revenu de quinze mille livres de rentes, avec privilège, outre ceux contenus en ce sixième article, que ce revenu ne pourra être saisi pour aucune cause que ce puisse être; que, s'il y a des duchés entiers qui ne les valent pas, tant pis pour leurs titulaires possesseurs, qui néanmoins les

1. C'est en janvier et février 1566, que Charles IX, tint à Moulins, sur l'initiative du chancelier Michel de l'Hospital, une assemblée de notables et de jurisconsultes, qui rédigea en quatre-vingt-six articles la célèbre ordonnance dite de Moulins, sur la réformation de la justice. Elle fut enregistrée au parlement de Paris le 23 juillet suivant, et resta jusqu'à la Révolution comme la loi organique de la justice française.

2. Par l'article 57 (et non 59), l'ordonnance réglait que les substitutions pourraient s'étendre jusqu'au quatrième degré, outre l'institué.

3. Le *Dictionnaire de l'Académie* de 1718 ne donnait ce mot qu'au sens de médisance ; mais, en jurisprudence, c'est le droit du souverain de distraire une partie de succession au profit d'un étranger.

4. Terme déjà relevé dans notre tome IX, p. 154.

ANCIEN PROJET.

pour la publication des substitutions[1].

NOTES.

pourront accroître par des acquisitions ; que, s'il se trouve des ducs trop obérés pour que cette concession ne préjudiciât pas à leurs[2] créanciers, donner pouvoir aux petits commissaires de la grand chambre du parlement de Paris[3] de changer l'hypothèque des créanciers sur les biens libres de la femme du duc, et de faire en sorte de rendre le duché capable de jouir du bénéfice de cette disposition, qui, une fois connue, ne peut plus préjudicier à l'avenir, et assure une subsistance modique aux plus grands dissipateurs pour soutenir leur dignité, et délivre les maisons de la négligence de plusieurs ducs à se servir de cette grâce, si elle n'étoit qu'offerte et ouverte à volonté, comme elle l'est dans cet article sixième. On sait

1. L'article 57 de l'ordonnance de Moulins réglementait la forme et les délais de la publication des substitutions. Il a déjà été parlé de cela dans nos tomes V, p. 325, et XV, p. 444.

2. Saint-Simon a écrit *ses*, par mégarde, au lieu de *leurs*.

3. Il a été déjà parlé des petits commissaires dans le tome II, p. 72. D'après le *Dictionnaire de l'Académie* de 1718, lorsque les conseillers et le président chargés d'examiner une affaire se réunissaient au Palais, on les appelait *grands commissaires*, et *petits commissaires*, s'ils s'assemblaient chez le président. Il pouvait y avoir des commissaires dans toutes les chambres.

ANCIEN PROJET

NOTES.

que les fiefs de dignité sont à peu près revêtus de tous ces avantages par toute l'Allemagne, que ceux d'Italie ne se peuvent, à proprement parler, réputer tels, hors les vraies souverainetés, et que ceux d'Angleterre ne sont que des noms et des titres vains, jamais possédés par ceux qui les portent[1].

VII.

« Permettre aux mâles descendants en ligne directe de l'impétrant de retirer le duché-pairie des filles qui se trouveront en être propriétaires, en leur en remboursant le prix dans... sur le pied du denier... du revenu actuel.

« Le remboursement du prix doit être[2] reçu forcément par les femelles, et réduit à un denier fort au-dessous du revenu de la terre, payable par un contrat de constitution. La pratique très embarrassante de cet article seroit supprimée par la substitution de droit perpétuelle, proposée sur l'article précédent.

VIII.

« Ordonner que ceux qui voudront former quelque

« Bon ; pourvu qu'il n'émane aucun arrêt, qui, dès

1. A la suite, Saint-Simon a biffé le paragraphe suivant, qu'on retrouve presque textuellement ci-contre, sous le nº VII : « Permettre aux masles descendans de l'Impetrant de son nom et Maison, de les retirer des filles qui se trouverront en estre propriétaires, au cas de non substitution faitte auxd. masles, en remboursant lesd. filles propriétaires en..... sur le pied du denier... du revenu actuel. »

2. Il y a *doit est* dans le manuscrit.

ANCIEN PROJET.

contestation sur le sujet des duchés-pairies, et des rangs, honneurs et préséances accordés par le Roi aux ducs et pairs, princes et seigneurs de son royaume, seront tenus de représenter chacun en particulier à S. M. l'intérêt qu'ils prétendent y avoir, afin d'en obtenir la permission de le poursuivre, et qu'elle puisse y prononcer elle-même, si elle le trouve à propos, ou renvoyer par un arrêt de son conseil d'État les parties, pour procéder et être jugées en son Parlement; et, en cas qu'après y avoir renvoyé une demande, les parties veulent[1] en former d'autres incidemment, qui soient différentes de la première, elles soient tenues d'en obtenir de nouvelles permissions de S. M.

NOTES.

là que ce seroit un arrêt, attaqueroit le droit et la dignité de la cour des pairs, mais bien un ordre verbal du Roi, ou une lettre de cachet au Parlement, ou du secrétaire d'État de la maison du Roi au premier président, au procureur général et au premier avocat général du parlement de Paris, marquant la volonté du Roi par son ordre.

« Il paroît équitable de donner aux ducs vérifiés non pairs, et aux duchés vérifiés sans pairie, les mêmes avantages qu'aux ducs et pairs et aux duchés-pairies, en les comprenant en cet édit, si ce n'est que le revenu perpétuellement substitué des duchés vérifiés non pairies pourroit être modéré à dix mille livres de rente.

IX.

« Ordonner enfin que M. de Luxembourg[2] aura son rang de 1662. »

« A la bonne heure, mais en disant : *et voulant traiter favorablement*, etc., parce

1. Il y a bien *veulent*, et non *veuillent*.

2. Ici il y a un signe de renvoi dans le manuscrit, qui se réfère au passage suivant placé en dessous de l'article : « M. de Lbg et ceux dont il prend conseil ont paru avoir beaucoup de soumission p^r^ tout ce

ANCIEN PROJET. NOTES.

que ce rang, même aujourd'hui, n'est pas invulnérable, et qu'il ne faut pas révoquer en doute ce qui le peut et doit attaquer, chose en soi très indifférente à M. de Luxembourg par quels termes il conserve ce rang, dès là qu'il le conserve, et que c'est par des termes honnêtes pour lui. »

Tel étoit l'ancien projet, et telles les notes que j'y mis, ce qui fut bientôt fait de ma part, mais[1] non pas si tôt convenu entre le Chancelier et moi. Avant de rapporter cette dispute, qu'interrompit mon voyage de Pâques à la Ferté, et la mort de Monseigneur ensuite, il est à propos d'expliquer comment la chose s'enfourna[2] parmi nous.

Grâce de substitution accordée au duc d'Harcourt enfourne ce règlement. Sagesse et franchise d'Harcourt avec moi sur les bâtards.

Le duc d'Harcourt, toujours attentif à ses affaires, demandoit en ce temps-là une grâce qui donna le branle à tout. C'étoit une déclaration du Roi qui donnât une préférence à tous ses issus mâles, exclusive de tout issu par femelles, à la succession de son duché-pairie, pour éviter l'inconvénient des héritières des branches aînées, qui, emportant la terre à titre de plus proches, mettoient par là, ou par un prix trop fort, les cadets mâles hors d'état

qu'ils pourroient connoistre qu'il seroit agreable au Roy; et quand S. M. trouverroit bon qu'on les avertist de la disposition de l'article V de cet édit, son interest joint à son inclination, lui feroient aisement accepter un parti auquel il a paru d'ailleurs très disposé. Les Ducs et Pairs plus anciens gaignent leur cause, et les nouveaux ne sont plus parties. »

1. *Mais* est répété deux fois.

2. Nous avons déjà rencontré l'expression *mal enfourné* dans le tome XIV, p. 10.

de recueillir une glèbe [1], sans la possession de laquelle ils ne peuvent recueillir la dignité, qui s'éteint ainsi sur eux forcément, comme il avoit pensé arriver tout récemment aux ducs de Brissac [2] et de Duras [3]. Le Roi y consentit; mais la forme n'étoit pas aisée, parce qu'Harcourt, qui vouloit travailler solidement, cherchoit à la rendre telle que la coutume de Normandie [4], où son duché étoit situé [5], ne pût, en d'autres temps, donner atteinte à son ouvrage [6]. Quand donc j'eus consenti, le Chancelier me permit d'en parler à Harcourt, qui, pour une saignée au pied [7] qui avoit peine à se fermer, gardoit la chambre dans l'appartement des capitaines des gardes en quartier [8], qu'il ser-

1. « *Glèbe,* motte de terre. Il ne se dit qu'en termes de pratique et de coutume, et il signifie un héritage. On dit communément : *nul fief sans glèbe, gens attachés à la glèbe, le patronage suit la glèbe* » (*Académie,* 1718). Nous retrouverons ce terme ci-après p. 180, et notre auteur parlera de la « glèbe de la couronne » dans la suite des *Mémoires,* tome XIV, p. 340.

2. Voyez notre tome VI, p. 62-71.

3. Tome XVII, p. 348; *Mémoires de Sourches,* tomes VI, p. 124 et 128, et IX, p. 99.

4. Cette coutume, rédigée originairement au treizième siècle, et dont on possède un texte de cette époque, avait subi avec le temps diverses modifications, et le texte primitif avait été complété par des dispositions additionnelles. Les diverses rédactions en ont été publiées par M. J. Tardif (1881-1903) pour la Société de l'Histoire de Normandie.

5. Le duché-pairie d'Harcourt avait été assis, en septembre 1709, sur les terres de Thury et de la Mothe-Harcourt, situées proche de Falaise, la terre originaire d'Harcourt, dans le comté d'Évreux, près Brionne, appartenant aux Lorrains.

6. M. d'Harcourt redoutait sans doute l'application de l'article IX du « Très ancien coutumier », qui disait : « Tout franc ténement doit être départi entre sœurs. »

7. Il a été parlé de la saignée dans notre tome XII, p. 49. La saignée au pied, moins fréquente qu'au bras et plus délicate (les chirurgiens du Roi touchaient trois cents livres pour le bras, et le double pour le pied), était réputée plus efficace dans certains cas, et nous verrons Louis XV sauvé en 1721, au dire de Saint-Simon (suite des *Mémoires,* tome XVII, p. 260), par une opération de ce genre.

8. Tome XVI, p. 379.

voit pour le maréchal de Boufflers navré de douleur de la mort de son fils[1], et que le duc de Villeroy servit bientôt après, pour laisser Harcourt se préparer à son départ pour Bourbonne et pour le Rhin[2]. Harcourt trouvoit doublement son compte dans la proposition que je lui fis, puisque la grâce qu'il demandoit devenoit bien plus sûre par un article exprès d'un édit général, et par se voir délivré d'être la partie[3] du favori ; mais ma surprise fut extrême lorsque j'entendis ce courtisan intime de Mme de Maintenon et de M. du Maine, auquel je savois qu'il s'étoit prostitué par des traits de la dernière bassesse, me dire sans détour que, dès qu'on ne pouvoit espérer de déclaration du Roi qu'en y confirmant les avantages des bâtards, car ce fut son propre terme, et avec un ton de dépit, rien n'en pouvoit être bon. Je répondis que cette confirmation n'ajoutoit rien à ce qu'ils avoient, et, partant, ne nous nuiroit pas davantage. « Voyez-vous, Monsieur, me répliqua-t-il avec feu, je vis très bien avec eux et suis leur serviteur ; mais je vous avoue que leur rang m'est insupportable. Il n'y a de parti présent que de se taire ; mais, dans d'autres temps, il faut culbuter tout cela, comme on renverse toujours les choses violentes et odieuses, comme le rang de Joyeuse et d'Épernon a fini avec Henri III[4], et comme, dans eux-mêmes, le rang du bonhomme[5] Vendôme finit avec Henri IV[6]. C'est ce que

1. Tome XX, p. 327-329, et ci-dessus, p. 131.

2. Ce détail n'est pas pris à Dangeau.

3. Au sens juridique de partie adverse, comme dans notre tome IV, p. 91.

4. La cause de cette préséance et son abrogation sont exposées au long par notre auteur dans ses *Écrits inédits*, tome V, p. 307-318.

5. « *Bonhomme* se dit d'un vieillard » (*Académie*, 1718), comme nous l'avons vu aux tomes II, p. 70, et IV, p. 165-166, et comme on en rencontre de nombreux exemples dans le *Journal de Dangeau*, tomes I, p. 59, IV, p. 413, VI, p. 49 et 56, VII, p. 179, etc. Ici, il s'agit du premier duc de Vendôme, le bâtard de Henri IV.

6. Par une déclaration du 14 avril 1610, Henri IV avait fixé le rang

nous devons toujours avoir devant les yeux comme ce qu'il y a de plus important; car c'est là ce qui nous blesse le plus essentiellement. Ainsi, avec ce dessein-là, que nous ne devons jamais perdre de vue, je ne puis être d'avis de passer une déclaration qui fortifie ce qui ne l'est déjà que trop, et ce que nous devons détruire. Je vous parle à cœur ouvert, ajouta-t-il avec un air plus serein, sentant peut-être ma surprise; je sais qu'on peut vous parler ainsi : tous ceux qui ont un reste de sentiment ne peuvent penser autrement. » Quelque étourdi que je fusse d'une franchise si peu attendue, je lui avouai que je sentois la même peine que lui sur les bâtards, ravi de le trouver sur ce chapitre tout autre que j'avois lieu de croire. Nous nous y étendîmes un peu avec ouverture, et une secrète admiration en moi-même de tout ce que cachent les replis du cœur d'un véritable courtisan. Ensuite je lui dis qu'étant entièrement de son avis sur le futur, je croyois pouvoir[1] n'en être pas sur le présent, parce que, ce qui étoit fait ne subsistant pas, il ne falloit pas compter qu'une confirmation de plus ou de moins fût le salut ou la ruine de rangs de cette nature; que si, dans la suite, ils se pouvoient renverser, l'article de l'édit dont je lui parlois ne seroit pas plus considérable que les déclarations enregistrées qui les regardoient expressément, ni que leur possession; que cet article, regardé alors du même œil, et d'un œil sain, seroit détaché de l'édit sans en altérer le corps, dont la disposition, en soi juste, conserveroit toute sa force et ne blessoit personne, et que nous pouvions aisément compter sur ce crédit, si nous en avions assez pour réussir dans une chose aussi considérable que de remettre les bâtards à raison[2], et au rang

de ses bâtards immédiatement après les princes du sang; mais, peu après la mort du Roi, le duc de Guise exigea avec hauteur de précéder les Vendôme.

1. Avant *pouvoir,* il a biffé *n'en.*

2. Le *Dictionnaire de l'Académie* de 1718 donnait les exemples

de leur ancienneté parmi nous ; que si, au contraire, ils demeuroient ce qu'ils ont été faits, ce seroit un assez grand malheur pour nous, pour ne pas y vouloir joindre celui de nous priver d'un édit aussi avantageux pour tout le reste, dont je lui fis sentir toute l'importance. Ce raisonnement l'ébranla, et il s'y rendit le lendemain. Je ne voulus point passer outre sans obtenir du Chancelier la liberté de m'ouvrir au maréchal de Boufflers, que je regardois avec une tendresse et un respect de fils à père, et qui vivoit avec moi, depuis bien des années, dans la plus entière confiance. Le Chancelier y consentit, et je persuadai ce maréchal par le même raisonnement qui avoit emporté l'autre. Après cela, il fut question d'entamer l'affaire. Le comment fut résolu d'un côté entre[1] Boufflers, Harcourt et moi, qui, seuls des opposants à d'Antin, en avions le secret ; de l'autre, entre Chevreuse et d'Antin, et le Chancelier au milieu de nous, qui nous servoit là-dessus de lien, sans nous rien communiquer d'un côté à l'autre. Ce comment fut qu'il[2] falloit s'y prendre par la demande qu'Harcourt avoit faite pour son duché[3], et à ce propos, remettre l'ancien projet sus[4]. Harcourt, guéri, vit le Chancelier, et parla au Roi comme pour fortifier sa demande de cet ancien projet, dont il avait ouï parler confusément. Le Roi lui dit qu'en effet il y en avoit eu un, et d'en parler au Chancelier et au duc de Chevreuse,

Je joins le maréchal de Boufflers au secret, qui est restreint, d'une part, entre nous deux et Harcourt, en général d'une part*, de l'autre entre Chevreuse** et d'Antin, en général, et sans nous*** rien communiquer****.

Harcourt parle au Roi, et la chose s'enfourne.

suivants : « se mettre à la raison, amener quelqu'un à la raison, entendre raison ».

1. *Entre* surcharge un *par,* effacé du doigt, et il en est de même plus loin, avant *Chevreuse.*

2. Le pronom *il,* oublié, a été ajouté en interligne.

3. Ci-dessus, p. 158.

4. Nous avons annoté *mettre sus* dans notre tome XVI, p. 380, et a reparu ci-dessus, p. 143.

* Les mots *d'une part* sont ainsi répétés dans le manuscrit.

** Écrit par erreur *Cheveurse.*

*** La seconde lettre de *nous* corrige une autre lettre.

**** A la fin de la manchette, Saint-Simon a biffé *et privatim*[1] *à eux to[us].*

qui, tous deux, s'en devoient souvenir. Le Roi, aussitôt après, parla au Chancelier de cet ancien projet, avec surprise et chagrin de ce que quelques ducs en avoient eu connoissance, puisque Harcourt lui en avoit parlé. Le Chancelier le fit souvenir que, par son ordre, le duc de Chevreuse et feu M. de Luxembourg en avoient eu part, d'où cela avoit pu se répandre à quelques autres. Le Roi, contenté là-dessus, demanda au Chancelier s'il en[1] avoit encore quelque chose, et, sur ce qu'il lui dit en avoir conservé soigneusement tous les papiers, il en reçut ordre de les revoir pour lui en pouvoir rendre compte. On en étoit là lorsque la semaine sainte sépara la compagnie, qui fut suivie de celle de Pâques, et, tout de suite, de la maladie et de la mort de Monseigneur, sur laquelle il nous parut indécent de commencer nos plaidoiries, que nous remîmes à un peu d'éloignement, de concert avec d'Antin et le premier président. Je prendrai cet intervalle pour exposer courtement l'intérêt du duc de Chevreuse, qui prétendoit en avoir deux, l'un et l'autre parfaitement pitoyables[2].

Chimères de Chevreuse et de Chaulnes.

Sans s'étendre sur la prodigieuse fortune des Luynes, ni sur leur généalogie[3], tout le monde sait que MM. de

1. *En* a été ajouté en interligne.

2. « *Pitoyable* signifie encore méprisable dans son genre, qui est mauvais à faire pitié » (*Académie*, 1718).

3. La maison d'Albert, ou plutôt Alberti, forme méridionale, était établie dans le Comtat-Venaissin depuis le commencement du quinzième siècle. La plupart des généalogistes ont essayé de la rattacher à la famille des Alberti de Florence ; mais il ne semble pas que cette filiation soit parfaitement établie. Les auteurs de l'*Histoire généalogique* (tome IV, p. 263-264) se sont contentés de faire un rapprochement entre l'époque à laquelle les Alberti, chassés de Florence, passèrent les monts, et celle à laquelle apparaît le premier Alberti du Pont-Saint-Esprit. Les généalogistes postérieurs n'ont point résolu la question. On peut voir à cet égard les manuscrits Dupuy 511, fol. 51, et 662, fol. 36-54, ceux de Clairambault, nos 1132-1133 et 1148, le manuscrit Duchesne 58, fol. 85, le ms. Languedoc 103, fol. 47 *bis* à 57, les *Mémoires de Castelnau* par le Laboureur, tome II, p. 418-

Luynes, Brantes[1] et Cadenet[2] étoient frères, que l'aîné fut duc et pair de Luynes et connétable, que Brantes fut duc et pair de Piney-Luxembourg par son mariage, dont il a été amplement parlé en son lieu[3] sur le procès de préséance prétendue par le maréchal-duc de Luxembourg, et que Cadenet, ayant épousé l'héritière d'Ailly[4], fut fait duc et pair de Chaulnes, étant déjà maréchal de France[5]. Il résulte de là qu'il étoit oncle du duc de Luynes[6], et grand-oncle du duc de Chevreuse. Cette érection est de mars 1621[7], huit mois avant la mort du connétable[8]. M. de Chaulnes laissa deux fils[9]. L'aîné, gendre du pre-

424, les *Historiettes de Tallemant des Réaulx,* tome I, p. 398 et 410, les *Mémoires de Richelieu,* édition de la Société de l'histoire de France, tome I, p. 304, ceux *de Bassompierre,* tome II, p. 122, une note de M. Tamizey de Larroque dans les *Notices et documents publiés à l'occasion du cinquantenaire de la Société de l'Histoire de France,* p. 379, enfin *Gli Alberti di Firenze,* par L. Passerini, tome II, p. 116-133, et Mazon, *Notes et documents historiques sur les huguenots du Vivarais,* tome I, p. 192 et suivantes. Au dix-huitième siècle, il existait en Provence une famille d'Albert, qui, au témoignage du duc de Luynes (*Mémoires,* tomes X, p. 201, et XI, p. 43-44), n'était point de leur maison. Nous donnerons à l'Appendice, n° VI, ce qu'en disait Clairambault en 1706.

1. Léon d'Albert : tome II, p. 29. C'est par erreur qu'on l'a appelé alors Marie-Léon.

2. Honoré d'Albert : *ibidem,* p. 30.

3. Tout cela a déjà été dit dans notre tome II, p. 29 et suivantes.

4. Claire-Charlotte d'Ailly épousa Honoré d'Albert le 13 janvier 1620, et mourut le 17 septembre 1681. — La maison d'Ailly, dont la terre patrimoniale était Ailly-Haut-Clocher en Ponthieu, était une des plus illustres et des plus anciennes de Picardie; elle avait acquis le vidamé d'Amiens en 1342 par le mariage d'une héritière de la maison de Picquigny, et possédait le comté de Chaulnes.

5. Il était maréchal de France depuis 1619, et sa terre de Chaulnes fut érigée en duché-pairie par lettres patentes de janvier 1621.

6. Louis-Charles d'Albert, mort en 1690 : tome II, p. 92.

7. Les lettres patentes sont du mois de janvier, comme on vient de le dire ci-dessus : mais elles ne furent enregistrées au Parlement que le 6 mars suivant. Voyez la notice du duché dans les *Écrits inédits* de notre auteur, tome VI, p. 45 et suivantes.

8. Il mourut le 15 décembre 1621.

9. Un troisième, titré marquis de Raineval, fut tué en 1647.

mier maréchal de Villeroy[1], mourut sans enfants[2]; son frère cadet devint ainsi duc de Chaulnes. Il fut célèbre par sa capacité dans ses diverses ambassades, gouverneur de Bretagne, puis de Guyenne, et il a été souvent fait mention de lui ici en divers endroits[3]. Il étoit donc cousin germain du duc de Luynes père du duc de Chevreuse. Lorsque ce dernier épousa la fille aînée de M. Colbert au commencement de 1667[4], M. de Chaulnes fit donation de tous ses biens au second mâle qui naîtroit de ce mariage, au cas qu'il n'eût point d'enfants[5]. Le cas arriva en 1698[6], et le vidame d'Amiens, second fils du duc de Chevreuse, hérita des biens de M. de Chaulnes, fort chargés[7] de dettes, dont il ne s'étoit pas soucié de débarrasser son héritier[8], et le duché de Chaulnes fut

1. Henri-Louis d'Albert, né le 15 juin 1625, d'abord titré vidame d'Amiens, devint duc de Chaulnes, gouverneur d'Amiens et d'Auvergne à la mort de son père en 1649, et mourut le 21 mars 1653. Il avait épousé, le 3 mai 1646, Françoise de Neufville-Villeroy, qui se remaria en 1667 à un Vignier d'Hauterive (notre tome VII, p. 45).

2. Il eut deux filles : l'aînée, Madeleine-Charlotte, épousa le 6 janvier 1664 le duc de Randan-Foix-Candale, et mourut en couches le 3 août 1665; la seconde, et peut-être une troisième, moururent en bas âge.

3. En dernier lieu, dans notre tome XIX, p. 20.

4. Le contrat de mariage du 1er février 1667 est transcrit dans les registres Y, 232, fol. 492, et rappelé dans le dossier bleu MAILLY, vol. 416, fol. 232, au Cabinet des titres, et dans le manuscrit Clairambault 1170, fol. 149 v°. On peut consulter sur cette union le *Journal d'Olivier d'Ormesson,* tome II, p. 483, 486 et 500 ; les *Lettres de Colbert,* tome VII, p. 349, la *Gazette* de 1667, p. 132, les *Gazettes en vers,* tome II, p. 634, 635, 648 et 657, les *Œuvres de Louis XIV,* tome V, p. 402-403. Guy Patin écrivait à cette occasion (*Lettres,* tome III, p. 632-633): « Voilà deux favoris qui font de leur côté chacun un grand pas. » Le P. Léonard raconte (Archives nationales, MM 828, fol. 12) que le mariage fut négocié par l'abbé de Bourzeis, et qu'en récompense Colbert fit épouser à la nièce de l'abbé un partisan fort riche nommé Chevalier.

5. Déjà dit aux tomes II, p. 255, et V, p. 345.

6. Par la mort du duc de Chaulnes le 4 septembre.

7. Il y a *chargées,* au féminin, dans le manuscrit.

8. Tomes V, p. 345-346, et XII, p. 5.

éteint. M. de Chevreuse étoit petit-fils du connétable, et ne venoit point du premier duc de Chaulnes ; le duché de Chaulnes n'étoit que pour l'impétrant et les mâles issus de lui, aucun autre n'y étoit appelé. Rien donc de plus manifeste que son extinction à faute d'hoirs mâles issus par mâles de l'impétrant. M. de Chevreuse, de plus, étoit personnellement exclus des biens du dernier duc de Chaulnes par son propre contrat de mariage, qui étoient donnés au second fils qu'il auroit : tellement qu'à toute[1] sorte de titres, on ne peut concevoir quel pouvoit être le fondement de M. de Chevreuse de prétendre pour lui-même, et aussi pour son second fils, la dignité de Chaulnes, dont lui ne pouvoit posséder le duché, et auquel lui et ses enfants n'étoient point appelés, ni sortis du premier duc de Chaulnes. A force d'esprit et de desir, d'interprétations sans bornes des termes de *successeur et ayant cause*[2], employés dans l'érection de Chaulnes comme en toutes les autres, par des raisonnements subtils, forcés, faux, à force d'inductions[3] multipliées et de sophismes entortillés, M. de Chevreuse, dupe de son cœur et de son trop d'esprit et d'habileté, se persuada premièrement[4] à lui-même qu'il avoit droit, et son second fils après lui, et voulut après en persuader les autres.

Sur Chevreuse, voici le fait : cette terre fut érigée en faveur du dernier fils de M. de Guise[5] tué aux derniers États de Blois en décembre 1588. Ce dernier fils, si connu sous le nom de duc de Chevreuse, le fut, comme on dit improprement, à brevet depuis 1612, que l'érection fut faite pour lui et ses descendants mâles, jusqu'en 1627, que ce

1. *Toutte* est en interligne, au-dessus d'un premier *toutte*, biffé, qui surchargeait d'autres mots illisibles.

2. Ces trois mots ne sont pas soulignés dans le manuscrit.

3. « *Induction* se dit aussi de l'énumération de plusieurs choses pour prouver une proposition » (*Académie*, 1718).

4. Ce mot est écrit *p^t*, dans le manuscrit.

5. Claude de Lorraine, fils du duc Henri Ier : tome V, p. 231-232.

duché-pairie fut enregistré[1]. Ce duc de Chevreuse épousa Marie de Rohan, veuve du connétable de Luynes[2], et mère du duc de Luynes père du duc de Chevreuse dont il s'agit[3]; et c'est cette Mme de Chevreuse qui a fait tant de figure et de bruit, surtout dans les troubles de la minorité de Louis XIV. Elle n'eut que deux filles du Lorrain, dont aucune ne fut mariée[4]. Elle survécut à ce second mari[5], et eut le duché de Chevreuse pour ses reprises[6], et elle le donna au duc de Luynes, son fils du premier lit[7].

1. Les lettres d'érection de Chevreuse en duché-pairie, datées de mars 1612, en faveur de Claude de Lorraine, sont dans *l'Histoire généalogique*, tome IV, p. 349 ; le Parlement ne se décida à les enregistrer que le 21 août 1627 (*ibidem*, p. 350-351).

2. Tome V, p. 231. Le contrat de mariage, du 19 avril 1622, est dans le manuscrit Clairambault 378, à la Bibliothèque nationale, fol. 118.

3. Ci-dessus, p. 164.

4. Non pas deux, mais trois filles : 1° Anne-Marie de Lorraine, née à Richmond en 1625, coadjutrice de Remiremont, puis abbesse du Pont-aux-Dames en 1651, après avoir dû épouser le duc de Beaufort, puis le prince de Conti, et qui mourut à vingt-huit ans, le 5 août 1652 ; 2° Charlotte-Marie, demoiselle de Chevreuse, née en 1627, et morte sans alliance le 7 novembre 1652 ; 3° Henriette, née en 1631, qui fit profession à Montmartre le 3 mai 1646, devint abbesse du Pont-aux-Dames en 1652, puis de Jouarre en 1655, et mourut le 25 janvier 1694.

5. Il mourut le 24 janvier 1657, octogénaire, et sourd depuis plusieurs années (*Gazette*, p. 95-96 ; *Muse historique* de Loret, t. II, p. 293 ; *Lettres de Guy Patin*, tome II, p. 275 ; *Mémoires de Mme de Motteville*, tome II, p. 416-417), et elle en 1679.

6. « On appelle *reprises*, en termes de pratique, ce que les veuves, les enfants doivent reprendre sur une succession avant toutes choses » (*Académie*, 1718). Nous avons déjà rencontré ce terme dans notre tome III, p. 178. — Ce n'est pas après la mort de son mari que Marie de Rohan eut le duché de Chevreuse « pour ses reprises », mais lors de la séparation de biens qui intervint entre eux quelques années auparavant, et aussi pour remboursement d'une somme de trois cent mille francs due par le duc à sa belle-mère Mme de Montbazon (voyez l'acte du 15 octobre 1655 inséré dans *l'Histoire généalogique*, tome V, p. 677-678, et la *Muse historique* de Loret, tome I, p. 48-49).

7. Par acte du 1er mai 1663 : Archives nationales, reg. Y 203, fol.

Le duc de Luynes le donna en mariage à son fils[1], qui, par le crédit de Colbert son beau-père, obtint une nouvelle érection en sa faveur de Chevreuse en duché sans pairie[2], qui fut vérifié[3] tout de suite[4]. De prétendre de là la pairie et l'ancienneté de M. de Chevreuse-Lorraine, mieux encore l'ancienneté de l'érection en duché sans pairie, enregistrée[5] en 1555 pour le cardinal Charles de Lorraine[6], qui fut éteint par sa mort[7], c'est ce qui est inconcevable. On feroit un volume des absurdités de ces chimères. Cependant ce furent ces chimères qui portèrent

164, et 232, fol. 543; reg. X1A 8666, fol. 69; *Histoire généalogique,* tome V, p. 678-679.

1. Il s'appelait alors le marquis d'Albert. L'acte de don, du 9 septembre 1663, est dans les registres Y 204, fol. 202 v°, et X1A 8666, fol. 72 v°, et dans l'*Histoire généalogique,* p. 679-680.

2. Les lettres patentes d'homologation du contrat intervenu entre la duchesse et son fils, et de nouvelle érection en duché, « en tant que besoin seroit, » datées du mois de décembre 1667, sont dans l'*Histoire généalogique,* p. 681-682. Le Roi y disait : « La seule dignité de pairee unie audit duché par les lettres de 1612 a été éteinte et supprimée, la qualité de duché subsistant toujours;... ce titre, étant réel et féodal, inséparablement attaché à la terre, a pu passer de la personne du feu sieur duc de Chevreuse en celle de la dame duchesse son épouse, » et d'elle à son fils. En conséquence, le Roi autorisait ce dernier à jouir des titres, honneurs, etc., ainsi qu'en avaient joui le cardinal de Lorraine et le duc de Chevreuse-Lorraine, et érigeait à nouveau la terre en duché « en la même forme et manière portée par les lettres de la première érection du mois d'avril 1555. » Dans le manuscrit Baluze 214, fol. 21-26, il y a un mémoire, postérieur à 1656, qui cherche à établir que la terre de Chevreuse avait conservé le titre de duché, quoique la descendance du premier bénéficiaire fût éteinte.

3. Il y a bien ici *verifié,* au masculin, dans le manuscrit.

4. L'enregistrement au Parlement est du 16 mars 1668.

5. Le manuscrit porte *enregistrées* au féminin pluriel.

6. Tome II, p. 284.

7. Les lettres d'érection, du mois d'avril 1555, enregistrées le 10 mai suivant, ont été insérées, avec les pièces annexes, dans l'*Histoire généalogique,* tome IV, p. 343-348. Le cardinal fit transférer à son profit l'érection faite en décembre 1545 en faveur de Jean de Brosse et d'Anne de Pisseleu, duchesse d'Étampes (*Écrits inédits,* tome VII, p. 157-158).

toujours M. de Chevreuse du côté de toutes celles qui se présentèrent, et, sinon à prendre parti pour elles à découvert et en jonction[1], à demeurer au moins neutre en apparence, et leur fauteur et défenseur en effet. J'avois vécu avec lui dans la confiance et l'amitié la plus intime et la plus réciproque. Il n'ignoroit donc pas que l'intérêt de la dignité en général, et celui de mon rang en particulier, ne l'emportassent à cet égard sur tout autre sentiment et sur toute autre considération : ainsi il voulut essayer de me persuader, et n'oublia rien, en plusieurs différents temps, pour m'emporter par[2] toute la séduction de[3] l'amitié et celle du raisonnement jointes ensemble. Il me trouva inébranlable. Sur l'amitié, je lui dis que je serois très aise qu'il fît obtenir des lettres nouvelles à son second fils, mais que je ne pouvois trahir ma dignité en connivant[4] à un abus si préjudiciable que seroit celui d'une si vaste et si large succession de dignité, telle qu'il le prétendoit. Sur le raisonnement, je démêlai ses sophismes, que je ne rendrai point ici, pour n'allonger point ce récit d'absurdités si arides et si subtilisées[5], et inutiles, puisque la prétention n'osa se présenter en forme. Je dirai seulement, pour en donner une idée, que je le poussai, un jour entre autres, d'absurdités en absurdités, auxquelles son raisonnement le jetoit nécessairement,

1. Le *Dictionnaire de l'Académie* de 1718 définissait ce mot : « union, assemblage ».

2. *Par* est répété deux fois, à la fin d'une ligne et au commencement de la ligne suivante.

3. Avant *de*, Saint-Simon a biffé *et*.

4. « *Conniver*, dissimuler, faire semblant de ne pas voir un mal qu'on peut et qu'on doit empêcher » (*Académie*, 1718). Outre plusieurs exemples de notre auteur, on trouve ce verbe non seulement dans Brantôme et dans Pierre de l'Estoile, mais aussi dans les grands écrivains du dix-septième siècle. Nous aurons ci-après, p. 253, le substantif *connivence*.

5. « *Subtiliser*, au neutre, signifie aussi raffiner, chercher beaucoup de finesse dans une question, dans une affaire » (*Académie*, 1718). Chapelain se servait du substantif *subtiliseur*.

jusqu'au point de me soutenir qu'un duc et pair dont le duché seroit situé dans la même coutume[1] où Chaulnes est situé[2], et qui auroit deux fils, pourroit, de droit et sans aucune difficulté, ajuster[3] les deux partages en sorte que, l'aîné ayant pour la quantité de biens tous les avantages de l'aînesse, le cadet seroit néanmoins duc et pair à son préjudice en faisant tomber le duché-pairie dans son lot, sans que l'aîné eût[4] démérité, ni qu'il pût l'empêcher. Quelquefois des conséquences si grossières dont il ne se pouvoit tirer lui donnoient quelque sorte de honte ; mais sa manière de raisonner, subtile au dernier point, le réconfortoit à son propre égard, l'empêchoit de se laisser aller à la droite et vraie raison, et le laissoit en liberté de poursuivre avec candeur la plus déplorable de toutes les thèses. Je finis avec lui par lui dire qu'il étoit inutile de disputer davantage là-dessus ; que, s'il entreprenoit ce procès, il devoit compter de me trouver contre lui de toutes mes forces, sans pour cela l'aimer moins, et que la plus grande preuve que je lui en pusse donner étoit mon souhait sincère qu'il réussît pour son second fils par des lettres nouvelles. Cette marque d'amitié étoit, en effet, grande pour moi, et il en sentit le prix, parce qu'il connoissoit parfaitement mon éloignement extrême de[5] notre multiplication, et l'extrême raison de cet éloignement. Nous demeurâmes donc de la sorte muets sur Chaulnes, qu'il avoit bien plus à cœur que son ancienneté de Chevreuse, qu'il ne regardoit qu'en éloignement, moi en garde avec lui sur Épernon, et lui refusant quel-

1. Ce sens extensif du mot *coutume* signifiant la contrée régie par une coutume n'était pas donné dans les lexiques.

2. La terre de Chaulnes, en Picardie, élection de Péronne, était soumise à la coutume de cette province, et peut-être à celle particulière de Péronne.

3. Au sens de disposer, accommoder, différent de celui que nous avons eu dans notre tome XX, p. 356.

4. *Eut* et non *eust*, dans le manuscrit.

5. *De* surcharge *p*r.

quefois nettement toute réponse à ses questions là-dessus, mais du reste aussi étroitement unis et en confiance aussi entière, sur tout ce qui ne touchoit pas ces matières, que nous étions auparavant[1]. Quelque uns[2], car c'est trop peu de dire unis, que fussent en tout M. de Chevreuse et M. de Beauvillier, ce dernier étoit bien éloigné d'approuver les chimères de son beau-frère. On l'a vu par le conseil qu'il me donna, sans que je lui demandasse, de m'opposer sagement, mais fermement, à la prétention d'Épernon[3], et par le même qu'il me dit avoir donné à son frère[4], qui fut fidèlement des nôtres; mais, par[5] son unité d'ailleurs avec M. de Chevreuse, il ne vouloit pas le blâmer, et se tenoit là-dessus tellement à l'écart, qu'avec le plus qu'éloignement qui étoit entre lui et le Chancelier, il ne put être question que, quoique sans aucun secret mien pour lui, je pusse lui parler du règlement de ce dont il s'agissoit. C'est où nous en étions lorsqu'après la mort de Monseigneur il fut enfin temps de commencer nos plaidoiries sur la prétention d'Épernon, ou de finir tout par le règlement en forme de déclaration ou d'édit dont j'ai parlé[6].

Duc de Beauvillier n'approuve pas les chimères; ne peut pourtant être admis au secret du règlement par moi*.

Le duc de Chevreuse et M. d'Antin le désiroient passionnément par les raisons que j'ai racontées[7], et je ne le désirois pas moins par celles que j'ai rapportées[8]. Ce secret, comme je l'ai dit[9], étoit renfermé entre eux deux d'une part, les maréchaux de Boufflers et d'Harcourt et moi d'autre part, et le Chancelier, point milieu[10]

Secret de** tout ce qui se fit sur le règlement unique-

1. Écrit *auparavent*.
2. Ellipse pour dire, comme plusieurs fois déjà, qu'ils n'étaient qu'un.
3. Tome XX, p. 267.
4. Le duc de Saint-Aignan : voyez tome XX, p. 268.
5. *Par,* oublié, a été ajouté en interligne. — 6. Ci-dessus, p. 143.
7. Ci-dessus, p. 142. — 8. Ci-dessus, p. 145. — 9. Ci-dessus, p. 162
10. « *Milieu,* le centre d'un lieu, l'endroit qui est également distant

* Cette manchette est placée une ligne trop bas dans le manuscrit.
** Le mot *de* surcharge *sur*.

mont entre le Chancelier avec moi.

des deux côtés, qui ne se communiquoient que par lui, et, à la fin, se renferma uniquement entre le Chancelier et moi seul pour tout ce qu'il s'y fit. Le maréchal de Boufflers s'en alla malade à Paris dès que la revue des gardes du corps fut faite[1]; Harcourt partit assez tard pour Bourbonne, et de là pour le Rhin[2], et[3] on verra pourquoi je ne fus pas pressé de lui parler[4]; d'Antin et moi n'étions pas en mesure de nous entretenir d'affaires; le duc de Chevreuse demeura le seul à qui je pusse parler, mais tellement en général, que je n'eus pas la liberté de lui avouer que j'eusse connoissance du projet du premier président d'Harlay, moins encore de tout ce qui se passoit sur cette base. Tel étoit le secret que le Chancelier m'avoit imposé, ne me laissant que la simple liberté de parler en général à M. de Chevreuse, comme sachant bien qu'on pensoit à un règlement, comme le desirant, mais rien du tout au delà. Nous étions à Marly[5]; ce séjour rendoit tout lent et incommode, et me faisoit un contretemps continuel. Le Chancelier, passionné pour sa maison de Pontchartrain[6], n'alloit presque plus à Marly, et n'y venoit que pour les conseils. Du mercredi au samedi il étoit à sa chère campagne, l'autre[7] partie à Versailles, pour être les matins au Conseil à Marly, et s'en retournoit dîner à Versailles. Le lundi, qui lui étoit libre, il tenoit le matin conseil des parties[8], et le

de la circonférence, des extrémités; on dit dans ce sens *le point milieu* pour dire le point du milieu » (*Académie*, 1718).

1. La revue de la maison du Roi, avant son départ pour l'armée, eut lieu le 18 avril (*Dangeau*, p. 386-387).

2. Il ne prit congé que le 13 mai (*ibidem*, p. 405).

3. La phrase qui va suivre a été ajoutée en interligne.

4. Ci-après, p. 220.

5. La cour resta à Marly du 15 avril au 14 juillet, qu'elle partit pour Fontainebleau.

6. Voyez l'appendice XIII de notre tome VI, p. 555-557.

7. Les premières lettres de *l'autre* surchargent *le*.

8. Ou conseil privé : voyez l'Appendice de notre tome IV, p, 379 et suivantes.

sceau[1] l'après-dînée, de sorte qu'il n'y avoit presque que l'après-dînée du mardi d'accessible chez lui à Versailles Nous avions, lui et moi, beaucoup à conférer ; ainsi, tout étoit coupé et retardé, et nous jetoit sans cesse dans les lettres de l'un à l'autre. Les ducs de Charost et d'Humières étoient à Paris : cela me sauvoit du juste embarras d'avoir la bouche fermée pour des amis intimes, dans un intérêt commun, et qui avoient le timon de l'affaire d'Épernon, auxquels néanmoins il fallut bien tenir rigueur jusqu'au bout. D'Antin, à la fin, informé par le Chancelier de l'ordre qu'il avoit reçu du Roi sur le projet ancien après qu'Harcourt en eut parlé au Roi[2], seconda la chose par un trait hardi de raffiné courtisan[3]. Il avoit embarqué[4] son affaire par des protestations au Roi qu'il ne lui demandoit pour toute grâce que la permission, qu'il ne refusoit à personne, de pousser son procès. Cela ne l'embarrassa point quand il lui convint de changer de langage : il dit au Roi que son procès étoit indubitable, mais cependant qu'il croyoit que son crédit soutiendroit difficilement le nôtre ; que deux autres choses lui faisoient aussi beaucoup de peine : la longueur, qui le priveroit d'une assiduité auprès de sa personne qui faisoit tout son devoir et tout son bonheur, et une aigreur qui lui attiroit tous les ducs, lui qui ne cherchoit qu'à être bien avec tout le monde ; que, quelque bonne que fût son affaire, il avouoit qu'il auroit toujours à contre cœur de devoir son élévation à la justice de sa cause, au lieu de la recevoir de sa grâce et de sa libéralité, qui seroit la seule

Trait hardi et raffiné du plus délié courtisan de d'Antin, qui parle au Roi.

1. « On dit qu'*il y aura sceau un tel jour,* pour dire qu'on scellera publiquement ce jour-là ;... on dit dans le même sens *le Chancelier tenoit le sceau* » (*Académie,* 1718).

2. Ci dessus, p. 162.

3. Après *courtisan,* Saint-Simon a biffé *et l'embarqua,* mais sans biffer la virgule qui précédait *et.*

4. Nous avons déjà rencontré *embarquer quelqu'un* ci-dessus, p. 39 ; l'emploi de ce verbe avec un nom de chose est irrégulier, et Littré n'en cite pas d'exemple.

chose qui lui feroit plaisir; que ce plaisir même le toucheroit de telle sorte, qu'il lui sacrifieroit de tout son cœur toute l'ancienneté qu'il avoit lieu d'attendre, et qu'il se verroit avec cent fois plus de joie le dernier pair par la bonté du Roi avec les bonnes grâces des autres, que le second par l'heureuse issue de son procès; que ce n'étoit pas, encore une fois, qu'il ne le crût indubitable; qu'il arrivoit encore de Paris, où il avoit vu les meilleures têtes du Parlement[1], qui l'en avoient assuré (il mentoit bien à son escient[2], comme il l'a avoué depuis), mais qu'il se déplaisoit tellement en cette vie de courses et d'éloignement d'auprès de lui, qu'il étoit si[3] accoutumé à ne rien tenir [que] de lui, qu'il osoit le conjurer d'abréger toutes ses peines en lui donnant comme une grâce[4] la dernière place parmi les ducs et pairs, où il étoit persuadé que la seconde lui étoit due. Cela, dit en distance de plusieurs mois qu'il avoit dit tout le contraire pour enfourner son affaire[5], et dit dans un moment d'ébranlement sur l'ancien projet de règlement, mit le Roi au large de contenter tout le monde, et en[6] chemin d'être conduit où on vouloit. Il ne répondit rien de précis à d'Antin; mais il ne[7] le fit point souvenir non plus qu'il l'avoit assuré d'abord qu'il ne[8] lui demanderoit point de grâce. Ensuite, il lui parla de lui-même de cet ancien

Le Roi suspend la

1. « On dit d'un homme que *c'est une bonne tête,...* pour dire que c'est un homme de beaucoup d'esprit, de beaucoup de jugement, de beaucoup de capacité : *c'est une des meilleures têtes du Conseil* » (*Académie,* 1718). Nous avons eu, dans un sens analogue, « les grosses têtes » dans le tome XVII, p. 410.

2. « On dit *faire quelque chose à bon escient,* et plus ordinairement *à son escient,* pour dire sciemment et sachant bien ce qu'on fait; il est vieux » (*Académie,* 1718). Nous avons déjà rencontré *à bon escient* dans le tome IV, p. 204.

3. *Si* est en interligne.

4. Les mots *coe une grace* ont été aussi ajoutés en interligne.

5. Tome XX, p. 262 et suivantes. — 6. *En* surcharge un *d.*

7. Avant *ne,* il a biffé une *l,* du doigt.

8. *Ne* répété deux fois dans le manuscrit.

projet : à quoi d'Antin, tout préparé, prit de façon[1] qu'il se fit ordonner de voir là-dessus le duc de Chevreuse et le Chancelier. L'amorce[2] prise, le Chancelier représenta au Roi qu'il étoit à propos de suspendre les plaidoiries qui alloient commencer sur la prétention d'Épernon, en cas qu'il voulût reprendre les anciens errements du règlement, et, quoique le Roi n'y fût pas encore résolu, il consentit à la suspension. Le Chancelier la fit aussitôt savoir au premier président, aux gens du Roi et aux parties. La surprise en fut grande parmi les opposants à d'Antin et parmi les avocats : ils ne savoient à quoi attribuer ce coup d'autorité ; ils ne doutèrent même pas que ce ne fût un trait de favori inquiet de la face que son affaire avoit prise. Tout ce que je pus faire pour les rassurer fut de dire aux ducs de Charost et d'Humières de ne s'inquiéter point, et, à nos avocats, d'avoir bon courage.

Plaidoirie sur le point de commencer sur la prétention d'Épernon.

Alors il fut question entre le Chancelier et moi d'en venir à un sérieux examen de cet ancien projet du premier président d'Harlay, que j'avois copié et noté[3], qui devoit servir de base au règlement qu'on vouloit faire. Le[4] premier article devint la première matière de contestation : c'étoit celui des princes du sang, qui étoit vague, hors d'œuvre[5], et qui ne disoit rien[6]. Par cela même, j'en craignois une approbation implicite des usurpations à notre égard, dont M. le prince de Conti convenoit de si bonne foi du nombre et de l'injustice[7], et, sans m'expliquer là-dessus avec le Chancelier, j'insistai sur l'inutilité, et dès là sur l'indécence d'un article qui ne régloit rien, parce qu'il n'y avoit rien alors à décider à

Discussion du projet de règlement entre le Chancelier et moi.

1. Au sens de parla de telle sorte que.

2. « *Amorce* se dit figurément de tout ce qui attire agréablement la volonté en flattant les sens ou l'esprit » (*Académie*, 1718).

3. Ci-dessus, p. 147-158. — 4. Ici, la plume change.

5. « *Hors d'œuvre* se dit en matière de bâtiment, en parlant d'une pièce détachée du corps d'un bâtiment » (*Académie*, 1718).

6. Voyez ci-dessus, p. 147. — 7. Tome XVII, p. 124.

cet égard. Le Chancelier me répondit qu'ayant nécessairement à parler des légitimés, on ne pouvoit passer sous silence les légitimes. Je ne voyois point cette nécessité : il ne s'agissoit de rien sur les princes du sang ; il n'y avoit point de concessions à confirmer pour eux comme pour les bâtards, puisqu'on vouloit prendre cette occasion de le faire ; mais cette bienséance de ne pas parler de ceux-ci sans avoir d'abord fait mention de ceux-là parut au Chancelier une raison péremptoire. Comme, dans le fait, ce premier article n'énonçoit rien, je ne m'opiniâtrai pas trop ; mais j'essayai[1] de faire supprimer le second, qui portoit la confirmation dont je viens de parler, et avec lequel le premier tomboit de soi-même[2]. Mais le Chancelier, ferme sur son principe que cet article seul seroit le chausse-pied du règlement, m'ôta toute espérance qu'il pût être supprimé, et je me tournai à le faire dresser en sorte qu'il ne donnât pas au moins une force nouvelle à ce qui avoit été fait pour les bâtards, et que la confirmation, puisqu'il en falloit passer par là, fût la plus simple et la plus exténuée[3] qu'il seroit possible. Le troisième article fut une ample matière. Harlay, par ce projet, ne songeoit qu'à son ambition. Il avoit parole réitérée d'être chancelier pour ses bons services aux bâtards[4]. Le brillant de M. de Luxembourg, soutenu de la faveur pleine de M. de Chevreuse, l'avoit ébloui jusqu'à lui faire tenir la partiale conduite[5] qui le fit récuser dans

Friponnerie insigne et* ambitieuse du premier président d'Harlay.

1. Il y a *j'essay*, par mégarde, dans le manuscrit.

2. Ci-dessus, p. 147.

3. « *Exténuer*, atténuer, affoiblir peu à peu ; c'est aussi un terme de pratique pour dire, affoiblir, diminuer : *on a fort exténué le crime, l'accusation* » (*Académie*, 1718). Nous avons rencontré *exténuation* dans le tome VII, p. 305.

4. Ci-dessus, p. 143.

5. En écrivant *conduitte*, qui est le premier mot de la page 1117, Saint-Simon avait commencé *co* trop bas sur la page nouvelle ; il l'a effacé du doigt pour le remonter à la place ordinaire.

* Les mots *insigne et* ont été ajoutés en interligne.

cette affaire de préséance, et qui nous fit rompre tous ouvertement avec lui[1]. Il étoit lors au fort de cette brouillerie dans laquelle le duc de la Rochefoucauld se montra des plus animés[2]. Harlay le redouta pour les sceaux, et le voulut ramener à soi par la même voie qui l'en avoit aliéné. Il étoit bien au fait de la question de préséance qui étoit entre lui et moi, et, sans faire semblant d'y penser, il dressa ce troisième article pour m'étrangler sans que je m'en défiasse, et pour se raccommoder par là avec M. de la Rochefoucauld. Comme cet article fut la matière de divers mouvements auxquels il faudra revenir plus d'une fois, je passerai aux autres sans m'arrêter maintenant à celui-ci, sinon sur ce qui ne me regarde pas en particulier. Je trouvois juste que les duchés ne fussent vérifiés qu'à Paris, cour des pairs et le premier de tous les parlements : ce fut pour cela que, sans la plus légère liaison avec les Brancas, je proposai ce qui se voit dans la note sur cet article[3] ; mais, comme les choses se régloient avec le Roi bien plus par goût que par principes, cela fut laissé à côté[4] dès qu'il ne fut plus question d'enregistrement, comme on verra dans la suite. L'âge compris dans cet article forma une grande dispute entre le Chancelier et moi. La réception des pairs n'y avoit jamais été assujettie ; je ne pouvois souffrir qu'elle la fût et uniquement pour servir de degré à la distinction sur eux des bâtards et des princes du sang, qui tous ne peuvent nier, malgré toutes leurs usurpations, qu'ils n'entrent au Parlement que comme pairs, et, malgré toutes leurs distinctions, comme pairs tels que tous les autres. La raison de l'âge pour les gens de loi, et qui n'a rien de commun avec les pairs, fut par moi déployée

1. Tome II, p. 117-122. — 2. Tome II, p. 58 et suivantes.

3. Le duché de Brancas n'avait été vérifié qu'au parlement de Provence : ci-dessus, p. 148-149.

4. « *A côté* signifie aussi à l'écart : *mettez cela à côté* » (*Académie*, 1718).

dans toute sa force. Le malheur étoit que celui contre qui je disputois étoit juge et partie[1]. L'homme de loi, le magistrat blessé en lui de cette différence, se sentit en situation de l'anéantir; il se garda bien d'en manquer l'occasion si favorable, et, à faute de mieux, de ne pas mettre, pour l'âge, les pairs à l'unisson des magistrats.

Apophthegme du premier maréchal de Villeroy.

Le vieux maréchal de Villeroy disoit avec un admirable sens qu'il aimeroit mieux pour soi un premier ministre son ennemi, mais homme de qualité, qu'un bourgeois son ami[2]. Je me trouvai ici dans le cas. Le Chancelier, qui m'en vouloit détourner l'esprit, s'appuya tant qu'il put de l'indécence et de l'inconvénient même quelquefois du pouvoir d'opiner dans les plus grandes affaires avant l'âge sagement prescrit pour pouvoir disposer des siennes particulières. J'opposai[3] l'extrême rareté de ces occasions de juger pour les pairs, et le continuel usage des dispenses d'âge des magistrats[4], qui jugent tous les jours de leur vie. J'eus beau me récrier sur l'iniquité de la disparité d'avec[5] les princes du sang et les bâtards, et la

1. Cette locution, qui signifie qu'on a un intérêt personnel dans une affaire qu'on est appelé à décider, n'était point relevée dans les lexiques du temps.

2. Il a déjà cité un mot du même maréchal sur les ministres, dans le tome XII, p. 124.

3. *Opposay* corrige *opposois.*

4. On peut voir à propos des dispenses d'âge accordées aux magistrats les *Mémoires sur Claude Pellot,* tome II, p. 437-438; les *Mémoriaux du Conseil de 1661,* tome I, p. 125-126, et les *Souvenirs du président Joly de Blaisy,* p. 34 et 38-39. En 1672, le Roi avait fixé à vingt-sept ans l'âge minimum pour être reçu magistrat, « ne voulant plus, dit l'édit, qu'aucun fût reçu dans les offices de judicature qu'il n'eût l'âge, l'expérience et la capacité requises pour soutenir avec créance et dignité le poids et la grandeur d'un si saint ministère »; mais, dès 1675, cet édit fut révoqué, ou plutôt les dispenses continuèrent à être accordées, par faveur, comme dans le passé, et malgré cette facilité les impétrants n'hésitaient pas parfois à falsifier leurs actes de baptême (*Journal d'Olivier d'Ormesson,* tome II, p. 110); voyez ci dessus, p. 149-150.

5. Le *d'* a été ajouté après coup avant *avec.*

parité entière avec les magistrats, jusqu'alors inouïe ; je parlois à un sourd[1] enveloppé de sa robe, qui lui étoit plus chère que justice, raison ni amitié, et il fallut passer aux autres articles.

J'eus bon marché du quatrième et cinquième[2], qui regardoient les ayant-cause et les duchés femelles[3]. Ce dédommagement étoit bien mince des trois premiers; mais le contraire auroit été fort nuisible dans un temps si malheureux, et, si nous n'y gagnâmes rien, au moins fûmes-nous à l'abri d'y perdre. Il n'y avoit que les audiences du parlement de Paris d'exprimées; je craignis les suites d'une omission de cette nature sur l'exemple de celle qui, par la faute des pairs de ces temps-là, nous a par la suite exclus du conseil des parties[4]. Je fis donc ajouter, et sans peine, le conseil, c'est-à-dire les procès par écrit[5], et les autres parlements à celui de Paris. J'essayai après d'y faire cesser les ineptes difficultés que font quelques autres parlements sur la manière d'entrer et de sortir de séance, et de faire ajouter un mot qui les fixât tous à celle dont les pairs entrent et sortent de séance au parlement de Paris, le plus ancien et le modèle de tous les autres; mais le magistrat se trouva encore ici avec sa précieuse robe, qui me répondit que c'étoit des choses étrangères à la matière dont il s'agissoit dans ce règlement, et que le Roi ne pouvoit entrer dans ces

1. Le *Dictionnaire de l'Académie* de 1718 ne citait pas cette locution et donnait seulement : *faire le sourd* et *il n'est point de pire sourd que celui qui ne veut pas entendre.*

2. Il y a *du 4 et 5* dans le manuscrit.

3. Ci-dessus, p. 151-153.

4. Ci-dessus, p. 172. C'est dans le règlement du Conseil rédigé en 1673 par le chancelier Séguier que les pairs ne furent point désignés parmi ceux qui avaient entrée et séance au conseil des parties : voyez le mémoire des « Changements arrivés à la dignité de duc et pair », dans les *Écrits inédits*, tome III, p. 137-139.

5. Les procès à juger sur rapport, à la différence de ceux qui donnaient matière à plaidoiries, étaient examinés par les tribunaux en chambre du conseil.

vétilles, terme très familier à ceux qui n'ont rien de fâcheux à essuyer. Ainsi, en choses[1] de parlement un homme de robe, en celles qui regardoient les princes du sang ou les bâtards un courtisan, étoit ce que j'avois en tête, et[2] avec qui lutter trop inégalement. Ces deux articles et les deux suivants[3] n'avoient rien qui touchât aux princes du sang, aux bâtards, ni à la robe. C'étoient néanmoins les importants pour finir tous les procès de[4] préséance, et nous garantir des plaies de la faveur et des prétentions de toute espèce qui renversent tout droit, et tout ordre dans la dignité. Aussi le Chancelier m'en fit-il bon marché : nous les tournâmes tout aussi avantageusement que je voulus, et mieux encore, non seulement[5] sur l'ayant-cause, mais sur les femelles, où le gendre fut exclu de l'ancienneté du beau-père. Ce furent deux grands points. Le sixième[6] fut extrêmement discuté, non par la fantaisie du Chancelier, mais par la difficulté de sa nature. Ma pensée étoit que la faculté de substituer étoit insuffisante à des ducs indifférents, mal entendus, ou mal dans leurs affaires, et mon dessein étoit de conserver la dignité et sa glèbe[7] perpétuellement à tous les appelés, de les dérober à l'incurie de leurs auteurs jusqu'à extinction de race, et, tout à la fois, de procurer aux ducs de quoi vivre au moins, dans la plus grande décadence de leurs affaires, avec un lustre à leur dignité, de la solidité duquel ils tireroient leur subsistance. Il faut dire, à l'honneur du Chancelier, qu'il entra parfaitement dans ces vues, et qu'il n'y eut que les obstacles insurmontables de l'exécution par les difficultés de la chose en elle-même, et qui ne se purent résoudre, qui empêchèrent la substi-

1. Le signe du pluriel a été ajouté après coup à *chose*.
2. *Et* a été ajouté à la fin d'une ligne. — 3. Ci-dessus, p. 151-153.
4. *De* est répété deux fois en fin de ligne et au commencement de la ligne suivante.
5. *Non seulem^t* a été ajouté en interligne.
6. Ci-dessus, p. 154. — 7. Ci-dessus, p. 158.

tution de droit par l'érection, et qui la réduisirent à la simple faculté aux ducs de la faire, à laquelle nous donnâmes toute l'étendue possible pour remplir toutes les vues que je viens d'expliquer. Le septième article[1] fut encore extrêmement discuté. Je voulois un denier plus foible : l'équité en exigea un plus fort, et je m'y rendis. Le Chancelier alla plus loin que moi ; il ne faut pas lui en dérober l'honneur. Je ne pensois qu'au premier mâle en ordre de succéder ; le Chancelier étendit de lui-même la faculté du remboursement forcé de la femelle à tout mâle appelé à la dignité, chacun en son ordre, au refus par incurie ou par impossibilité des mâles avant appelés, ce qui fut une extension très avantageuse pour la conservation des dignités dans la descendance de l'impétrant. Le huitième article[2] passa sans difficulté entre nous deux, sinon que je m'opposai tellement à la forme d'un arrêt du Conseil pour le renvoi des causes de prétentions ducales au Parlement, que j'obtins que cette forme d'arrêt du Conseil seroit omise. Ma raison fut que les magistrats du Conseil ne sont pas juges compétents de ces matières. L'article neuvième[3] alloit tout seul. La prétention de l'ancienne érection de Piney étoit éteinte par les articles précédents ; le rang de sa réérection[4] de 1662, faite pour le feu maréchal de Luxembourg, fut établi par celui-ci, et, en même temps, l'érection nouvelle et le rang nouveau de d'Antin y fut compris. Le premier avoit été le motif de l'ancien projet, le second de le remettre sur le tapis. Il finissoit ces deux affaires, et il étoit devenu épineux de faire juridiquement déclarer Piney éteint de la première et de la seconde érection, depuis le monstrueux arrêt de

1. Ci-dessus, p. 156.
2. Ci-dessus, p. 156-157. — 3. Ci-dessus, p. 157.
4. Ce terme se retrouve dans la suite des *Mémoires* (tome XVII de 1873, p. 227) et dans les *Écrits inédits* (tome VI, p. 358) ; Littré n'a cité d'exemples que de notre auteur, et il n'a jamais été admis par l'Académie

l'inique Maisons, qui[1] a été expliqué en son temps[2], chose néanmoins à laquelle nous allions donner tous nos soins, si ceci ne nous en eût ôté la peine.

Je fais comprendre les ducs vérifiés en l'édit.

Jusqu'ici, il ne s'agissoit du tout[3] que des pairs, et l'ancien projet ne faisoit aucune mention des ducs simplement vérifiés ou héréditaires, comme on les appelle mal à propos, puisque les pairs le sont aussi. L'équité, aiguisée de l'intérêt de la maison de Mme de Saint-Simon, me fit penser à eux, par celui de l'aîné de sa maison et son cousin germain, de son frère et de son beau-frère, tous trois ducs vérifiés[4]. Je proposai donc au Chancelier d'ajouter à la fin de l'édit un article qui y[5] comprît les ducs simplement vérifiés, autant qu'ils en étoient susceptibles. Il ne m'en fit aucune difficulté.

Tout cela convenu entre lui et moi, je vins[6] à mon fait particulier de l'ancienneté à régler par la date de l'enregistrement des lettres, comme M. de la Rochefoucauld le prétendoit contre moi, et comme le portoit l'ancien projet du premier président d'Harlay pour lui complaire et se le rapprocher, ou, comme je le prétendois, par la date de la réception de l'impétrant au Parlement. Je diffère à expliquer plus bas les raisons de part et d'autre[7] pour ne pas interrompre la suite du récit du règlement : il suffit ici de dire que je convainquis le Chancelier de mon droit. Je mis ensuite sur le tapis ce qui regardoit M. de Chevreuse[8].

1. *Qui* est en interligne, au-dessus de *dont il,* biffé.
2. Tome III, p. 104-105.
3. « *Du tout* se joint avec les négatives *rien* et *point,* rend la négation plus absolue, et signifie en aucune façon, nullement, absolument rien » (*Académie,* 1718). Ici c'est plutôt le sens d'en tout.
4. Les ducs de Duras, de Quintin-Lorge et de Lauzun.
5. L'*y* a été intercalé après coup.
6. Les neuf mots qui précèdent avaient été d'abord placés à la fin de l'alinéa précédent, puis biffés, et écrits à nouveau de manière à commencer un autre paragraphe.
7. Voyez le mémoire donné ci-après, p. 194 et suivantes.
8. Ci-dessus, p. 163 et suivantes.

C'étoit un des grands épisodes[1]. De l'ancienneté de Chevreuse-Lorraine, ce n'étoit pas le plus pressé : Luynes étoit plus ancien[2]; le point pressant étoit Chaulnes[3]. Il n'existoit plus depuis 1698, que le dernier duc de Chaulnes étoit mort; et le vidame d'Amiens, second fils de M. de Chevreuse[4], se morfondoit[5] cependant, et, suivant Monsieur son père, souffroit, et lui aussi, une grande injustice, sans toutefois que ni l'un ni l'autre eussent osé encore se présenter juridiquement à recueillir cette dignité. Le Chancelier et moi convînmes bientôt que cette prétention ne pouvoit se soutenir. Alors je lui dis que c'étoit là une occasion essentielle de se souvenir de l'amitié personnelle qui avoit toujours été entre M. de Chevreuse et lui, et je l'exhortai à le servir en cette occasion si importante pour obtenir à son second fils des lettres nouvelles avec un nouveau rang. Le Chancelier ne se fit point prier, et me répondit d'un air ouvert qu'il étoit ravi de me voir dans ce sentiment, et que cela même le mettoit là-dessus à son aise. Nous discourûmes de la manière de s'y prendre; nous convînmes que l'unique étoit de ne pas faire au Roi la prétention si mauvaise, afin d'y laisser une queue[6] d'équité de la terminer par une nouvelle érection : à quoi le Chancelier me promit de faire tout son possible. Mme de Saint-Simon avoit quitté Marly avec

L'amitié m'intéresse aux lettres nouvelles de Chaulnes*. Le Chancelier s'y porte de bonne grâce; je l'y soutiens avec peine, dépité qu'il devient des sophismes du duc de Chevreuse.

1. « On appelle ainsi, dans la composition du poème épique ou de la tragédie, toute action que le poète emploie pour étendre l'action principale et pour l'embellir » (*Académie*, 1718).

2. Le duché de Luynes avait été enregistré au Parlement dès 1620, celui de Chevreuse-Lorraine seulement en 1627.

3. Ci-dessus, p. 164. — 4. Ci-dessus, p. 165.

5. « On dit figurément qu'*un homme se morfond*, pour dire qu'il perd bien du temps à la poursuite d'une affaire, d'une entreprise qui ne réussit point, dans l'attente d'un succès qui n'arrive point » (*Académie*, 1718).

6. Tome XX, p. 321.

* Après *Chaulnes*, Saint-Simon a biffé *à quoy*, et, plus loin, *s'y* corrige *se*.

la fièvre ; elle étoit demeurée depuis à Paris assez incommodée, et je l'y allois voir le plus souvent que je pouvois[1]. Le duc de Chevreuse y étoit aussi, qui, fort mal à propos pour ses vues de Chaulnes, avoit esquivé ce Marly, dont[2] le Roi n'étoit pas trop content ; car, à lui qui étoit réellement ministre bien qu'*incognito*[3], il lui falloit des permissions pour ces absences, que le Roi ne lui donnoit pas volontiers. L'inquiétude le prit : il me vint trouver à Paris ; il se mit à me haranguer avec ses longueurs ordinaires, moi à lui couper court[4] que sa prétention de Chaulnes étoit insoutenable, et n'auroit pas un plus ardent adversaire que moi, s'il se mettoit à la plaider. J'ajoutai tout de suite que, pour lui montrer la vérité de mon amitié, je lui promettois tous bons offices, s'il en avoit besoin, pour des lettres nouvelles, et je lui dis ce qui s'étoit passé là-dessus entre le Chancelier et moi, mais sans un seul mot qui approchât du règlement. Cette franchise le charma ; il me fit mille remerciements, et me pria de soutenir le Chancelier dans ce bon dessein. Dès qu'il m'eut quitté, il se mit à travailler à un mémoire, qui ne valut rien, parce que sa prétention étoit sans aucune sorte de fondement. Il l'envoya au Chancelier. Les raisonnements en étoient tellement tirés à l'alambic[5], qu'ils l'impatien-

1. Dangeau ne parle pas de cette indisposition, que l'auteur des *Mémoires de Sourches* a mentionnée au 23 avril (p. 98) : « On apprit que la duchesse de Saint-Simon, ayant eu une ébullition de sang, c'est-à-dire des marques rouges sur les mains, qui paroissoient et disparoissoient, cependant sans mal de tête, mal de cœur, ni fièvre, n'avoit pas laissé de s'en aller à Paris, de peur que ce ne fût la petite vérole. » Elle revint au bout de quelques jours reprendre son service auprès de la duchesse de Berry.

2. *Dont* pour *ce dont*. — 3. Tome XV, p. 402-403.

4. « On dit *couper court à quelqu'un* pour dire le quitter brusquement et lui faire une réponse décisive qui l'empêche de continuer son discours » (*Académie*, 1718). Mais, ici, il y a une phrase incidente, comme si l'auteur avait ajouté *en disant*.

5. « On dit figurément qu'*une affaire a passé par l'alambic*, pour dire qu'elle a été exécutée avec un grand soin, avec une grande exac-

tèrent, et plus encore une conversation qu'il eut avec lui à Versailles, où il l'alla trouver : tellement qu'il fut grand besoin que je remisse le Chancelier de cette mauvaise humeur qu'il avoit prise. Je n'en voulus pas donner l'inquiétude à M. de Chevreuse, quoiqu'il s'en fût un peu aperçu.

Le Chancelier travaille seul avec le Roi sur le règlement ; son aversion des ducs, et sa cause.

Le Chancelier cependant travailla avec le Roi. Ce tête-à-tête non accoutumé réveilla tout le monde[1], qui, joignant à cette singularité la surséance arrivée à notre affaire de d'Antin[2], ne douta pas qu'il n'y en fût question. Le Chancelier proposa au Roi de communiquer le projet de règlement à quelques ducs, et de travailler là-dessus avec eux, puisqu'il s'agissoit de faire une loi à eux si importante. Le Roi, hérissé[3] de la proposition, répondit avec un mépris assez juste sur leur capacité en affaires, et la difficulté d'en trouver quelques-uns qui entendissent celle-là[4] assez bien. Le Chancelier lui en nomma quelques-uns, moi entre autres, et[5] en prit occasion de faire valoir son amitié sans la montrer trop. Il insista même assez ferme ; mais le Roi demeura inébranlable en ses usages, ses préjugés, et ses ombrages mazarins[6] d'autorité qui l'animoient contre les ducs[7], dont la dignité lui étoit odieuse par sa grandeur intrinsèque, indépendante par sa nature des accidents étrangers. Elle lui faisoit toujours peur et

titude, qu'elle a été discutée et approfondie » (*Académie*, 1718), mais ici, comme Littré l'a remarqué, c'est le sens de subtiliser, raffiner.

1. Dangeau écrit le 12 mai (p. 405) : « Après son dîner, le Roi travailla chez lui avec M. le Chancelier, ce qu'il n'a pas accoutumé de faire. »

2. Ci-dessus, p. 175. — 3. Même sens qu'au tome XIX, p. 14.

4. *Là*, oublié, a été ajouté en interligne. — 5. *Et* surcharge *p^r^*.

6. C'est-à-dire, inculqués par le cardinal Mazarin, comme il va l'expliquer quatre ligne plus bas. Nous avons déjà rencontré « race demi-mazarine » dans le tome XIII, p. 104, et cet adjectif avait été fréquemment employé dans les pamphlets contre le cardinal (*Choix de mazarinades*, tome II, p. 244, 246, 252, 262, 375, etc.).

7. *Les* corrige *la*, et, avant *ducs*, Saint-Simon a biffé *dignité des*.

peine, par les impressions[1] que ce premier ministre italien lui en avoit données pour son intérêt particulier, et lui avoit sans cesse fait inspirer par la Reine mère, ce qui[2] le rendit si constamment contraire, jusqu'à franchir les injustices[3] les plus senties, et même avouées en[4] bien des occasions. Le projet, tel que le Chancelier et moi étions convenus, fut par lui communiqué au premier président et au procureur général : Peletier, qui n'étoit pas grand clerc, ne fit que le voir à sa campagne[5], où il étoit allé, et le renvoya aussitôt; Daguesseau écrivit un long verbiage qui, pour en dire le vrai, ne signifioit rien[6]. Le Chancelier, content de sa communication de bienséance, poussa sa pointe. M. de Chevreuse, en éveil sur ce travail du Roi avec le Chancelier seul, redoubla d'un mémoire à celui-ci[7]. Ce mémoire n'étoit point correct dans ses principes, peu droit dans ses raisonnements, qui tous conduisoient à ses fins, comme le Chancelier me le manda avec dégoût, et même amertume. Il ajouta qu'en le lui donnant, M. de Chevreuse lui avoit dit, pour le faire valoir, qu'il m'avoit

1. *Impressions* est en interligne, au-dessus de *teintures*, biffé.

2. *Ce qui* corrige *et que*.

3. Le *Dictionnaire de l'Académie* de 1718 ne donnait comme exemple que *franchir les limites, les bornes, les difficultés, les obstacles, le mot, le secret*.

4. *En* surcharge *et*.

5. Villeneuve-le-Roi, non loin de la Seine, au sud-est de Paris. Les le Peletier avaient acquis cette terre du garde des sceaux du Vair, et l'ancien contrôleur général Claude le Peletier s'y était retiré en 1697 et l'avait fort embellie.

6. C'est sans doute ce mémoire qui fit croire au duc de Luynes que Daguesseau était l'auteur du projet d'édit: voyez sa note sur le *Journal de Dangeau*, tome XIII, p. 407. Le mémoire de Daguesseau a été imprimé dans ses *Œuvres*, tome VII, p. 598-615.

7. Dans les cartons des Archives nationales cotés K 621 (n° 3) et 622 (n°s 9 et 11), il y a divers mémoires du duc de Chevreuse sur les duchés pairies femelles, sur le bonnet, sur la séance aux bas sièges etc., et une récapitulation des « avantages accordés aux ducs et pairs » de 1664 à 1711.

fait presque convenir de tout. Il n'en étoit rien, et je le sus bien dire à l'un et à l'autre. Quelque étrange qu'un semblable allégué[1] doive paroître à qui n'a pas connu le duc de Chevreuse, je suis convaincu qu'il se trompoit soi-même, et qu'à force de desirer, de se figurer, de se persuader, il croyoit tout ce qu'il souhaitoit et tout ce dont il se persuadoit de la chose, de lui-même, et des autres. Toutefois, je ne pus m'empêcher de lui en parler avec force ; mais, en même temps, je soutins le Chancelier dépité, et avec travail, qui vouloit laisser faire M. de Chevreuse, l'abandonner à ses sophismes, et à tout ce qu'il en pourroit tirer, sans autre secours pour son affaire. Ce qui le gâtoit encore avec le Chancelier, c'est que, se doutant bien qu'il étoit question d'un règlement, puisqu'il en avoit parlé lui-même, il le tracassoit pour pénétrer ses sentiments, et encore pour avoir communication de l'ancien projet qu'il avoit vu dans le temps que le premier président d'Harlay le fit[2], qu'il jugeoit bien devoir servir de base à ce qu'on alloit faire, mais dont il ne lui restoit rien qu'en gros et imparfaitement dans la mémoire. Or le Chancelier s'en trouvoit d'autant plus importuné, qu'il ne voulut[3] ni lui communiquer l'ancien projet, ni moins encore lui laisser rien entrevoir de ce qui entreroit, ni de ce qu'il pensoit devoir entrer dans ce qu'on vouloit faire. Je n'étois pas moi-même moins circonvenu toutes les fois que je venois à Paris, et je n'avois pas peu à me défendre d'un ami si intime, si supérieur en âge et en situation, et si adroit à pomper[4], dans la pensée que le Chancelier me communiquoit tout et ne me cachoit rien. Il eut beau faire ; jamais il ne put rien tirer de moi que des avis sur son fait, et des services très empressés et très constants auprès du Chancelier, qui ne furent pas inutiles.

1. Terme déjà rencontré dans le tome V, p. 82.
2. Ci-dessus, p. 163.
3. Avant *voulut*, Saint-Simon a biffé *luy*. — 4. Tome XVII, p. 162.

Scélératesse du premier président d'Harlay sur le sacre et la propagation des* bâtards.

Le Chancelier avoit travaillé avec le Roi trois fois tête à tête[1]. J'appris de lui, après ce troisième[2] travail, que le Roi s'étoit souvenu de deux articles de l'ancien projet du premier président d'Harlay que je n'avois point vus dans la copie que le Chancelier m'avoit communiquée : c'étoient les deux derniers coups de foudre. Le premier étoit la représentation des six anciens pairs au sacre[3], attribuée, exclusivement aux pairs[4], à tous les princes du sang, à leur défaut aux[5] légitimés pairs, sans que les autres pairs y pussent être admis qu'à faute de nombre des uns et des autres. L'autre étoit l'attribution aux légitimés qui auroient plusieurs[6] duchés-pairies de les partager entre leurs enfants mâles, qui deviendroient ainsi ducs et pairs, et feroient autant de souches de ducs et pairs avec les rangs, honneurs et privilèges maintenant accordés aux légitimés au-dessus de tous autres pairs plus anciens qu'eux. Ce que je sentis à deux nouveautés tout à la fois si inimaginables et si destructives, seroit difficile à rendre. Je disputai contre le Chancelier, qui me montra l'article du sacre dans la minute de cet exécrable Harlay, qu'il n'avoit, disoit-il, recouvrée que depuis peu. Je lui remon-

1. Dangeau ne mentionne qu'une fois, le 12 mai (p. 405).

2. Le chiffre *3e* surcharge un *t*.

3. Il a déjà été parlé des six anciens pairs laïcs et de leur représentation au sacre des rois, dans le tome III, p. 316, note 3. Sur les douze anciens pairs et leur origine, on peut voir le mémoire inséré dans l'Appendice de notre tome IX, p. 416-418, Brussel, *Usages des fiefs*, livre II, chapitre XLI, le *Mémoire sur de la généralité de Paris en 1698*, p. 171-172, les *Lettres de Colbert*, tome VI, p. 226-227, J. Flach, *les Origines de l'ancienne France*, tome I, p. 253-255, P. Guilhiermoz, *les Deux condamnations de Jean sans Terre et l'origine des pairs de France* (1899), etc.

4. « *Exclusivement* signifie en excluant, à l'exception de » (*Académie*, 1718).

5. *Aux* surcharge *à* et un mot effacé du doigt.

6. *Plusieures* corrigé en *plusieurs*.

* Les mots *la propagation* ont été ajoutés au-dessus de *sur*, biffé, et *les* a été corrigé en *des*.

trai l'antiquité de la fonction des pairs égale à celle du sacre même, et non interrompue jusqu'à présent, qu'il n'y en avoit jamais eu où les pairs, quand il s'y en trouvoit[1], n'eussent servi lors même qu'il y avoit plus de princes du sang qu'il n'en falloit pour cet auguste service. Je le fis souvenir de la préférence des pairs par ancienneté sur les princes du sang aux sacres d'Henri II et de ses fils[2]. Je lui démontrai que cette loi si juste par laquelle Henri III fait tous les princes du sang pairs à titre de naissance, et leur donne la préséance sur tous les autres pairs[3], n'avoit fait aucune altération à leurs fonctions du sacre. Je lui expliquai le fonds, la raison, l'esprit de cette grande cérémonie par l'histoire, et tout ce qu'elle a de figuratif[4], dont il n'est pas possible de [dis]convenir[5]. Je lui rendis évident le peu de solidité d'un couronnement fait par tous les parents masculins d'un roi héréditaire, et d'une monarchie qui est l'unique soumise à la loi salique[6]. Je lui fis honte de l'infamie d'une représentation si éminente par des bâtards, et à titre de bâtards. Enfin je n'oubliai rien de ce que la douleur la plus pathé-

1. *Quand il y s'en trouvoit*, dans le manuscrit, et *s'* a été intercalé après coup, comme si Saint-Simon avait d'abord voulu mettre *quand il y en avoit*.

2. Dans le volume 38 de ses papiers (aujourd'hui *France* 193), Saint-Simon avait la relation des sacres de François II en 1559 et de Charles IX en 1561.

3. Édit de décembre 1576.

4. Le *Dictionnaire de l'Academie* de 1718 ne donnait pas encore cet adjectif, qu'on retrouve dans les *Écrits inédits*, tome III, p. 80.

5. Le manuscrit porte bien *convenir*, et non *disconvenir*.

6. La loi salique, ou loi des Francs Saliens, n'est en réalité qu'un code pénal et qu'un code de procédure ; quelques articles seulement ont rapport au droit privé. C'est dans le titre LIX que se trouve la fameuse règle qui exclut les femmes de la succession à la terre, et qui fut appliquée à partir du quatorzième siècle pour la succession à la couronne. Aucune autre monarchie d'Europe ne s'y soumit. Notre auteur en avait parlé avec plus de détails, en 1712, dans ses *Projets de rétablissement du royaume de France* (*Écrits inédits*, tome IV, p. 201-202).

tique et l'instruction la plus puissamment réveillée me purent suggérer. Mais ce fut là où je trouvai tout à la fois le magistrat et le courtisan, contre lequel j'eus enfin peine à me retenir. Il me protesta que ce souvenir étoit venu du Roi tout seul, et qu'il n'avoit pu le détourner de cet article non plus que de l'autre, à quoi je pense bien qu'il n'épuisa pas ses efforts. J'essayai de le frapper par le nombre et le poids de nos pertes[1]. Voyant enfin que je ne gagnois rien, je me tournai à le prier de faire arrêter le projet de règlement. Ce fut là que les grands coups se ruèrent[2] de part et d'autre. Il ne put souffrir cette proposition, ni moi de m'en désister. Je lui soutins que cette plaie portoit droit au cœur, et qu'en attaquant jusqu'à cet excès tout ce que la dignité avoit de plus ancien, de plus auguste, de plus inhérent[3], rien ne pouvoit être bon. Il étala les avantages de tous les procès retranchés par les articles des ayant-cause et des femelles, et de ceux des substitutions, et du rachat forcé des héritières femelles. Je convins de l'avantage de ces articles ; mais j'ajoutai que non seulement ceux-là, mais qu'un règlement composé par moi-même[4] en pleine liberté et tout à mon gré, mais à condition de cet article du sacre, ne nous pourroit être que parfaitement odieux. Je le pressai de reparler au Roi là-dessus, qui avoit souvent dit lui-même qu'outre des princes du sang il falloit des pairs pour représenter les anciens au sacre, [et] qui pouvoit être ramené sur une chose qu'il ne pouvoit jamais voir. Le Chancelier fut ébranlé; il me promit même toute assistance; mais j'eus lieu de croire, par une réponse que j'en reçus le lende-

1. Comparez le mémoire sur les « Changements arrivés à la dignité de duc et pair », dans le tome III des *Écrits inédits*.

2. Expression rencontrée en dernier lieu dans le tome XVIII, p. 26.

3. « *Inhérent*, ce qui est attaché à un sujet comme l'accident l'est à la substance. N'est bon que dans le dogmatique et n'est guère en usage qu'en cette phrase : *qualité inhérente* » (*Académie*, 1718).

4. *Mesme* a été ajouté en interligne.

main à une lettre dont j'avois redoublé mon instance, que l'homme de robe, bien[1] tranquille sur une énormité qui ne la[2] touchoit pas, avoit laissé faire le Roi en courtisan qui veut plaire et qui sent bien que ce n'est pas à ses dépens. Cet article plutôt contraint par l'heure qu'épuisé, nous vînmes au second. Il est si étrange, si monstrueux, et si[3] surprenant, qu'il est inutile de s'y étendre après l'avoir expliqué. Il avoit été suggéré par le duc du Maine, à qui le Roi parla d'abord de ce dont il étoit question, et qui ne s'épargna pas à en profiter. Je m'étendis avec le Chancelier sur un pouvoir donné à des bâtards, comme tels, à exercer indépendamment du Roi, sur un privilège à raison de dignité multipliée dont ils sauroient bien ne pas manquer, qui revenoit pour l'effet au même que l'édit d'Henri III qui avoit fait les princes du sang pairs-nés[4], en un mot sur un rang monstrueux qui, en nombre comme en choses, n'auroit plus de bornes. Finalement je me tus, voyant bien que ce qui étoit imaginé, demandé, et accordé pour le duc du Maine en faveur de sa bâtardise, ne pouvoit[5] plus être abandonné par le Roi, qui en faisoit son idole d'amour et d'orgueil. Je me rabattis donc à quelque sorte de dédommagement. Tous étoient bien difficiles à tirer du Roi, si jaloux d'une dignité qu'il avoit continuellement mutilée, et qui s'effaroucheroit de toute restitution, surtout si elle touchoit autrui. Cette considération me porta à en proposer[6] un très médiocre, et qui ne portoit sur personne : ce fut la double séance au Parlement des pairs démis avec leurs fils pairs par leur démission[7]. Je fis remarquer au Chancelier que cette nouveauté n'étoit aux dépens de personne, que les pairs

Je propose le très foible dédommagement de la double séance de pairs démis.

1. Le *b* de *bien* surcharge un *d*. — 2. Saint-Simon a corrigé *le* en *la*.
3. Il y a *s'y*, par mégarde, dans le manuscrit. — 4. Ci-dessus, p. 189.
5. *Pouvoit* corrige *pourroit*. — 6. Le manuscrit porte : *proser*.
7. Voyez tome IX, p. 261 et suivantes. Pour l'époque de Louis XV, on a un mémoire contre l'habitude abusive des ducs de se démettre au profit d'un de leurs fils, dans le carton O[1] 281 des Archives nationales, 2e dossier.

démis ne se privoient par leur démission que de la séance au Parlement ; que cela ne changeoit donc rien pour eux, ni pour leur rang, ancienneté, préséance et honneurs en pas un autre[1] lieu, puisque leur démission ne les excluoit d'aucune cérémonie, ni de la jouissance partout de ce qu'ils avoient avant leur démission[2] ; que les ducs vérifiés ne perdoient rien à la leur, parce qu'il n'y avoit à y perdre que l'entrée au Parlement, qu'ils n'ont pas ; que ce ne seroit même rien de nouveau en soi dans le Parlement, puisque les présidents à mortier qui cèdent leurs charges à leurs fils n'y sont privés de rien, sinon de pouvoir présider en chef, mais jouissent d'ailleurs de leur séance, et de leur ancienneté, et de leur voix délibérative[3] ; que la même chose se pouvoit faire en faveur des pairs, si on vouloit conserver un air d'apparence, sinon de justice, lorsqu'on s'en éloignoit à leur égard d'une manière si violente et si inouïe. Le Chancelier contesta peu là-dessus. Il ne laissa pas d'alléguer que le père et le fils ne pouvoient[4] siéger ensemble. Je lui demandai pourquoi cette exclusion, tandis qu'elle n'étoit pas pour la robe ; qu'en cela seulement il étoit juste qu'il en fût des pairs père et fils comme des magistrats père et fils ; qu'étant de même avis, leurs voix ne seroient comptées[5] que pour une, et que, d'avis différent, elle seroit caduque. J'ajoutai que ce n'étoit qu'une extension à tous d'un droit qui appartenoit à quelques-uns ; que MM. de Richelieu, Bouillon[6] et Mazarin avoient chacun deux duchés-pairies[7] ;

1. *Un autre* surcharge d'autres lettres.

2. Sur les honneurs conservés par les ducs démissionnaires voyez l'Addition n° 547, dans notre tome XII, p. 481.

3. Ci-dessus, p. 151. — 4. *Pouvoint*, dans le manuscrit.

5. Le manuscrit porte *leur voix ne seroit comptée*, au singulier.

6. Les premières lettres de *Bouillon* surchargent *et B*, effacé du doigt.

7. M. de Richelieu possédait les duchés de Richelieu et de Fronsac, M. de Bouillon ceux d'Albret et de Château-Thierry, le duc Mazarin ceux de la Meilleraye et de Mazarin.

que les deux derniers s'étoient démis de l'une des deux[1]; que par conséquent c'étoient deux pères et deux fils siégeant[2] ensemble au Parlement toutes fois et quantes bon leur sembloit et sembleroit, sans moyen aucun de l'empêcher, et sans qu'on se fût avisé jusqu'à cette heure d'y trouver le moindre inconvénient. Le Chancelier n'eut point de réplique à me faire ; il avoua la proposition très raisonnable, et me promit de faire tout de son mieux pour la faire passer. Ce point achevé, il me dit que le Roi n'avoit pu goûter mes raisons contre M. de la Rochefoucauld, quoi qu'il eût pu lui dire[3]; que la réplique du Roi avoit[4] été que son autorité y seroit intéressée, et qu'il étoit demeuré fermé[5] là-dessus. Un homme moins sensible que je ne l'étois en auroit eu sa suffisance de ces trois points dans une même conversation. Ce dernier, néanmoins, qui, étant seul, m'eût extrêmement touché, ne me fit pas grande impression, tant celle des deux autres me fut douloureuse : elles attaquoient tout, et mon affaire ne touchoit presque pas la dignité. Je ne laissai pas de disputer ma cause avec le Chancelier, qui, pour toute réponse, convint et[6] haussa les épaules, m'avoua qu'il étoit pour moi, qu'il avoit combattu le Roi tant qu'il lui avoit été possible, que les réponses du Roi sur le fonds et sur le droit avoient été nulles, et qu'il n'avoit répliqué que par le seul intérêt de son autorité. Je priai le Chancelier de ne me pas tenir pour battu, ni lui non plus en portant ma cause ; je lui dis que, dès qu'il la trouvoit bonne par le mérite du fonds, du droit, des règles et de la justice, qui ne touchoient point celle du Roi, affranchi d'avoir à le persuader, lui, puisque, de son aveu, il

Le Roi, uniquement pour son autorité, favorable à M. de la Rochefoucauld contre moi.

1. Il veut dire « les deux premiers. » MM. de Richelieu et de Bouillon avaient cédé à leurs fils aînés leurs duchés de Fronsac et d'Albret.
2. Il y a *siégant* dans le manuscrit. — 3. Ci-dessus, p. 182.
4. Avant *avoit,* il a biffé un *auroit.*
5. Au sens de *fixé,* comme dans le tome XIX, p. 222.
6. *Et* surcharge un *que.*

l'étoit, j'allois me tourner à persuader le Roi sur son autorité comme je pourrois par un autre mémoire ; que je prévoyois bien qu'il ne le trouveroit pas bon, mais qu'il se souvînt du premier qu'il avoit trouvé tel, et qu'il se servît de celui que j'allois faire en faveur de l'autre, puisque ce n'étoit que par là que je pouvois réussir. Nous finîmes par l'article de Chaulnes, qu'il me dit avoir enfourné assez heureusement. Après cet entretien dans son cabinet à Versailles[1], qui dura plus de trois heures, je m'en allai dans la situation de cœur et d'esprit qu'il est aisé d'imaginer. En arrivant chez moi, je me mis à travailler au mémoire dont il vient d'être parlé. J'étois fâché : je le brusquai en deux heures, pour[2] l'envoyer au Chancelier aussitôt, qui devoit travailler incessamment avec le Roi et essayer, avec ce nouveau secours, de remettre ma prétention à flot. L'adresse réussit ; elle est telle, que je l'insère ici plutôt que dans les Pièces : c'est un mémoire curieux pour bien connoître Louis XIV, qui, uniquement sur cette pièce, me donna partout la préséance sur M. de la Rochefoucauld. La voici[3] :

Chaulnes enfourné.

« On n'a pas dessein d'entrer dans le fond de la question par ce mémoire ; on s'y propose seulement de faire très succinctement l'histoire de ce qui s'est passé entre les

Mémoire uniquement portant sur l'autorité du

1. Les mots *a Versailles* ont été ajoutés en interligne.

2. L'abréviation *p^r* surcharge un *et,* et *l'envoyer* corrige *l'envoyay.*

3. Le mémoire qui va suivre ne se trouve pas en autographe dans les Papiers de Saint-Simon, bien que le volume 51 (aujourd'hui *France* 206) renferme, fol. 224 et suivants, diverses pièces et mémoires de la main de notre auteur sur cette affaire ; mais il en existe une copie dans le volume 65 (*France* 220), fol. 117-125. Ce volume et le suivant (*France* 221) contiennent d'ailleurs toutes les pièces relatives à cette question de préséance, depuis 1643 jusqu'en 1714. Nous avons collationné le texte que Saint-Simon insère ici dans ses Mémoires avec celui de cette copie, datée de 1711, et nous indiquerons les principales variantes qui s'y trouvent ; elles proviennent presque toutes de corrections ou d'améliorations apportées par Saint-Simon au texte primitif lorsqu'il le transcrivit sur le manuscrit des Mémoires.

titulaires[1] de ces deux duchés-pairies depuis leur érection jusqu'à présent, et d'y ajouter, dans les endroits nécessaires, de courtes réflexions, d'où on espère qu'il résultera avec évidence que cette question n'en fut[2] jamais une, et que, si la considération de M. de la Rochefoucauld l'a tenue jusqu'à présent sans être jugée, tous les préjugés[3], même du Roi, lui ont été manifestement et uniformément contraires. Il est seulement bon de représenter en un mot que, s'il arrivoit qu'il fût besoin d'une plus ample instruction, et d'entrer dans le fond de l'affaire, on est prêt d'y satisfaire par un mémoire tout fait il y a sept ou huit ans[4], et de suppléer encore à ce mémoire, s'il n'étoit pas trouvé suffisant, sans demander une heure de délai.

Roi, qui me vaut la préséance sur M. de la Rochefoucauld. [Add. St-S. 1005]

« L'érection de la Rochefoucauld est de 1622[5]; l'enregistrement est de 1631[6]. On supprime ici, avec un religieux silence, les causes d'un si long délai, et la manière dont cet enregistrement fut fait : ni l'un ni l'autre ne seroient pas favorables[7] à la cause de M. de la Rochefoucauld, et, si cette remarque, toute monosyllabe[8] qu'elle est, n'étoit indispensable pour faire voir que ce n'est pas se prévaloir de la négligence de M. de la Rochefoucauld, on n'en auroit fait aucune mention[9].

1. La première lettre de ce mot corrige un *d*.
2. Il y a *n'en fust,* par erreur, dans le manuscrit ; les éditeurs précédents avaient lu *fait* ; mais dans la copie il y a bien *fut*.
3. Au sens de jugement antérieur, comme dans le tome XV, p. 138.
4. C'est sans doute le mémoire fait en 1702 par l'abbé Levasseur, lors de la réception de notre auteur au Parlement. Il se trouve dans le volume 66 des Papiers de Saint-Simon (*France* 221), fol. 1-140.
5. Les lettres d'érection, du mois d'avril, sont insérées dans l'*Histoire généalogique,* tome IV, p. 414-416.
6. Ci-après, p. 223-229.
7. *Favorable,* dans le manuscrit, au singulier quoique le verbe soit au pluriel.
8. On a déjà rencontré ce mot à diverses reprises, notamment dans nos tomes XII, p. 373, et XIX, p. 434. L'*Académie,* en le qualifiant d'adjectif, dit qu'il s'employait plutôt comme substantif.
9. Copie de 1711 : *on n'en auroit pas fait mention du tout.*

Défaut de foi et hommage. Explication et nécessité de cet acte.

« On souhaiteroit encore pouvoir taire un autre inconvénient qui a même jeté M. le duc de Saint-Simon dans un grand embarras, lorsqu'il a été obligé de faire travailler à cette affaire, pour n'en pas tirer un avantage trop ruineux à M. le duc de la Rochefoucauld : c'est le défaut d'hommage rendu au Roi. Une érection en duché, marquisat ou comté, plus essentiellement en duché-pairie, est constamment[1] la remise d'un fief que le vassal possède entre les mains du Roi, que le Roi, après l'avoir repris, lui[2] rend avec une dignité dont il l'investit par l'érection aux conditions portées par icelle, qui sont respectives[3], savoir d'honneur et d'avantage pour le sujet, d'hommage et de service[4] envers le seigneur, dont la principale, qui donne l'être aux autres, est constamment l'hommage[5]. Par l'érection le Roi investit son sujet; par l'hommage le sujet accepte, et se soumet aux conditions sans lesquelles le Roi n'entend lui rien donner, et le sujet n'entend rien recevoir. Cela n'est pas douteux. Dans l'hommage du sujet nouvellement investi consiste donc toute la forme, la force et la réalité de l'effet de l'érection et de l'investiture : sans quoi les choses demeureroient nulles et comme non avenues, puisque le sujet ne fait point de sa part ce qui est requis pour recevoir la grâce que son souverain lui fait, qui est de l'accepter de sa main, et de le reconnoître pour son seigneur singulier[6] en ce genre. Cette action d'hommage ne se peut faire qu'en trois

1. Nous avons déjà signalé ce sens vieilli de l'adverbe constamment, pour dire comme il est constant et indiscutable.

2. Avant *luy*, Saint-Simon a biffé *de*.

3. « *Respectif*, terme de pratique, réciproque » (*Académie*, 1718).

4. Copie : *de service et d'hommage*.

5. L'hommage féodal a été défini dans le tome IX, p. 248. Saint-Simon avait réuni dans ses Papiers (volumes 46 et 60, aujourd'hui *France* 168 et 215) divers documents sur les hommages rendus au Roi par les grands vassaux.

6. Au sens d'unique, de particulier, qui est le premier donné par l'*Académie*.

façons : ou au Roi même en personne, ce qui est devenu très rare[1] ; ou, en la[2] place de S. M., à son chancelier, qui la tient pour ce ; ou encore en la Chambre des comptes[3]. Il en demeure un acte solennel au souverain et au nouveau vassal[4], qui est le titre du changement de son fief en dignité plus éminente et en mouvance plus auguste, puisque, alors, ce fief érigé ne relève plus que de la couronne ; et c'est l'instrument qui déclare au public le changement arrivé dans le fief et dans son possesseur, puisque l'érection, sans cela, n'est qu'un témoignage de la volonté du Roi demeurée imparfaite dès là que, par l'omission de l'hommage, condition si essentielle, le sujet n'accepte pas la grâce de son seigneur[5], et ne se lie pas à son joug par un nouveau serment et acte d'obéissance, de service et de fidélité.

« C'est néanmoins ce qui ne se trouvera pas que feu M. le duc de la Rochefoucauld ait fait, en aucun temps, au Roi, à son chancelier, ni à la Chambre des comptes, chose pourtant si essentielle, qu'on ne craint point d'avancer que la dignité de duc et pair pourroit[6] être justement contestée à M. de la Rochefoucauld. Rien ne peut couvrir ce défaut que la bonté du Roi en lui accordant un rang nouveau en faisant présentement son hommage, et c'est à cet étrange inconvénient que M. de Saint-Simon

1. On en a vu un exemple en 1699 pour le duc de Lorraine : tome VI, p. 391-395.
2. *Sa* corrigé en *la*.
3. Le règlement du 18 juillet 1702 avait, peu d'années auparavant, spécifié à nouveau les conditions et la forme des hommages rendus en la Chambre des comptes par les vassaux immédiats du Roi.
4. Les registres des Archives nationales cotés P 18 à 24 renferment ce qui reste des hommages rendus au Roi en personne, au chancelier ou en la Chambre des comptes sous les règnes de Louis XIII et de Louis XIV ; mais cette collection est certainement très incomplète. Il semble que cet usage était peu à peu tombé en désuétude.
5. Copie : *de son souverain*.
6. Copie : *pouvoit*.

a cherché par tous moyens de pallier[1], pour n'émouvoir pas une question si fâcheuse à un seigneur qu'il respecte, et qu'il a toujours constamment honoré[2]. Pour en venir à bout, M. de Saint-Simon s'est trouvé réduit à dire que, lorsque feu M. de la Rochefoucauld prêta serment en la manière accoutumée lorsqu'il fut reçu au Parlement[3], ce serment emporta hommage, qui donc au moins ne fut rendu qu'en cet instant, et pareillement que la Chambre des comptes, établie si spécialement sur les foi et hommages[4], aveux et dénombrements[5] de la couronne, ne le put reconnoître, à faute d'hommage, qu'alors, et deux mois après, lorsque son érection y fut vérifiée, c'est-à-dire en 1637[6].

« Deux ans auparavant, c'est-à-dire en 1635, le 2 février[7], l'érection de Saint-Simon[8] avoit été faite et fut en-

1. Le *Dictionnaire de l'Académie* de 1718 ne donnait pas d'exemple de *pallier à quelque chose*, non plus que les autres lexiques, et il est à croire que cet *à* est une inadvertance de Saint-Simon, car il ne se trouve pas dans la copie.

2. Copie : *respecté*. — 3. Ci-après, p. 227.

4. Il y a bien *homages*, au pluriel, dans le manuscrit.

5. « *Aveu* signifie une reconnaissance que le vassal donne à son seigneur de fief pour raison des terres qu'il tient de lui. — *Dénombrement* se dit en parlant du détail qu'un vassal donne à son seigneur de tout ce qu'il tient de lui en fief : *donner un aveu et dénombrement* » (*Académie*, 1718).

6. Le 26 août 1637 (*Histoire généalogique*, tome IV, p. 417).

7. Les dates de mois et de jour ne sont pas dans la copie, non plus que le *fut* qui se trouve quelques mots plus loin.

8. Il a été parlé de l'érection du duché de Saint-Simon dans l'appendice II de notre tome I, p. 437-441. Voici comment le généalogiste Henri de Maubreuil, cité dans le tome I, p. 390 et suivantes, décrivait les lieux en 1663 : « Cette terre est située dans le Vermandois, le long de la Somme entre les villes de Saint-Quentin, la Fère, Chauny, Noyon et Ham ; le château est placé sur une petite éminence, ayant par derrière un petit bois de haute futaie et un autre de côté vers le couchant, et au bas à l'orient et au midi, plusieurs fontaines qui font un petit ruisseau, des étangs et plusieurs belles prairies, et au septentrion la rivière de Somme avec un grand et large marais. » Lorsque, en

registrée[1]. Feu M. le duc de Saint-Simon avoit rendu sa foi et hommage[2]; il avoit été reçu duc et pair[3] au Parlement, et feu M. le duc de la Rochefoucauld n'y avoit formé nulle opposition pour son rang. Il est vrai qu'étant reçu deux ans après, il prétendit la préséance, et il ne l'est pas moins qu'il ne la put jamais obtenir, chose qui s'accorde[4] si aisément par provision à ceux dont le droit est jugé le meilleur en attendant un jugement définitif, comme il est arrivé en pairie en tant d'occasions, et comme il en subsiste encore un exemple dans l'affaire de M. de Luxembourg[5]. M. le duc de Retz[6] se trouvoit dans le même cas à l'égard de M. le duc de la Rochefoucauld[7], et ils s'accommodèrent ensemble, sans qu'on ait pu en démêler la raison, à se précéder alternativement[8]. Ces accords se peuvent pour les cérémonies de la cour quand le Roi le trouve bon; mais, au Parlement, il faut un titre. C'est ce qui fut cause d'un brevet du Roi du 6 septembre 1645[9], qui, en attendant le jugement, ordonna

Alternative ordonnée en attendant jugement, et commencée par la tirer au sort.

1756, le duché fut vendu à M. de Chezelles par la comtesse de Valentinois, le comte de Saint-Simon-Sandricourt adressa un placet au Roi pour obtenir le droit de retrait féodal qui lui appartenait (Papiers communiqués en 1893 par M. Maxime Duval, postérieurement à l'apparition de notre tome I).

1. Non pas le 2, mais le 1er février (*Histoire généalogique,* tome IV, p. 391, arrêt d'enregistrement au Parlement). L'enregistrement à la Chambre des comptes eut lieu le 30 mars suivant: Arch. nat. P 2363, p. 199, et P 2679, 2e partie, fol. 52 v°.

2. Nous n'avons trouvé d'hommage rendu par Claude de Saint-Simon qu'à la date du 2 mai 1646 (Arch. nat., P 18², n° 336). L'*Histoire généalogique* n'a publié (p. 393) que l'acte de l'hommage rendu par notre auteur, le 5 mars 1694, lorsqu'il succéda à son père.

3. Copie: *reçu pair.* — 4. Copie: *se donne.*

5. Tome III, p. 104-111. — 6. Pierre de Gondy: tome XV, p. 129.

7. Le duché de Retz avait été érigé à nouveau en 1634, en faveur de Pierre de Gondy (*Histoire généalogique,* tome III, p. 888-889).

8. On a dans les collections de factums une pièce de 1644 intitulée: *Moyens de préséance pour M. le duc de la Rochefoucauld contre MM. les ducs de Retz et de Saint Simon,* et la réponse de ceux-ci.

9. Un texte de ce brevet se trouve dans le vol. 51 des Papiers de

cette alternative, dont le commencement solennel fut au lit de justice du[1] lendemain[2], et, comme il importoit aux parties par laquelle la préséance commenceroit, le sort en décida contre M. de la Rochefoucauld[3]. Il ne se peut une balance plus exacte. Depuis, l'alternative a toujours subsisté; Retz s'est éteint[4]; Saint-Simon seul est resté dans cet intérêt, qui, quant à présent, ne regarde aucun autre duc que MM. de la Rochefoucauld et Saint[5]-Simon.

Préjugés célèbres du Roi en faveur de M de Saint-Simon.

« Cette question a toujours paru au Roi, sinon[6] si sûre en faveur de M. de Saint-Simon, c'est-à-dire de la première réception, qu'il en est émané de S. M. deux grands préjugés[7] célèbres dans une de ses plus augustes fonctions. Le Roi ayant élevé, à la fin de 1663, quatorze seigneurs à la dignité de pairs de France, S. M. tint son lit de justice, et, en sa présence, fit enregistrer les érections et recevoir les nouveaux pairs l'un après l'autre dans le rang qu'elle avoit déterminé de leur donner[8]. M. le duc

Saint-Simon (*France* 206), fol. 222, et il a été imprimé dans l'*Histoire généalogique*, tome IV, p. 392-393, et dans l'*Histoire de la maison de Gondy*, p. 617-620. Il y a en outre divers mémoires et pièces dans le volume 65 de Saint-Simon (*France* 220).

1. Le *d* de *du* surcharge une *l*.

2. Ce lit de justice fut tenu par le jeune Louis XIV pour l'enregistrement de dix-huit édits bursaux. Le procès-verbal s'en trouve dans le registre du Parlement côté X[1A] 8388 : le duc de Retz y est en effet assis au-dessus du duc de la Rochefoucauld; quant au duc de Saint-Simon, il n'y assista pas.

3. Ceci est constaté dans le brevet royal.

4. En 1676, par la mort de Pierre de Gondy.

5. L'abréviation S. surcharge *de*, et la copie porte : *de Saint-Simon*.

6. Il y a bien dans le manuscrit ce *sinon*, qui rend la phrase boiteuse; mais Saint-Simon a mal transcrit : voici en effet la phrase de la copie; elle est correcte : « Cette question a toujours paru au Roi, sinon si sûre en faveur de la première réception, au moins si fort une grande question, qu'il en est émané, » etc.

7. Ci-dessus, p. 195.

8. C'est l' « étrange fournée » dont il a été parlé bien des fois, notamment dans le tome IV, p. 109 et note 5. L'enregistrement de ces lettres patentes se trouve au registre du Parlement X[1A] 8663,

de Bouillon avoit été fait duc et pair quelques années auparavant[1], avec une clause d'ancienneté première de[2] Château-Thierry et d'Albret[3], que le Parlement modifia, en enregistrant[4] le contrat d'échange de Sedan, au jour de la date de ce contrat[5], pour, en modérant une ancienneté[6] qui l'eût mis à la tête de tous les ducs et pairs, lui en donner une insolite en manière de dédommagement, et la fixer avant l'enregistrement de ses lettres et avant sa première réception, ce que le Roi trouva si juste, attendu le jeune âge de M. de Bouillon depuis[7] grand chambellan de France, et sentit en même temps si bien qu'il perdroit son ancienneté s'il n'y étoit autrement pourvu, qu'il fit prononcer par M. le Chancelier un arrêt exprès pour la conservation de son rang du[8] jour de la date susdite en ce même lit de justice[9]. Il y a plus : M. le maréchal de la Meilleraye, l'un des quatorze nouveaux pairs, étoit lors

fol. 461 et suivants. Comparez les Papiers de Saint-Simon, volumes 27 et 61 (*France* 182 et 216). — Dans la copie, il y a : *de leur donner ensemble*.

1. Par le contrat d'échange de Sedan du 20 mars 1651.

2. Ici la copie porte : *des duchés pairies de*.

3. Albret avait été érigé en duché-pairie en décembre 1556 pour le roi et la reine de Navarre ; quant à Château-Thierry, son érection en faveur de Louis d'Orléans, frère de Charles VI, remontait à l'année 1400.

4. Copie : *en vérifiant*.

5. L'arrêt d'enregistrement du contrat d'échange (20 février 1652) disait : « Et ne pourront lesdites pairies d'Albret et de Château-Thierry avoir leur effet et rang que du jour du présent arrêt, et en obtenant par ledit de la Tour d'Auvergne lettres dudit seigneur Roi » (*Histoire généalogique*, tome IV, p. 519). En conséquence, le Roi accorda immédiatement de nouvelles lettres d'érection (*ibidem*, p. 520-521).

6. *Ancienneté* corrige *ancienné*.

7. Copie : *aujourd'hui*, et il n'y a pas les mots *de France*.

8. *Du* corrige *au*, qui est dans la copie.

9. On trouvera aux Additions et corrections la relation de ce qui se passa à ce sujet dans le lit de justice du 15 décembre 1663 ; c'est plus d'un an auparavant, en août 1662, que le jeune duc de Bouillon, Godefroy-Maurice de la Tour, avait obtenu des lettres de confirmation du rang de sa dignité (*Histoire généalogique*, tome IV, p. 521).

absent, et en Bretagne pour le service du Roi ; il ne parut pas juste à S. M. que son absence préjudiciât au rang qu'elle lui avoit destiné le quatrième parmi les autres, et il fut encore rendu un autre arrêt pour la conservation de son rang[1]. Il faut convenir que rien n'est plus formel en faveur de M. de Saint-Simon que ces deux arrêts[2] si solennels sur cette même et précise question, émanés du Roi même séant en son lit de justice[3] uniquement tenu pour les pairs.

Singulier procédé entre les ducs de Saint-Simon et de la Rochefoucauld lors et à la suite de la réception au Parlement du premier.

« Lorsqu'en 1702 M. le duc de Saint-Simon d'aujourd'hui songea, avec la permission du Roi, à se faire recevoir au Parlement[4], il supplia M. le duc de la Rochefoucauld de s'y trouver et de l'y précéder sans rechercher qui avoit eu la dernière alternative[5], dont l'âge avancé de feu M. de Saint-Simon et la jeunesse de celui-ci, avoient ôté les occasions depuis longtemps. M. de la Rochefoucauld fut sensible à l'honnêteté, qui certainement étoit grande, mais embarrassé. On étoit à Marly. M. le duc de Saint-Simon fut à Paris voir M. le premier président d'Harlay, qui lui demanda comment il feroit avec M. le duc de la Rochefoucauld[6]. M. de Saint-Simon lui dit[7] l'honnêteté qu'il lui avoit faite, qui levoit tout embarras ; mais il ne fut pas peu surpris de la réponse de ce magistrat, qui se piquoit de n'ignorer rien. Cette réponse fut que les rangs des pairs entre eux ne dépendoient pas

1. Il n'y eut pas d'arrêt spécial ; mais les lettres d'érection furent enregistrées, immédiatement après celles des duchés d'Estrées et de Gramont, nonobstant l'absence du maréchal (reg. X1A 8394, 15 décembre 1663) ; voyez ci-après, aux Additions et corrections.

2. Copie : *actes*. — 3. Ici la copie ajoute : *si célèbre et*.

4. Voyez notre tome X, p. 47-52.

5. En 1702, Saint-Simon n'a point parlé de ce qu'il fit à l'égard de M. de la Rochefoucauld, et a remis ce récit à l'époque présente (*ibidem*, p. 50-51).

6. Comparez la Notice du duché de Saint-Simon dans le tome XXI de l'édition de 1873, p. 214.

7. Copie : *lui rendit compte de*.

d'eux au Parlement, et que cela ne levoit aucune difficulté. M[1]. de Saint-Simon étoit jeune; il craignoit les exemples des réponses fâcheuses de ce premier président[2]; il s'y vouloit d'autant moins exposer qu'il savoit par l'expérience de ses affaires que, depuis le procès de M. de Luxembourg, il étoit fort mal avec lui, et que d'ailleurs il avoit cherché à se racommoder par feu[3] Mme de la Trémoïlle[4] avec M. de la Rochefoucauld, que ce même procès avoit brouillé avec lui[5]. Ainsi M. de Saint-Simon se tut, et ne jugea pas à propos de l'irriter en lui parlant du brevet de 1645 que le Parlement avoit enregistré[6], que ce magistrat ignoroit ou vouloit ignorer, et se retira sans lui rien répondre là-dessus. De retour qu'il fut le soir même à Marly, il apprit par feu M. le duc de la Trémoïlle[7] que M. de la Rochefoucauld desiroit que le procès se jugeât entre eux. M. de Saint-Simon pria M. de la Rochefoucauld de s'expliquer franchement avec lui, lequel lui dit que, Retz étant éteint[8], l'âge et l'état de la famille de feu M. de Saint-Simon avoit toujours fait juger que sa dignité s'éteindroit de même[9], que cette considération avoit toujours arrêté[10] toute pen-

1. Dans la copie, cette phrase est ainsi rédigée : « M. de Saint-Simon, qui étoit jeune, qui craignoit..... et qui s'y vouloit..... fort mal avec M. le Premier Président, qui d'ailleurs avoit cherché à se raccommoder par feu Mme la duchesse de la Trémoïlle avec M. de la Rochefoucauld, M. de Saint-Simon, dis-je, se tut, et ne jugea pas à propos d'irriter M. le Premier Président en lui parlant du brevet de 1645, que ce magistrat apparemment ignoroit, » etc.

2. Voyez les anecdotes racontées dans le tome XIV, p. 372 et suivantes.

3. Il écrit *feue*.

4. Madeleine de Créquy, que nous avons vue mourir en 1707 : tome XV, p. 161.

5. Ci-dessus, p. 177. — 6. Ci-dessus, p. 199.

7. Charles-Belgique-Hollande, mort en 1709 : tome XVII, p. 373.

8. Depuis 1676 : ci-dessus, p. 200.

9. Voyez dans le tome XX, p. 581, l'addition à la note 6 de la page 291.

10. Copie : *avoit arrêté*.

sée de jugement, mais que, présentement, l'état des choses, qui avoit changé, faisoit aussi changer de sentiment, et qu'il desiroit que l'affaire fût jugée. Ils parlèrent ensuite de la manière d'en user réciproquement, et M. de la Rochefoucauld voulut des arbitres pairs. M. de Saint-Simon lui représenta que le Roi seul ou le Parlement étoient les juges uniquement compétents, et que jamais un autre jugement ne pourroit être solide ; mais il n'y eut pas moyen de le persuader, et tous deux convinrent de sept juges, qui furent Messieurs de Laon[1], Sully[2], Chevreuse, Beauvillier, Noailles, Coislin[3] et Charost[4]. M. de Saint-Simon insista pour qu'il y eût au moins un magistrat rapporteur. Cela fut également[5] rejeté par M. de la Rochefoucauld : tellement qu'il fut[6] convenu que Monsieur de Laon présideroit et rapporteroit en même temps, et que, pour tenir lieu de significations, les copies des pièces et des mémoires dont on voudroit se servir[7] seroient remises à Monsieur de Laon par les parties, signées d'eux, et communiquées de l'une à l'autre par Monsieur de Laon, qui auroit pouvoir de limiter les temps qu'on seroit obligé de les lui rendre.

« Les choses en cet état, agréées par le Roi, M. de Saint-Simon demanda du temps ponr revoir une affaire si vieillie, et qu'il comptoit laisser en alternative tant

1. Louis-Armand de Clermont-Chaste, évêque duc de Laon.

2. Maximilien-Henri de Béthune, qui avait succédé à son père en 1694.

3. Anne-Jules, maréchal-duc de Noailles, et Armand du Cambout, duc de Coislin, morts, le premier en 1708, le second en septembre 1702.

4. Tous ces noms, dans la copie, sont précédés de la préposition *de*. — Dans le volume *France* 220, fol. 110, il y a la copie de la lettre du 17 juillet 1703 par laquelle Saint-Simon annonça au duc de Chevreuse que lui et M. de la Rochefoucauld l'avoient choisi comme juge, avec les ducs de Noailles et de Coislin.

5. Copie : *pareillement*.

6. Copie : *et il fut*.

7. Copie : *des mémoires et des pièces dont on se voudroit servir*.

qu'il plairoit à M. de la Rochefoucauld, et que cela lui plairoit toujours. Ce fut alors que M. de Saint-Simon fut arrêté, et fort embarrassé de l'omission de foi et hommage par feu M. de la Rochefoucauld, qu'il suppléa, comme il a été dit ci-dessus[1], pour ne se pas donner la douleur de faire perdre à M. de la Rochefoucauld un rang si ancien, et le réduire à prendre la queue de tous les ducs en lui contestant, comme il seroit trop bien fondé à le faire, la validité de sa dignité.

« Lorsque M. de Saint-Simon fut prêt, il le déclara à Monsieur de Laon pour le dire à M. de la Rochefoucauld, lequel fut longtemps à prétendre que M. de Saint-Simon communiquât ses papiers le premier. M. de Saint-Simon répondit que c'étoit à M. de la Rochefoucauld à commencer, puisque c'étoit lui qui ne vouloit plus l'alternative, et qui desiroit[2] le jugement; que, ne donnât-il que six lignes contenant sa prétention toute nue, avec ses lettres d'érection et ses autres pièces conséquentes[3], M. de Saint-Simon s'en contenteroit et répondroit[4]. Après un assez long temps, on ne sait quel en fut le motif, M. de la Rochefoucauld déclara à Monsieur de Laon, en lui donnant sa[5] prétention toute sèche en douze lignes[6], qu'il n'avoit pièces ni raisons quelconques à présenter, et qu'il n'en vouloit plus ouïr parler. On n'oseroit dire[7] qu'il paya d'humeur; mais on ne peut taire qu'il ne paya d'aucune raison. Il y a sept ou huit ans que les choses en sont là, sans que M. de la Rochefoucauld se soit présenté en aucune occasion d'alternative, ne s'étant pas même trouvé à la réception de M. le duc de Saint-Simon, qui, avant

1. Ci-dessus, p. 197-198. — 2. Le *d* de *desiroit* surcharge un *v*.

3. *Conséquent* semble bien être pris ici au sens de *consécutif* : la suite des pièces annexes.

4. Il y a *réponderoit* par mégarde dans le manuscrit.

5. *Ses* corrigé en *sa*.

6. La copie de ces « douze lignes » se trouve dans le volume *France* 220, fol. 109.

7. La copie ajoute : *par respect*.

tout, a songé à se conserver l'honneur de l'amitié de M. le duc de la Rochefoucauld, et n'a pas parlé depuis de leur affaire, qui est demeurée là.

« Deux courtes observations finiront ce mémoire.

« La première : qu'on ne peut pas dire qu'il n'y ait pas un procès certainement existant, et très ancien, entre MM. de Saint-Simon et de la Rochefoucauld, repris et laissé en divers temps entre leurs pères, et depuis par[1] eux-mêmes ;

« Que le Roi en a eu en tous les temps une connoissance si effective, qu'il est émané de S. M. un brevet pour l'établissement d'une alternative au Parlement, qui exclut toute provision de préséance, et deux arrêts en plein lit de justice, qui sont un préjugé formel, et le plus précis qui puisse être en faveur de M. de Saint-Simon ;

Autre préjugé du Roi tout récent en faveur de M. de Saint-Simon.

« Que, tout nouvellement[2], le Roi, sur la représentation de M. le maréchal de Villars de lui accorder un arrêt semblable à ceux de Bouillon et de la Meilleraye[3], ou d'empêcher que M. le maréchal d'Harcourt fût reçu[4] pair au Parlement[5] avant que sa blessure lui eût permis de l'être lui-même, S. M. a pris ce dernier parti, ce qui n'est pas un moindre préjugé en faveur de M. de Saint-Simon que les deux autres ;

« Conséquemment, que le Roi a, dans tous les temps, regardé cette question comme une vraie et très importante question, et, par plusieurs actes solennels émanés de S. M. jusque tout récemment, comme une question très favorable pour M. le duc de Saint-Simon. Voilà pour ce qui est de la chose en soi.

« L'autre observation regarde l'autorité du Roi.

L'autorité du Roi favorable à

« Rien ne seroit plus contraire au devoir de vassal à son seigneur, bien pis encore d'un sujet à son souverain,

1. Copie : *entre*. — 2. Tome XIX, p. 6-7.
3. Ici, *Mélleraye*. — Voyez ci-dessus, p. 201-202.
4. *Fust receu* est en interligne.
5. Ces trois mots manquent dans la copie.

que de jouir de l'effet d'une grâce, qui est ce que le prince donne, sans rendre foi et hommage[1], qui est un lien prescrit par sa grâce même, et un échange pour la grâce que le sujet, en la recevant, rend au prince qui l'honore d'un nouveau titre, en conséquence duquel il lui est, par la foi et hommage pour raison de ce, plus nouvellement et plus étroitement soumis, attaché et fidèle. C'est néanmoins ce qui manque à M. de la Rochefoucauld, et ce qui n'a pu être suppléé que par son serment de pair, prêté en 1637, deux ans après l'hommage de feu M. le duc de Saint-Simon, et sa réception au Parlement postérieure à cet hommage.

M. de Saint-Simon.

« Rien ne marqueroit moins l'autorité du Roi que la fixation du rang des pairs à la date de l'enregistrement de leurs lettres, et rien, en particulier, n'y seroit plus spécialement opposé que la fixation du rang de M. de la Rochefoucauld à la date de l'enregistrement des siennes. Sur le premier point, il est constant que ce seroit prendre rang par l'autorité du Parlement, qui a toujours prétendu pouvoir admettre, retarder[2], avancer, ou rejeter les enregistrements des lettres, et qui souvent l'a osé faire ; sur le second point, c'est l'espèce[3] présente, puisque les lettres de la Rochefoucauld furent enregistrées pendant la disgrâce de feu M. de la Rochefoucauld[4], et contre la volonté du Roi connue, et lors absent de Paris, Ce fait est certain, et M. de la Rochefoucauld, qui se souvient bien de la manière dont cela se passa pour l'avoir ouï souvent raconter chez lui, n'en disconviendra pas.

Enregistrement sauvage des lettres d'érection de la Rochefoucauld.

« Reste donc, pour faire chose séante à l'autorité royale, de fixer le rang à la date des lettres ou à la réception de l'impétrant au Parlement, puisqu'on vient de montrer

1. Ci-dessus, p. 196.
2. *Retarder* n'est pas dans la copie.
3. « *Espèce,* en termes de jurisprudence, signifie un cas particulier sur lequel il faut opiner » (*Académie,* 1718).
4. Ci-après, p. 223 et suivantes.

l'indécence de le[1] fixer à la date de l'enregistrement des lettres. De le faire à la date de leur expédition[2] est impossible, puisque des lettres non enregistrées n'opèrent qu'une volonté du Roi non effective ni effectuée[3], qui ne produit que ce qu'on appelle improprement duc à brevet, comme l'est encore M. de Roquelaure, c'est-à-dire un homme que le Parlement ne reconnoît point duc et pair, qui n'a nul rang, qui ne jouit que de quelques honneurs qui ne peuvent passer à son fils sans grâce nouvelle, et dont les lettres sont incapables de lui fixer un rang parmi ceux du nombre desquels il ne peut être tant que ses lettres demeurent sans vérification.

« On ne peut donc fixer le rang d'ancienneté qu'à la réception de l'impétrant par deux grandes raisons : la première, parce qu'alors seulement la dignité se trouve complète et parachevée sans que rien de ce qui est d'elle y puisse plus être ajouté, comme on le montreroit évidemment[4], si on entroit dans le fonds ; l'autre c'est qu'alors seulement la volonté du Roi, non suffisante par l'expédition des lettres d'érection, non toujours suivie pour leur enregistrement, et spécialement en celle[5] de la Rochefoucauld, est la règle unique de cette réception, dont on ne trouvera aucun exemple contre la volonté des Rois. C'est donc alors seulement qu'opère[6], indépendamment de tout le reste, la puissance de cette volonté souveraine, qui vainement a érigé, qui, pour l'enregistrement, n'est pas toujours obéie, et qui, quand elle la seroit, feroit donner par le Parlement ce qu'elle-même n'a pu donner sans son concours, mais qui, seule, suspend ou presse à son gré la

1. Il y a *la* dans le manuscrit. — 2. Copie : *à leur date*.

3. Effective, au sens de qui existe réellement ; effectué, à celui de mis à exécution.

4. Copie : *démontreroit entièrement*.

5. *En* est en interligne, et *celle* surcharge un *à*.

6. « *Opérer*, faire, produire quelque effet ; on s'en sert aussi absolument et sans régime » (*Académie*, 1718).

réception au Parlement de celui qu'elle a fait pair de France ; et, par cet acte, elle le tient suspendu en ses mains tant que bon lui semble, et tient ainsi[1] sa fortune en l'air, quoique achevée, et, ce semble, déterminée par la puissance étrangère de l'enregistrement, et permet seulement que tout acte de pairie s'achève en effet[2] et s'accomplisse en l'impétrant, quand elle veut, par cette grâce[3] dernière de sa première réception au Parlement, couronner toutes les autres qui n'y sont qu'accessoires, et manifeste[4] seulement alors à l'État un assesseur[5] et un conseiller nouveau qu'elle s'est choisi, aux grands vassaux de la couronne un compagnon qu'ils ont reçu de sa main toute-puissante, et à tous ses sujets un juge[6] né qu'elle a élevé sur eux. Alors, la dignité complète est seulement proposée telle, et le rang d'ancienneté fixé pour jamais dans cette famille par un dernier coup de volonté pleine, qui ne dépend que du Roi tout seul, sans concours du Parlement, et sans qu'autre que la majesté royale mette la main à l'ouvrage, alors entier[7] et en sa perfection.

« C'est ce que plus de loisir et de licence d'entrer dans un fond plus détaillé de la matière du procès pendant entre MM. de Saint-Simon et de la Rochefoucauld, et pour le droit en soi, et pour le fait en exemples, démontreroit encore plus invinciblement. En voilà assez au moins, sinon pour déterminer le Roi en faveur de son autorité et de son incommunicable puissance[8], des préjugés

1. Copie : *aussi*.
2. Au sens relevé dans notre tome XX, p. 102 ; ces deux mots n'existent pas dans la copie.
3. Avant *grace*, il a biffé un premier *d^re^*.
4. Sens relevé dans notre tome XVIII, p. 169.
5. « *Assesseur*, officier de robe longue qui est adjoint à un juge principal pour juger conjointement avec lui dans un présidial, dans un bailliage, et qui préside en son absence » (*Académie*, 1718).
6. La dernière lettre de *juge* surcharge une *n*.
7. Copie : *alors en son entier*.
8. Copie : *et de respect de son incommutable puissance*.

émanés de S. M. même, en tous les temps et avec grande solennité, et de la bonté en soi de la cause de M. de Saint-Simon, pour détourner au moins sa bonté, et on ose ajouter son équité, de décider rien là-dessus sans lui avoir fait la grâce de l'entendre, sinon par elle-même, au moins par ceux sur qui elle s'en voudra décharger, dont M. de Saint-Simon n'aura aucun possible[1] pour suspect par sa confiance[2] en la bonté et en la justice de son droit[3]. »

Deux lettres que nous nous écrivîmes, le Chancelier et moi, donneront maintenant toute la lumière dont la suite de cette affaire a besoin. La première est du lendemain que j'eus appris de lui à Versailles les articles du sacre et de l'extension des bâtards en autant de pairs qu'ils auroient de pairies[4] ; l'autre, aussitôt que j'eus achevé le mémoire ci-dessus. Ce[5] fut le 3 mai, à Paris, où j'étois venu coucher.

Lettres de M. le duc de Saint-Simon à M. le Chancelier.

« Je vous avoue, Monsieur, que je revins hier plus affligé que je ne puis vous le dire, et qu'après avoir pensé à[6] la nouvelle et horrible plaie générale, je songeai à la mienne particulière. Ce matin, j'ai fait un mémoire sur mon affaire, le plus court et précis que j'ai pu, et je viens de vous écrire une lettre ostensible, compassée au mieux que j'ai pu, pour y joindre. D'Antin a dit le fait à M. de Chevreuse, puisqu'il[7] l'a su sans vous, et ce dernier me l'a dit à moi[8], comme je vous en rendis hier compte. J'es-

1. Aucun de ceux que le Roi pourra désigner.

2. Copie : *conscience*. — 3. Le tiret qui suit est bien au manuscrit.

4. Ci-dessus, p. 188.

5. Cette dernière phrase est ajoutée à la fin du paragraphe, et les mots *a Paris* sont en interligne.

6. *A* est répété deux fois, en fin de ligne et au commencement de la ligne suivante.

7. *Puisqu'* surcharge *et ce d.* — 8. *A moy* surcharge *hier.*

pérois que mon mémoire seroit assez tôt mis au net pour pouvoir vous le porter ce soir; mais mon lambin[1] de secrétaire[2] ne finit point. Il me seroit néanmoins très important d'avoir l'honneur de vous entretenir, et je vois vos journées si prises, que je ne sais pas quand. D'aller à Pontchartrain ne me semble pas trop à propos dans cette conjoncture, et je ne vois que samedi prochain, comme hier à Versailles, ce qui est long et étranglé[3]. En attendant, je vous enverrai mon mémoire, que j'aurai grand regret de vous laisser lire tout seul. Cependant commandez à votre serviteur, muet comme un poisson[4], et qui va être, en général et en particulier, brisé comme vile argile[5]. Qu'il y auroit un beau gémissement[6] à faire là-dessus, qui me feroit encore dérouiller du latin[7] et des passa-

1. « *Lambin,* celui qui est extrêmement lent à tout ce qu'il fait; il est bas et populaire » (*Académie,* 1718).

2. On connaît plusieurs secrétaires de Saint-Simon : le premier en date est Jean-Antoine Fosse de Boismartin, avocat au Parlement, qu'on rencontre en 1697 (*Dictionnaire critique* de Jal, p. 1137), et aussi dans un acte de 1702 (reg. Y 275, fol. 406 v°) en même temps que Claude de Maubreuil. Saint-Simon parle encore de ce dernier dans une lettre de 1717 (*Mémoires,* éd. 1873, tome XIX, p. 289). En 1718, il se sert d'André Charpentier, qui est en même temps receveur général de la comtau de Blaye. Dans son ambassade d'Espagne, il fut accompagné par Marc-Antoine Dathose (Drumont; p. 106, a estropié le nom), qu'on retrouve encore en 1748. Enfin l'on sait qu'il employa un nommé Galland pour l'annotation du Journal de Dangeau.

3. Long comme délai d'entrevue, et étranglé comme temps libre.

4. « On dit proverbialement, d'un homme qui demeure interdit et qui ne répond rien aux questions qu'on lui fait, qu'*il est muet comme un poisson* » (*Académie,* 1718).

5. Réminiscence du verset 6 du chapitre XVIII des prophéties de Jérémie : *Ecce sicut lutum in manu figuli.*

6. Ce peut être une allusion aux Lamentations de Jérémie, plutôt qu'aux Gémissements sur la destruction de Port-Royal dont il a été parlé dans le tome XVIII, p. 284, note 2.

7. Expression qu'on retrouvera encore dans la suite des *Mémoires,* tome XVIII de 1873, p. 350. — « En parlant d'un jeune homme à qui le commerce du monde a façonné et poli l'esprit, en lui faisant perdre l'air gauche et les manières grossières qu'il avoit, on dit que *les bonnes*

ges[1] ! Mais vous diriez que ce seroit les profaner. Permettez-moi du moins un *heu*[2] ! profondément redoublé, en vous assurant d'un attachement et d'une reconnoissance parfaite. »

Le Chancelier, qui, en magistrat et en courtisan, comptoit pour rien les deux nouveaux articles du sacre et des bâtards, qui espéroit, en quelque dédommagement du second, faire passer la double séance des pères démis[3], piqué de n'avoir pu emporter ma préséance sur M. de la Rochefoucauld, de la justice de laquelle il étoit convaincu, et se voulant persuader, et plus encore à nous, que nous devions être gorgés[4], et nous tenir comblés[5] des autres articles, me renvoya sur-le-champ ma lettre, dont il déploya l'autre feuille, sur laquelle il m'écrivit cette réponse[6] :

De M. le Chancelier à M. le duc de Saint-Simon.

« Permettez-moi, Monsieur, cette manière de vous répondre pour une fois seulement et pour abréger, et permettez-moi aussi de vous gronder en peu de mots en attendant plus. N'avez-vous point de honte de n'être jamais content de ce que pensent les autres ? serez-vous toujours partial en toute affaire ? ramperez-vous toujours dans le rang des parties sans entrer jamais dans l'esprit de législateur[7] ? La besogne est bonne ; je la soutiens

compagnies l'ont dérouillé, lui ont dérouillé l'esprit » (*Académie*, 1718). Ici Littré a interprété par « faire montre de quelque connaissance mise depuis longtemps en oubli ». Ne serait-ce pas plutôt le sens de débiter, dégoiser ?

1. C'est-à-dire des citations, sans doute des livres saints.

2. Exclamation de douleur en latin.

3. Ci-dessus, p. 191 et suivantes.

4. « *Gorger* signifie figurément combler, remplir, et il ne se dit qu'en parlant des richesses » (*Académie*, 1718).

5. Le *b* de *comblés* corrige un *p*.

6. Est-il besoin de dire que ces lettres, de caractère familier et autographes, ne se retrouvent pas en copie dans les registres de la correspondance du Chancelier venus, avec le fonds Mortemart, au Cabinet des manuscrits ?

7. « *Législateur*, celui qui établit des lois pour tout un peuple »

telle, et si bonne que c'est pour l'être trop qu'elle ne passera peut-être pas ; et cette bonne besogne, c'est pour vous une horrible plaie générale, et une plaie particulière qui vous afflige au delà de l'expression. Qu'entendez-vous par une lettre ostensible? à qui la voudrois-je ou pourrois-je montrer? Non, Monsieur, il n'y a que samedi prochain de praticable[1] ; un siècle entier de conversation vous paroîtroit un moment étranglé[2], si on ne finissoit par être de votre avis. Envoyez-moi toujours votre mémoire, Monsieur ; cela en facilitera une seconde lecture avec vous et la rendra plus intelligible. Soyez toujours très muet ; mais exaltez-vous dans l'esprit de vérité[3], et ne vous abaissez pas au-dessous de l'argile pour perdre[4] un cheveu de votre perruque[5] quand vous en gagnez une entière. Permettez-moi, à mon tour, un *heu !* profondément redoublé sur les torts d'un ami aussi estimable que vous l'êtes pour moi, et aussi aimable en toute autre chose[6]. »

(*Académie,* 1718). On en trouvera un autre exemple ci-après, p. 216. Ici, le sens est bien déterminé par le mot *parties* qui lui est opposé.

1. Saint-Simon écrit *pratiquable.* — 2. Ci-dessus, p. 211.

3. Cette citation ne semble pas être tirée de la Bible, mais peut-être est-elle d'un Père de l'Église. Il en est de même de celle qui va suivre.

4. Au sens de : lorsque vous perdez.

5. Avant *perruque,* il y a un premier *perruque,* biffé, qui surchargeait *teste.*

6. Saint-Simon envoya son mémoire et y joignit une lettre dont nous n'avons plus le texte, mais à laquelle il ajouta le post-scriptum suivant : « Depuis mon mémoire fait un peu à la hâte, et ma lettre écrite, je me suis avisé d'ajouter un extrait très court de mon mémoire, que je vous supplie, Monsieur, de vouloir bien lire, et qui, tout extrait qu'il est, contient quelques choses en faits et en raisonnements qui ne sont pas dans le mémoire. Pardonnez-moi, Monsieur, cette nouvelle importunité et que l'extrait soit de ma main, n'ayant pas eu le temps de l'envoyer copier à Paris, comme j'ai fait du mémoire. » Cet « extrait » (autographe dans *France* 206, fol. 225 ; copie dans *France* 220) est intitulé : *Analyse du mémoire très sommaire sur la préséance prétendue par M. le duc de Saint-Simon sur M. le duc de la Rochefoucauld.* A la fin, Saint-Simon a transcrit le post-scriptum donné ci-dessus.

Ces deux lettres caractérisent merveilleusement ceux qui les ont écrites, et, pour le moins, aussi bien celui à qui ils avoient affaire. Les deux suivantes le feront encore mieux. Voici celle du Chancelier, du 5 mai :

De M. le Chancelier à M. le duc de Saint-Simon.

« J'ai lu, Monsieur, et relu avec toute l'attention et le plaisir qu'une telle lecture donne à un homme comme moi, et avec toutes les pauses et les réflexions réitérées qu'une pareille matière exige, et votre lettre, et votre mémoire, et votre abrégé de mémoire [1]. Je vous renvoie la lettre : les raisons de ce renvoi sont dans ma réponse d'hier. Je garde le reste : il est pour moi, s'il vous plaît [2] ; vous en avez la source dans votre esprit, les minutes dans vos papiers ; ce que je garde me tiendra lieu de tout cela ; c'est beaucoup pour moi. A l'égard de la question, je suis pour vous, Monsieur ; je vous l'ai déjà dit ; mon suffrage sera toujours à votre avantage. Ce qui vous surprendra, c'est que ce ne seroit pas par vos raisons. Votre première et grande raison, que vous tirez des foi et hommages [3], n'est pas vraie dans le principe des fiefs, et votre dernière grande raison, que vous tirez de l'intérêt des rois mêmes, n'est en bonne vérité qu'un jeu d'esprit, et qu'un sophisme aussi dangereux qu'il est aussi [4] bien tourné qu'il puisse l'être, et aussi noblement et artistement conçu qu'on puisse l'imaginer ; mais, après mille et mille ans de discussion ou sans en rien dire davantage, trouvez-vous, suivant votre terme d'hier, que cette discussion soit étranglée, puisque je me déclare pour vous, et que je ne me départirai jamais de cet avis tant que ce sera mon avis qu'on me demandera ? Mais, quand, après avoir tout représenté, je n'ai plus qu'à écrire ce que l'on me dicte, et qu'à obéir, puis-je faire autrement ? D'ailleurs, en bonne foi, quant tout l'ouvrage, en lui-même, est si bon et si desirable, que vous consentez vous-même

1. C'est l' « Analyse » indiquée dans la note ci-dessus.
2. Avant *plaist*, il a biffé un premier *plaist*.
3. Ci-dessus, p. 196. — 4. *Aussy* a été ajouté en interligne.

que l'on juge deux procès existants sans entendre les parties, et que l'on[1] en prévienne douze prêts[2] à éclore sans y appeler aucune des parties, pouvez-vous, en justice, en honneur, en conscience, desirer que l'on fasse renaître le vôtre oublié du Parlement comme du Roi même, et que l'on renverse un projet d'édit de cette importance, bon de votre propre aveu en tout ce qui est de votre goût, et qui ne regarde point votre petit intérêt, à qui vous voulez que tout cède ? J'en appelle à la noblesse de votre cœur et à votre droite raison, Monsieur : vous êtes citoyen[3] avant d'être duc ; vous êtes sujet avant d'être duc ; vous êtes fait par vous-même pour être homme d'État, et vous n'êtes duc que par d'autres. Pour me confirmer davantage dans mon avis, donnez-moi, je vous conjure, une copie du brevet de 1645 ; expliquez-moi bien 1622, 1631, et la réception, 1637[4]. Je vois que, par un excès de charité, vous en faites une réticence[5] éloquente dans votre mémoire ; moi, qui ne suis ni éloquent ni charitable, que j'en sache, je vous prie, l'anecdote dans tous ses points et dans tous ses détails. Vous savez comme moi tout ce que je vous suis, Monsieur. »

Voici ma réponse à cette lettre, de Marly, 6 mai :

De M. le duc de Saint-Simon à M. le Chancelier.

« J'ai reçu ce matin, Monsieur, l'honneur de vos deux dernières lettres, l'une revenue de Paris, l'autre droit ici. J'en respecte la gronderie, j'en aime l'esprit, permettez-moi la liberté du terme ; je reçois avec action de grâce[6]

1. L'apostrophe a été ajoutée après coup entre *l* et *on*.

2. Avant *prests,* Saint-Simon a biffé *prests à éclorre pouvés v^s en justice en honneur en conscience,* qui était déjà précédé du mot *prests* surchargeant *à écl.*

3. Tomes IX, p. 322, XV, p. 60, etc. — 4. Voyez ci-dessus, p. 195 et 198.

5. « *Réticence,* suppression ou omission volontaire d'une chose qu'on devrait dire. C'est aussi une figure de rhétorique par laquelle l'orateur fait entendre une chose sans l'exprimer » (*Académie,* 1718). Saint-Simon écrit : *rétiscence.*

6. L'*Académie,* en 1718, donnait indifféremment *action de grâce* et *de grâces.*

le rendez-vous de samedi à Versailles. Je suis ravi de la peine que vous avez bien voulu prendre de tout lire, et je ne puis différer de vous remercier très humblement des éclaircissements que vous me demandez[1]. J'aurai l'honneur de vous les porter samedi avec votre lettre même, pour que, sans rappeler votre mémoire, vous voyiez si je satisfais à tout. J'aurois trop à m'étendre sur ce qu'il vous plaît de me dire de flatteur : en m'y arrêtant, je m'enflerois trop ; j'aime mieux m'arrêter au blâme, et vous rendre courtement et sincèrement compte de mes sentiments comme on rend raison de sa foi.

« Pour mes sentiments, pardonnez-moi si, avec tout respect, je demeure navré de[2] ce qui regarde le sacre, et, si je suis trop partie, ne soyez vous-même législateur qu'en vous mettant en la place de sur qui portent les lois. C'est notre fonction la plus propre, la plus ancienne, la plus auguste, dont rien ne peut consoler, et à laquelle, d'ailleurs, je ne me flatterois pas personnellement de pouvoir prétendre. Ainsi, ce n'est pas moi que je pleure, mais la plaie de la dignité. Du reste, tout est si excellemment bon, que, si on venoit à mon avis que tout le reste passât tel qu'il est maintenant, ou que tout ce reste demeurât comme non avenu, je le ferois plutôt signer, sceller et enregistrer ce soir que demain matin, encore que le second article[3] soit fâcheux en général, et que, par un autre article[4], je perde une cause personnelle que je tiens sans question de bonne foi[5], et que vous-même trouvez bonne et juste. Voyez, Monsieur, si c'est là être attaché à ses intérêts particuliers ; et je vous parle en toute vérité

1. Ces « éclaircissements » en un feuillet autographe sont dans le volume *France* 206, fol. 224 ; c'est un résumé des éléments de l'affaire, par ordre chronologique. Il porte la mention : « Fait le 9 mai 1711 ; envoyé copie à M. le Chancelier. »

2. Avant *de*, il a biffé *du sacre*. — 3. Ci-dessus, p. 147 et 176.

4. Le troisième : p. 147 et 176-177.

5. Que je regarde, de bonne foi, comme n'étant pas en question.

« A l'égard de mon mémoire, oserois-je vous dire que je ne me crois pas tout à fait battu sur le défaut et la nécessité de l'hommage, et que, s'il en étoit question, et que vous me voulussiez traiter comme Corneille faisoit sa grossière servante[1], je crois que vous ne trouveriez pas mon opinion si déraisonnable. Je sais que la grande et l'indisputable[2] raison est celle des offices et des officiers[3] ; mais, comme elle n'est pas entrée lorsqu'elle a été mieux représentée que je ne pourrois faire en cent ans, je l'ai omise. Pour ce qui est ce que vous appelez sophisme sur l'autorité des rois, trouvez bon que je vous suggère un terme plus fort et plus vrai : c'est une fausse raison ; non que le raisonnement n'en soit juste et certain, mais c'est que ce n'est pas par là que la question se doit décider. Cependant c'est uniquement par rapport à l'autorité qu'on se détermine contre moi. Puisque je l'ai pour moi, n'ai-je pas raison de l'expliquer, et, puisque ma cause est bonne et juste, ne dois-je pas lever la difficulté qui me la fait perdre, et prendre mon juge par l'endroit dont il est uniquement susceptible, et appuyer dessus en disant ce qui est, puisque sur cela seul je serai jugé, sans aucune considération pour nulle autre raison ?

« De m'opposer qu'il est injuste à moi de prétendre être ouï, tandis que j'approuve que tant d'autres soient

1. Saint-Simon fait confusion ici entre Corneille et Molière. C'est évidemment une allusion à la légende qui prétendait que ce dernier prenait l'avis de sa servante Laforêt, lorsqu'il écrivait ses pièces, et notamment *le Misanthrope*. Bien que Boileau se soit fait l'écho de cette tradition, il ne semble pas qu'elle ait un fondement sérieux. Jal a parlé longuement de Laforêt dans son *Dictionnaire critique*, p. 1126. Sauval (*Antiquités de Paris*, tome I, p. 325) rapporte, d'après Pellisson, que Malherbe n'avait pas plus tôt composé quelque chose qu'il le lisait à sa servante. Voyez aux Additions et corrections.

2. Littré ne cite pas d'exemple de cet adjectif avant Jean-Baptiste Rousseau.

3. Il veut dire que les officiers de justice ou autres n'étaient investis de tous leurs pouvoirs qu'après leur réception.

jugés sans être entendus, un mot vous fera voir, Monsieur que cela ne doit pas m'être objecté.

« De tout ce nombre de prétendants prêt à éclore[1], aucun jamais n'a intenté de procès ; un seul en a eu la permission[2], et il en est encore à en faire le premier usage, par quoi il est encore dans la condition des autres qui ont des prétentions, mais n'ont jamais eu de procès. Ceux-là, qu'on les juge par un règlement sans les entendre, que peuvent-ils opposer ? Leurs prétentions sont dans leurs têtes ; est-on tenu de les supposer, et de discuter des êtres de raison[3] qui n'ont pas la première existence, et n'est-ce pas, au contraire, très bien fait d'ôter aux chimères, aux êtres de raison, toute possibilité d'exister[4] ? Mais, pour ceux dont[5] les prétentions sont, par l'aveu du Roi, juridiquement au jour[6], expliquées à des juges, ou naturels, ou pour ce permis, qu'un tribunal est saisi, que les parties sont en pouvoir de faire juger entre elles[7], il ne paroît pas juste de former un article entre elles sans y avoir égard, et c'est en effet ce qui a été trouvé si peu juste par le Roi et par vous même, que le consentement de feu M. de Luxembourg fut demandé[8] et intervint sur le point qui le regarde dans le règlement projeté de son temps[9], ce qui fait que le consentement de son fils n'est plus aujourd'hui nécessaire, puisqu'il n'y a rien de changé là-dessus d'alors. M. d'Antin forme un procès, qui même est encore dans tout son entier ; on veut son consentement ; on le satisfait ; il acquiesce ; à la

1. Il y a bien *prest,* au singulier. — 2. Le duc d'Antin.

3. « On appelle, en termes de logique, *être de raison* ce qui n'est point réel et qui ne subsiste que dans l'imagination » (*Académie,* 1718).

4. Saint-Simon n'a pas mis ici de point d'interrogation.

5. Le *d* de *dont* surcharge une *s*.

6. « On dit *mettre un livre, un ouvrage au jour* pour dire le faire imprimer, le rendre public ; on dit aussi *mettre au jour* pour divulguer » (*Académie,* 1718).

7. Ici et à la ligne suivante, il écrit *entrelles.*

8. Ci-dessus, p. 147. — 9. Article IX : ci-dessus, p. 157.

bonne heure. Ne serois-je pas malheureux, si, n'y ayant que ces deux hommes et moi en procès, je me trouvois seul traité comme ceux qui n'en ont point, eux consultés et contentés, moi condamné et pendu, pour ainsi dire, avec ma grâce au cou[1], moi avec un procès pendant au Parlement, avec une compétence ordonnée par le Roi, enregistrée au Parlement, deux préjugés du Roi en plein lit de justice, renouvelés tout à l'heure à l'occasion de MM. de Villars et d'Harcourt[2], tandis que M. de Luxembourg, avec un préjugé contraire à lui par la provision de préséance sur lui, M. d'Antin pas seulement duc, et des plaidoyers seulement préparés et non commencés, sont ménagés en sorte que l'un reste pair, chose autrement à lui très mal sûre, et pair précédant plus de la moitié des autres, et l'autre le devient, l'autre, dis-je, qui, avec toute sa faveur, voit son procès perdu, s'il se juge?

« Encore une fois, Monsieur, au point du sacre près, j'aime mieux perdre mon affaire, et que le règlement passe; mais quelle impossibilité que le règlement passe et que je ne la perde pas, votre cœur et votre esprit m'honorant, l'un de son amitié, l'autre de son suffrage et de sa persuasion que mon droit est bon? Que si, malgré raison, on veut que je perde, n'en pourrois-je point être récompensé, et, pour n'avoir ni charge, ni gouvernement de province, ni barbe grise comme M. de Chevreuse[3], mettez la main à la conscience, n'ai-je pas plus de droit que lui, par voie d'échange, d'obtenir une grâce pour l'un de mes fils, en abandonnant le droit de mon rang? Permettez-moi de vous supplier de ne pas regarder comme une extravagance cette pensée, qui se peut tourner de plus d'une manière, et de considérer que, dans toutes

1. Dans bien des cas, les condamnés étaient exécutés avec l'instrument du crime ou quelque représentation suspendus à leur cou.

2. Ci-dessus, p. 200 et 206.

3. Le duc de Chevreuse, qui était né en 1646, avait alors soixante-cinq ans.

les circonstances présentes, il seroit dur d'être regardé à trente-six ans[1] comme un enfant.

« Outre ce que m'a dit M. de Chevreuse instruit par d'Antin du règlement[2], M. le duc d'Orléans m'a dit savoir de d'Antin même qu'il alloit être fait duc et pair. N'en est-ce pas assez pour qu'un homme qui est sur les lieux puisse être en peine de son autre cause, et s'adresser pour cela à vous, qu'on sait avoir travaillé insolitement[3] avec le Roi, en le faisant avec toutes les mesures possibles?

« Mais en voilà trop pour une lettre, et assez pour un supplément de mémoire. Trouvez bon que je vous supplie de le peser avec bonté et réflexion réitérée. Pour le secret, je le garde tel, qu'encore que vous m'ayez permis, dans tout le cours de ceci, de tout dire à M. d'Harcourt, je l'ai néanmoins traité en dernier lieu comme les[4] autres, c'est-à-dire comme MM. de Chevreuse et de Charost, à qui j'ai constamment dit que je n'ai pu rien tirer de vous sur votre travail avec le Roi, et que S. M. vous avoit défendu d'en dire une parole. Ce qui m'a obligé d'en user ainsi avec M. d'Harcourt a été le point sensible du sacre, et que je me suis cru plus sûr d'arrêter M. d'Harcourt, tout mesuré qu'il est, en le lui taisant, et, pour le lui taire, en lui taisant tout détail, qu'après le lui avoir dit. Comptez donc, Monsieur, quoi qu'il arrive, sur ma fidélité, sur une inexprimable reconnoissance, et sur un attachement sans mesure. »

Il faut maintenant expliquer deux choses: ma citation

1. Saint-Simon était entré dans sa trente-septième année le 16 janvier 1711.

2. Les mots *du reglement* ont été ajoutés en interligne.

3. Cet adverbe n'était pas donné dans le *Dictionnaire de l'Académie,* et Littré n'en a pas relevé d'exemple. Saint-Simon écrit : *insolittement.* — Voyez ci-dessus, p. 185.

4. *Les* surcharge le commencement d'une *M.*

de M. le duc d'Orléans sur d'Antin, et ma pensée pour un de mes fils.

Éclaircissement de quelques endroits de mes lettres.

Le Roi, comme on l'a vu, avoit rejeté toute communication du projet de règlement à quelques ducs que le Chancelier lui avoit proposé, moi entre autres, et comptoit que nous ignorions ce qui se passoit là-dessus[1]. Ainsi, le Chancelier m'avoit renvoyé cette lettre ostensible au Roi que je lui avois écrite[2]. La vivacité de son style montre combien il trouvoit impraticable de la lui montrer, parce que c'étoit lui montrer en même temps que j'étois dans la bouteille[3]. Tant qu'il l'ignoroit, je ne pouvois me présenter, et il m'importoit extrêmement de le faire pour le contenir entre son penchant pour M. de la Rochefoucauld, et[4] sur la prévention de son autorité contre ma cause, parce que, tel qu'il étoit, il ne laissoit pas de vouloir garder des mesures, et d'en être contraint : ce qui fut sa vraie raison de rejeter la communication à quelques-uns de nous. Or, dès que l'affaire transpiroit et que je pouvois citer ce que M. le duc d'Orléans m'en avoit dit, je pouvois paroître, m'adresser au Chancelier, et, lui, en rendre compte au Roi, sans rien craindre de personnel, puisque c'étoit d'Antin qui avoit parlé à M. le duc d'Orléans, et ce prince qui me l'avoit rendu. Je mettois donc le Chancelier à son aise là-dessus, et en état de dire au Roi sans embarras ce qu'il auroit jugé à propos.

A l'égard de mes enfants, surpris au dernier point de la manière dont le Roi avoit répondu au Chancelier sur ma question de préséance, je craignis que cette idée de son autorité ne se pût détruire parce qu'elle lui étoit entrée si avant dans la tête. Il me vint donc en pensée, lorsque le Chancelier me le conta, d'essayer à faire démordre[5] le

1. Ci-dessus, p. 185.
2. Ci-dessus, p. 210, 213 et 214.
3. Expression rencontrée en dernier lieu dans le tome XIX, p. 319.
4. Avant *et*, Saint-Simon a biffé *et moy*.
5. « *Démordre* signifie figurément se départir de quelque entre-

Roi par un équivalent plus difficile, ou d'obtenir cet équivalent, que j'eusse sans comparaison préféré : c'étoit de faire mon second fils duc et pair, puisque, sans raison, il étoit bien question de faire celui de M. de Chevreuse[1] et d'Antin, et, moyennant cela, ne contester plus avec le Roi, et lui laisser le plaisir et le repos de faire gagner le procès à son ami M. de la Rochefoucauld, et à ce qu'il croyoit être, non de la justice, à quoi il n'eut jamais que répondre, ni ne s'en mit en fait, mais de son autorité, qu'il mit toujours en avant. Le Chancelier ne répudia pas cette pensée, et je la croyois d'autant meilleure, que je voyois le Roi en une veine présente de telle facilité à multiplier ces dignités, qu'il n'étoit question que d'en fabriquer le chausse-pied. D'autre part, je craignois encore le crédit mourant de M. de la Rochefoucauld[2] : ses infirmités l'avoient dépris[3] des chasses et des voyages depuis quelque temps, mais non pas de faire de fois à autre des incursions dans le cabinet du Roi, où il se faisoit mener pour l'intérêt de quelque valet ou de quelque autre rapsodie[4], où très souvent il arrachoit à force d'impétuosité ce qu'il vouloit du Roi, et que souvent aussi le Roi ne vouloit pas, qui haussoit les épaules à l'abri de son aveuglement[5], et qui lâchoit enfin, partie de compassion et d'ancienne amitié, partie pour s'en défaire[6]. Je redoutois donc la crainte du Roi des clabauderies de ce vieil aveugle, qui ne manqueroit pas de lui venir faire une sortie dès qu'il se sauroit condamné, et qui, à force de gémir, de gronder et de crier, me donneroit peut-être encore à courre[7]. Tout cela me fit donc juger que ma proposition

prise, de quelque dessein, abandonner une opinion, un avis qu'on soutenoit avec chaleur » (*Académie,* 1718).

1. Ci-dessus, p. 166 et 183. — 2. Voyez tome XVII, p. 343.

3. Au sens de *détaché,* seul donné par l'Académie.

4. Tome III, p. 49. — 5. Au sens de cécité.

6. Cela a déjà été dit dans le tome XVII, p. 343 et 345-346.

7. « On dit que *c'est à quelqu'un à courre, qu'on lui a donné à courre,* quand son adversaire, par adresse ou autrement, a pris quel-

n'étoit point inepte en soutenant d'ailleurs mon droit, mais dans le génie[1] du Roi, c'est-à-dire en me restreignant à mettre son autorité de mon côté. Mais, comme cette façon de combattre ne pouvoit être de mise que pour lui seul, ni même imaginée, quoique l'expérience de tous les jours apprît l'inutilité de toute autre avec lui, en quelque occasion que ce fût où il se figurât[2] que son autorité pouvoit être le moins du monde intéressée[3], j'estime qu'il est à propos de présenter ici l'état de la question qui étoit entre M. de la Rochefoucauld et moi, et les véritables raisons de part et d'autre, sur lesquelles tout juge éclairé et équitable[4] avoit uniquement son jugement à fonder. Outre que l'affaire est déjà ici nécessairement entamée, le récit n'en sera pas assez long pour le séparer de ce qui en a déjà été dit en le renvoyant aux Pièces, d'autant qu'il est dans l'ordre des temps de le commencer par celui de l'anecdote dont le Chancelier me demanda, comme on a vu, l'éclaircissement entier[5], qui doit, par cette raison, avoir ici sa place.

Anecdote curieuse de l'enregistrement de la Rochefoucauld.

En 1622, le comté de la Rochefoucauld fut érigé en duché-pairie par Louis XIII[6]. Par cette grâce, M. de la Rochefoucauld devint ce qu'on appelle improprement duc à brevet. Les brouilleries d'État où les seigneurs de la Rochefoucauld, aînés et cadets, se sont très particulièrement signalés contre les rois depuis Henri II jusqu'à[7] Louis XIV, et jusqu'à son favori M. le duc de la Rochefoucauld inclusivement[8], avec qui j'avois ce procès à faire

que avantage sur lui qui le met en peine et l'oblige de chercher les moyens d'en tirer raison dans quelque querelle, procès ou contestation » (*Académie*, 1718).

1. Au sens de caractère, comme dans le tome X, p. 58.
2. La lettre *r*, dans *figurast*, surcharge un *a*.
3. Avant ce mot, Saint-Simon a biffé *estre*.
4. *Equitable* surcharge *ju[ste]*.
5. Ci-dessus, p. 215. — 6. Ci-dessus, p. 195.
7. *Jusque* a été répété deux fois, à la fin de la page 1127 du manuscrit, et au commencement de la page 1128.
8. Voyez notre tome XVII, p. 329.

décider, les brouilleries, dis-je, qui survinrent dans l'État entraînèrent celui en faveur de qui l'érection s'étoit faite contre celui qui l'en avoit honoré, et le mirent hors d'état de la faire vérifier au Parlement. Il étoit encore dans la même situation, c'est-à-dire en Poitou, exilé après s'être[1] engagé contre le Roi, lorsque le cardinal de Richelieu, premier ministre alors, fut[2] fait duc et pair[3] : il voulut être reçu au Parlement en cette qualité le même jour et tout de suite de l'enregistrement de ses lettres[4]. Tandis qu'on y procédoit, le Parlement assemblé et les pairs en place, le cardinal de Richelieu étoit à la cheminée de la grand chambre, comme on s'y tient d'ordinaire jusqu'à ce que le premier huissier vienne avertir d'aller prêter le serment[5]. On peut juger qu'il y étoit environné d'une grande suite et de nombreuse compagnie. Monsieur le Prince[6], cependant, étoit avec les autres pairs en place avec double intention[7]. Son dessein étoit de payer d'un

1. Les mots *exilé après s'estre* ont été ajoutés en interligne.

2. La première lettre de *fut* surcharge un *a*.

3. Les lettres patentes d'érection sont du mois d'août 1631 (*Histoire généalogique*, tome IV, p. 354-355). Le duché se composait de dix seigneuries ne donnant pas plus de seize mille livres de rente. Voyez sa notice dans les *Écrits inédits de Saint-Simon*, tome VIII, p. 355-409.

4. En réalité, l'enregistrement des lettres patentes eut lieu dans l'audience du 4 septembre (registres du Parlement, aux Archives nationales, X[1A] 2045 et 8651) ; mais la réception n'eut lieu que le lendemain 5 septembre (X[1A] 2045 ; *Histoire généalogique*, tome IV, p. 355 et 358). La *Gazette* donna une relation complète de la cérémonie. On trouvera aux Additions et corrections une lettre de Bullion à ce sujet, qui montre que le cardinal se préoccupait de l'enregistrement des lettres de la Rochefoucauld et avait cru y parer.

5. Voyez en dernier lieu le récit de la réception de Boufflers : tome XVII, p. 223.

6. Henri II, qui mourut en 1646.

7. Le récit qui va suivre, que notre auteur tenait sans doute de son père, n'est pas absolument exact, et les registres du Parlement permettent de le rectifier. L'enregistrement des lettres patentes d'érection des duchés de Richelieu et de la Rochefoucauld eut lieu dans la séance du Parlement du 4 septembre, où se trouvaient le premier président

trait aussi hardi qu'important les services que lui et les siens avoient reçus de M. de la Rochefoucauld[1] et de ses pères, et, s'il eut[2] le don de prophétie, ceux que Messieurs ses enfants devoient recevoir du fils et du petit-fils de M. de la Rochefoucauld[3]. Il y avoit non seulement défaut de permission d'enregistrer ses lettres, mais une défense expresse du Roi, et réitérée, au Parlement, de le faire. Monsieur le Prince, de concert avec le premier président le Jay[4] et avec Lamoignon, conseiller en la grand chambre[5], père du premier président Lamoignon, complota de saisir le moment le plus confus et le plus inattendu, avec hardiesse, pour faire passer l'enregistrement des lettres de la Rochefoucauld, et choisirent[6] comme véritablement tel l'instant entre l'enregistrement de celles de Richelieu et le rapport de la vie et mœurs du cardi-

le Jay, les présidents de Bellièvre, Potier, Séguier et le Bailleul, et vingt et un conseillers seulement; comme pairs, il n'y avait que le prince de Condé et l'archevêque de Reims. C'est ce jour-là que se passa la scène d'escamotage qui va être racontée. Le lendemain 5, eut lieu la réception du cardinal, en présence du Parlement au grand complet, des ducs de Montmorency, de Retz, de Montbazon, de Lesdiguières et de Chevreuse, comme pairs, et des maréchaux de Vitry et d'Effiat; le prince de Condé ne s'y trouvait pas. (Registres du conseil du Parlement, X1A 2045, aux 4 et 5 septembre 1631 ; dans les minutes, carton X1B 1254, l'arrêt d'enregistrement de la Rochefoucauld est le dernier de la liasse du 4 septembre, il est signé de MM. le Jay et de Lamoignon.)

1. François V, né en 1588, fut gouverneur de Poitou, chevalier des ordres du Roi, et mourut en 1650.

2. Il y a bien *s'il eut* au manuscrit : n'eût-il pas fallu *s'il eût eu ?*

3. Le duc François VI, l'auteur des *Maximes,* mort en 1680, et son fils François VII, le grand veneur actuel, sous le nom de prince de Marcillac, prirent parti pour le Grand Condé pendant la Fronde, se retirèrent comme lui en Flandre et suivirent sa fortune jusqu'au bout.

4. Nicolas le Jay (notre tome XI, p. 203-204) avait été nommé premier président en 1630; voyez aux Additions et corrections.

5. Chrétien de Lamoignon, seigneur de Bâville, né le 22 août 1567, devint conseiller au Parlement en 1595, et fut pourvu d'une charge de président nouvellement créée en avril 1633 ; il mourut le 18 janvier 1636.

6. Il y a bien *choisirent,* au pluriel, dans le manuscrit.

nal[1] pour sa réception, comptant bien que, parmi le bruit et la foule qui accompagne toujours tels actes, on ne se douteroit et on ne s'apercevroit même pas du coup qu'ils vouloient faire réussir. Tout convenu avec un petit nombre de ce qui devoit être et se trouva en séance pour donner branle au reste[2], Monsieur le Prince, sans attendre que le second rapporteur pour l'information de vie et mœurs eût la bouche ouverte pour parvenir à la réception du cardinal de Richelieu, et[3] qu'on montât aux hauts sièges pour ouïr l'avocat et l'avocat général et y recevoir le cardinal, comme on faisoit alors[4], Monsieur le Prince, dis-je, regarda le premier président, qui, sachant ce qui s'alloit faire, ne se hâtoit pas de donner la parole à ce rapporteur, et demanda s'il n'y avoit pas quelque autre enregistrement à faire, parce qu'il lui sembloit qu'il y en avoit. Le Jay, effrayé au moment de l'exécution, répondit fort bas qu'il y avoit celui des lettres de la Rochefoucauld, déjà anciennes, mais qui avoient toujours été arrêtées par le Roi. « Bon ! reprit Monsieur le Prince, cela est vieux et usé : je vous réponds que le Roi n'y pense plus ; » et ajouta tout de suite, en se tournant vers Lamoignon : « Quelqu'un ne les a-t-il point là ? » Lamoignon se découvre, et les montre. A l'instant, Monsieur le Prince, fortifiant le Jay de ses regards : « Rapportez-les nous, dit-il à Lamoignon ; Monsieur le premier président

1. On n'a pu retrouver cette information de vie et mœurs du cardinal dans les Papiers de la pairie aux Archives nationales, K 616-623, ni dans les dossiers du Cabinet des titres, et Aubery ne l'a point insérée dans son ouvrage. La *Gazette* du 12 septembre dit qu'elle fut faite par M. Bouchet, doyen du Parlement, et que les témoins furent M. de Gondy, archevêque de Paris, le duc de Créquy, le maréchal d'Effiat, MM. de Bullion et de Chevry et le sieur Duval, docteur de Sorbonne. Le duc de la Valette fut reçu immédiatement après.

2. Expression déjà relevée dans le tome XVIII, p. 7.

3. Tout ce qui suit, jusqu'à *alors*, a été ajouté en interligne et sur la marge, avec un signe de renvoi.

4. Cela sera expliqué en son temps.

le veut. » Lamoignon ne se le fit pas dire deux fois : il enfile la lecture des lettres, la dépêche le plus vite qu'il peut, et opine après en deux mots à leur enregistrement. Les magistrats, dont les trois quarts ignoroient la défense du Roi de les enregistrer, et dont presque aucun, parmi ce brouhaha de la foule qui remplissoit la grand chambre, n'avoit pu entendre le dialogue si court de Monsieur le Prince avec le premier président, opinèrent du bonnet [1] avec le reste de la séance [2], comme c'est l'ordinaire en ces enregistrements, et attribuèrent la précipitation dont on usoit à l'égard d'abréger tant qu'on pouvoit l'attente [3] du premier ministre d'être mandé pour être reçu. Ils n'eurent ni le temps, ni l'avisement [4] de faire réflexion que, s'il n'y eût pas eu là quelque chose d'extraordinaire, il eût été de la bienséance de procéder à la réception du cardinal de Richelieu avant de faire ce second enregistrement, pour ne le pas faire attendre si longtemps, et pour qu'étant reçu et en place, il en eût aussi été juge. L'arrêt de vérification des lettres de la Rochefoucauld fut prononcé d'abord après les opinions prises [5], et cette grande affaire fut ainsi emportée, pour ne pas dire dérobée, à la barbe du premier ministre [6] présent dans la grand chambre, qui ne pensoit à rien moins, et qui, parmi tout ce monde et ce bruit dont il étoit environné [7] à cette cheminée, croyoit

1. « On dit *opiner du bonnet* pour dire se déclarer de l'avis d'un autre sans l'appuyer d'aucune raison » (*Académie*, 1718).

2. « On appelle aussi *séance* l'assemblée d'une compagnie célèbre » (*Académie*, 1718). Voyez tome XIV, p. 156. Notre auteur a employé de même *audience*.

3. *Attende* corrigé en *attente*. — 4. Tome XI, p. 158.

5. Voyez l'*Histoire généalogique*, tome IV, p. 416-417. Aucun des historiens du Cardinal, non plus que la Gazette, ne parle de cet « escamotage. », qui d'ailleurs ne se passa pas comme le rapporte Saint-Simon, ainsi qu'on l'a vu ci-dessus, p. 224, notes 4 et 7.

6. « On dit *faire quelque chose à la barbe de quelqu'un, à la barbe de Pantalon,* pour dire faire quelque chose en sa présence et comme en dépit de lui » (*Académie*, 1718).

7. Le manuscrit porte *environnée*, au féminin.

toujours que c'étoit son affaire qui se faisoit. Aussitôt après l'arrêt d'enregistrement de la Rochefoucauld prononcé, on procéda à ce qui regardoit la réception du cardinal, qui prêta son serment, et toute sa cérémonie s'acheva. Au sortir du Palais, il apprit ce qu'il s'y étoit passé, et ne put le croire : il manda le premier président, qui s'excusa sur Monsieur le Prince, mais qui n'en essuya pas moins[1] une rude réprimande. Monsieur le Prince en fut brouillé quelque temps, et la disgrâce de M. de la Rochefoucauld approfondie ; mais l'enregistrement n'en demeura pas moins fait et consommé[2]. C'est ce qui attacha de plus en plus M. de la Rochefoucauld à Monsieur le Prince, et ses enfants aux siens ; c'est ce qui forma l'intimité héréditaire de MM. de la Rochefoucauld avec les Lamoignons[3] ; c'est ce qui fit durer l'exil de M. de la Rochefoucauld bien au delà de la fin de tous les troubles, et de la réconciliation de tous ceux qui y avoient eu part. Cet exil duroit encore lorsqu'en 1634 il y eut de nouvelles lettres d'érection[4] de Retz[5], en faveur du gendre

1. *Moins*, omis, a été ajouté en interligne.

2. Néanmoins les lettres patentes d'érection de la Rochefoucauld ne furent pas transcrites sur les registres du Parlement à la suite de celles de Richelieu et de la Valette ; on attendit pour cela jusqu'au moment de la réception de M. de la Rochefoucauld au Parlement, 24 juillet 1637, tout en conservant la date de 1631 à l'arrêt d'enregistrement. Mais, comme les greffiers, toujours en retard pour les transcriptions d'actes sur les registres, n'étaient alors qu'aux enregistrements du mois de mars 1636, on ne voulut pas faire attendre M. de la Rochefoucauld, et la pièce fut transcrite immédiatement parmi les actes de mars 1636, en dehors de son rang chronologique : voyez le registre du Parlement coté X1A 8653, fol. 1. Le 13 juin précédent, 1637, M. de la Rochefoucauld avait écrit au cardinal de Richelieu une lettre, dont l'original est aux Archives nationales (KK 601, p. 97-98), pour lui demander de prêter serment au Parlement avant tout autre.

3. Saint-Simon reviendra sur cette intimité dans la suite des *Mémoires*, tome XI de 1873, p. 150.

4. *D'erection* surcharge *d'enreg*[*istrem*t], effacé du doigt.

5. Ci-dessus, p. 199.

après le beau-père[1], avec rang nouveau, et qu'au commencement[2] de 1635 mon père fut fait duc et pair[3], et tous deux vérifiés[4] et reçus au Parlement sans la moindre opposition de la part de M. de la Rochefoucauld, qui apparemment n'imaginoit pas encore de les précéder, et se tenoit[5] bien heureux d'avoir sa dignité assurée. Revenu après en grâce, il se fit recevoir en 1637, et prétendit la préséance sur M. de Retz et mon père[6]. C'est ce qui forma la question entre la priorité d'enregistrement, d'une part, et la priorité de première réception au Parlement, de l'autre. Il est temps de l'expliquer dans tout son jour, après avoir raconté les faits, tant anciens que nouveaux, depuis la naissance de cette dispute. On ne s'arrêtera point aux écrits trop prolixes de part et d'autre; on se renfermera dans le pur nécessaire à l'éclaircissement de la question.

Courte et foncière explication de la question de préséance entre la première réception du pair au Parlement et la date de l'enregistrement de la pairie.

On ne répétera point ce qui a été expliqué dans le précédent mémoire sur la foi et hommage[7], qui, n'en déplaise à la première vue de M. le Chancelier, est un moyen sans réplique ; on ne s'arrêtera pas non plus aux trois préjugés du Roi, que chaque partie peut tirer à son avantage, encore qu'il soit évident que celui qu'en tire M. de Saint-Simon ait bien plus de force et soit bien plus naturel[8] ; on ne s'arrêtera qu'aux moyens véritables des deux côtés, qui, sans sortir du fonds de la question, doivent être la matière unique du jugement entre la priorité d'enregistrement des lettres d'érection, soutenue par M. de la Rochefoucauld comme règle et fixation de l'an-

1. En faveur de Pierre de Gondy, qui avait épousé en 1633 Catherine de Gondy, fille de Henri, duc de Retz, son cousin germain.
2. *Comencem^t* a été ajouté sur la marge, à la fin d'une ligne, et *com* biffé en tête de la ligne suivante.
3. Ci-dessus, p. 198-199. — 4. *Verifiés* corrige *r*[*eceus*].
5. *Tenoit* est en interligne, au-dessus de *trouvoit,* biffé.
6. Ci-dessus, p. 199. — 7. Ci-dessus, p. 196.
8. Les cinq derniers mots ont été ajoutés en interligne.

cienneté, et la priorité de la première réception du nouveau pair érigé en cette[1] qualité de pair de France au Parlement, que M. de Saint-Simon prétend[2] fixer le rang d'ancienneté parmi les pairs de France.

M. de la Rochefoucauld pose en fait que l'enregistrement des lettres d'érection forme, constate, opère[3] la dignité, qui jusqu'alors n'est que voulue par le Roi, et si peu exécutée, que celui qui a des lettres d'érection non enregistrées n'a que des honneurs sans être, sans rang, sans succession aux siens, toutes choses qui ne s'acquièrent que par l'enregistrement des lettres d'érection, qui, par la conséquence qu'il en tire, réalisant la dignité, en fixe[4] en même temps le rang d'ancienneté.

Il ajoute, pour confirmer cette maxime, que, si on admettoit celle de la fixation du rang d'ancienneté par la première prestation de serment et réception au Parlement du pair nouvellement érigé, les rangs des pairs entre eux changeroient à chaque réception de pair, d'où il arriveroit que le fils du plus ancien se trouveroit le dernier de tous, et un changement continuel de rang suivant les dates des réceptions dont on n'a jamais ouï parler parmi les pairs, et qui, en cela, les égaleroit avec les charges les plus communes et les plus petits offices. Toutes ses preuves ne sont que des raisonnements diffus et peu concluants, des déclamations, force sophismes, qui n'ajoutent rien à l'exposition simple de ces deux propositions telles qu'on vient de les présenter. Le spécieux[5] en est éblouissant à qui n'approfondit pas; moi-même j'en ai été un temps pris. Je dois à l'abbé le Vasseur, qui a longtemps et utilement pris soin des affaires de mon père et

1. *Cette* surcharge une *s*.

2. Saint-Simon avait d'abord écrit *prendre*; il a surchargé les trois dernières lettres par *tend*, ce qui fait *prentend*.

3. Ci-dessus, p. 208.

4. Saint-Simon avait d'abord écrit *fixent* et a biffé le signe du pluriel.

5. Terme déjà relevé comme substantif dans le tome XVI, p. 221 et 234.

des miennes jusqu'à sa mort, arrivée, comme je l'ai dit ailleurs[1], en 1709, de m'en avoir fait honte. Je ne voulois point disputer, parce que je ne croyois pas avoir raison, et, après avoir étudié la matière, je fus honteux de m'être si lourdement abusé.

Nature de la dignité.

Pour réfuter les deux propositions de M. de la Rochefoucauld[2], il faut remonter à la nature de la dignité dont il s'agit de fixer l'ancienneté pour ceux que le Roi en honore, et voir ce qui la fixoit anciennement[3]. Qu'on ne s'étonne point d'un principe qui doit être posé, parce qu'il est de la première certitude. La dignité de pair est une, et la même qu'elle a été dans tous les temps de la monarchie ; les possesseurs ne se ressemblent plus. Sur cette dissemblance, on consent d'aller aussi loin qu'on voudra ; sur la mutilation des droits de la pairie, encore. C'est l'ouvrage des temps et des rois ; mais les rois ni les temps n'ont pu l'anéantir : ce qui en reste est toujours la dignité ancienne, la même qui fut toujours ; jusque dans son dépouillement, cette vérité brille. Il faut une injustice connue[4] par une loi nouvelle pour préférer les princes du sang et les bâtards aux autres pairs dans la fonction du sacre[5], sans oser les en exclure, et ces princes du sang et ces bâtards comme pairs, les uns à titre de naissance par l'édit d'Henri III, les autres comme ayant

1. Tome XVIII, p. 294 et 301.

2. Les mots *de M. de la Rochef.* sont en interligne, au-dessus de *dont il s'agit,* biffé.

3. Saint-Simon avait dans ses papiers un grand nombre de discours, mémoires et plaidoyers sur l'origine des pairs de France, qui sont actuellement conservés dans les volumes *France* 1428 à 1435 du Dépôt des affaires étrangères ; mais en 1701 (tome IX, p. 246), après s'être excusé d' « entrer dans un détail qui feroit un volume, » il s'est borné à faire un parallèle des duchés-pairies avec les grandesses d'Espagne. Puisqu'il revient maintenant sur les origines et le caractère de la pairie, il ne sera pas inutile d'énumérer à l'Appendice (ci-après, p. 464) les titres des ouvrages qu'il pouvoit avoir à sa disposition en 1742.

4. Au manuscrit, *connüee*; il semble qu'il vaudrait mieux *commise.*

5. Ci-dessus, p. 188.

des pairies dont ils sont titulaires et revêtus. Jusque dans sa dernière décadence, sous le plus jaloux et le plus autorisé des rois, il a fallu, de son aveu même, l'intervention des pairs invités de sa part chacun chez lui par le grand maître des cérémonies, au grand regret et dépit de ce bourgeois, qui n'oublia rien pour en être dispensé, invité, dis-je, à se trouver au Parlement pour les renonciations respectives aux couronnes de France et d'Espagne des princes en droit de les recueillir[1], par l'indispensable nécessité de la pairie aux grandes sanctions[2] de l'État. On ne parle, pour abréger, que de ce qui est si moderne et dans la plus grande décadence de cette dignité : plus on remonteroit, plus trouveroit-on des preuves augustes de la vérité que j'avance. Les lettres d'érection y sont en tout formelles, jusque par leurs exceptions, et les évêques-pairs sont encore aujourd'hui exactement et précisément les mêmes qu'ils ont été en tout temps pour les possessions et pour la naissance, et pour le fonds et l'essence de la dignité, en sorte que ce ne sont[3] pas des images parlantes de ce qu'ils furent autrefois, mais des vérités, des réalités, et la propre existence même, égaux en dignité aux six anciens pairs laïques, quoique si disproportionnés d'ailleurs[4]. Cette vérité admise sur la question présente, et qui se trouvera peut-être ailleurs démontrée avec plus d'étendue[5], il faut voir comment l'ancienneté se régloit parmi ces anciens pairs. Les douze premiers n'ont point d'érection ; elle ne fixoit donc pas leur rang. Depuis qu'il y[6] a eu des érections, il n'y avoit point de cour, telle qu'est aujourd'hui celle connue sous le nom de Parle-

1. Voyez la suite des *Mémoires*, tome IX de 1873, p. 451-465.

2. Le *Dictionnaire de l'Académie* de 1718 ne donnait *sanction* qu'au sens de « constitution, ordonnance ».

3. Les mots *ce ne sont* sont en interligne, au-dessus de *c'en sont non*, biffé, et, après *ce*, dans l'interligne, Saint-Simon a biffé *n'en*.

4. Tout ce qui précède, depuis *egaux*, a été ajouté sur la marge avec un signe de renvoi.

5. Ce sera pour l'année 1714. — 6. *Y* est en interligne.

ment, où ces érections pussent être enregistrées ; ainsi, l'enregistrement, qui n'existoit point, ne fixoit point le rang des pairs. Il résulte donc que ce rang ne se régloit ni par la date de l'érection, ni par celle de l'enregistrement. Il faut donc chercher ailleurs ce qui fixoit leur rang puisqu'il l'a toujours été entre eux, et, de ce qui vient d'être exposé, M. de la Rochefoucauld conclura que ce n'est pas la première réception du nouveau pair au Parlement, puisque le Parlement, tel qu'il [1] est maintenant, et qu'il reçoit et enregistre, n'existoit pas dans les temps dont on parle ; et cela est aussi très[2] certain. Mais il est également certain aussi qu'il y a eu dans tous les temps une formalité par laquelle tous ont passé et passent encore, dont les accessoires et l'extérieur a changé avec les temps, mais dont la substance et la réalité est toujours demeurée la même ; et cette formalité est la manifestation[3]. Avant qu'on écrivît des patentes, qui est l'érection, avant qu'on les présentât à un tribunal certain pour y être admises, qui est l'enregistrement, il falloit bien qu'il y eût une manière ou une forme de faire des pairs puisqu'il y a eu dès lors des pairs. Il falloit encore que ces pairs eussent entre eux un rang fixé puisqu'il[4] l'a été dès lors parmi eux, et cette manière ou cette forme n'a pu être que l'action de manifester un seigneur dans l'assemblée des autres de pareil degré, d'y[5] déclarer l'élévation de celui-ci aux mêmes droits, fonctions, rangs, honneurs, distinctions, privilèges, etc., que ces autres, de l'y faire seoir parmi eux, c'est-à-dire au-dessous du dernier, mais en même ligne et niveau, de l'y associer aux mêmes conseils et aux mêmes jugements qui faisoient la matière de leur

Ce qui de tout temps fixoit l'ancienneté du rang des pairs, l'a fixé toujours, et le fixe encore aujourd'hui.

1. *Il* est en interligne. — 2. *Tres* a été ajouté en interligne.

3. On a eu ci-dessus *manifester* au même sens de publicité officielle, et on le retrouvera plusieurs fois ci-après.

4. *Puisqu'* a été ajouté en fin de ligne, et, au commencement de la ligne suivante, il y a un *que* qui n'a pas été biffé.

5. Saint-Simon avait d'abord écrit *de l'y* ; il a biffé *l'y* et corrigé *de* en *d'y*.

assemblée. Ce ne pouvoit être que par là, avant les usages postérieurs des érections et des enregistrements, que les rois pouvoient déclarer l'élévation d'un de leurs sujets et vassaux à la première dignité de leur couronne, en manifestant de fait un conseiller-né et un assesseur à la couronne, et à eux[1] un compagnon, et, comme on parloit alors, un compair[2] aux autres pairs, un juge aux grands vassaux, etc., pour être dès lors et de là en avant[3] reconnu pour tel. Que, dans la suite, il y ait eu ce qu'on appelle érection, et, postérieurement encore, ce qu'on appelle enregistrement, cela n'a point changé l'ancien usage : il a toujours fallu manifester le pair nouvellement érigé, et l'installer dans son office. Qu'on y ait joint ensuite des formalités nouvelles, un serment, puis le même serment varié, repris après son premier état, après cela une information de vie et mœurs préalable, puis un changement dans cette information sur la religion catholique, etc., tout cela sont les accessoires, les choses ajoutées, jointes, concomitantes[4], mais non pas la chose même, la manifestation[5], l'installation, qui subsiste toujours la même, et qui n'est autre que ce qu'on connoît maintenant sous le nom de première réception au Parlement. C'est donc à cette première réception qu'il faut recourir comme à la suite, jusqu'ici non interrompue et non contestée, de l'antiquité la plus reculée jusqu'à nous,

1. Il y avait d'abord dans le texte *et à ceux de l'assemblée* ; Saint-Simon a biffé les trois derniers mots et corrigé *ceux* en *eux*.

2. Il écrit *conpair*. Ce mot ne figure pas dans les lexiques, même dans ceux de la langue du moyen âge, et Littré n'en a relevé que deux exemples de notre auteur.

3. Expression du langage de la chancellerie, déjà surannée à l'époque de Saint-Simon, et dont on retrouvera un autre emploi dans la suite des *Mémoires*, tome XIX, p. 132. Comparez avec *d'ores en avant*, que nous avons rencontré dans le précédent volume.

4. « *Concomitant*, qui accompagne ; ne se dit guère que dans cette phrase : *la grâce concomitante* » (*Académie*, 1718). Voyez ci-après, p. 238, le substantif *concomitance*.

5. Ci-dessus, p. 233.

de ce qui a perpétuellement et constamment fixé l'ancienneté des pairs de tous les âges, et non pas à des usages modernes qu'une sage police peut avoir introduits, mais qu'elle n'a pu substituer à ce qui est de toute antiquité la règle connue, et l'unique qui la pût être jusqu'à ces établissements nouveaux qui ont ajouté simplement des choses extérieures, mais sans aucun changement, bien moins de destruction, de la nature essentielle des choses. En voilà assez pour faire entendre combien la prétention de M. de la Rochefoucauld sur la priorité de vérification ou d'enregistrement, qui est la même chose, est destituée de fondement. Il faut montrer ensuite combien l'est, s'il se peut, moins encore[1] son objection du changement inconnu du rang des pairs par date de chaque réception en même pairie, si la fixation du rang d'ancienneté avoit lieu de la première réception au Parlement: c'est ce que M. de la Rochefoucauld prévit qui lui seroit répondu là-dessus, qui lui donna tant d'éloignement de procéder au Parlement, et qui, par autorité d'âge et de faveur, lui fit emporter une manière de juger qui auroit pu être bonne en soi, mais qui n'avoit point d'exemple, et que l'intérêt du Parlement de juger ces causes[2] majeures[3] auroit certainement rendue[4] caduque.

Fausse et indécente difficulté tombée de la date de chaque réception successive.

On ne peut s'empêcher de remarquer l'indécence, dans[5] la bouche d'un pair de France, de cette proposition[6] que M. de la Rochefoucauld avance en conséquence du faux principe qu'il avoit posé, et dont on vient de démontrer la foiblesse, que, si l'ancienneté parmi les pairs se tiroit de la première réception au Parlement, elle

1. Combien est encore moins fondée.

2. Le commencement de *causes* surcharge un *g*.

3. En droit canonique, on appelait *causes majeures* « les affaires ecclésiastiques dont le jugement appartient au pape » (*Académie*, 1718).

4. Par mégarde, il a écrit, au masculin, *rendu*.

5. *Dans* surcharge *de la*.

6. Il y a *proposion*, par mégarde, dans le manuscrit.

changeroit à chaque mutation dans la même pairie par les diverses dates des diverses réceptions. Son principe de la date de l'enregistrement tombé pour la fixation de l'ancienneté, la conséquence[1] tombe aussi. On vient de voir que c'est la manifestation du nouveau pair qui, dès la première antiquité, a toujours fixé l'ancienneté parmi eux. Cette manifestation n'est qu'une pour chaque race et filiation de pair, puisque la dignité est héréditaire, conséquemment les réceptions subséquentes de chaque filiation n'est[2] plus la manifestation, mais seulement la succession annoncée et manifestée dans le premier de la race, laquelle ne peut intervertir le rang établi de la même pairie, qui demeure dans le rang qu'a tenu le premier de cette filiation. Cela est évident en soi ; cela l'est par l'exécution constante depuis la première antiquité jusqu'à présent ; cela l'est encore parce [que], dans ce grand nombre de chimères et de prétentions mises en avant de temps en temps sur les rangs entre eux des pairs et la succession à cette dignité, M. de la Rochefoucauld est le premier et l'unique qui ait imaginé cette interversion de rangs par chaque réception dans la même pairie, conséquence insoutenable et monstrueuse d'un principe destitué de tout fondement, de laquelle on va démontrer l'ineptie encore plus singulièrement, c'est-à-dire par les principes et par la nature de la dignité de duc et pair de France.

Dignité de duc et pair mixte de fief et d'office, et unique de ce genre.

On ne peut lui contester qu'elle ne soit, par sa nature singulière et unique, une dignité mixte de fief et d'office. Le duc est grand vassal, le pair est grand officier ; l'un a toute la réalité de mouvance nue de la couronne, de justice directe, etc. ; l'autre, toute la personnalité, ou les fonctions au sacre, au Parlement, etc. Tous deux ont un rang, des honneurs, etc. C'est ce mixte[3] qui constitue

1. *La* surcharge *son,* et le commencement de *consequence* surcharge des lettres illisibles effacées du doigt.

2. Il y a bien au manuscrit *n'est,* au singulier.

3. « *Mixte* est aussi substantif, et, dans cette acception, il ne se dit

une dignité unique, qui, sans l'office, ne pourroit être distincte des ducs vérifiés, sans le fief, des officiers de la couronne, et qui, pour le fief et pour l'office, a ses lois communes avec les autres[1] grands fiefs et grands offices, et ses lois aussi particulières à elle-même; fief et office également parties intégrantes[2] et constituantes, sans lesquelles la dignité ne pourroit exister, ni même être conçue, conséquemment de même essence, qui opèrent en l'un plénitude nécessaire de mouvance, en l'autre plénitude nécessaire de fonctions; à tous les deux, rangs et[3] honneurs qui en sont[4] parties décentes[5], non intégrantes, suites et[6] accompagnements qui ont été de tout temps attachés à la dignité, mais qui ne la constituent pas, si bien que, sans cela, elle pourroit exister, et être conçue. Telles sont les lois de la dignité en elle-même, avec plusieurs autres qui ne font rien à la question dont il s'agit. Ses lois, communes avec les autres grands fiefs, sont l'enregistrement, depuis qu'il est établi pour constater la[7] dignité, et en assurer la possession à l'impétrant et à sa postérité au desir des lettres[8], avec les autres grands

que d'un corps mixte : *toutes les parties d'un mixte, réduire les mixtes en leurs principes* » (*Académie*, 1718).

1. *Autres* a été ajouté en interligne.

2. « *Intégrant*, adjectif verbal du verbe *intégrer*, qui n'est point en usage. Il ne se dit qu'en cette phrase : *les parties intégrantes*. On appelle ainsi en philosophie les parties qui composent l'intégrité d'un tout, à la différence des parties qui sont essentielles et sans lesquelles une chose ne sauroit subsister » (*Académie*, 1718).

3. *Et* est en interligne.

4. Le manuscrit porte *font*; c'est sans doute une erreur de Saint-Simon.

5. Au sens de *convenable*, comme le latin *decet*.

6. *Et* surcharge un *d*.

7. *La* est répété deux fois, en fin de ligne et au commencement de la suivante.

8. « On dit, en termes de pratique, *au désir de l'ordonnance, au désir de la coutume*, pour dire, suivant l'ordonnance, suivant la coutume » (*Académie*, 1718).

offices, d'être reçu publiquement au serment de l'office, et d'en prendre une actuelle possession avec les formalités établies. La dignité de duc et pair, quelque éminente qu'elle soit dans l'État par sa nature, n'a point de dispense là-dessus pour le fief ni pour l'office, et M. de la Rochefoucauld, qui le prétendroit en vain, ne peut disconvenir, à l'égard de l'office, de ce qu'il soutient à l'égard du fief. De là il résulte qu'ayant accompli la loi quant au fief, il s'est assuré, et à sa postérité, la dignité du fief en entier, et la faculté de l'office ; mais, quant à celui-ci, il est demeuré à la simple faculté jusqu'à l'accomplissement par lui de la loi imposée de tout temps à tout officier pour[1] tout office, d'y être reçu par le serment et la prise de possession personnelle essentiellement requis, qui l'en investit, qui le déclare, et le manifeste officier. Les formalités plus ou moins anciennes ou variées qui accompagnent la réception n'en sont que les concomitances[2], et n'en changent point la nature ; et c'est cette réception qui, dans tous les âges, a fixé le rang des pairs entre eux, qui, sans interruption, s'y sont accordés depuis les premiers temps jusqu'aux nôtres. De cette explication il résulte qu'avoir accompli la loi des fiefs par l'enregistrement, et non celle des offices par la réception, que ce n'est point être en possession, ni avoir rendu en soi entière et complète une dignité mixte de fief et d'office qui tient de l'un et de l'autre son existence en toute égalité, conséquemment que le rang de cette dignité[3], quoique assurée, ne peut être fixé en[4] cet état, et ne l'est point : d'où il se démontre que celui qui, postérieurement à l'accomplissement de l'une de ces lois, et antérieurement à l'accomplissement de l'autre, les a, lui, accomplies toutes les deux, que celui-là, dis-je, a rendu sa dignité entière

1. L'abréviation *p^r^* surcharge *de*.
2. Voyez ci-dessus, p. 234, un emploi de l'adjectif *concomitant*.
3. *Dignités* corrigé en *dignité*.
4. *En* surcharge *et n[e]*.

et complète en lui, qu'il est grand officier avant l'autre[1], grand vassal même avant l'autre, puisque, tous deux n'ayant point été faits séparément ducs, séparément pairs, par deux érections différentes et distinctes, mais ducs et pairs chacun par une seule et même érection, cet autre, tout enregistré qu'il est, ne peut être valablement et réellement grand vassal qu'il n'ait fait ce qu'il faut pour être aussi grand officier, puisqu'il est fait l'un et l'autre ensemble, par une seule et même dignité mixte de grand[2] fief et de grand office, dont le fief et l'office ensemble et par indivis forment ensemblement[3] l'existence, en sont également, conjointement, concurremment parties intégrantes; tellement que, sans ces deux choses achevées également et accomplies suivant leurs lois, il ne se peut dire qu'aucune d'elles le soit véritablement et par effet.

L'impétrant et sa postérité appelée et installée avec lui en la dignité de pair à la différence de tout autre officier.

Venons maintenant à la prétendue difficulté, proposée par M. de la Rochefoucauld, du changement de rang d'ancienneté des pairs de même pairie[4], suivant la date des réceptions successives de ces pairs au Parlement, et traitons-la expressément, quoique idée toute neuve qui doit tomber de soi-même par ce qui vient d'être expliqué, et répudié par M. de la Rochefoucauld même avant de l'avoir imaginée, par tout ce qu'il a énoncé avec nous, contre les duchés-pairies femelles, sur la manière de succéder à la dignité de duc et pair[5]. Un seul mot tranche la difficulté : c'est qu'à l'office de pair est appelé non seulement l'impétrant, mais, avec lui, par une seule et même vocation[6], tous ses descendants masculins à l'infini, tant et si longtemps que la race en subsiste, au lieu qu'à tous

1. *L'autre* surcharge *luy*.
2. Les lettres *grd* surcharge une *F*.
3. Vieux mot que le *Dictionnaire de Trévoux* est seul à relever, comme n'étant plus usité. Littré n'en cite aucun exemple.
4. L'initiale *de Pairie* est un *p* corrigé en majuscule.
5. Lors du procès avec M. de Luxembourg.
6. Nous avons déjà eu ce mot, au sens d'appel, dans le tome XIX, p. 181.

autres offices, quels qu'ils soient, une seule personne est appelée, et nulle autre avec elle ; et c'est la distinction essentielle et par nature de l'office de pair de tous les autres offices de la couronne, et autres tous tels qu'ils soient en France, sans aucune exception. De là suit invinciblement, par droit tiré de la nature de la chose, et confirmé par l'usage de tous les temps jusqu'à aujourd'hui, que c'est cette première réception qui fixe le rang d'ancienneté pour tous ceux qui, par la vocation, y sont successivement appelés, auquel la réception subséquente de chacun d'eux ne peut apporter d'interversion. Pour s'en convaincre, il n'est besoin que de se souvenir de ce qui a été expliqué. La manifestation ou installation des pairs dans leur office est ce qui a fixé leur ancienneté avant qu'il y eût érection, enregistrement, tribunal enregistrant. C'est donc, comme on l'a vu, pour ne rien répéter, ce qui l'a dû fixer depuis, et ce qui l'a aussi toujours fixée[1], sans aucun exemple ni prétention contraire. Le fixant pour l'impétrant, il le fixe dans lui et par lui à toute sa postérité appelée avec lui, installée, reconnue, manifestée avec lui d'une manière également invariable et unique à cet office, à la différence de tous autres, en sorte que tout est consommé pour tous les héritiers successifs de la même pairie. Cet essentiel accompli[2], il reste des formalités à faire à chaque héritier de la même pairie, mais formalités simples, qui ne sont rien moins que l'essence de la dignité, mais des choses uniquement personnelles, ajoutées, changées, variées en divers temps pour s'assurer si l'héritier, pair de droit et de fait indépendamment[3] de tout cela, est personnellement capable d'en exercer les fonctions. Ainsi, le serment, l'informa-

1. *Fixé* est au masculin dans le manuscrit, s'accordant avec le mot *rang*, sous-entendu.

2. La lettre *m* du mot *accompli* surcharge un *p*.

3. Il y a *independt* dans le manuscrit, ce qu'on pourrait aussi bien lire *indépendant*.

tion de vie et mœurs, et les autres formalités qui lui sont personnellement imposées, ne peuvent changer son rang d'ancienneté, puisqu'aucunes ne lui confèrent rien de nouveau, que toutes en sont incapables, et qu'elles ne sont ajoutées que pour s'assurer d'un exercice digne en sa personne de ce qu'il ne reçoit pas de nouveau, mais de ce qu'il a en lui essentiellement et d'une manière inhérente. Telle est donc la nature singulière et unique de la dignité de pair de France, dont l'office est un et le même dans toute une postérité appelée, et qui, par conséquent, ne peut changer de rang d'ancienneté première de l'impétrant de qui elle sort, à la différence de tous ceux de la couronne, et de tous autres offices et officiers, quels qu'ils soient en France, qui, n'étant appelés qu'un seul à la fois à un office, changent de rang d'ancienneté à chaque mutation de personne [1], par une conséquence nécessaire. Je [2] pense avoir expliqué la question avec une évidence qui dispense de s'y arrêter davantage. Suivons-en maintenant la décision en reprenant l'édit.

Reprise de l'édit.

Quelques jours d'un temps si vif [3] se passèrent en langueur par l'interruption du travail du Roi avec le Chancelier. Je tâchai de profiter de ce loisir auprès de lui, et, comme la séparation de lieu et ses occupations, que j'ai remarquées ailleurs [4], rendoient le commerce incommode, je lui écrivis de Marly, l'onze mai [5], la lettre suivante.

1. Les mots *de personne* ont été ajoutés en interligne.

2. Avant *Je*, il y a dans le manuscrit un peu de blanc, ce qui est contraire aux habitudes de Saint-Simon quand il passe à une autre phrase.

3. Au sens d'important, mouvementé, rempli. — 4. Ci-dessus, p. 172.

5. A propos de cet adjectif numéral, le *Dictionnaire de l'Académie* de 1718 disait : « Il faut remarquer qu'encore que ce mot et celui d'*onzième* commencent par une voyelle, cependant il arrive quelquefois, et surtout quand il est question de dates, qu'on prononce et qu'on écrit sans élision l'article, ou la préposition ou particule qui les précède : *De onze enfants qu'ils étoient il en est mort dix ; la onzième année.* — *Onze* se prend quelquefois pour le nombre d'ordre qu'il forme, et alors on dit presque indifféremment : *le onze du mois, l'onze du mois* » (*Académie*, 1718).

Pour l'entendre, il faut dire que l'anniversaire de Louis XIII[1] se faisoit tous les ans à Saint-Denis, comme il se fait encore, et qu'à l'exemple de mon père, je n'y ai jamais manqué[2]. Il fut avancé au 13 mai, cette année, parce que l'Ascension tomboit au 14, son jour naturel[3].

Lettre de M. le duc de Saint-Simon à M. le Chancelier.

« Jamais, Monsieur, l'anniversaire du feu Roi ne me vint si mal à propos, encore qu'il m'ait fait forcer une fois la fièvre actuelle, une[4] autre le commencement d'une rougeole, et une troisième un bras tout ouvert[5]. A cette fois, il faut encore que le bienfaiteur l'emporte sur le bienfait, et je porterai à Saint-Denis un cœur incisé[6] et palpitant. Cette dernière violence ne me sera pas la moins sensible; mais c'est un hommage trop justement dû. Si je m'en croyois, je partirois tard demain, et passerois à Versailles; mais je me défie de ces hasards qui découvrent tout, et, en attendant jeudi, j'ose vous demander[7] quatre lignes de mort ou de vie, demain au soir, pour remercier Dieu, ou pour demander justice à mon maître de son fils. Sauvez-nous le sacre, nos plus sensibles entrailles[8], de préférence à tout; puis, souvenez-vous de faire passer le projet avec le plus de mes notes qu'il se pourra; *deinde*[9], du point de la séance des pères et des fils conjointement, et en l'absence l'un de

1. Avant *de Loüis XIII*, il a biffé *se faisoi*[*t*].
2. Déjà dit dans le tome XVI, p. 129.
3. En 1711, ce fut l'évêque de Québec qui fut désigné par le grand aumônier pour célébrer la messe d'anniversaire.
4. Il y a *un autre* dans le manuscrit.
5. En 1704 (tome XII, p. 49-51), à la suite de l'opération que Mareschal lui avait faite au bras dans le courant d'avril.
6. Le *Dictionnaire de l'Académie* de 1718 ne donnait ce participe qu'au sens propre. Littré a négligé le présent emploi au figuré.
7. *J'ose vous demander* corrige *je vous demande.*
8. Tome XVI, p. 382. Mme de Sévigné appelait sa petite-fille *mes petites entrailles.*
9. Ce mot, écrit à la française *deindé,* n'est pas souligné dans le manuscrit.

l'autre ; enfin, de mon fait particulier, pour lequel vous avez une lettre ostensible, une analyse de ce mémoire ostensible, enfin des éclaircissements de l'un et de l'autre encore ostensibles, car le mémoire même seroit trop long pour être montré, et une seconde lettre en supplément de mémoire. Souvenez-vous encore avec bonté que ma cause dépend de l'autorité royale, que j'ai mise de mon côté par un raisonnement en soi véritable, et que le juge[1] ne considérera pas comme étranger au fait, bien qu'il le soit, mais comme le seul motif de décision ; et n'oubliez pas que vous croyez que, si on s'obstine contre moi, un dédommagement pour moi dans mon second fils[2] peut ne pas être regardé comme bien solide à espérer, mais ne doit pas aussi être regardé comme une chimère à n'oser proposer. Après tout cela, ne seroit-ce point outrecuidance de vous remémorer Chaulnes en nouvelle érection par amitié vôtre, non par votre propre persuasion ? Pardonnez-moi, Monsieur, toutes ces redites, vous qui savez et possédez trop mieux[3] tous les points que je range ici, selon mon desir, les uns de préférence aux autres, suivant que je les ai mis. L'assignation à demain (du travail décisif avec le Roi)[4] me donne le frisson et la sueur. J'en dis pour mon âme, avec toute la résignation que je puis, mon *In manus*[5] à Dieu, et je vous le dis à vous, Monsieur, pour cette dignité, squelette le plus chéri et le plus précieux de tous biens que je tienne des libéralités royales. Après tout, il n'y a qu'à s'abandonner

1. *Et* est en interligne, et *Juge* est écrit par une majuscule.
2. Ci-dessus, p. 221-222.
3. *Trop mieux* n'est pas dans le *Dictionnaire de l'Académie* de 1718 ; mais Littré l'a relevé dans Gresset, en notant le présent passage. Nous avons déjà rencontré *trop plus que* dans le tome XVII, p. 324.
4. Ce passage est ainsi placé entre parenthèses comme ne figurant pas dans la lettre originale.
5. *In manus tuas, Domine, commendo spiritum meum* (Évangile selon saint Luc, chap. XXIII, verset 46). Cette fois encore, les deux mots latins ne sont pas soulignés.

à la volonté de Dieu, à vos nerveux et vifs raisonnements, aux effets de la grâce ou de la nature, et, quoi qu'il en arrive, à une reconnoissance et à un dévouement pour vous, Monsieur, que ces occasions uniques me font sentir qui peuvent s'enfoncer, s'il se pouvoit, plus avant que le cœur. Pour le secret, il est, Monsieur, et sera entier. »

Au sortir d'avec le Roi, le lendemain 12, le Chancelier m'écrivit ce billet :

Lettre de M. le Chancelier à M. le duc de Saint-Simon.

« Je ne puis encore vous tirer des limbes[1] aujourd'hui, Monsieur. Supportez vos ténèbres encore quelques jours; mais supportez-les avec espérance d'en sortir bientôt avec avantage ; et, si le soleil ne vous paroît pas aussi favorable que vous le voudriez, vous aurez tort, si je ne me trompe, et très grand tort. Je suis à vous, Monsieur, mais à condition que vous n'aurez aucun tort. »

J'apprends du Chancelier les articles de l'édit résolus.

Deux[2] jours après, je retournai à Marly par Versailles, c'est-à-dire le samedi, où je vis le Chancelier à mon aise. Là, j'appris que mon mémoire sur l'autorité du Roi l'avoit ramené à mon point, et que la fixation du rang seroit réglée à la réception de l'impétrant, et non plus à l'enregistrement des lettres. Ainsi, après avoir perdu ma cause sur des raisons invincibles pour moi, qui ne purent ni faire d'impression, ni trouver de réponse, je la gagnai sur d'autres tout à fait ineptes[3] à ce dont il s'agissoit, mais qui remuèrent le premier mobile du juge ; et voilà que sert d'être bien averti et servi. Je rendis mille grâces au Chancelier, qui ouvrit la conversation par là, appa-

1. « On appelle *limbes* le lieu où, selon le langage de quelques théologiens, étoient les âmes de ceux qui étoient morts en la grâce de Dieu avant la venue de Notre-Seigneur » (*Académie*, 1718). L'*Académie* en fait un substantif masculin ; Saint-Simon le mettra cependant au féminin ci-après, p. 248.

2. Ici, la plume change.

3. Mot déjà rencontré au sens d'inapte, inapplicable, dans le tome XVI, p. 204; on le trouve au sens moderne, ci-dessus, p. 2 et 223, et ci-après, p. 255.

remment pour me calmer sur le reste, et ce ne fut pas sans réflexions sur les motifs des jugements. Il me dit ensuite que la double séance du père et du fils, même ensemble, avoit enfin passé après de grands débats, en considération de la nouvelle faveur à la postérité légitimée. Ce point me fit encore plaisir. Le venin fut à la queue [1], je veux dire le point du sacre [2], sur lequel le Chancelier m'assura avoir insisté de toutes ses forces, mais vainement, la considération des bâtards seule ayant fait tenir ferme au Roi. Alors je sentis bien que c'étoit une affaire conclue, et sans nulle espérance de retour, et, après les premiers élans, que je ne pus arrêter, je contraignis le reste pour éviter des remontrances là-dessus insupportables. Les articles des femelles, des ayant-cause, etc., ceux de la substitution, et du rachat par les mâles, tels que nous les avions projetés [3], et Chaulnes, favorablement résolus, je m'informai après des raisons pour lesquelles le règlement demeuroit encore secret. Le Chancelier m'avoua qu'il n'en devinoit aucune, ayant vu la chose dix fois prête à éclore, sinon que le Roi avoit peut-être dessein de faire voir ce projet au duc du Maine avant qu'il fût déclaré, pour être en état d'y changer, si ce cher fils y trouvoit quelque chose encore à desirer [4]. Cela [5] même me fit grand peine, pour ce peu qui s'y trouvoit de bon. Je pressai le Chancelier de finir cette affaire dès ce qu'il [6] y verroit le moindre jour, et je regagnai

1. Traduction de l'adage latin : *In cauda venenum.* « On dit proverbialement et figurément *à la queue le venin,* pour dire que c'est souvent à la fin des affaires que l'on trouve le plus de difficulté » (*Académie,* 1718).

2. Ci-dessus, p. 188. — 3. Ci-dessus, p. 179-181.

4. Cette crainte n'était pas superflue ; on trouvera ci-après, p. 462, un court mémoire du duc du Maine au Chancelier qui semble bien montrer quelque désir de faire compléter l'article de l'édit qui le regardait.

5. *Cela* surcharge *sa.*

6. Nous avons déjà rencontré, tome XIX, p. 204, cette locution *dès ce que,* qui semble particulière à Saint-Simon.

Marly pénétré du sacre, et en grand soupçon de la double séance, et en repos sur mon affaire particulière par la raison qui me la faisoit gagner après l'avoir perdue.

Je* confie au duc de Beauvillier et au duc et à la duchesse de Chevreuse que Chaulnes va être réérigé pour leur second fils.

Arrivé à Marly, je ne pus me contenir de confier au duc de Beauvillier, dont je connoissois le profond secret, celui qui lui causeroit tant de joie. Il étoit déjà couché : j'ouvris son rideau, et lui dis sous le secret, dont j'étois si sûr avec lui, que son neveu alloit être fait duc et pair. Il en tressaillit de joie. Il me parut comblé de la mienne, et de la part que j'avois eue en une affaire qu'il desiroit si fort, mais dont aussi il ne connoissoit pas moins que moi le peu de fondement, comme il me l'a souvent avoué devant et après. Je ne voulus lui confier rien[1] du reste, qui ne le touchoit pas si précisément, et j'allai écrire à Mme de Saint-Simon, qui étoit encore à Paris. Dès le lendemain matin, elle envoya prier la duchesse de Chevreuse, notre très proche voisine[2], de venir chez elle. Elle la transporta de la plus sensible joie et de la plus vive reconnoissance pour moi en lui apprenant le comble de ses desirs sous un secret entier, excepté pour le duc de Chevreuse, qui ne tarda pas à lui en venir témoigner autant.

L'édit en gros s'évente. Mouvements de Matignon et des Rohans ; leur intérêt.

Cependant la mine commença à s'éventer[3] sur le règlement. J'en fus en peine pour la chose en elle-même, et plus encore sur mon compte particulier avec le Chancelier ; mais le Roi avoit parlé à d'Antin, et celui-ci à d'autres, comme nous le vérifiâmes presque aussitôt. Là-dessus, grands mouvements[4] de Matignon et de toute sa séquelle. Le mariage de son fils unique, infiniment riche,

1. *Rien* est en interligne.

2. On a vu dans le tome II, p. 342, que l'hôtel de Chevreuse ou de Luynes était situé rue Saint-Dominique, en face l'église Saint-Thomas-d'Aquin.

3. Locution déjà rencontrée dans le tome XIX, p. 240.

4. Il y a *grds* au pluriel, et *mouvemt* au singulier.

* *Je* surcharge d'autres lettres, probablement *J'ap*[*prends*], qui a commencé la manchette précédente.

étoit arrêté avec une fille du prince de Rohan[1] moyennant qu'il fût duc d'Estouteville[2], et les Rohans ne s'y épargnèrent pas. Je craignis d'autant plus ce contretemps que, le 17 mai, rien ne se déclara, quoique le Chancelier eût encore travaillé avec le Roi[3], et, à ce qu'il m'avoit dit, pour la dernière fois. L'inquiétude me fit lui écrire ce mot de Marly à Versailles :

Lettre de M. le duc de Saint-Simon à M. le Chancelier

« Vous êtes demeuré seul, Monsieur, un quart d'heure avec le Roi après le Conseil, et vous n'êtes pas demeuré pour un autre cette après-dînée, qui a duré une heure et demie, et qui a rompu chasse, chiens et vêpres[4]. Les affaires d'État, je les respecte et m'en distrais[5] ; les autres qui se devoient déclarer aujourd'hui me poignent[6] par leur silence. Mme de Ventadour auroit-elle tout troublé hier avec son inepte Estouteville[7], ou le Roi veut-il que l'enregistrement soit fait pour le général avant de rien

1. Nous avons vu dans le tome XVII, p. 77-78, que cette Rohan n'épousa pas M. de Matignon, mais devint duchesse de la Meilleraye, tandis que Matignon épousa Mlle de Monaco.

2. Tome XX, p. 285.

3. Dangeau n'a pas mentionné ce travail ; mais, ce jour, dimanche 17 mai, il dit : « Il va paroître une déclaration du Roi sur les duchés ; elle doit être registrée jeudi. Les duchés femelles ne passeront aux filles qu'une fois, et ces filles ne pourront être mariées que de l'agrément du Roi, et puis la duché deviendra masculine. Les enfants des princes légitimés de France précéderont les autres pairs, pourvu qu'ils aient des pairies, quelque nouvelles qu'elles soient, et représenteront même au sacre les anciens pairs du royaume. Ils ne seront reçus au Parlement qu'à vingt ans ; les princes du sang y sont reçus à quinze, quand même ils n'auroient pas de pairie. Il y a encore d'autres choses dans cette déclaration que nous ne savons pas encore. » Les *Mémoires de Sourches* n'en parlent qu'au 24 mai, en donnant le texte de l'édit.

4. Voyez ci-après, p. 249, l'explication de ce passage.

5. Saint-Simon a écrits : *distraits*.

6. Nous avons eu, dans le tome XIX, p. 80, un premier emploi de ce verbe.

7. Mme de Ventadour était mère de la princesse de Rohan et poussait beaucoup au mariage de sa petite-fille avec le fils de Matignon, moyennant la réérection du duché d'Estouteville.

déclarer? Enfin, Monsieur, a-t-on changé en tout ou en partie, et ces limbes[1] perpétuelles s'invoqueront-elles toujours successivement? Pardonnez-moi, s'il vous plaît, toutes ces questions; mais sachez, s'il vous plaît, que M. de la Rocheguyon et MM. de Cheverny et de Gamaches[2] m'ont parlé aujourd'hui d'un règlement prêt à éclore pour couper court à toute prétention, et d'Antin à la queue: à quoi j'ai répondu avec une ignorance naturelle. Cependant il faut bien que quelqu'un ait parlé, et je me flatte que vous croyez bien que ce n'est pas moi. Personne ne parle du détail, mais seulement en gros[3]. Je vais demain[4], après dîner, à Paris, et je serai à la torture, si vous n'avez pitié de moi par quatre lignes. Je me prépare à tout, et suis à vous, Monsieur, avec tout dévouement possible[5]. »

Ce billet me fut renvoyé sur-le-champ, avec cette réponse sur la feuille à côté:

De M. le Chancelier à M. le duc de Saint Simon.

« Demeurez en repos, Monsieur, tout est remis à mardi[6]. Ce qu'on a changé aujourd'hui est peu de chose. Les grands principes subsistent toujours; rien de tout ce que vous faites entrer dans le délai n'y entre. Il faut se déterminer: on veut, et on ne veut pas; et voilà tout. J'ignore le sujet, le détail, et le résultat du Conseil dont vous me parlez, Monsieur. Je ne m'étonne point que ces Messieurs vous aient dit ce qu'ils vous ont dit; cela n'est que trop public; l'essentiel est que le détail s'ignore; car il blesseroit sans doute autant que le gros est indifférent. Je suis tout à vous, Monsieur. »

1. Ci-dessus, p. 244.
2. Claude-Jean-Baptiste-Hyacinthe Rouault (tome I, p. 104), qui avait quitté depuis 1704 le titre de comte de Cayeux pour celui de marquis de Gamaches.
3. Voyez l'article de *Dangeau* reproduit ci-dessus, p. 247, note 3.
4. Le lundi 18 mai. — Avant *demain* Saint-Simon a biffé *disner*.
5. Ainsi, dans le manuscrit.
6. Voyez en effet l'article du 19 mai dans le *Journal de Dangeau*, p. 408.

Soit dit entre parenthèse qu'un courrier d'Angleterre arrivé pendant le dîner du Roi, et après le départ du Chancelier, fit rassembler le Conseil sans lui[1], auquel le Roi fit lire au Conseil suivant la[2] dépêche et la réponse. Telle étoit l'incommodité de Marly.

Ce 17 susdit étoit un dimanche, jour de conseil d'État[3]. Le lundi se passa en inquiétude de ma[4] part sur ce peu de chose que le Chancelier m'avoit mandé avoir été changé. Son langage m'avoit appris que peu de chose en cette matière étoit beaucoup. Le mardi 19, jour de conseil de finances[5], et le premier après celui du dimanche, un quart d'heure de tête-à-tête du Chancelier avec le Roi mit la dernière main à l'édit[6]. Le Chancelier le fit mettre en forme aussitôt après à Versailles, l'y scella, et l'envoya au Parlement, où il fut enregistré le surlendemain, jeudi 21 mai[7].

L'édit passé, dont j'apprends par le Chancelier tous les articles tels* qu'ils y sont.

1. Dangeau (p. 407) ne parle pas de courrier d'Angleterre ; il dit seulement : « Le Roi devoit aller tirer l'après-dînée ; mais il changea de dessein et renvoya chercher le Dauphin et les ministres et travailla encore une heure avec eux. » Il n'en est pas question dans les *Mémoires de Sourches*, et le *Journal de Torcy* présente une lacune à cette date.

2. Avant *la*, Saint-Simon a biffé *lire*, répété par mégarde.

3. Le conseil d'État ou conseil d'En-haut se tenait le mercredi, le jeudi et le dimanche (notre tome V, appendice I, p. 441).

4. *Ma* surcharge un premier *ma*.

5. Notre tome VI, appendice I, p. 498. Ce même jour, il y avait conseil de dépêches l'après-midi.

6. *Dangeau*, p. 408 : « M. le Chancelier demeura quelque temps seul avec le Roi après le conseil de dépêches, pour recevoir ses derniers ordres sur la déclaration qui doit être registrée au Parlement jeudi. »

7. Registres du Parlement, X^{1A} 8427, fol. 143, et 8708, fol. 243 registres du Secrétariat de la maison du Roi, O^{1} 55, fol. 68-72. Le texte en est donné au long dans les *Mémoires de Sourches*, tome XIII, p. 114-119. Outre les réflexions de notre auteur dans ses *Écrits inédits*, tome III, p. 17-22, on trouvera des « Observations » anonymes dans le carton K 620 des Archives nationales, n° 7, d'autres dans le *Nouveau Mercure historique* de mai, p. 115-123, et l' « Avis » de Daguesseau au tome VII de ses *Œuvres*, p. 598-607. Saint-Simon avait fait

* L'initiale de *tels* surcharge une *l* effacée du doigt.

Double séance rejetée, et Chaulnes différé, après avoir été accordés.

J'allai[1] trouver le Chancelier à Versailles, de qui j'appris que ce peu de chose qu'il m'avoit mandé avoir été retranché étoit la double séance des pères démis, et Chaulnes; que le Roi, après avoir accordé l'un [et l']autre, n'avoit pu enfin se résoudre à la double séance, et que, prêt à lâcher le mot sur Chaulnes comme il l'avoit résolu avec le Chancelier, il avoit payé de propos d'espérance certaine, mais sans avoir pu être persuadé de passer outre actuellement. Le dernier billet du Chancelier m'avoit fait douter de la double séance: j'y étois préparé; je ne l'étois point au délai en l'air[2] de Chaulnes, et j'en fus d'autant plus fâché que j'y avois plus compté, et que j'en avois donné la joie à M. de Beauvillier, et fait donner par Mme de Saint-Simon à M. et à Mme de Chevreuse[3]. Les arrangements de M. de Chevreuse lui ont coûté cher plus d'une fois[4]. S'il avoit été à Marly, son affaire s'y seroit sûrement finie, comme je sus bien le lui reprocher vivement[5]. Je ne répondrois pas que la pique[6] du Roi sur ses absences ne lui ait[7] valu ce tire-laisse[8]. Il est[9] certain que, depuis que la chose fut accordée en travaillant avec le Chancelier, elle ne balança plus; mais le Roi se plut à faire durer cette inquiétude,

un premier récit de la part qu'il prit à la rédaction de l'édit dans la *Notice sur la maison de Saint-Simon*: tome XXI et supplémentaire de l'édition des *Mémoires* de 1873, p. 128-129.

1. Ici, la plume et l'écriture changent, indiquant un arrêt dans le travail.

2. Tome XVI, p. 299. — 3. Ci-dessus, p. 246.

4. Voyez le tome XIX, p. 30, et ci-après, p. 253.

5. Ce qui précède, depuis *co*ᵉ, a été ajouté en interligne.

6. On a eu *pique,* au sens de dispute, dans le tome XIX, p. 348 ici c'est plutôt celui de mécontentement.

7. Le mot *ait* surcharge peut-être *ay*.

8. Mot déjà rencontré dans le tome I, p. 50. « *Tire-laisse,* terme du discours familier et bas, qui se dit lorsqu'un homme vient à être frustré tout d'un coup d'une chose qu'il croyoit ne lui pouvoir manquer » (*Académie*, 1718).

9. *Il est* surcharge les lettres *cert*.

et à la pousser quelques mois[1]. L'édit fit, à l'ordinaire, le bruit et la matière des conversations que font les choses nouvelles. Nous y perdions trop pour être contents, nous y gagnions trop pour montrer du chagrin, et[2] sur chose qui touchoit si personnellement le Roi, et qui étoit faite. Notre parti fut une sagesse sobre, modeste, et peu répandue en propos, ni même en réponse. Le Chancelier, content au dernier point de son édit, trouvoit que je le devois être parce que j'y gagnois deux procès en commun, et un en particulier[3] ; mais aucun gain ne pouvoit me compenser les deux premiers articles. L'édit est entre les mains de tout le monde ; ainsi, je l'ai omis parmi les Pièces[4].

D'Antin, reçu duc et pair au Parlement ; m'invite seul d'étranger au repas. Le* Roi se montre content que j'y aie été.

J'allai faire mon compliment à d'Antin[5] : je ne sais[6] si le changement de la face de la cour par la mort de Monseigneur lui fit quelque impression à mon égard ; quoique, dès l'introduction de l'affaire, il m'eût parlé avec des politesses qui allèrent aux respects[7], il me les prodigua en cette visite. Il ne tarda pas à profiter de la grâce qu'il avoit su si habilement se procurer : il fut enregistré et reçu au Parlement le même jour, 5 juin suivant[8]. Il

1. Nous verrons dans le prochain volume que le duché de Chaulnes ne fut érigé en faveur du vidame d'Amiens qu'en octobre 1711.

2. *Et* est en interligne.

3. Ceux contre le duc de Luxembourg et contre d'Antin, et celui contre M. de la Rochefoucauld.

4. Nous en donnerons cependant le texte à l'Appendice, n° VII. Voyez aussi aux Additions et corrections, ci-après, p. 506.

5. La nouvelle de la conclusion de son affaire courut le 19 mai : *Sourches*, p. 102 et 111.

6. *Scay* surcharge des lettres effacées du doigt.

7. Tome XX, p. 276.

8. Registres du Parlement, X^{1A} 8427, fol. 145 v°, et 8708, fol. 248 *Journal de Dangeau*, p. 419 ; *Mémoires de Sourches*, p. 127. Les lettres d'érection ont été imprimées dans l'*Histoire généalogique*, tome V, p. 167-170 ; elles furent enregistrées à la Chambre des comptes le 3 septembre, et au parlement de Toulouse le 18 novembre.

* *Le* surcharge *se*, et, après *monstre*, Saint-Simon a biffé *conta[nt]* ; de plus *aye* corrige *eus[se]*.

donna ensuite un grand dîner chez lui, où il n'y eut qu'une quinzaine de personnes d'invités[1], hommes et femmes de sa famille ou de ses plus particuliers amis. Charost et moi y fûmes les deux seuls étrangers ; encore Charost avoit-il toujours vécu avec lui à l'armée. Il s'en falloit tout[2], comme on l'a vu, que j'en fusse là avec lui, Non content de m'envoyer prier chez moi, de m'en prier lui-même dans le salon à Marly, il m'en pressa encore tellement au Parlement pendant la buvette[3], qu'il n'y eut pas moyen de l'éviter. Il me fit les honneurs du repas et de sa maison avec une attention singulière[4] et, de retour à Marly, je m'aperçus aisément, aux gracieusetés que le Roi chercha à me faire, que je lui avois fait ma cour d'avoir été de ce dîner. Le favori mit son duché-pairie sur sa terre d'Antin[5] en courtisan leste et délié : il dit que ce nom lui étoit trop heureux pour le changer; il pouvoit ajouter, quoique de bien autre naissance que le favori d'Henri III[6], que ce nom d'Épernon, qu'il avoit rendu si grand et si célèbre, lui seroit, et aux siens, trop difficile à soutenir. Il fit[7] un trait d'impudence au delà de tous les Gascons[8] : il osa prier le maréchal de Boufflers d'être l'un de ses témoins. Le maréchal en fut piqué, sans oser

Adresse et impudence de d'Antin. Sagesse et dignité de Boufflers.

1. Il y a bien *invités,* au masculin dans le manuscrit.

2. « *Falloir* se dit aussi dans le sens de manquer, et alors il ne s'emploie qu'avec la particule *en* et le pronom de la troisième personne : *il s'en est peu fallu, il ne s'en est presque rien fallu* » (*Académie*, 1718).

3. Tome XIX, p. 109.

4. *Singulieres* corrigé en *singuliere.*

5. La terre d'Antin, située en Bigorre, à quatre lieues et demie N. E. de Tarbes, avait été érigée en marquisat en 1612, en faveur du bisaïeul du nouveau duc. Quatre seigneuries voisines furent unies à celle d'Antin pour constituer la valeur d'un duché.

6. Jean-Louis de Nogaret, premier duc d'Épernon : tome II, p. 22.

7. Il semble qu'il y a *fut,* dans le manuscrit, corrigé en *fit* par l'addition d'un point sur le premier jambage de l'*u.*

8. On a vu dans le tome XV, p. 111-113, combien il était décrié au point de vue de la bravoure.

refuser une chose qui ne se refuse point; mais il ne voulut point signer le témoignage banal[1] qu'on lui apporta, il en fit un qu'il me montra pour lui en dire mon avis. J'y admirai comment la vertu supplée à tout : sans rien de grossier, il ne s'y rendit coupable d'aucun mensonge, et j'ai toujours eu envie d'en avoir une copie, tant il m'avoit plu[2].

Douleur de Matignon, et son affaire avec le duc de Chevreuse.

Matignon fut au désespoir : il s'étoit mis la chimère d'Estouteville dans la tête[3], qu'il espéroit faire réussir par le mariage de son fils avec une fille du prince de Rohan[4]. Il n'y en avoit point de si folle ; je me contente de ce mot parce qu'il n'en fut question que dans leur projet. Cela seul lui avoit fait entreprendre un grand procès contre la duchesse de Luynes[5] : il le perdit sans perdre son dessein de vue, et il étoit entré en accommodement pour faire en sorte que la terre d'Estouteville lui demeurât, en payant cher la connivence[6]. C'étoit cette affaire prête à conclure qui avoit empêché M. de Chevreuse d'aller à Marly[7]. Il nous donnoit un procès par cet accommodement, auquel l'édit coupa pied[8] ; mais il étoit ami des chimères de cette sorte, et il trouvoit un grand profit dans cet accommodement. Sa lenteur ordinaire, et ses demandes, énormes au gré de Matignon, avoient

1. Il écrit *bannal*.
2. On trouvera le texte de ce « témoignage » dans l'appendice VIII, ci-après, p. 465, avec ceux des autres témoins : M. de la Brüe, curé de Saint-Germain-l'Auxerrois, le duc d'Aumont, le marquis de Biron et le comte de Sainte-Maure, d'après l'expédition authentique, signée du greffier Dongois, qui se trouve aux Archives nationales, carton K 617, n° 2.
3. Tome XX, p. 285 et appendices XII et XIII.
4. Ci-dessus, p. 247. — 5. Tome XX, p. 95 et 285.
6. « *Connivence*, tolérance, dissimulation dans les choses qu'on doit ou qu'on peut empêcher » (*Académie*, 1718). On a eu ci-dessus, p. 169, le verbe *conniver*.
7. Ci-dessus, p. 250.
8. « On dit *couper la racine d'un mal* pour dire en ôter la cause, et on dit en ce sens *couper pied à quelque abus* » (*Académie*, 1718).

traîné[1] l'affaire, qu'aucun des[2] deux ne vouloit rompre, l'un par intérêt pécuniaire, l'autre par intérêt d'ambition : tous deux espéroient de se faire venir l'un l'autre à son point[3]. Avec ces pourparlers, l'affaire languit jusqu'au temps de l'édit, et ne fut conclue et signée que la surveille de sa déclaration. M. de Chevreuse, instruit par d'Antin[4], vit bien alors qu'il n'y avoit plus de temps à perdre, et Matignon, ravi d'aise d'avoir enfin Estouteville, et à meilleur marché qu'il n'avoit espéré, se hâta de finir. Trois jours après la signature, il apprit l'édit et son contenu, qui lui ôtoit toute espérance du seul usage d'Estouteville pour lequel il s'en étoit si chèrement accommodé. Le voilà donc aux hauts cris : il prétendit que le duc de Chevreuse ne s'étoit pressé tout à coup de conclure que de peur de n'y être plus à temps après l'édit, et qu'il étoit[5] cruellement lésé dans une affaire qu'il n'avoit terminée que pour un objet connu à M. de Chevreuse, et connu lors de la conclusion pour ne pouvoir plus être rempli. M. de Chevreuse, à son ordinaire tranquille, sage et froid, laissa crier, et prétendit de son côté que Matignon y gagnoit encore pécuniairement ce qu'il avoit bien voulu donner à la paix et à son repos. Les Rohans, déçus de leurs espérances, retirèrent leur parole, qui n'étoit donnée qu'au cas de succès de la chimère, et, honteux d'avoir porté si publiquement l'intérêt de Matignon contre M. de Chevreuse, dont ils étoient si proches[6], dans le procès que Matignon avoit perdu, ne se voulurent pas mêler

1. Au sens de faire traîner. — 2. *Des* surcharge *ne*.

3. « On dit *faire venir quelqu'un à son point*, pour dire l'obliger, l'engager adroitement à faire ce qu'on veut, le faire condescendre à ce qu'on souhaite » (*Académie*, 1718).

4. On a vu dans le tome XX, p. 282, que M. de Chevreuse ne s'était point rangé du côté des ducs contre les prétentions de M. d'Antin.

5. *Estoit* surcharge *avoit*, effacé du doigt.

6. Le connétable de Luynes, grand-père de M. de Chevreuse, avait épousé Marie de Rohan-Montbazon, et il y avait eu depuis plusieurs autres alliances entre les deux familles.

de ses plaintes. La réputation si[1] bien établie de M. de Chevreuse énerva[2] tout ce que Matignon voulut dire, et les immenses richesses que ce dernier avoit tirées de l'abandon d'amitié de Chamillart pour lui[3] rendirent le monde fort dur sur sa mésaventure.

Duc de la Rocheguyon fait au Chancelier des plaintes de l'édit, prétend en revenir contre ma préséance, qui le refroidit, et le duc de Villeroy, entièrement et pour toujours avec moi.

Un mois après l'enregistrement de l'édit, le Chancelier me manda qu'il seroit bien aise de m'entretenir sur une visite qu'il avoit reçue du duc de la Rocheguyon[4]. Il s'étoit plaint à lui amèrement, au nom de M. de la Rochefoucauld et au sien, de la décision que l'édit faisoit en ma faveur sur notre question de préséance, et lui dit leur dessein d'en parler au Roi. Le Chancelier lui objecta les arrêts de Bouillon et de la Meilleraye en lit de justice[5], un édit récent, et le dessein du Roi d'y décider ce procès avec tous les autres. La Rocheguyon insista. Le Chancelier se tint couvert[6], mais sans lui dissimuler qu'il savoit l'état de la question. L'autre, dans le dessein d'en tirer au moins quelque parti, glissa quelque chose tendant au même règlement qui subsiste entre les ducs d'Uzès et de la Trémoïlle[7], chose inepte[8], parce que nos pères n'ont pas

1. *Si* corrige *d[e]*, et, après *bien*, la plume change.
2. Verbe déjà rencontré au figuré dans nos tomes V, p. 144, et XVIII, p. 38.
3. Déjà dit tomes IX, p. 36-37, XV, p. 381, et XVI, p. 398.
4. Voyez à l'Appendice, n° VII, une lettre du Chancelier que Saint-Simon avait peut-être sous les yeux lorsqu'il écrivait le présent passage.
5. Ci-dessus, p. 200-202.
6. Nous avons eu *se tenir clos et couvert* dans le tome XIX, p. 269.
7. Dangeau dit au 11 décembre 1688 (*Journal*, tome II, p. 228-229): « M. le duc d'Uzès, qui a été nommé après M. de la Trémoïlle pour la cérémonie des chevaliers [de l'ordre du Saint-Esprit], prétendoit qu'il devoit être nommé le premier, comme plus ancien pair ; mais S. M. a jugé en faveur de M. de la Trémoïlle, parce qu'il est plus ancien duc, et que c'est ici une cérémonie de cour où l'on marche selon l'ancienneté des duchés ; mais, au sacre des Rois, aux parlements et aux États, on marche selon le rang des pairies. » Le duché de la Trémoïlle-Thouars, érigé en 1563, n'était devenu pairie qu'en 1595, tandis que celui d'Uzès, érigé en 1565, avait été élevé au rang de pairie dès 1572.
8. Ci-dessus, p. 244. Ici ce mot est pris dans le sens moderne.

été séparément faits ducs, et après pairs, comme ceux de MM. d'Uzès et de la Trémoïlle. Il finit en soutenant sa pointe[1], et proposant des écrits qu'il alloit faire préparer. Le Chancelier lui dit qu'il étoit le maître, et l'éconduisit honnêtement. La chose en demeura là pour lors ; on en verra les suites en leur temps[2], qui ne réussirent pas à M. de la Rocheguyon ; mais cette affaire, venue à la suite de la mort de la duchesse de Villeroy[3], refroidit tout à fait l'amitié et le commerce étroit qui avoit été jusqu'alors entre les ducs de Villeroy, de la Rocheguyon et moi : il se réduisit peu à peu aux bienséances communes, et en est toujours demeuré là depuis, jusqu'à leur mort longues années après[4].

Fâcheux personnage du duc de Luxembourg sur l'édit ; est à Rouen, et pourquoi*.

M. de Luxembourg fit, à l'occasion de l'édit, un personnage dont un peu d'esprit ou de mémoire lui auroit épargné la façon. On a vu[5] que le projet qui servit de base à l'édit avoit été fait par le premier président d'Harlay de concert avec Daguesseau depuis chancelier, et avec le Chancelier lors secrétaire d'État et contrôleur général ; qu'Harlay étoit le conseil, l'ami, pour ne pas dire l'âme damnée du maréchal de Luxembourg jusqu'à s'être déshonoré par la partialité criante et publique dont les injustices les plus inconsidérées nous forcèrent à sa récusation ; enfin, que, ce projet communiqué, par la permission du Roi, au maréchal de Luxembourg pour ce qui le regardoit, et à M. de Chevreuse, il y avoit pleinement consenti, et ne l'avoit pas fait sans avoir bien sondé sa cause, et sans le conseil du premier président d'Harlay[6].

1. On a déjà eu *suivre sa pointe* dans le tome V, p. 51.

2. Voyez la suite des *Mémoires*, tome X de 1873, p. 86-87 et 145-148.

3. Ci-dessus, p. 129-131.

4. Le duc de la Rocheguyon, devenu duc de la Rochefoucauld, mourut en 1728, et le duc de Villeroy en 1734.

5. Ci-dessus, p. 143, 144 et 147.— 6. Ci-dessus, p. 144.

* Avant cette manchette, Saint-Simon a biffé la suivante, qu'il avait d'abord écrite sur la marge : « Duc de Luxembourg à Rouen. »

Le maréchal de Luxembourg vivoit avec son fils dans une union et une confiance peu communes[1], à laquelle ce fils répondoit pleinement, et cette intimité n'étoit ignorée de personne. Il avoit donc[2] eu connaissance du projet en même temps que son père et que le duc de Chevreuse son beau-père[3], dont la liaison avec eux étoit au plus intime, et qui étoit leur conseil. Le fils avoit le même intérêt que le père en ce qui les regardoit dans le projet, et son consentement avoit été donné avec le sien. Il étoit à Rouen lorsque l'édit fut résolu. Il y avoit eu du désordre pour les blés[4]. Courson[5], intendant de Rouen, fils de Bâville, en avoit toute la hauteur et toute la dureté, mais il n'en avoit pas pris davantage[6]. C'étoit un butor[7], brutal, ignorant, paresseux, glorieux, insolent du crédit et de l'appui de son père, et surtout étrangement intéressé. Ces qualités[8], dont il n'avoit pas le sens de voiler aucune,

1. *Commune* corrigé au pluriel.

2. *Donc* est répété deux fois, en fin de ligne et au commencement de la ligne suivante.

3. Le duc de Luxembourg avait épousé en premières noces, le 28 août 1686, Marie-Anne d'Albert, fille du duc de Chevreuse, née en 1671 et qui mourut le 18 septembre 1694. Il s'était remarié en 1696 avec Mlle Gillier de Clérembault, que nous avons vue mourir en 1709 (tome XVIII, p. 250).

4. Il a déjà été parlé de cette sédition, arrivée en juillet 1709 à Rouen et à Darnetal, dans le tome XVIII, p. 113, et notes 4 et 6. Aux références indiquées alors, on peut ajouter le *Journal de Dangeau,* tomes XII, p. 461, et XIII, p. 3, les *Mémoires de Sourches,* tome XII, p. 5-7, les lettres de Mme de Maintenon, recueil Bossange, tome I, p. 434 et 436, et un récit conservé dans le ms. Mazarine 2332, fol. 182 v°. Dangeau n'en avait dit que quelques mots au 5 juillet 1709, et les *Mémoires de Sourches,* un peu plus. Les éditeurs du *Journal* ont ajouté en note un fragment de lettre de la marquise d'Huxelles. M. de Luxembourg était resté depuis lors en Normandie.

5. Guillaume-Urbain de Lamoignon : tome XIV, p. 384 et 646.

6. Mêmes termes que dans le tome XVIII, p. 113.

7. Saint-Simon écrit ici : *butort;* le mot *brutal* a été ajouté en interligne, et Saint-Simon a écrit par mégarde *ingnorant.*

8. *Qualité,* au singulier par mégarde.

lui avoient révolté [1] la province. La disette de blé, qui se trouva factice et qui fut découverte, révolta la ville, qui se persuada que Courson faisoit l'extrême cherté pour en profiter, et qui, poussée à bout par ses manières autant que par ses faits, et ayant manqué tout à fait de pain plus d'une fois, s'en prit enfin à lui [2], et l'eût accablé à coups de pierres, s'il ne se fût sauvé de chez lui, et, toujours poursuivi dans les rues, se sauva enfin chez le premier président [3]. Voysin et sa femme, amis de M. de Luxembourg dès la Flandre [4], saisirent cette occasion de lui procurer l'agrément, devenu si rare à un gouverneur de province, d'y aller faire sa charge. Voysin, dans la première fleur [5] de sa place et de sa faveur, l'obtint aisément. M. de Luxembourg, apparemment, s'y trouva bien, ou voulut accoutumer le Roi à le voir en Normandie sans nécessité : il y demeura donc après que tout fut apaisé, ce qui ne se put qu'en pourvoyant effectivement aux blés, et en ôtant à Rouen et à la province un intendant aussi odieux. Un [6] autre auroit été chassé du moins, depuis que la robe met à couvert de toute autre punition ; mais le fils de Bâville eut un privilège spécial pour désoler et piller de province en province : on l'envoya à Bordeaux [7], où il se retrouvera [8]. Il faut encore se souvenir que, lorsque d'Antin commença son affaire, M. de Luxembourg se joignit à

1. Avaient révolté contre lui.
2. L'épisode est raconté dans la *Correspondance des contrôleurs généraux*, tome III, n° 475.
3. Pierre-Nicolas Camus de Pontcarré : tome X, p. 200. M. de Courson était cependant en conflit permanent avec le Parlement, à propos du commerce des blés (*Correspondance*, n° 392).
4. Tome XVII, p. 454-456.
5. « *Fleur* se dit figurément, en parlant de certaines choses, pour signifier le temps où elles sont dans leur plus grande beauté, comme un arbre chargé de fleurs; il se prend aussi figurément pour la première vue, le premier usage d'une chose nouvelle » (*Académie*, 1718).
6. *Une*, dans le manuscrit.
7. Déjà dit en 1709, au tome XVIII, p. 113.
8. Le manuscrit porte : *se tretrouverra*.

nous contre lui[1], et qu'en même temps il reprit contre nous la sienne, qu'il avoit laissé dormir depuis longtemps, qui fut tout à la fois une bigarrure singulière. L'édit résolu, le Chancelier, qui, amoureux de son ouvrage, le vouloit rendre autant qu'il étoit possible agréable[2] à tout le monde, fit souvenir le Roi du consentement donné par feu M. de Luxembourg au projet[3], qui, par rapport à lui, ne contenoit que la même disposition de l'édit, et, sur ce principe, lui proposa de lui permettre d'en écrire à celui-ci. Il ne se rebuta point du refus qu'il reçut, et revint quelques jours après à la charge, et l'emporta. Il écrivit donc à M. de Luxembourg, le plus poliment du monde, pour lui faire bien recevoir la décision que son père et lui avoient approuvé autrefois[4]. Il fut huit ou dix jours sans réponse. Le Roi, impatient de savoir comment M. de Luxembourg auroit pris la chose, et qui n'avoit permis cette communication qu'à regret, se piqua du délai de réponse, et commanda au Chancelier de récrire, et sèchement. Celui-ci, fâché du reproche que cela lui attiroit du Roi, obéit fort ponctuellement. M. de Luxembourg, que la première lettre avoit fort surpris, et embarrassé sur la réponse au point d'un si long délai sans la faire, le fut bien plus de la recharge, et du style dont il la trouva. Il fallut pourtant répondre ; mais il fut encore cinq ou six jours à composer une lettre pleine de propos confus et de raisons frivoles. Le Chancelier en fut piqué au vif. Son honnêteté prodiguée, un succès tout contraire à celui dont il n'avoit pas douté, le reproche du Roi, qui se fâcha à lui d'une communication inutile et qui tournoit si mal, mirent le maître et le ministre de mauvaise humeur. Le Roi voulut que le Chancelier répliquât

1. Tome XX, p. 278.
2. Avant *agreable,* Saint-Simon a biffé un second *rendre.*
3. Ci-dessus, p. 144.
4. Voyez la note 1 de la page suivante.

durement, qui n'eut aucune peine à exécuter cet ordre[1]. M. de Luxembourg, qui, sans aucun esprit, étoit fort glorieux, et sensible au dernier point[2], fut outré. Il n'osa répondre du même style. Son dépit redoubla à la vue de l'édit avec son nom dedans, et sa cause à son gré perdue. Le monde n'en jugea pas de même : le consentement de son père, avec qui sa considération étoit tombée, excita un parallèle peu agréable, et on le trouva heureux de sortir de la sorte d'un méchant procès qui pouvoit lui coûter sa dignité de duc et pair de Piney, et le réduire à la sienne de duc vérifié[3]. La mort de Monseigneur avoit

1. De ces trois lettres successives adressées par Pontchartrain au duc de Luxembourg, au dire de Saint-Simon, une seule nous a été conservée, la première, datée du 13 mai, et qui se retrouve à la Bibliothèque nationale, dans la copie de la correspondance du Chancelier, ms. Fr. 21 133, fol. 405 ; on en donnera le texte ci-après, à l'Appendice, n° IX. Si l'on fait attention à sa date, 13 mai, et à celle où l'édit fut enregistré au Parlement, 21 mai, on constate qu'il n'y eut qu'une semaine d'intervalle, et l'on peut se demander si le récit de notre auteur est exact. Saint-Simon, après avoir parlé de la première lettre, dit qu'elle fut « huit ou dix jours sans réponse » ; cela reporterait au 21 mai pour le moins la date de la seconde lettre, qui fut suivie, « cinq ou six jours » après, de la réponse « pleine de propos confus » du duc, et de la réplique « dure » du Chancelier, et néanmoins M. de Luxembourg reçut celle-ci avant d'avoir connaissance de l'édit (ci-après). De ce que les deux dernières lettres dont parle notre auteur ne se trouvent point dans la copie de la correspondance du chancelier, et aussi de ce qu'elles n'ont pu être envoyées dans le court délai indiqué par Saint-Simon, ne serait-on pas en droit de conclure qu'elles n'ont point existé, et que notre auteur a supposé leur existence d'après les propos vagues que Pontchartrain, mécontent du retard de la réponse, a pu tenir devant lui ? Telles que devaient être ces lettres écrites par ordre du Roi même, il aurait dû en être gardé copie par les bureaux ou par le secrétaire particulier du Chancelier qui exécuta la transcription versée plus tard à la Bibliothèque du Roi.

2. *Point* corrige *p^t*.

3. M. de Luxembourg n'était duc et pair de Piney que par sa mère, héritière de la maison de Luxembourg. Ayant acquis la seigneurie de Beaufort, en Champagne, l'ancien duché des Vendôme, il avait obtenu du Roi, en mai 1688, l'érection de cette terre en duché vérifié sous le nom de Beaufort-Montmorency, ou plus simplement Montmorency.

achevé de lui ôter sa considération. On a vu ailleurs[1], à[2] l'occasion de l'éclat avec lequel Mlle Choin fut renvoyée par Mme la princesse de Conti, à quel point de liaison intime de cabale le père et le fils étoient avec elle, et avec Clermont, son amant, qui en fut perdu. Cette liaison, qui avoit toujours subsisté, avoit initié M. de Luxembourg dans tout auprès de Monseigneur, sous le règne duquel il avoit lieu de se promettre beaucoup, et il étoit encore dans la première douleur de la perte de toutes ses espérances, lorsque cet édit acheva de l'affliger.

Grand changement à la cour par la mort de Monseigneur, et ses impressions différentes.

Jamais changement ne fut plus grand ni plus marqué que celui que fit la mort de ce prince. Éloigné encore du trône par la ferme santé du Roi, sans aucun crédit, et par soi de nulle espérance, il étoit devenu le centre de toutes les espérances et de la crainte de tous les personnages, par le loisir qu'une formidable cabale avoit eu de se former, de s'affermir, de s'emparer totalement de lui, sans que la jalousie du Roi, devant qui tout trembloit, s'en mît en peine, parce que son souci ne daignoit pas s'étendre par delà sa vie, pendant laquelle il ne[3] craignoit rien avec raison. On a déjà vu les impressions si différentes qu'elle fit dans l'état et le cœur du nouveau Dauphin et[4] de son épouse, dans le cœur de M. le duc de Berry et dans l'esprit de la sienne[5], dans la situation de M. et de Mme la duchesse d'Orléans[6], et dans l'âme de Mme de Maintenon[7], délivrée pour le présent de toute mesure, et de toute épine pour l'avenir. M. du Maine

Duc du Maine

1. Tome II, p. 187-188.
2. *A* surcharge une *l*.
3. *Ne* est répété deux fois, à la fin de la page 1136 du manuscrit, et au commencement de la page 1137.
4. *Et* est en interligne, et, après *espouse*, qui suit, un autre *et* a été biffé.
5. Ces six derniers mots sont en interligne au-dessus de *de son espouse, et*, biffés. — Voyez ci-dessus, p. 33-35, 83-84 et 98-101.
6. Ci-dessus, p. 16-18 et 28-29. — 7. Ci-dessus, p. 89.

partagea de bon cœur ces mêmes affections[1] avec son[2] ancienne gouvernante, devenue sa plus tendre et sa plus abandonnée protectrice. Foncièrement mal de tout temps, comme on l'a dit[3], avec Monseigneur, il avoit violemment tremblé de la manière dont on a vu que ce prince avoit reçu les[4] divers degrés de son élévation, et, en dernier lieu surtout, celui de ses enfants[5]. Il étoit loin d'être rassuré là-dessus du côté du nouveau Dauphin et de Madame la Dauphine; mais un et un sont[6] deux[7]. Délivré de tous les princes du sang en âge et en maintien, dont il avoit su si tôt et si grandement profiter, Monseigneur de moins, et possédé par Madame la Duchesse, lui fut un soulagement dont il ne prit pas même la peine de cacher l'extrême contentement. Il avoit de trop bons yeux pour ne s'être pas aperçu que Madame la Dauphine n'ignoroit rien de la protection qu'il avoit prodiguée au duc de Vendôme sur tout ce qui s'étoit passé en Flandres, pour ne pas sentir ce que les maximes du nouveau Dauphin lui faisoient penser sur la grandeur qu'il s'étoit formée, et qu'il ne captiveroit pas aisément[8] par ses souplesses ceux qui pouvoient, et qui, selon toute apparence, pourroient le plus sur lui; mais la santé du Roi lui faisoit espérer encore un long terme de son aveuglement pour lui, pendant lequel il pouvoit arriver[9] de ces heureux

1. Au sens de sentiments, « manière d'être de l'âme considérée comme touchée de quelque objet », dit le *Littré*, 2°, qui cite des exemples de Bourdaloue.

2. *Sa* corrigé en *son*. — 3. Ci-dessus, p. 73-74.

4. *Ses* corrigé en *les*. — 5. Tome XIX, p. 96 et 101.

6. Il y a *son*, par erreur, dans le manuscrit.

7. Cette locution n'a pas ici le même sens que *deux et deux font quatre* donné par le *Dictionnaire de l'Académie* de 1718; elle signifie qu'un et un sont deux choses différentes, comme on dit proverbialement *dire et faire sont deux*. Comparez ci-après, p. 315: « vouloir et faire ....fut pour elle une seule et même chose. »

8. La fin de *pas* et le commencement d'*aisém^t^* surchargent d'autres lettres illisibles.

9. *Arriver* surcharge *esper*[*er*].

hasards qui mettent le comble à la fortune. L'esprit léger de M. le duc d'Orléans lui parut moins un obstacle qu'une facilité à en tirer parti d'une façon ou d'une autre. Celui de M. le duc de Berry n'étoit pas pour l'inquiéter ; mais il résolut de n'oublier rien pour ne trouver pas une ennemie dans Mme la duchesse de Berry, et il la cultiva avec adresse[1]. Il commençoit à goûter un si doux repos lorsque, surpris peu de jours après[2], à Marly, d'un mal étrange[3] dans la nuit, son valet de chambre l'entendit râler, et le trouva sans connoissance. Il cria au secours : Mme la duchesse d'Orléans accourut en larmes, Madame la Duchesse et Mesdemoiselles ses filles par bienséance[4], et beaucoup de gens pour faire leur cour, dans l'espérance que le Roi sauroit leur empressement. M. du Maine fut saigné et accablé de remèdes parce qu'aucun ne réussissoit. Fagon, à qui deux heures à peine suffisoient pour s'habiller par degrés[5], n'y vint qu'au bout de quatre, à cause de sa sueur de toutes les nuits[6]. Il étoit celui de tous le plus nécessaire en cette occasion, parce qu'il connoissoit ce mal par sa propre expérience, quoique jamais

Duc du Maine fort mal à Marly.

1. Ici, Saint-Simon avait terminé le paragraphe et commencé à écrire en alinéa *Me la Pse*, qui est le commencement du paragraphe qui suit (p. 264); il a effacé ces mots du doigt, pour écrire, à la suite d'*adresse*, et sans alinéa, le récit de la maladie de M. du Maine.

2. Dans la nuit du 6 au 7 juin : *Dangeau*, p. 419-421 ; *Sourches*, p. 128-130.

3. Indigestion, apoplexie, ou empoisonnement par des champignons, dit-on dans le public. Notre auteur va faire allusion plus loin à une maladie qu'il aurait eue en commun avec Fagon. On trouvera ci-après, à l'Appendice, nº X, le récit de Dangeau (tome XIII, p. 420), celui des *Mémoires de Sourches* (tome XIII, p. 128), et la lettre par laquelle le prince lui-même raconta l'accident à son ami le duc de Guiche.

4. Elles étaient à « faire médianoche » dans le parc, lorsqu'elles apprirent l'événement (*Dangeau*, p. 420).

5. C'est-à-dire, à diverses reprises, par suite sans doute de son tempérament délicat.

6. Ce détail de la santé de Fagon n'est donné que par notre auteur.

si rudement attaqué[1]. Il gronda fort de la saignée et de la plupart des remèdes. On tint conseil si on éveilleroit le Roi, et il passa que non à la pluralité des voix. Il apprit à son petit lever toutes les alarmes de la nuit, qui étoient déjà bien calmées ; il alla voir ce cher fils dès qu'il fut habillé, et y fut deux fois le jour pendant les deux ou trois premiers, et une ensuite tous les jours jusqu'à ce qu'il fût tout à fait bien[2]. Mme du Maine étoit cependant à Sceaux[3], au milieu des fêtes qu'elle se donnoit. Elle s'écria qu'elle mourroit si elle voyoit M. du Maine en cet état, et ne sortit point de son palais enchanté. M. du Maine, accoutumé à en approuver tout servilement, approuva fort cette conduite, et l'alla voir à Sceaux dès qu'il put marcher[4].

Princesse de Conti.

Mme la princesse de Conti fut celle qui regretta le plus Monseigneur, et qui y perdit le moins. Elle l'avoit possédé seule et avec empire fort longtemps. Mlles[5] de Lillebonne, qui ne bougeoient de chez elle, l'avoient peu à peu partagé, mais avec de grandes mesures de déférence. Le règne de Mlle Choin avoit tout absorbé ce qui[6] étoit resté à sa maîtresse[7], pour qui Monseigneur ne conserva

1. Serait-ce donc le haut-mal, l'épilepsie? Il ne semble pas cependant que le duc du Maine, boiteux par accident et d'une santé très délicate dans son enfance, en ait été atteint, non plus que Fagon, que les contemporains dépeignent comme cacochyme, asthmatique et de très faible complexion (*Mémoires de Sourches*, tome X, p. 296; *Mémoires de l'abbé de Choisy*, tome II, p. 17-18), mais non point comme sujet au « haut mal ». L'auteur des *Mémoires de Sourches* donne des détails tout à fait précis, comme il en a l'habitude quand il s'agit de maladies et de médecine : voyez ci-après p. 470-471.

2. D'après les *Mémoires de Sourches*, le Roi fit une visite le 7, et une autre le 8. Dès le 9, le prince était à peu près rétabli.

3. Écrit *Seaux*, par mégarde.

4. Dangeau dit le 28 juillet (p. 432) : « La santé de M. le duc du Maine s'est fort rétablie à Sceaux, où il a passé quelques jours depuis la cruelle attaque qu'il eut ici. »

5. *Mlle* corrigé en *Mlles*.

6. *Ce qui* surcharge *la*, précédé d'un mot illisible.

7. C'est-à-dire à Mme de Conti.

que de la bienséance accompagnée d'ennui, et souvent de dégoût, que l'amusement qu'il trouva chez Madame la Duchesse ne fit qu'accroître. Mme la princesse de Conti n'étoit donc de rien depuis bien des années, avec l'amertume de savoir Mlle de Lillebonne, sa protégée et son amie, en possession des matinées libres de Monseigneur chez elle[1], dans un sanctuaire scellé[2] pour tout autre que Mme d'Espinoy, où se traitoient les choses de confiance[3]; Mlle Choin, son infidèle domestique, devenue la reine du cœur et de l'âme de Monseigneur, et Madame la Duchesse intimement liée à elles, en tiers de tout avec elles et Monseigneur, qu'elle possédoit chez elle en cour publique. Il falloit fléchir avec toutes ces personnes, ne rien voir, leur plaire, et, malgré ses humeurs, sa hauteur, son aigreur, elle s'y étoit ployée, et fut assez bonne pour être si touchée, qu'elle pensa suffoquer deux ou trois nuits après la mort de Monseigneur, en sorte qu'elle se confessa au curé de Marly[4]. Elle logeoit en haut du château[5]. Le Roi l'alla voir. Le degré étoit incommode; il le fit rompre pendant Fontainebleau[6], et en fit un grand et commode[7]. Il y avoit plus de dix ans qu'il n'avoit eu

1. Ci-dessus, p. 63.

2. Est-ce une réminiscence de la fontaine scellée, *fons signatus*, de l'Écriture (*Cantique des cantiques*, chap. IV, verset 12)?

3. Ci-dessus, p. 63.

4. « Le 20 avril au matin, on apprit que la princesse de Conti avoit pensé mourir la nuit précédente d'une violente oppression, qu'elle avoit envoyé chercher en même temps le médecin, le chirurgien et le confesseur, qu'elle s'étoit confessée au curé de Marly, qu'on l'avoit saignée du bras, ce qui l'avoit un peu soulagée, et qu'on alloit encore la saigner du pied » (*Mémoires de Sourches*, p. 95). Dangeau (p. 390) parle de « catarrhe suffoquant »; voyez aussi la lettre LXXX de Mme Dunoyer, tome IV, p. 4. Le curé de Marly était Antoine Morand, docteur de Sorbonne, qui possédait aussi le prieuré du bourg.

5. C'est-à-dire au premier étage : notre tome XIX, p. 223, note 3.

6. La cour resta à Fontainebleau du 16 juillet au 14 septembre.

7. Pour l'établir, on supprima une des chambres d'un des quatre appartements du rez-de-chaussée. Le baron de Breteuil, dans le pas-

l'occasion de monter à Marly, et il falloit de ces occasions uniques pour lui faire faire l'essai de ce nouveau degré[1]. Mme la princesse de Conti guérit à nos dépens. Nous avions le second pavillon du côté de Marly[2] fixe[3], le bas pour nous, le haut pour M. et Mme de Lauzun[4]. Il est aussi près du château que le premier, et n'en a pas le bruit. On nous y[5] mit pour donner le second à Mme la princesse de Conti, seule avec sa dame d'honneur. Quoi-[que] ennemie de l'air et de l'humidité, elle le préféra à son logement du château pour s'attirer plus de monde par la commodité de l'abord, et y tint depuis ses grands[6] jours[7], avec la vieillesse de la cour[8], qu'elle y rassembla, et qui, faute de mieux, et par la commodité d'un réduit toujours ouvert, s'y adonna toute[9].

sage de ses Mémoires, cité ci-après, p. 415, dit que ce fut à l'occasion des visites faites aux membres de la famille royale lors de la mort de Monseigneur, que le Roi décida de démolir l'ancien escalier pour en rebâtir un plus vaste.

1. Le Roi alla le montrer au Dauphin et à la Dauphine le 24 septembre (*Dangeau*, p. 485).

2. Il a été parlé des douze pavillons de Marly dans le tome XVI, p. 34.

3. C'est-à-dire régulièrement à tous les voyages, sans changement.

4. Tome V, p. 175. Le ménage Saint-Simon fut de nouveau logé dans le second pavillon en 1712 (suite des *Mémoires*, tome IX de 1873, p. 208).

5. Dans le premier pavillon.

6. *Grd*, au singulier, dans le manuscrit.

7. « On appelle *grands jours* une assemblée ou compagnie extraordinaire de juges, tirés ordinairement des cours supérieures, qui ont commission d'aller dans les provinces éloignées pour écouter les plaintes des peuples et faire justice. On dit figurément et proverbialement qu'*un homme tient ses grands jours*, et cela se dit par une manière de reproche honnête qu'on fait à un homme avec qui on avoit accoutumé de vivre familièrement, et qui fait le réservé, ou à un homme qu'on avoit accoutumé de voir souvent, et qu'on a été quelque temps sans voir » (*Académie*, 1718). C'est plutôt ici le sens donné par cette définition du *Dictionnaire de Trévoux :* « On dit qu'une personne *tient ses grands jours*, quand elle reçoit chez elle beaucoup de monde. »

8. Les mots *de la cour* ont été ajoutés en interligne.

9. La princesse avait alors près de quarante-cinq ans ; sa dame d'hon-

Cabale. Duc de Vendôme.

On jugera aisément du désespoir et de la consternation de cette puissante cabale si bien organisée, que l'audace avoit conduite aux attentats qu'on en a rapportés. Quoique l'héritier de la couronne, qu'elle[1] avoit porté par terre[2], se fût enfin relevé, et que son épouse, unie à Mme de Maintenon, se fût vengée de l'acteur principal d'une scène si incroyable[3], la cabale se tenoit ferme, gouvernoit Monseigneur, ne craignoit point qu'il lui échappât, l'entretenoit dans le plus grand éloignement de son fils et de sa belle-fille, dans le dépit secret[4] de la disgrâce de Vendôme, se[5] promettoit bien de monter sur le trône avec lui, et d'en anéantir l'héritier sous ce règne. Dieu souffle sur leurs desseins[6] : en un instant il les renverse et les asservit sans espérance à celui pour la perte duquel ils n'avoient rien oublié, ni ménagé. Quelle rage, mais quelle dispersion ! Vendôme en frémit en Espagne, où il ne s'étoit jeté qu'en passant. De ce moment il résolut[7] d'y fixer ses tabernacles[8], et de renoncer à la France après ce qu'il avoit attenté, et ce qui l'en avoit fait sortir ; mais la guerre, par où il comptoit de se rendre nécessaire, n'étoit pas pour durer toujours. Le Dauphin et le roi d'Espagne s'étoient toujours tendrement aimés ; leur sépa-

neur, la marquise d'Urfé, ses filles d'honneur et ses principales amies, comme les Lillebonne, étaient ses contemporaines ou ses aînées ; cela n'attirait point les jeunes femmes de la cour, qui préféraient les salons de la Dauphine ou de la duchesse de Berry.

1. *Qu'elle* surcharge *qu'ils av[oient]*.

2. « On dit *porter quelqu'un par terre,* pour dire le renverser par terre » (*Académie,* 1718).

3. Le duc de Vendôme. — 4. *Secret* a été ajouté en interligne.

5. Avant *se,* Saint-Simon a biffé *et.*

6. Réminiscence de ce passage d'Isaïe (chap. XL, verset 24) : *Flavit in eos, et aruerunt.* Littré cite des emplois par Bossuet et par Massillon.

7. La première lettre de *résolut* surcharge un *y.*

8. « *Tabernacles* n'a d'usage que pour dire les tentes et pavillons des Israélites » (*Académie,* 1718). Nous avons déjà rencontré la même locution sous la plume de notre auteur, dans un Appendice du tome XIII, p. 546, et les « tabernacles éternels » dans le tome VI, p. 564.

ration n'y avoit rien changé ; la reine d'Espagne, qui y pouvoit tout, étoit sœur de son ennemie, et intimement unie avec elle ; le besoin passé, son état pouvoit tristement changer. Sa ressource fut de se lier le plus étroitement qu'il put à la princesse des Ursins, et de devenir son courtisan après avoir donné la loi à nos ministres et à notre cour[1]. On en verra bientôt les suites.

Vaudémont et ses nièces.

Le Vaudémont se sentit perdu. Moins bien de beaucoup auprès du Roi depuis la chute de Chamillart[2], il ne lui restoit plus de protecteur. Torcy ne s'étoit jamais fié à lui, et Voysin n'avoit jamais répondu que par des politesses crues[3] à toutes les avances qu'il lui avoit prodiguées. Il étoit sans commerce étroit avec les autres ministres, et dans la plus légère bienséance avec les ducs de Chevreuse et de Beauvillier, si même il y en avoit. Tessé, bien traité, mais connu de Madame la Dauphine, la maréchale d'Estrées, qu'il s'étoit dévouée par d'autres contours, avoient les reins trop foibles[4] pour le soutenir auprès de Madame la Dauphine si justement irritée contre ses nièces, et contre lui si uni à M. de Vendôme et à Chamillart. Elle s'étoit à la fin dégoûtée de la maréchale d'Estrées ; Mme de la Vallière, la plus spirituelle et la plus dangereuse des Noailles[5], lui avoit enlevé la faveur et la con-

1. Par les deux lettres de la princesse, des 7 novembre et 12 décembre 1711, dont la copie se trouve dans le ms. Fr. 14178, fol. 475 v° et 485 v°, il ne semble pas que sa liaison politique avec Vendôme ait été bien intime ; mais ces copies du chevalier de Bellerive sont-elles fidèles ?

2. On a vu dans le tome IX, p. 43-46, quelle était sa liaison et celle de ses nièces avec ce ministre.

3. « *Crû* se dit figurément d'un discours qu'on tient à quelqu'un, et où il y a quelque chose de fâcheux qu'on ne prend pas la peine d'adoucir » (*Académie*, 1718). Ici, c'est plutôt ce que Fénelon appelait le langage « crû et informe » de Ronsard ; des politesses, sans plus.

4. « On dit figurément et proverbialement *avoir les reins trop foibles*, en parlant de ceux qui entreprennent quelque chose qui est au-dessus de leurs forces » (*Académie*, 1718) ; voyez ci-après, p. 284.

5. Déjà dit, en d'autres termes, dans le tome XIV, p. 261. C'était la sœur cadette de la maréchale d'Estrées.

fiance, et n'avoit rien de commun avec une cabale qui marchoit sous l'étendard[1] de la Choin, toujours en garde contre tout ce qui tenoit à son ancienne maîtresse. Vaudémont n'avoit[2] donc plus de vie effective que par le tout-puissant crédit de ses nièces sur Monseigneur, qui lui en donnoit un direct avec lui, et un autre, par réflexion, de l'attente du futur. Cette corde rompue[3], il ne savoit plus où se reprendre. La conduite toute autrichienne du duc de Lorraine portoit un peu sur lui depuis que Chamillart n'étoit[4] plus. Bien qu'à l'extérieur on n'eût pas donné attention aux circonstances si marquées, et qui ont été rapportées[5], de la conspiration tramée en Franche-Comté, qui fut déconcertée par la victoire du comte du Bourg et par la capture de la cassette de Mercy, cela n'avoit pas laissé d'écarter encore plus ce Protée[6]. Mlle de Lillebonne[7], pénétrée d'une si profonde chute personnelle et commune, trop sûre de[8] sa situation avec Madame la Dauphine, et avec tout ce qui approchoit intimement le Dauphin, n'étoit pas[9] pour se pouvoir résoudre[10], altière comme elle étoit, à traîner dans une cour où elle avoit régné toute sa vie. Son oncle et elle prirent donc le parti d'aller passer l'été en Lorraine pour se dérober à ces premiers temps de trouble, et se donner celui de se former un plan de vie tout nouveau. La fortune secou- [*Add. St-S. 1006*]

1. « On dit figurément *suivre les étendards de quelqu'un,* pour dire embrasser son parti » (*Académie,* 1718).
2. Le commencement de *n'avoit* corrige *ne.*
3. On a eu ci-dessus, p. 89, *corde qui casse.*
4. *N'y estoit* corrigé en *n'estoit.*
5. En 1709 : tome XVIII, p. 170-173.
6. Il a déjà appliqué ce sobriquet à Vaudémont dans le tome XV, p. 4.
7. Il a écrit encore ici par mégarde : *Lisbonne,* au lieu de *Lislebonne.*
8. Les mots *seure de,* oubliés en transcrivant, ont été ajoutés en interligne lors de la revision.
9. Les mots *n'estoit pas* sont en interligne.
10. Les lexiques du temps ne donnaient pas cette locution de *n'être pas pour faire quelque chose,* au sens de *n'être pas disposé à.*

rut cette fée[1]. La petite vérole enleva tout de suite plusieurs enfants à M. de Lorraine[2], entre autres une fille[3] de sept ou huit ans[4], qu'il avoit fait élire abbesse de Remiremont[5], il y avoit deux ans, après la mort de Mme de Salm[6]. Cet établissement parut à l'oncle et à la nièce une planche après le naufrage[7], un état noble et honnête pour une vieille fille[8], une retraite fort digne et sans contrainte, une espèce de maison de campagne pour quand elle y voudroit aller sans nécessité de résidence assidue, ni d'abdiquer Paris et la cour, et un prétexte de

1. Nom qu'il a déjà appliqué à plusieurs reprises à Mme de Maintenon, et, en dernier lieu, à Mlle Choin (ci-dessus, p. 2).

2. *Dangeau,* tome XIII, p. 403 et 406; *Sourches,* p. 106-107 et 109. Le duc de Lorraine perdit, le 4 mai, sa fille aînée (ci-après), le 10 mai son fils aîné, Louis de Lorraine, né le 28 janvier 1704, et, le 11 mai, sa seconde fille, Gabrielle, née le 10 décembre 1702. Le *Journal de Verdun,* tome XIV, p. 430-432, donne des détails sur leur maladie.

3. *Fille* surcharge *enf[ant]*; mais *un* n'a pas été corrigé au féminin.

4. Charlotte de Lorraine, née le 21 octobre 1700, élue abbesse de Remiremont en 1707, morte à Lunéville le 4 mai 1711, dans sa onzième année; elle était fort belle et promettait beaucoup, au dire des contemporains.

5. Cette abbaye du diocèse de Toul, fondée vers 620, par saint Romeric ou Romaric, pour des filles nobles, suivit d'abord la règle de saint Benoît. Au onzième siècle, elle fut transformée en un chapitre de quatre-vingts demoiselles, faisant preuves de quatre degrés de noblesse paternelle et maternelle. L'abbesse, qui jouissait de trente-six mille livres de rente et de droits seigneuriaux considérables, était élective; chaque prébende valait quatre mille livres. Voyez ci-après aux Additions et corrections.

6. Dorothée de Salm, de la famille des Rhingraves, élue en 1662, était morte en 1707.

7. « On dit aussi, quand quelqu'un a pu conserver quelque chose de son bien qu'on décrétoit, que c'est *une planche qu'il a sauvée du naufrage,* et, en parlant du sacrement de pénitence, on dit que c'est *une seconde planche après le naufrage* » (*Dictionnaire de Trévoux*). Nous avons eu déjà de nombreux emplois de *planche* au sens de transition, de passage facile d'un fait à un autre.

8. Née en 1662, elle avait quarante-neuf ans.

l'en tirer à sa volonté, avec quarante mille livres de rente à qui en avoit peu, et se trouvoit privée des voitures de Monseigneur et de toutes les commodités qu'elle en tiroit. Elle n'eut que la peine de desirer cet établissement : tout en arrivant en Lorraine, son élection se fit aussitôt[1]. Sa sœur, mère de famille, plus douce et plus flexible[2], ne se croyoit pas les mêmes raisons d'éloignement; son métier d'espionne de Mme de Maintenon, dont on a vu d'avance, p. [614][3], un étrange trait, lui donnoit de la protection et de la considération, dont le ressort étoit inconnu, mais qui étoit marquée. Elle ne songea donc pas à quitter la cour, ce qui entroit aussi dans la politique de sa sœur et de son oncle. Mme d'Espinoy donna plutôt part qu'elle ne demanda permission de Remiremont pour sa sœur[4], laquelle passa avec la facilité pour eux ordinaire. Mlle de Lillebonne prit le nom de Madame de Remiremont, dont je l'appellerai désormais pour le peu de mention[5] que j'aurai à faire d'elle dans la suite[6]. L'affaire de Remiremont se fit si brusquement, que j'arrivai le soir de la permission donnée, sans en rien savoir, dans le salon, après le souper du Roi[7]. Je fus surpris de voir venir à moi, au sortir du cabinet du Roi, Madame la Dauphine, avec qui je n'avois aucune privance, m'envi-

Mlle de Lillebonne abbesse de Remiremont.

1. Dangeau dit, le 13 juin (p. 423) : « Mme la princesse d'Espinoy vint, hier au soir, dire au Roi que les chanoinesses de Remiremont avoient élu Mlle de Lillebonne, sa sœur, pour leur abbesse, et qu'elle ne vouloit point accepter cette place sans savoir si cela agréeroit à S. M. »

2. Déjà dit dans le portrait qu'il a fait de la princesse d'Espinoy en 1707 : tome XV, p. 6.

3. Saint-Simon a laissé en blanc le numéro de cette page de son manuscrit; elle correspond aux pages 8-10 de notre tome XV.

4. Voyez le passage de Dangeau reproduit ci-dessus (note 1).

5. Ce mot est bien au singulier dans le manuscrit.

6. Ci-après, p. 274. Cependant il dira encore *Mlle de Lillebonne*, ci-après, p. 281. Elle ne sera plus mentionnée que quatre ou cinq fois dans toute la suite des *Mémoires*.

7. Après *Roy*, il a biffé *sans en rien scavoir*, répété par mégarde.

ronner et me rencoigner[1] en riant avec cinq ou six dames de sa cour plus familières, me donner à deviner qui étoit abbesse de Remiremont. Je reculois toujours, et le rire augmentoit de ma surprise d'une question qui me paraissoit si hors de toute portée, et de ce que je n'imaginois personne à nommer. Enfin elle m'apprit que c'étoit Mlle de Lillebonne, et me demanda ce que j'en disois. « Ce que j'en dis? Madame, lui répondis-je aussi en riant, j'en suis ravi, pourvu que cela nous en délivre ici, et, à cette condition, j'en souhaiterois autant à sa sœur. — Je m'en doutois bien, répliqua la princesse, » et s'en alla en riant de tout son cœur. Deux mois plus tôt, outre que l'occasion n'en eût pu être, une telle déclaration n'eût pas été de saison, quoique mes sentiments ne fussent pas ignorés. Alors, passé les premiers moments, où cette hardiesse ne laissa pas de retentir, il n'en fut pas seulement question.

Madame la Duchesse.

Madame la Duchesse fut d'abord abîmée dans la douleur. Tombée de ses[2] plus vastes espérances et d'une vie brillante et toujours agréablement occupée qui lui mettoit la cour à ses pieds, mal avec Mme de Maintenon, brouillée sans retour et d'une façon déclarée avec Madame la Dauphine, en haine ouverte avec M. du Maine, en équivalent avec Mme la duchesse d'Orléans, en procès avec ses belles-sœurs[3] sans personne de qui s'appuyer, avec un fils de dix-huit ans, deux filles qui lui échappoient déjà par le vol qu'elle leur avoit laissé prendre, tout le reste enfant, elle se trouva réduite à regretter Monsieur le Prince et Monsieur le Duc, dont la mort l'avoit tant soulagée[4]. Ce fut alors que l'image si chérie de M. le prince

1. « *Recogner*, repousser; n'a d'usage qu'en langage familier » (*Académie*, 1718). C'est plutôt ici : acculer dans un coin. On en a déjà eu des exemples dans nos tomes X, p. 299, et XIV, p. 126, et on le trouve dans les *Écrits inédits*, tome VI, p. 290, dans les *Mémoires de Sourches*, tomes VII, p. 376, et VIII, p. 167, dans la *Gazette*, etc.

2. Le manuscrit porte *des ses*. — 3. Tome XX, p. 315 et suivantes.

4. Tomes XVII, p. 232, et XIX, p. 86.

de Conti se présenta sans cesse à sa pensée et à son cœur, qui n'auroit plus trouvé d'obstacle à son penchant, et ce prince, avec tant de talents que l'envie avoit laissés[1] inutiles, réconcilié peu avant sa mort avec Mme de Maintenon[2], intimement lié avec le Dauphin par les choses passées[3], et de toute sa vie avec les ducs de Chevreuse et de Beauvillier[4] et l'archevêque de Cambray[5], uni à Madame la Dauphine par la haine commune de Vendôme et par la conduite et les propos qu'il avoit tenus pendant la campagne de Lille[6], auroit été bientôt le modérateur[7] de la cour, et de l'État dans la suite. C'étoit le seul à qui Madame la Duchesse eût été fidèle; elle étoit l'unique pour qui il n'eût pas été volage[8]; il lui auroit fait hommage de sa grandeur, et elle auroit brillé de son lustre. Quels souvenirs désespérants, avec Lassay fils pour tout reconfort[9] ! Faute de mieux, elle s'y attacha sans mesure, et l'attachement dure encore après plus de trente ans. Une désolation si bien fondée cessa pourtant bientôt quant à l'extérieur : elle n'étoit pas faite pour les larmes; elle voulut s'étourdir, et, pour faire diversion, elle se jeta dans les amusements, et bientôt dans les plaisirs jusqu[’à] la dernière indécence pour son âge et son état[10]. Elle chercha à y noyer ses chagrins, et elle y réussit. Le prince de Rohan[11], qui avoit jeté un million dans l'hôtel de Guise devenu un admirable palais entre ses mains[12], lui donna

Prince de Rohan.

1. Il y a *laissé*, sans accord, dans le manuscrit.
2. Tome XVII, p. 134. — 3. *Ibidem*, p. 128.
4. Ici, il a écrit *Beauviller*. — 5. Tome XVII, p. 123.
6. Tome XVI, p. 271.
7. Terme déjà rencontré plusieurs fois; en dernier lieu, tome XVI, p. 106.
8. Tome XVII, p. 129. — 9. Tome XX, p. 357.
10. C'est ainsi qu'elle faisoit médianoche avec ses filles, dans les jardins de Marly lors de l'accident du duc du Maine (ci-dessus, p. 263); elle avait alors trente-huit ans.
11. Ci-dessus, p. 247.
12. Voyez ce qu'il a dit de cet hôtel à propos de la mort de Mme de Soubise : tome XVII, p. 75-76.

des fêtes, sous prétexte de lui faire voir sa maison[1]. On a vu ailleurs combien il étoit uni à Mesdames de Remiremont et d'Espinoy[2]; cette[3] union l'avoit lié à Madame la Duchesse. Sa chute, l'état où le procès de la succession de Monsieur le Prince mettoit[4] ses affaires, le nombre d'enfants qu'elle avoit, lui fit espérer[5] que le rang et les établissements de son fils[6], de son frère[7], de sa maison, avec ce palais et des biens immenses, pourroient tenter Madame la Duchesse de se défaire pour peu d'une de ses filles en faveur de son fils, et que le souvenir de sa mère pourroit encore assez sur le Roi, avec la protection de Mme d'Espinoy auprès de Mme de Maintenon, pour[8] lever la moderne difficulté des alliances avec le sang royal[9]. Il redoubla donc de jeu, de soins, de fêtes, d'empressements pour Madame la Duchesse. Il s'étoit servi de sa situation brillante auprès de Monseigneur et de ce qui le gouvernoit pour s'approcher de Madame la Dauphine par un jeu prodigieux, une assiduité et des complaisances sans bornes, qu'il redoubla en cette occasion[10]; et la grande

1. Les journaux de la cour ne parlent pas de ces fêtes. Il faut remarquer d'ailleurs que M. de Soubise, père du prince de Rohan, vivait encore et ne mourut qu'en août 1712.

2. Tome XV, p. 16. — 3. Il y a *cet*, par erreur, dans le manuscrit.

4. Saint-Simon a écrit par mégarde *mettoient* au pluriel.

5. Fit espérer au prince de Rohan.

6. Jules-François-Louis : tome XVII, p. 11. En 1711, il n'avait que quatorze ans et ne possédait aucun « établissement ». Saint-Simon n'a-t-il pas voulu dire « de son père » et parler du vieux prince de Soubise?

7. L'abbé de Soubise, évêque de Strasbourg, qui allait devenir cardinal en 1712 et grand aumônier en 1713.

8. Saint-Simon avait écrit *pourroit*, il a biffé *ourroit*, pour corriger en *pr*.

9. Notre auteur dit « moderne », parce qu'il savait bien qu'il n'en avait pas toujours été ainsi : on trouve dans le volume 44 de ses Papiers (aujourd'hui *France* 199) tout un travail fort long et précis sur les « alliances directes de seigneurs françois avec des filles du sang de nos rois. » Nous en avons déjà parlé ci-dessus, p. 117, à propos des Châtillon.

10. Le prince avait un esprit fort médiocre, a-t-il dit dans le tome XIV, p. 117 ; mais il avait été bien stylé par sa mère.

opinion qu'il avoit de sa figure[1] lui avoit fait hasarder des galanteries par la Montauban sa cousine[2], dont Madame la Dauphine s'étoit fort moquée, mais fort en particulier, et l'avoit toujours traité avec distinction et familiarité à cause de Monseigneur et de ses entours. Il songeoit par là à donner une grande et durable[3] protection à son rang de prince étranger. La consternation étoit tombée sur toutes[4] ces usurpations étrangères, qui espéroient tout de Monseigneur par ceux des leurs[5] qui l'obsédoient, et qui se crurent perdues sans ressource par le nouveau Dauphin, dont ils redoutoient les sentiments, et de[6] ce qui pouvoit le plus sur lui. On a vu[7] qu'ils auroient pu se trouver déçus dans leurs idées sur le père ; mais elles étoient justes sur le fils, à qui la lecture avoit appris ce qu'ils savoient faire, et dont l'équité, le jugement solide et le discernement ne s'accommodoit[8] pas d'un ordre de gens sortis, formés et soutenus par le désordre. Le prince de Rohan ne put réussir dans ses vues auprès de[9] Madame la Duchesse[10] : il enraya[11] promptement. Il n'eut garde de

Princes étrangers.

1. Les *Mémoires de Sourches* (tome IV, p. 274) l'appellent « un des plus beaux hommes du monde ».

2. Charlotte Bautru de Nogent, mariée depuis 1682 à Jean-Baptiste-Armand de Rohan-Guémené, prince de Montauban : ci-dessus, p. 16.

3. Le commencement de *durable* surcharge une *l*.

4. *Tous* corrigé en *touttes*.

5. Il y a *leur*, au singulier, dans le manuscrit, conformément à un usage que nous avons déjà signalé.

6. *De* a été ajouté en interligne. — 7. Ci-dessus, p. 65-66.

8. Ce singulier est bien au manuscrit.

9. *De* est répété deux fois, à la fin de la page 1139 du manuscrit et au commencement de la page 1140.

10. Ses visées étaient connues de toute la cour, puisque notre auteur rédigea en décembre 1711 des « Réflexions sur le bruit répandu avec beaucoup d'apparence du mariage du fils de M. le prince de Rohan avec une fille de Madame la Duchesse », qu'on trouvera ci-après à l'Appendice, nº XI, p. 472-484. La « moderne difficulté » dont il a parlé ci-dessus subsista ; car des six filles de la duchesse de Bourbon, une seule se maria, qui épousa son cousin le prince de Conti. On peut remarquer que l'arrière-petite-fille du prince de Rohan devait devenir princesse de Condé en 1753.

11. Ci-dessus, p. 18.

se montrer fâché par une conduite trop marquée qui auroit mis en évidence ce qu'il vouloit si soigneusement cacher ; mais, n'ayant plus ni vues, ni besoin d'elle, il se retira peu à peu, sans cesser de la voir, et Madame de Remiremont et Mme d'Espinoy, qui n'avoient plus à compter avec elle, s'en retirèrent aussi beaucoup peu à peu. On a vu plus haut ce que devint Mlle Choin[1].

D'Antin.

D'Antin, mieux que jamais avec le Roi, parvenu si tôt après la mort de Monseigneur au comble de ses desirs et de la fortune[2], n'eut pas besoin de grande réflexion pour se consoler. On a vu, lors de la campagne de Lille[3], avec quelle souple adresse il avoit su s'initier avec Madame la Dauphine, qu'il n'avoit pas négligée depuis, et dont il espéroit un puissant contrepoids aux mœurs du nouveau Dauphin, et au plus qu'éloignement qui étoit entre lui et ceux qui pouvoient le plus sur ce prince. Il comptoit que la santé du Roi lui donneroit le temps de rapprocher[4] le Dauphin, et de ramener peut-être à lui ceux qu'il y craignoit davantage. La mort de Monseigneur l'affranchissoit d'une assiduité auprès de lui fort pénible, qui lui ôtoit un temps précieux auprès du Roi, et il n'en pouvoit rien retrancher comme valet pris à condition de servir deux maîtres[5]. Il se trouvoit délivré de la domination de Madame la Duchesse, par cela même réduite à compter avec lui, et débarrassé de plus de tous les manèges indispensables, et souvent très difficiles, pour demeurer uni avec tous les personnages de cette cabale qui dominoit Monseigneur, dont les subdivisions donnoient bien de l'exercice aux initiés qui, comme d'Antin, vouloient aussi figurer

1. Ci-dessus, p. 93-95.
2. Par son élévation à la pairie : ci-dessus, p. 251.
3. Tome XVI, p. 255-257.
4. Avant ce verbe, il avait déjà écrit, puis biffé le pronom *le*. Nous avons déjà rencontré plusieurs fois cet emploi de « rapprocher » avec un complément direct. C'était un terme de vénerie.
5. Allusion au passage de l'Évangile : *Nul ne peut servir deux maîtres.*

avec eux, et qui avoit[1] plus d'une fois tâté de leur jalousie et de leurs hauteurs. Enfin il espéra augmenter sa faveur par une assiduité sans partage, qui le rendroit considérable à la nouvelle cour, et lui donneroit les moyens de s'y initier à la longue. Il songeoit toujours à entrer dans le Conseil ; car a-t-on jamais vu un heureux se dire : C'est assez.

Huxelles, Beringhen, Harcourt, Boufflers.

Des adhérents de la cabale, ou des gens particulièrement bien avec Monseigneur, et qui se croyoient en situation de figure ou de fortune sous son règne, tous eurent leur part de la douleur ou de la chute. Le maréchal d'Huxelles fut au désespoir, et n'osa en faire semblant[2], mais, pour tenir[3], manégea sourdement une liaison avec M. du Maine. Le premier écuyer, honteux de regarder d'où son père étoit sorti[4], paré de sa mère[5] et de sa femme[6], avoit osé plus d'une fois aspirer à être duc[7], et n'espéroit rien moins de Monseigneur : tellement qu'il fut affligé comme un homme qui a perdu sa fortune. Harcourt, plus avant qu'eux tous, se consola plus aisément que pas un : il avoit Mme de Maintenon entièrement à lui[8], sa fortune complète, et il avoit su se mettre secrètement bien avec la Dauphine, il y avoit longtemps, au lieu que les deux précédents n'y avoient aucune jointure[9], ni avec le Dauphin, et se trouvoient fort éloignés de ce qui l'approchoit le plus, pareils en ce dernier article à Harcourt. Boufflers, assez avant avec Monseigneur pour

1. Il y a bien *avoit,* au singulier, se rapportant à d'Antin.

2. On a vu ci-dessus (p. 75) sa conduite indigne envers Mlle de Choin.

3. Au sens de se maintenir.

4. Henri Beringhen avait commencé par être premier valet de chambre de Louis XIII : tome I, p. 193.

5. Anne du Blé d'Huxelles : tome XI, p. 36.

6. Fille du duc d'Aumont. — 7. Voyez notre tome XVI, p. 52.

8. Il venait en outre de se raccommoder avec Torcy (*Correspondance de Mme de Maintenon,* recueil Bossange, tome II, p. 148).

9. Terme déjà rencontré, en dernier lieu dans le tome XVIII, p. 400.

lui avoir fait ses plaintes des froideurs, pour ne rien dire de plus, qu'il recevoit du Roi sans cesse depuis ses desirs de l'épée de connétable[1], et qui en étoit favorablement écouté, le regretta par amitié, en galand[2] homme [qu']il étoit, encore plus à portée du nouveau Dauphin, qui savoit mieux connoître et goûter la vertu. Je l'avois extrêmement rapproché des ducs de Chevreuse et de Beauvillier; je m'en étois fait un travail[3], et j'y avois assez réussi pour m'en promettre des fruits. Ainsi Boufflers n'avoit qu'à[4] gagner, considéré d'ailleurs de Madame la Dauphine, et toujours très bien avec Mme de Maintenon, et dans un comble de fortune.

Sainte-Maure, Biron, Roucy, la Vallière.

De classe inférieure[5], Sainte-Maure, qui n'étoit bon qu'à jouer[6], perdit véritablement sa fortune. La Vallière tenoit trop de toutes façons à Mme la princesse de Conti pour attendre beaucoup d'un prince dans la main de Mlle Choin; il avoit épousé celle des Noailles qui avoit le plus d'esprit[7], de sens, d'adresse, de vues, de manèges[8] et d'intrigue, qui gouvernoit sa tribu, qui étoit comptée à la cour, et qui étoit dans la plus grande confidence de la nouvelle Dauphine; avec cela, hardie, entreprenante, mais avec des boutades et beaucoup d'humeur. Biron et Roucy, qui, sans être menins, étoient de tout temps très attachés, et de tous[9] les voyages de Monseigneur, crurent leur fortune perdue. Roucy eut raison: il falloit être Monseigneur pour en faire une espèce de favori[10]. Biron, prisonnier d'Audenarde[11], conservoit le

1. Tome XVIII, p. 216-217. — 2. Le *d* de *galand* corrige un *t*.
3. Dans le sens où l'on dirait de nos jours: je m'en étais donné la tâche.
4. Le *qu'* surcharge un *g*.
5. Comme considération, mais non comme naissance.
6. Voyez tomes XIV, p. 397, et XIX, p 336. — 7. Ci-dessus, p. 268
8. Le signe du pluriel a été ajouté après coup à *manege*.
9. Avant *tous*, il a biffé *toutt[es]*, qui surchargeait un autre mot illisible.
10. Voyez notre tome III, p. 193. — 11. Tome XVI, p. 193 et 198.

chemin de la guerre ; il est aujourd'hui duc et pair[1], comme on le verra en son temps[2], et doyen des maréchaux de France[3]. Il étoit frère de Mme de Nogaret et de Mme d'Urfé, amies intimes de Mme de Saint-Simon et les miennes[4], et neveu de M. de Lauzun[5], de chez qui il ne bougeoit ; je l'avois approché de M. de Beauvillier, et j'avois réussi à le bien mettre avec lui ; par ce côté si important, et par sa sœur auprès de Madame la Dauphine, il eut de quoi espérer de la nouvelle cour.

Ducs de Luxembourg, la Rocheguyon, Villeroy.

Trois hommes à part peuvent tenir encore place ici : les ducs de la Rocheguyon, de Luxembourg et de Villeroy. On a vu les liens par[6] lesquels M. de Luxembourg tenoit à Monseigneur[7], dont il avoit lieu de se promettre une figure[8] autant qu'il en pouvoit être capable. D'ailleurs, il ne tenoit à rien ; car, hors quelques agréments en Normandie[9], Voysin ne pouvoit le mener plus loin. Le Roi ne considéroit en lui que son nom. Il avoit conservé des amis de son père, et il étoit fort du grand monde ; mais c'étoit tout, malgré l'amitié de M. de Chevreuse, qui sentoit bien qu'il n'y avoit point de parti à en tirer. Il[10] étoit si grand seigneur, qu'il put se consoler dans soi-même. Il en faut dire encore plus des deux autres, qui, par leurs charges, existoient d'une façon plus importante pour eux et plus soutenue. Les mêmes lettres dont j'ai parlé quelque part ici[11], qui causèrent leur disgrâce, dont

1. Depuis 1723.
2. A la fin des *Mémoires* : tome XIX de l'édition de 1873, p. 93.
3. Depuis 1738 ; notre auteur écrit le présent passage en 1742.
4. Voyez tome XVIII, p. 382.
5. Mme de Biron était fille de Diane-Charlotte de Caumont, comtesse de Nogent, sœur de Lauzun.
6. *Par* corrige *qui*. — 7. Ci-dessus, p. 261.
8. « *Figure* signifie aussi l'état bon ou mauvais où une personne est dans le monde à l'égard de ses affaires, de son crédit » (*Académie*, 1718).
9. Ci-dessus, p. 258. — 10. Avant *il*, il y a un *mais*, biffé.
11. Tome XVII, p. 126-127, et Addition à Dangeau n° 121, dans notre tome II, p. 407.

ils ne sont même personnellement jamais bien revenus avec le Roi, les avoient bien mis avec Monseigneur, outre l'habitude, et à peu près le même âge ; mais ils n'avoient pas auprès de lui les mêmes ailes[1] que M. de Luxembourg, et, comme lui, avoient perdu M. le prince de Conti, leur ami intime[2], qui les avoit laissés à découvert à M. de Vendôme et aux siens[3]. Celui-ci n'y étoit plus ; mais il y existoit par d'autres, et seroit sûrement revenu après le Roi. Ce n'étoit pas qu'ils fussent personnellement mal avec lui ; mais les amis intimes de feu M. le prince de Conti ne pouvoient jamais être les siens. Ces deux beaux-frères, avec de si grands établissements, ne firent donc pas une si grande perte.

La Feuillade.

Un quatrième se trouva dans un nouveau désarroi : c'étoit la Feuillade. Perdu à son retour de Turin[4], il avoit cherché à s'attacher à Monseigneur et à profiter du peu de temps que Chamillart demeura en place pour s'appuyer de Mlle de Lillebonne et de M. de Vendôme[5]. On a vu ailleurs[6] qu'il avoit percé jusqu'à Mlle Choin. Le jeu d'ailleurs le soutenoit à Meudon. Il étoit de tous les voyages, sans pourtant[7] avoir rien gagné sur Monseigneur. Néanmoins, avec de si puissants entours, il comptoit, sous lui, se ramener la fortune. Il en désespéroit du reste du règne du Roi, et, pour celui qui le devoit suivre, il avoit tout ce qu'il falloit pour en être encore plus éloigné : aussi fut-il fort affligé.

Ministres et financiers.

Deux genres d'hommes fort homogènes[8], quoique fort

1. « On dit proverbialement et figurément *vouloir voler sans avoir des ailes,* pour dire, entreprendre une chose au-dessus de ses forces » (*Académie,* 1718).

2. Tome XVII, p. 149. — 3. Ci-dessus, p. 64. — 4. Tome XIV, p. 95-96.

5. Tome XVII, p. 174 et 418. — 6. *Ibidem,* p. 418.

7. *Pourtant* est en interligne, au-dessus de *neantmoins,* biffé.

8. « *Homogène,* terme dogmatique ; qui est de même nature » (*Académie,* 1718). Saint-Simon emploiera plusieurs fois cet adjectif, suivi de la préposition *à ;* on en trouvera un exemple, suivi d'*avec,* dans la suite des *Mémoires,* tome XVI de 1873, p. 274.

disproportionnés, le furent jusqu'au plus profond du cœur : les ministres et les financiers. On a vu, à l'occasion de l'établissement du dixième[1], ce que le nouveau Dauphin pensoit de ces derniers, et avec quelle liberté il s'en expliquoit. Mœurs, conscience, instruction, tout en lui étoit pour eux cause très certaine des plus vives terreurs. Celle des ministres ne fut guères moindre. Monseigneur étoit le prince qu'il leur falloit pour régner en son nom, avec plus, s'il se peut, de pouvoir qu'ils n'en avoient usurpé, mais avec beaucoup moins de ménagement ; en sa place, ils voyoient arriver un jeune prince instruit, appliqué, accessible, qui voudroit voir et savoir, et qui avoit, avec une volonté déjà soupçonnée, tout ce qu'il falloit pour les tenir bas, et vraiment ministres, c'est-à-dire exécuteurs[2], et plus du tout ordonnateurs, encore moins dispensateurs. Ils le sentirent, et déjà ils commencèrent un peu à baisser le ton ; on peut juger avec quelle douleur.

Le Chancelier et son fils.

Le Chancelier perdoit tout le fruit d'un attachement qu'il avoit su ménager dès son entrée aux finances[3], et qu'il avoit eu moyen et attention de cultiver très soigneusement par Bignon son neveu, par du Mont, qu'il avoit rendu son ami par mille services, par Mlle de Lillebonne et Mme d'Espinoy, qu'il s'étoit aussi dévouées, en sorte qu'il avoit lieu de se flatter sous Monseigneur, qui lui marquoit amitié et distinction, du premier personnage dans les affaires et d'une influence principale à la cour, que ses talents étoient bastants pour soutenir et pour porter fort loin, dans la primauté[4] de sa charge. L'échange de ce qui succédoit étoit bien différent : rien, là, ne lui

1. Tome XX, p. 179-180.
2. C'est le premier sens du mot *ministre* donné par les dictionnaires.
3. Tome VI, p. 193.
4. « *Primauté,* prééminence, premier rang » (*Académie,* 1718). Ce mot a déjà passé dans nos tomes V, p. 358, et VIII, p. 441.

rioit. Ennemi réputé des jésuites, et fort soupçonné de jansénisme, brouillé dès son entrée aux finances avec le duc de Beauvillier, et hors de bienséance ensemble par les prises au Conseil, où ils étoient rarement d'accord, et où, sur les matières de Rome, elles se poussoient quelquefois loin[1], et sans ménagement de la part du Chancelier, déclaré de plus, même avec feu, contre l'archevêque de Cambray dans tout le cours et les suites de son affaire : c'en étoit trop, avec un caractère droit, sec, ferme, pour ne se pas croire perdu, et pour que l'amitié qui s'étoit maintenue entre le duc de Chevreuse et lui lui pût être une ressource ; et il le sentit bien. Son fils, aussi universellement abhorré qu'il étoit mathématiquement[2] détestable, avoit encore trouvé le moyen de se faire également craindre et mépriser[3], d'user même la bassesse d'une cour la plus servile, et de se brouiller avec les jésuites. tout en faisant profession d'intimité avec eux[4], en les maltraitant en mille choses, jusque-là qu'au lieu de lui savoir gré de l'inquisition et de la persécution ouverte qu'il faisoit avec une singulière application à tout ce qu'il croyoit qui pouvoit sentir le jansénisme, ils l'imputoient[5] à son goût de faire du mal. C'étoit la bête[6] de la nouvelle Dauphine, qui ne s'épargnoit pas à lui nuire auprès du Roi. J'en dirai un trait entre plusieurs. Un soir que Pontchartrain sortoit de travailler avec le Roi, elle entra du grand cabinet dans la chambre ; Mme de Saint-Simon la suivoit avec une ou deux dames. Elle avisa auprès de la

1. Voyez notre tome VI, p. 286-287, et ci-après, p. 367 et 374.
2. « *Mathématiquement*, selon les règles des mathématiques » (*Académie*, 1718). Au figuré, dans le sens de rigoureusement parlant (*Littré*).
3. Saint-Simon a déjà peint à plusieurs reprises le caractère du comte de Pontchartrain ; voyez notamment nos tomes XII, p. 323-324, et XVI, p. 139 et suivantes.
4. Tome XVI, p. 141.
5. Les mots *il l'imputoit* ont été corrigés au pluriel après coup.
6. Terme déjà rencontré dans le tome XVII, p. 342

place où Pontchartrain[1] avoit été, de gros vilains crachats[2] pleins de tabac : « Ah ! voilà qui est effroyable ! dit-elle au Roi ; c'est votre vilain borgne ; il n'y a que lui qui puisse faire de ces horreurs-là[3] ; » et de là à lui tomber dessus de toutes les façons. Le Roi la laissa dire, puis, lui montrant Mme de Saint-Simon, l'avertit que sa présence la devoit retenir. « Bon ! répondit[4]-elle, elle ne le dira pas comme moi ; mais je suis sûre qu'elle en pense tout de même. Eh ! qui est qui[5] en pense autrement ? » Là-dessus, le Roi sourit, et se leva pour passer au souper Le nouveau Dauphin n'en pensoit guères mieux, ni tout ce qui l'approchoit. C'étoit donc une meule[6] de plus attachée au cou du père, qui en sentoit tout le poids, et Mme de Maintenon, de longue main brouillée avec le père comme on l'a vu en son temps[7], n'aimoit pas mieux le fils que sa princesse.

La Vrillière.

La Vrillière étoit aimé parce qu'il faisoit plaisir de bonne grâce aux rares occasions que sa charge lui en pouvoit fournir, mais qui n'avoit que des provinces sans autre département[8]. Lui et sa femme ensemble, et chacun à part, étoient très bien avec Monseigneur, amis intimes de

1. La fin de l'abréviation *Pontch.* surcharge un *d.*

2. Nous avons vu (tome XV, p. 131) Mme de Nemours cracher par terre en parlant au Roi, et (tome XVII, p. 67 et 480) Heudicourt, au jeu, cracher derrière lui sans s'inquiéter des voisins. C'était donc une licence permise à la cour. Les manuels de civilité disaient cependant que, chez les grands, on devait cracher dans son mouchoir, mais que, partout ailleurs, il fallait le faire à trois pas devant soi et mettre le pied sur le crachat. Tallemant des Réaux (*Historiettes*, tome V, p. 145) parle des cinquante-deux façons de cracher sur le tapis.

3. « *Horreur* se prend aussi pour *objet d'horreur* ; dans le style familier, on dit en parlant d'une chose extrêmement laide dans son genre, *c'est une horreur* » (*Académie*, 1718).

4. Les premières lettres de *repondit* surchargent *dit*.

5. Nous avons déjà eu occasion de remarquer que Saint-Simon ne se servait pas de la forme *qui est-ce qui*.

6. Tomes XVIII, p. 353, et XIX, p. 194. — 7. Tome X, p. 27-28.

8. Déjà dit tome XVI, p. 52, et répété ci-après, p. 320.

du Mont, et parvenus auprès de Mlle Choin à une amitié de confiance[1], à quoi le premier écuyer et Bignon encore plus, les avoient fort servis. La perte fut donc extrême. Il ne tenoit d'ailleurs qu'au Chancelier, avec qui il vivoit comme un fils, et cette liaison si naturelle[2] m'avoit été un obstacle à l'approcher du duc de Beauvillier, à quoi j'avois vainement travaillé. Mme[3] de Mailly, sa belle-mère, n'avoit pas les reins assez forts[4] pour le soutenir. Il avoit un malheur domestique[5], qu'il eut la sagesse d'ignorer seul à la cour, et ce malheur creusoit[6] sa ruine. Mme de la Vrillière, en butte à Madame la Dauphine, triomphoit d'elle en folle depuis bien des années sans ménagement[7]. Il y avoit eu jusqu'à des scènes, et Madame la Dauphine ne haïssoit rien au monde tant qu'elle. Tout cela présageoit un triste avenir.

Voysin.

Voysin, sans nulle autre protection que celle de Mme de Maintenon, sans art, sans tour, sans ménagement pour personne, enfoncé dans ses papiers, enivré de sa faveur, sec, pour ne pas dire brutal, en ses réponses, et insolent dans ses lettres[8], n'avoit pour lui que le manège de sa femme[9], et tous deux nulle liaison avec la nouvelle cour, trop nouveaux pour s'être fait des amis, et le mari peu propre à s'en faire, peut-être moins à en conserver, avec une[10] place la plus enviée de toutes, et la moins difficile à y trouver un successeur.

Torcy.

Torcy, doux et mesuré, avoit pour soi la longue expé-

1. Il n'a pourtant point parlé de ces liaisons lorsqu'il a énuméré les gens qui faisaient partie de la cabale de Meudon : tome XVIII, p. 10 et suivantes.

2. Ils étaient cousins, issus tous deux de M. d'Herbault, secrétaire d'État sous Louis XIII.

3. Avant *Me*, il a biffé *et*, et changé la virgule en point.

4. Ci-dessus, p. 268. — 5. Tomes VII, p. 147, et XII, p. 272.

6. Au sens d'approfondir. — 7. Tome XII, p. 272-274 et 276-278.

8. Voyez le portrait déjà fait dans le tome XVII, p. 457-459.

9. *Ibidem*, p. 453-456.

10. *Un*, par mégarde, dans le manuscrit.

rience des affaires[1] et le secret de l'État et des postes, beaucoup d'amis, et point d'ennemis alors. Il étoit cousin germain des duchesses de Chevreuse et de Beauvillier, et gendre de Pomponne, pour qui MM. de Chevreuse et de Beauvillier avoient une confiance entière, et une estime qui alloit à la vénération; d'ailleurs sans liaison avec Monseigneur, ni avec la cabale frappée[2]. Une telle position sembloit heureuse à l'égard de la nouvelle cour; mais ce n'étoit qu'une écorce[3]: au fonds, Torcy n'étoit qu'en bienséance avec les ducs et les duchesses de Chevreuse et de Beauvillier: ni la parenté, ni le commerce continuel et indispensable d'affaires n'avoient pu fondre les glaces qui s'étoient mises entre eux[4]. Ils ne se voyoient que par nécessité d'affaires ou de bienséance, et cette froide bienséance n'étoit pas même poussée bien loin. Torcy et sa femme vivoient dans la plus parfaite union. Mme de Torcy, avec de l'humeur et de la hauteur, ne daignoit pas voiler assez ses sentiments. Son nom[5] les rendoit encore plus suspects[6], et quelque chose de plus que du crédit qu'elle avoit pris sur son mari le rendoit coupable d'après elle, et conséquemment, aux yeux des deux ducs, dangereux dans le ministère[7]. Il ne

1. Voici comment M. de Chevreuse le dépeignait à l'archevêque de Cambray en 1709 (*Correspondance de Fénelon,* tome I, p. 289) : « M. de Torcy est très bon secrétaire, entend même assez bien les intérêts des princes et le nôtre; il n'est pas incapable de fournir des expédients, et il sait les tours des négociations. Il a de la droiture et veut bien remplir son devoir. Plus de feu et de vivacité pour poursuivre sans relâche ni délai ce qui est entre ses mains, plus de courage et de fermeté pour l'inculquer, sans se rebuter de choses en effet très rebutantes, le rendroient un bon sujet. »

2. Ci-dessus, p. 32.

3. « *Écorce,* signifie figurément superficie, apparence » (*Académie,* 1718). Ce mot a été déjà rencontré plusieurs fois.

4. Un « fumet de jansénisme » le séparait d'eux, a-t-il dit dans le tome XVIII, p. 18.

5. Elle était fille d'Arnauld de Pomponne, comme il vient d'être dit.

6. Voyez l'Addition au *Journal de Dangeau,* tome XVI, p. 68.

7. D'après l'aveu de Torcy lui-même (*Journal,* p. 234), le Roi en 1710 affectait de le tenir à l'écart et même de le mortifier.

fléchissoit point au Conseil sur les matières de Rome, où, tout en douceur[1], il soutenoit avec force et capacité les avis que le Chancelier embrassoit après, et qui donnoient lieu à ses prises avec le duc de Beauvillier, qui y souffroit beaucoup des raisons détaillées de l'un, soutenues de la force et de l'autorité de l'autre[2]. Mme de Torcy étoit moins aimée que Torcy, et plutôt éloignée qu'approchée de la nouvelle Dauphine, pour[3] qui elle ne s'étoit jamais contrainte, encore moins pour qui que ce fût[4]. Elle ne laissoit pas d'avoir des amis ainsi que Torcy, mais dont pas un n'étoit d'aucune ressource pour le futur que[5] sa sœur[6] par Madame la Duchesse, qui put leur faire regretter Monseigneur.

Desmaretz. Desmaretz avoit assez longtemps tâté de la plus profonde disgrâce pour avoir pu faire d'utiles réflexions, et il avoit été ramené sur l'eau[7] avec tant de travail et de peine, qu'il devoit avoir appris à connoître les amis de sa personne, et à discerner ceux que les places donnent toujours, mais qui ne durent qu'autant qu'elles. Il avoit assez d'esprit et de sens pour que rien lui[8] manquât de ce côté-là pour la conduite[9], et cependant il en manqua

1. Le *Dictionnaire de l'Académie* de 1718 ne donnait pas cette expression *en douceur,* au sens de sans éclat, avec modération.

2. Voyez notre tome XVIII, p. 9, et ci-dessus, p. 282.

3. L'abréviation *p^r^* surcharge un *à*.

4. On a vu, tome XV, p. 241-251, son aventure à un souper du Roi.

5. Toute cette fin de la phrase a été ajoutée dans le blanc resté à la fin du paragraphe et en interligne.

6. Non pas la sœur de Mme de Torcy, qui n'en avait point, mais celle de son mari, Mme de Bouzols, dont on a vu à diverses reprises la liaison avec Madame la Duchesse, et en dernier lieu au tome XIX, p. 18.

7. « On dit figurément de ceux qui ont rétabli leurs affaires, qu'*ils sont revenus sur l'eau* » (*Académie,* 1718). Saint-Simon a déjà employé une expression analogue, à propos du même Desmaretz, dans le tome XV, p. 379.

8. Le manuscrit porte bien *rien lui* sans la négation *ne*.

9. Voyez le portrait qui sera donné de Desmaretz lors de sa mort, dans la suite des *Mémoires* (tome XVII de 1873, p. 236-237).

tout à fait. Le ministère l'enivra ; il se crut l'Atlas qui soutenoit le monde[1], et dont l'État ne pouvoit se passer ; il se laissa séduire[2] par les nouveaux amis de cour, et il compta pour rien ceux de sa disgrâce. On a vu ailleurs[3] que mon père, et moi à son exemple, avions été des principaux, et que je l'avois fort servi auprès de Chamillart et pour rentrer dans les finances[4], et pour lui succéder dans la place de contrôleur général[5]. On a vu qu'il ne l'ignoroit pas, et tout ce qui se passa là-dessus entre lui et moi[6]. Avec la déclaration que je lui avois faite, et que je tins exactement, il devoit donc[7] être doublement à son aise avec moi. Néanmoins, je m'aperçus bientôt qu'il se refroidissoit. Je suivis de l'œil sa conduite à mon égard pour ne me pas méprendre entre ce qui pouvoit être accidentel dans un homme chargé d'affaires épineuses, et ce que j'en soupçonnois. Mes soupçons devinrent une évidence, qui me firent retirer de lui tout à fait, sans toutefois faire semblant de rien. Les ducs de Chevreuse et de Beauvillier[8] s'aperçurent de cette retraite ; ils m'en parlèrent; ils me pressèrent; je leur avouai le fait et la cause. Ils essayèrent de me persuader que Desmaretz étoit le même pour moi, et qu'il ne falloit pas prendre garde au froid et à la distraction que lui donnoient ses tristes occupations. Ils[9] m'exhortèrent souvent d'aller chez lui ; je les laissois dire, et ne changeois rien à ce que je m'étois proposé. A la fin, lassés de mon opiniâtreté pendant le dernier voyage de Fontainebleau[10], ils me prirent un

1. Selon la mythologie grecque, Atlas était un géant, fils de Jupiter et de Clymène; on le représentait comme soutenant sur ses épaules la voûte du ciel.

2. Le commencement de *séduire* surcharge une *l*.

3. Tome VII, p. 136-137 et 589-591. — 4. Tome XI, p. 252-256.

5. Tome XV, p. 371-375. — 6. *Ibidem*, p. 375-382.

7. *Donc* est en interligne. — 8. Ici, *Beauvilliers*.

9. Il y a *il*, au singulier, par mégarde, dans le manuscrit.

10. On a vu ci-dessus (p. 265, note 6) que ce voyage dura de la mi juillet à la mi-septembre.

matin, et me menèrent dîner chez Desmaretz. Je résistai ; ils le voulurent ; j'obéis et leur dis qu'ils auroient donc le plaisir d'être convaincus par eux-mêmes. En effet, le froid et l'inapplication[1] furent si marqués pour moi, que les deux ducs, piqués, me l'avouèrent, et convinrent que j'avois raison de cesser de le voir[2]. Eux-mêmes ne tardèrent pas d'éprouver la même chose. L'honneur d'être leur cousin germain étoit le plus grand relief de Desmaretz[3] et leur situation un appui pour lui et une décoration infinie. La relation nécessaire d'affaires avec eux étoit un autre lien. Enfin c'étoit eux qui, à force de bras par Chamillart et par eux-mêmes, l'avoient tiré d'opprobre et remis en honneur et dans le ministère[4]. Malgré tant de raisons si majeures d'attachement et d'union, il les mit au même point où j'étois avec lui. Ils ne se voyoient que de loin à loin[5], par une rare bienséance, et fort peu de communication d'affaires, qui ne se pouvoit éviter entièrement avec le duc de Beauvillier, de qui je sus, vers ces temps-ci, que lui ni le duc de Chevreuse ne lui parloient plus de rien, et qu'ils étoient hors de toute portée avec lui. Il alla jusqu'à persécuter ouvertement le vidame d'Amiens, et les chevau-légers à cause du vidame[6], qui rompit ouvertement avec lui. Il n'en usa pas mieux avec

1. « Inattention, défaut d'application » (*Académie*, 1718). En citant le présent emploi, Littré a fait observer que c'était une locution vieillie dans le sens qu'on a ici.

2. Saint-Simon reviendra à maintes reprises, dans la suite des Mémoires, sur l'ingratitude de Desmaretz à son égard ; voyez notamment les tomes IX de l'édition de 1873, p. 7, X, p. 303, et XI, p. 402.

3. Ici, *Desmaretz,* et non plus *Desmarests,* comme à l'habitude.

4. Tomes XI, p. 252-256, et XV, p. 360-375.

5. Le *Dictionnaire de l'Académie* de 1718 ne donnait que cette locution *de loin à loin,* encore conservée dans la dernière édition (1878), qui cependant donne aussi celle, plus habituelle de nos jours, *de loin en loin.*

6. Nous avons vu, en 1704, le vidame succéder à son frère le duc de Montfort, comme capitaine-lieutenant des chevau-légers de la garde : tome XII, p. 240.

Torcy, sa mère[1] et sa sœur[2], dont il avoit été le commensal depuis ses premiers retours de Maillebois jusqu'à son entrée dans le ministère, et il les poussa tous trois à ne le plus voir du tout. Le Chancelier, qui, à la vérité, n'avoit pas été heureux pour lui, mais qui avoit rompu auprès du Roi les premières glaces pour le rappeler aux finances du temps qu'il étoit contrôleur général[3], étoit le seul de tous les ministres qui ne fût pas payé en sorte qu'il n'eût rien à se reprocher du côté de l'ingratitude, dans une place et avec une[4] humeur féroce dont il n'étoit pas maître, qui le rendoit redoutable aux femmes mêmes[5], et d'une paresse qui ralentissoit tout[6]. Une conduite si dépravée ne lui donnoit pas beau jeu pour l'avenir, et son peu[7] d'accès auprès de Monseigneur et de son intime cour ne lui faisoit rien perdre à ce qui venoit de disparoître. Telle étoit, à la mort de Monseigneur, la situation des ministres. Il faut venir maintenant à celle du duc de Beauvillier, et de ceux qui trouvèrent leur ressource dans ce grand changement, et voir après les effets de ces contrastes.

Peu de gens parurent sur la scène du premier coup d'œil. Ceux-là même ne purent être guères aperçus, hors les principaux ou les plus marqués, par les mesures politiques dont ils se couvrirent[8] ; mais on peut juger qu'il y eut presse d'avoir part avec ces principaux, et avec ceux

Duc de Beauvillier.

1. Mme de Croissy : tome XII, p. 404. — 2. Mme de Bouzols.

3. En 1700, racontant (tome VII, p. 137-138) la permission donnée à Chamillart de se servir des lumières de Desmaretz, l'auteur n'a pas parlé de l'intervention antérieure de Pontchartrain.

4. *Un,* dans le manuscrit.

5. Par la suite, il le traitera d' « ogre », d' « animal bourru », de « vizir rogue et brutal », etc.

6. Voyez tome VII, p. 131.

7. Les mots *et son peu* sont en interligne, au-dessus d'un premier *et son peu,* biffé, qui surchargeait *telle estoit.*

8. Saint-Simon fait allusion à sa situation personnelle; ci-après, p. 304-306.

des autres qui purent être reconnus. On peut imaginer encore quels furent les sentiments du duc de Beauvillier, le seul homme peut-être pour lequel Monseigneur avoit conçu une véritable aversion, jusqu'à ne l'avoir pu dissimuler[1], laquelle étoit sans cesse bien soigneusement fomentée. En échange, Beauvillier voyoit l'élévation inespérée d'un pupille qui se faisoit un plaisir secret de l'être encore, et un honneur public de le montrer, sans que rien eût pu le faire changer là-dessus. L'honnête homme dans l'amour de l'État, l'homme de bien dans le desir du progrès de la vertu, et, sous ce puissant auspice[2], un autre Monsieur de Cambray dans Beauvillier, se voyoit à portée de servir utilement l'État et la vertu, de préparer le retour de ce cher archevêque, et de le faire un jour son coopérateur en tout. A travers la candeur et la piété la plus pure, un reste d'humanité inséparable de l'homme faisoit goûter à celui-ci un élargissement[3] de cœur et d'esprit imprévu, un aise[4] pour des desseins utiles qui désormais se remplissoient comme d'eux-mêmes, une sorte de dictature enfin d'autant plus savoureuse qu'elle étoit plus rare et plus pleine, moins attendue et moins contredite, et qui, par lui, se répandoit sur les siens, et sur ceux de son choix. Persécuté au milieu de la plus éclatante fortune, et, comme on l'a vu ici en plus d'un endroit[5], poussé quelquefois jusqu'au dernier bord du

1. Il a dit ci-dessus, p. 75, que « Monseigneur n'eut que deux hommes d'aversion dans toute la cour : ... le maréchal de Villeroy et M. de Lauzun »; et qu'il en avait « une fort marquée pour les ducs de Chevreuse et de Beauvillier; mais c'étoit l'effet de la cabale ».

2. Le *Dictionnaire de l'Académie* de 1718 ne donnait *auspice* au singulier que pour désigner les présages de l'antiquité.

3. Terme déjà relevé au figuré dans le tome XVIII, p. 391.

4. L'*Académie* n'indiquait le mot *aise* qu'au féminin; il n'y a peut-être ici, de la part de notre auteur, qu'un *lapsus* de plume comme ceux que nous avons relevés ci-dessus, p. 138, 242, 284, 289, et ci-après, p. 300 et 383.

5. Tomes V, p. 144 et suivantes, et XVII, p. 158-167.

précipice, il se trouvoit tout d'un coup fondé sur[1] le plus ferme rocher[2], et peut-être ne regarda-t-il pas sans quelque complaisance ces mêmes vagues, de la violence desquelles il avoit pensé être emporté quelquefois, ne pouvoir plus que de se briser à ses pieds[3]. Son âme, toutefois, parut toujours dans la même assiette[4] : même sagesse, même modération, même attention, même douceur, même accès, même politesse, même tranquillité[5], sans le moindre relent[6] d'élévation, de distraction, d'empressement. Une autre cause plus digne de lui le combloit d'allégresse : sûr du fonds du nouveau Dauphin, il prévit son triomphe sur les esprits et sur les cœurs dès qu'il seroit affranchi et en sa place, et ce fut sur quoi[7] il s'abandonna secrètement avec nous à sa sensibilité. Chevreuse, un avec lui dans tous les temps de leur vie, s'éjouit[8] avec lui de la même joie, et y en trouva les mêmes motifs ; et leurs familles s'applaudirent d'un consolidement[9] de fortune et d'éclat qui ne tarda pas à paroître. Mais celui de tous à qui cet événement devint[10] le plus sensible fut Fénelon, archevêque de Cambray. Quelle préparation,

1. *Sur* surcharge *un*.
2. Allusion au *Domus fundata super petram* de l'Évangile selon saint Luc, chap. VI, verset 48.
3. Est-ce un souvenir du *Suave mari magno* de Lucrèce ?
4. « *Assiette* se dit figurément de l'état et de la disposition de l'esprit : *il n'a pas l'esprit dans une bonne assiette, dans une égale assiette* » (*Académie*, 1718).
5. Ces deux mots ont été ajoutés en interligne.
6. Nous avons vu, tome XII, p. 15, que Saint-Simon écrit *relan*.
7. *Quoy* est en interligne, au-dessus de *qui*, biffé.
8. Les lexiques de l'époque ne donnaient plus le verbe *s'éjouir*, dont le *Littré* cite des exemples de la Fontaine et de Pascal, et que nous trouverons encore employé dans la suite des *Mémoires* (tome XVII de 1873, p. 242).
9. On ne trouve dans les dictionnaires contemporains que le mot *consolidation*. Littré n'a relevé pour *consolidement* que deux exemples de Saint-Simon.
10. *Devint* est en interligne, au-dessus de *fut*, biffé.

quelle approche d'un triomphe sûr et complet, et quel puissant rayon de lumière vint à [1] percer tout à coup une demeure de ténèbres !

Fénelon archevêque de Cambray.

Confiné depuis douze ans [2] dans son diocèse, ce prélat y vieillissoit sous le poids inutile de ses espérances, et voyoit les années s'écouler dans une égalité qui ne pouvoit que le désespérer. Toujours odieux au Roi, à qui personne n'osoit prononcer son nom, même en choses indifférentes, plus odieux à Mme de Maintenon parce qu'elle l'avoit perdu, plus en butte que nul autre à la terrible cabale qui disposoit de Monseigneur, il n'avoit de ressource qu'en l'inaltérable amitié de son pupille devenu lui-même victime de cette cabale, et qui, selon le cours ordinaire de la nature, le devoit être trop longtemps pour que le précepteur pût se flatter d'y survivre, ni par conséquent de sortir de son état de mort au monde. En un clin d'œil, ce pupille devient Dauphin; en un autre, comme on le va voir [3], il parvient à une sorte d'avant-règne. Quelle transition pour un ambitieux ! On l'a déjà fait connoître lors de sa disgrâce [4]. Son fameux *Télémaque* [5], qui l'approfondit plus que tout et la rendit incu-

1. Les mots *vint à* ont été ajoutés en fin de ligne, après *lumière*, et, au commencement de la ligne suivante, *perçant* a été corrigé en *percer*, mais sans biffer la cédille.

2. Depuis 1697 : tome IV, p. 105. — 3. Ci-après, p. 316.

4. Tome IV, p. 104-106.

5. Il a déjà été parlé du *Télémaque* dans notre tome VI, p. 156, note 1. C'est en avril 1699 que parut chez la veuve Claude Barbin, en un volume in-12 et sans nom d'auteur, le commencement du récit, sous le titre de *Suite du quatrième livre de l'Odyssée d'Homère ou les Aventures de Télémaque, fils d'Ulysse.* Le privilège était daté du 6 avril; mais le volume s'arrête à la page 208, Fénelon, averti, en ayant racheté tous les exemplaires et interdit la continuation (*Lettres de Madame*, recueil Jæglé, t. I, p. 201). Déjà, l'année précédente, des copies en avaient circulé sous le manteau, et c'est cette circonstance qui permit au libraire hollandais Adrien Moetjens, de la Haye, de publier une édition complète de l'ouvrage dès 1699. Une autre, tentée à Rouen, en février 1700, fut vite découverte et saisie par la

rable, le peint d'après nature. C'étoient les thèmes de son pupille qu'on déroba, qu'on joignit, qu'on publia à son insu dans la force de son affaire[1]. M. de Noailles, qui, comme on l'a vu, ne vouloit rien moins que toutes les places du duc de Beauvillier[2], disoit au Roi alors, et à qui voulut l'entendre, qu'il falloit être ennemi de sa personne pour l'avoir composé[3]. Quoique si avancés ici dans

police (reg. O[1] 44, fol. 30, 60 et 105, et O[1] 362, fol. 339; *Gazette d'Amsterdam,* Extraordinaire xv). Le nom de l'auteur ne parut que sur l'édition de 1701 du même Moetjens. En 1717, le neveu de Fénelon en donna une définitive, qu'il prétendit revue sur les manuscrits de son oncle. Il a été parlé à différentes reprises de cet ouvrage dans la *Correspondance de Fénelon* (tomes I, p. 97, II, p. 459, III, p. 247-248, et X, p. 440), qui s'est disculpé d'avoir voulu écrire un pamphlet politique. Dans l'édition de ses *Œuvres* (tome XX, p. I et suivantes), on trouvera une notice sur les manuscrits et les éditions du *Télémaque,* et l'abbé Caron a publié en 1840 des *Recherches bibliographiques sur le Télémaque.* Saint-Simon avait dans sa bibliothèque l'édition de 1724 (*Catalogue,* n° 385).

1. Nous venons de voir qu'il ne fut publié qu'en 1699, alors que Fénelon était en disgrâce depuis deux ans. Il n'est pas douteux que l'archevêque n'ait composé son récit pour l'instruction de son élève; mais il est difficile de croire, comme le dit Saint-Simon, que le canevas en ait été « les thèmes de son pupille, qu'on déroba et qu'on joignit. » L'opinion la plus communément admise est que le *Télémaque,* confié à un domestique par le prélat, pour en faire une copie, fut communiqué par le copiste à diverses personnes, et que le succès obtenu engagea l'infidèle à en vendre des copies, dont une ou plusieurs parvinrent aux mains des libraires. Un critique moderne disait naguère que l'ouvrage fut écrit au prieuré de Carennac.

2. Tome V, p. 145.

3. Toute la cour voulut voir dans le *Télémaque* des allusions politiques. « On avoit persuadé au Roi, a dit ailleurs notre auteur (*Écrits inédits*, tome IV, p. 458), qu'Astarbé et Pygmalion dans Tyr étoit sa peinture et celle de Mme de Maintenon dans Versailles; celle-ci n'y pouvoit penser sans en frémir de rage. » La Beaumelle (*Mémoires pour servir à l'histoire de Mme de Maintenon,* tome IV, p. 124-130) a écrit un très curieux chapitre sur le *Télémaque,* la manière dont il fut connu, et l'opinion qu'en conçut Louis XIV. Au dire de Madame (*Lettres,* recueil Jæglé, t. I, p. 217), le Roi en permettait encore la lecture en manuscrit au duc de Bourgogne dans le courant de l'année 1700. L'ou-

la connoissance d'un prélat qui a fait, jusque du fonds de sa disgrâce, tant de peur[1], et une figure en tout état si singulière, il ne sera pas inutile d'en dire encore un mot ici. Plus[2] coquet que toutes les femmes, mais en solide, et non en misères, sa passion étoit de plaire, et il avoit autant de soin de captiver les valets que les maîtres, et les plus petites gens que les personnages[3]. Il[4] avoit pour cela des talents faits exprès : une douceur, une insinuation, des grâces naturelles et qui couloient de source, un esprit facile, ingénieux, fleuri, agréable[5], dont il tenoit,

vrage fut très diversement apprécié. Si Madame (*ibidem*, p. 201) en fait l'éloge, le cardinal de Noailles et son neveu l'évêque de Châlons (*Archives de la Bastille*, tome IX, p. 91) le regardaient comme pernicieux ; c'était aussi l'opinion de Bossuet (*Journal de l'abbé Ledieu*, tome II, p. 12-14 et 22). Voltaire en a fait la critique dans le chapitre XXXII du *Siècle de Louis XIV*, et Boileau communiqua son sentiment à son ami Brossette dans une lettre du 10 novembre 1699 qui a passé en vente chez Étienne Charavay le 17 novembre 1894. L'ex-bénédictin Gueudeville, converti au protestantisme et fondateur de *l'Esprit des cours de l'Europe*, publia de 1700 à 1702, sous la rubrique de Cologne, une *Critique générale* (en cinq parties) *des Aventures de Télémaque*.

1. Il a déjà dit, dans le tome XV, p. 366-367, que la haine et la crainte restaient toujours chez ceux qui l'avaient renversé.

2. On peut rapprocher le portrait qui va suivre de celui qui a été publié dans les *Écrits inédits* (tome IV, p. 448 et suivantes), de celui qui reviendra dans la suite des *Mémoires* (tome XI, p. 57 et suivantes), et les comparer avec celui qu'on trouve dans le tome XIII des *Œuvres de Daguesseau* (p. 167-169). Tous les contemporains s'accordent à reconnaître l'amabilité de Fénelon, sa douceur, sa complaisance et la séduction qu'il exerçait sur tout le monde. Mme de Maintenon s'y laissa prendre une des premières, et le regarda comme « un saint » (*Lettres historiques et édifiantes*, tome II, p. 50). Lorsqu'il mourut, le P. Sanadon, l'ancien directeur de conscience de Saint-Simon, composa un éloge funèbre, qui est conservé dans le ms. Arsenal 4258, fol. 49-53, et où l'on retrouve la plupart des traits reproduits ici. Notre auteur s'en est-il servi ?

3. Déjà dit au tome II, p. 340.

4. Avant *il*, Saint-Simon a biffé *et*.

5. « Le plus bel esprit et le plus chimérique du royaume », disait Louis XIV, selon Daguesseau, « à tout prendre, un bel esprit et un

pour ainsi dire, le robinet[1] pour en verser la qualité et la quantité exactement convenable à chaque chose et à chaque personne ; il se proportionnoit et se faisoit tout à tous. Une figure fort singulière, mais noble, frappante, perçante, attirante[2] ; un abord facile à tous ; une conversation aisée, légère, et toujours décente ; un commerce enchanteur ; une piété facile, égale, qui n'effarouchoit point, et se faisoit respecter[3] ; une libéralité bien entendue ; une magnificence qui n'insultoit point, et qui se versoit sur les officiers et les soldats, qui embrassoit une vaste hospitalité[4], et qui, pour la table, les meubles et les équipages, demeuroit dans les justes bornes de sa place ; également officieux et modeste, secret dans les assistances qui se pouvoient cacher, et qui étoient sans nombre, leste et délié sur les autres jusqu'à devenir l'obligé de ceux à qui il les donnoit, et à le persuader ; jamais empressé, jamais de compliments, mais une politesse qui, en embrassant tout, étoit toujours mesurée et proportionnée, en sorte qu'il sembloit à chacun qu'elle n'étoit que pour lui, avec[5] cette précision dans laquelle il excelloit singulière-

grand homme », selon notre auteur (Addition au *Journal de Dangeau,* tome XV, p. 335).

1. « On dit d'un grand parleur que, *quand une fois le robinet est lâché, il a de la peine à finir* ; il est bas » (*Académie,* 1718).

2. On connaît plusieurs portraits du prélat ; tous ont été gravés : l'un d'eux, par Vivien, appartient au musée de Verdun ; deux autres, par Rigaud et Largillière, sont conservés dans des collections particulières ; tous trois ont figuré en 1900 à l'exposition du palais du Trocadéro. Dans la notice que Saint-Simon lui avait consacrée comme précepteur des enfants de France (*Écrits inédits,* tome IV, p. 449), il disait : « Il étoit paré de la physionomie la plus perçante et qui promettoit le plus ; une figure noble, haute, maigre, un nez aquilin émincé, un visage pâle et des yeux qui tenoient du prophétique. » Voyez aussi la suite des *Mémoires,* tome XI de 1873, p. 58.

3. Voyez *Fénelon directeur de conscience,* par l'abbé Moïse Cagnac (1901).

4. Ci-après, p. 297.

5. *Avec* est en interligne à la suite d'*adroit,* biffé, et au-dessus d'un premier *adroit,* surchargé en *avec* et biffé.

ment. Adroit surtout dans l'art[1] de porter les souffrances[2], il en usurpoit un mérite qui donnoit tout l'éclat au sien, et qui en portoit l'admiration et le dévouement pour lui[3] dans le cœur de tous les habitants des Pays-Bas quels qu'ils fussent, et de toutes les dominations qui les partageoient[4], dont il avoit l'amour et la vénération. Il jouissoit, en attendant un autre genre de vie qu'il ne perdit jamais de vue[5], de toute la douceur de celle-ci, qu'il eût peut-être regrettée dans l'éclat après lequel il soupira toujours, et il en jouissoit avec une paix si apparente, que qui n'eût su ce qu'il avoit été, et ce qu'il pouvoit devenir encore, aucun même de ceux qui l'approchoient le plus, et qui le voyoient avec le plus de familiarité, ne s'en seroit jamais aperçu. Parmi tant d'extérieur pour le monde, il n'en étoit pas moins appliqué à tous les devoirs d'un évêque qui n'auroit eu que son diocèse à gouverner[6] et qui n'en auroit été distrait par aucune autre chose : visites d'hôpitaux[7], dispensation large, mais judicieuse, d'aumônes, clergé, communautés, rien ne lui échappoit[8]. Il disoit tous les jours la messe dans sa chapelle, officioit souvent, suffisoit à toutes ses fonctions épiscopales sans se faire jamais suppléer, prêchoit quelquefois. Il trouvoit du temps pour tout, et n'avoit point l'air occupé. Sa maison ouverte, et sa table de même, avoient

1. Le *t* d'*art* surcharge un *d*. — 2. De compatir aux souffrances.

3. Les mots *pr luy* surchargent *dans*.

4. Une partie du diocèse de Cambray et ses deux suffragants de Tournay et de Namur appartenaient aux Pays-Bas espagnols, tandis que l'autre partie, avec les évêchés d'Arras et de Saint-Omer, se trouvait en France.

5. Ci-après, p. 298.

6. Dans la notice publiée au tome IV des *Écrits inédits*, p. 456-457 et 461-462, Saint-Simon avait énuméré plus longuement ses occupations épiscopales et celles de sa vie journalière.

7. Le commencement d'*hospitaux* surcharge *dans*.

8. Un mémoire de lui sur le séminaire de Beuvrages a été publié dans le *Bulletin du Comité des travaux historiques*, année 1900, p. 391-396.

l'air de celle d'un gouverneur de Flandres[1], et tout à la fois d'un palais vraiment épiscopal ; et toujours beaucoup de gens de guerre distingués, et beaucoup d'officiers particuliers, sains, malades, blessés, logés chez lui, défrayés et servis comme s'il n'y en eût eu qu'un seul ; et lui ordinairement présent aux consultations des médecins et des chirurgiens, faisant d'ailleurs auprès des malades et des blessés les fonctions de pasteur le plus charitable, et souvent par les maisons et par les hôpitaux ; et tout cela sans oubli, sans petitesse, et toujours prévenant avec les mains ouvertes. Aussi étoit-il adoré de tous. Ce merveilleux dehors n'étoit pourtant pas tout lui-même. Sans entreprendre de le sonder, on peut dire hardiment qu'il n'étoit pas sans soins et sans recherches de tout ce qui pouvoit le raccrocher[2] et le conduire aux premières places[3]. Intimement uni à cette partie des jésuites à la tête desquels étoit le P. Tellier, qui ne l'avoient jamais abandonné, et qui l'avoient soutenu jusque par delà leurs forces[4], il occupa ses dernières années à faire des écrits[5] qui, vivement relevés[6] par le P. Quesnel et plusieurs autres, ne firent que serrer les nœuds d'une union utile par où il

1. Voyez ce que notre auteur a dit dans le tome X, p. 185, de son accueil aux officiers qui se rendaient en Flandre ou qui en revenaient.

2. « *Raccrocher* signifie au figuré raccommoder des personnes qui étoient brouillées, les remettre bien ensemble » (*Académie*, 1718). Ici, ce serait plutôt « remettre sur pied ».

3. Madame (*Correspondance*, recueil Jæglé, tome I, p. 175 et 179) disait aussi que, par le quiétisme, il n'avait voulu que s'assurer le pouvoir.

4. Tomes IV, p. 72, et XIX, p. 208-209.

5. Mandements ou Lettres pastorales sur le jansénisme et sur la doctrine du P. Quesnel, dont les principaux sont contenus dans les tomes XIV-XVI de l'édition de ses œuvres complètes donnée par le libraire Leclère de 1820 à 1824.

6. Les trois mots *qui vivem^t relevés* sont en interligne, ce qui semble indiquer encore une fois, que Saint-Simon copiait une rédaction primitive.

espéra d'émousser l'aigreur du Roi[1]. Le silence dans l'Église étoit le partage naturel d'un évêque dont la doctrine avoit, après tant de bruit et de disputes, été solennellement condamnée : il avoit trop d'esprit pour ne le pas sentir ; mais il eut trop d'ambition pour ne compter pas pour rien tant de voix élevées contre l'auteur d'un dogme proscrit et ses écrits dogmatiques, et beaucoup d'autres qui ne l'épargnèrent pas sur le motif que le monde éclairé entrevoyoit assez. Il marcha vers son but sans se détourner ni à droit ni à gauche ; il donna lieu à ses amis d'oser nommer son nom quelquefois ; il flatta Rome, pour lui si ingrate[2] ; il se fit considérer par toute la Société des jésuites comme un prélat d'un grand usage, en faveur duquel rien ne devoit être épargné ; il vint à bout de se concilier la Chétardye, curé de Saint-Sulpice, directeur imbécile[3], et même gouverneur de Mme de Maintenon. Parmi ces combats de plume, Fénelon, uniforme dans la douceur de sa conduite, et dans sa passion de se faire aimer, se garda bien de s'engager dans une guerre d'action. Les Pays-Bas fourmilloient de jansénistes ou de gens réputés tels ; en particulier, son diocèse et Cambray même en étoient pleins[4] ; l'un et l'autre leur furent des lieux de constant asile et de paix. Heureux et contents d'y trouver du repos sous un ennemi de plume, ils ne s'émurent de rien à l'égard de leur archevêque, qui, bien que si contraire à leur doctrine, leur laissoit toute sorte de tranquillité. Ils se reposèrent sur d'autres de leur

1. Selon l'abbé de Longuerue, Fénelon aurait été un très faible théologien, n'ayant rien lu que des vies de saints et n'ayant étudié à fond n l'Écriture, ni les Pères (*Longueruana*, p. 78 ; marquis d'Argenson, *Essais dans le goût de ceux de Montaigne*, p. 354-355).

2. On crut, lorsqu'il mourut, que le Pape l'avait nommé cardinal *in petto*, se réservant de le déclarer lorsqu'il n'y aurait plus crainte de mécontenter Louis XIV (*Longueruana*, p. 78).

3. Déjà dit dans le tome XVIII, p. 240.

4. Saint-Simon avait d'abord écrit : *estoient pleins*, qu'il a ensuite corrigé par erreur au singulier.

défense dogmatique, et ne donnèrent point d'atteinte à l'amour général que tous portoient à Fénelon. Par une conduite si déliée, il ne perdit rien du mérite d'un prélat doux et pacifique, ni des espérances d'un évêque dont l'Église devoit tout se promettre, et dont l'intérêt étoit de tout faire pour lui.

Union de Monsieur de Cambray et de tout le petit troupeau.

Telle étoit la position de l'archevêque de Cambray lorsqu'il apprit la mort de Monseigneur, l'essor de son disciple, l'autorité de ses amis. Jamais liaison ne fut plus forte ni plus inaltérable que celle de ce petit troupeau[1] à part. Elle étoit fondée sur une confiance intime et fidèle, qui elle-même l'étoit, à leur avis, sur l'amour de Dieu et de son Église. Ils[2] étoient presque tous gens d'une grande vertu, grands et petits, à fort peu près qui en avoient l'écorce, qui étoit prise par les autres pour la vertu même. Tous n'avoient qu'un but, qu'aucune disgrâce ne put déranger, tous qu'une marche compassée[3] et cadencée vers ce but, qui étoit le retour de Cambray leur maître, et cependant de ne vivre et ne respirer que pour lui, de ne penser et de n'agir que sur ses principes, et de recevoir ses avis en tout genre comme les oracles de Dieu même, dont il étoit le canal. Que ne peut point un enchantement de cette nature, qui, ayant saisi le cœur des plus honnêtes gens, l'esprit de gens qui en avoient beaucoup, le goût et la plus ardente amitié de personnes les plus fidèles, s'est encore divinisé en eux par l'opinion ferme, ancienne, constante, qu'en cela consiste piété, vertu, gloire de Dieu, soutien de l'Église, et le salut particulier de leurs âmes, à quoi de bonne foi tout étoit postposé[4] chez eux? Par ce développement on voit sans peine quel puissant ressort

1. C'est le terme dont notre auteur se sert toujours; on l'appelait ainsi par allusion au *pusillus grex* de l'Évangile selon Saint Luc, chap. XII, verset 32.

2. *Il,* au singulier, par mégarde, dans le manuscrit.

3. Et non *composée,* comme on l'avait imprimé dans la dernière édition.

4. Mot déjà rencontré dans le tome XV, p. 21.

étoit l'archevêque de Cambray à l'égard des ducs de Chevreuse et de Beauvillier et de leurs épouses, qui tous quatre n'étoient qu'un cœur, une[1] âme, un sentiment, une pensée. Ce fut peut-être cette considération unique qui empêcha la retraite du duc de Beauvillier à la mort de ses enfants[2], et lorsqu'il eut achevé l'établissement intérieur de sa famille[3], enfin aux diverses occasions où on l'a vu ici si près[4] d'être perdu[5]. Le duc de Chevreuse et lui avoient un goût et un penchant entier à la retraite : il y étoit si entier, que leur vie en tenoit[6] une proximité[7] tout à fait indécente à leurs emplois[8] ; mais l'ardeur de leurs desirs d'être utiles à la gloire de Dieu, à l'Église, à leur propre salut, le[9] leur fit croire, de la meilleure foi du monde, attaché à demeurer en des places qui pussent[10] ne rien laisser échapper sur le retour de leur père spirituel. Il ne leur fallut pas une raison à leur avis moins transcendante pour essuyer[11] tout, glisser sur tout, et conjurer les orages, pour n'avoir pas à se reprocher un jour le crime de s'être rendus inutiles à une œuvre à leurs yeux si principale, dont les occasions leur pouvoient être présentées[12] par les ressorts inconnus de la Providence, encore que, depuis si longtemps, ils n'y eussent pu entre-

1. Ici encore *un ame*. — 2. Tome XIII, p. 178-179.

3. Lorsqu'il céda son duché à son frère en 1706 (tome XIV, p. 123-127), et, en 1710, sa charge de premier gentilhomme de la chambre au duc de Mortemart, son gendre (tome XIX, p. 35-37).

4. *Prest* corrigé en *prés*. — 5. Ci-dessus, p. 290 et note 5.

6. Le commencement de *tenoit* corrige un *a*.

7. « *Proximité*, voisinage d'une chose par rapport à une autre » (*Académie*, 1718.) Nous avons déjà eu *proximité de lignage* dans le tome I, p. 222.

8. Saint-Simon veut dire que leur existence journalière était si semblable à une vie de retraite que cela ne convenait pas aux emplois qu'ils avaient à la cour.

9. Leur salut.

10. *Pussent* est en interligne, au-dessus de *pusse*, biffé.

11. Dans les éditions précédentes, on a imprimé *essayer*.

12. *Présentés* corrigé en *présentées*.

voir le moindre jour. Le changement subit arrivé par la mort de Monseigneur leur parut cette grande opération de la Providence, expresse[1] pour Monsieur de Cambray, si persévéramment attendue, sans savoir d'où ni comment elle s'accompliroit, la récompense du juste qui vit de la foi, qui espère contre toute espérance[2], et qui est délivré au moment le plus imprévu. Ce n'est pas que je leur aie ouï[3] rien dire de tout cela ; mais[4] qui les voyoit comme moi dans leur intérieur y voyoit une telle conformité dans tout le tissu de leur vie, de leur conduite, de leurs sentiments, que leur attribuer ceux-là, c'est moins les scruter[5] que les avoir bien connus. Serrés sur tout ce qui pouvoit approcher ces matières, renfermés entre eux autres anciens disciples avec une discrétion et une fidélité merveilleuse, sans faire ni admettre aucuns prosélytes dans la crainte de s'en repentir, ils ne jouissoient qu'ensemble d'une vraie liberté, et cette liberté leur étoit si douce, qu'ils la préféroient[6] à tout ; de là, plus que de toute autre chose, cette union[7] plus que fraternelle des ducs et des duchesses de Chevreuse et de Beauvillier ; de là le mariage du duc de Mortemart, fils de la disciple sans peur, sans mesure, sans contrainte[8] ; de là les retraites impénétrables de la fin de chaque semaine à Vaucresson avec un très petit nombre de disciples trayés, obscurs, et qui s'y succédoient les uns aux autres[9] ; de là cette clôture de

1. Au sens de faite expressément. — 2. Ci-dessus, p. 4.

3. Il y a *oü*, dans le manuscrit.

4. Après *mais*, un *à* rend la phrase boiteuse.

5. Le *Dictionnaire de l'Académie* de 1718, qui donnait les mots *scrutin* et *scrutateur*, ne connaissait pas le verbe *scruter*, ni non plus le *Dictionnaire de Trévoux*. *Scruter* ne figura dans l'*Académie* qu'en 1798, avec le sens d'examiner en cherchant à pénétrer jusqu'au fond des choses. Littré en cite un exemple de Vauvenargues ; nous le retrouverons ci-après, p. 377.

6. Il y a *prefereroient*, par erreur, dans le manuscrit.

7. Avant *union*, il a biffé *unino[n]*.

8. Voyez tome XI, p. 330-334. — 9. Tome XIX, p. 139.

monastère qui les suivoit au milieu de la cour ; de là cet attachement au delà de tout au nouveau Dauphin, soigneusement élevé et entretenu dans les mêmes sentiments : ils le regardoient comme un autre Esdras, comme le restaurateur du temple et du peuple de Dieu après la captivité[1].

Duc de Charost, et sa mère.

Dans ce petit troupeau étoit une disciple des premiers temps, formée par M. Bertau[2] qui tenoit des assemblées à l'abbaye de Montmartre[3], où elle avoit été instruite[4] dès sa jeunesse, où elle alloit toutes les semaines avec M. de Noailles, qui sut bien s'en retirer à temps[5] : c'étoit la duchesse de Béthune[6], qui avoit toujours augmenté depuis en vertu, et qui avoit été trouvée digne par Mme Guyon[7] d'être sa favorite[8]. C'étoit par excellence la grande âme, devant qui Monsieur de Cambray même étoit

1. Esdras, fils et frère de deux grands prêtres, fut le chef des Juifs qui revinrent de Babylone à Jérusalem vers 467 avant J.-C. ; il contribua avec Zorobabel à la reconstruction du Temple et à la réorganisation du peuple juif. Trois livres de la Bible portent son nom ; mais les deux derniers sont considérés comme apocryphes.

2. Ce Bertau, ou plutôt Berthod, devait être un neveu du fameux chanteur Berthod, dit *le Châtré*, dont a parlé Tallemant, et, bon chanteur lui-même, il entra à l'Oratoire en 1660 (*Muse historique*, tome III, p. 192). C'est lui qui fut donné par la Mère Granger à Mme Guyon et fut son premier initiateur. Saint-Simon parlera encore de lui, toujours à propos de Mme de Béthune, en 1716.

3. Cette abbaye, située sur le sommet de la colline qui dominait Paris, avait été fondée en 1134 par le roi Louis le Gros, pour des Bénédictines, et le pape Eugène III en avait consacré lui-même l'église en 1147. Au temps des « assemblées » dont parle notre auteur, l'abbesse était Françoise-Renée de Lorraine-Guise, qui mourut en 1682 et fut remplacée par Marie-Anne de Lorraine-Harcourt.

4. *Instruilte* (*sic*) est en interligne, au-dessus de *formée*, biffé.

5. Dans la suite des *Mémoires* (tome XIII de 1873, p. 39-40), Saint-Simon donnera plus de détails sur les relations passagères du futur maréchal de Noailles avec ce « petit troupeau », prémices du quiétisme. Il en avait déjà parlé dans l'Addition n° 127 (notre tome II, p. 413).

6. Marie Foucquet : tome II, p. 345.

7. Le *G* de *Guyon* surcharge un *d*. — 8. Tome V, p. 173.

en respect, et qui n'y étoit à son tour que par humilité et par différence de sexe. Cette confraternité avoit fait de la fille du surintendant Foucquet l'amie la plus intime des trois filles de Colbert et de ses gendres, qui la regardoient avec la plus grande vénération[1]. Le duc de Béthune, son mari[2], n'étoit qu'un frère coupe-choux[3], qu'on toléroit à cause d'elle ; mais le duc de Charost son fils recueillit tous les fruits de la béatitude de sa sainte mère. Une[4] probité exacte, beaucoup d'honneur, et tout ce qu'il y pouvoit ajouter de vertu à force de bras[5], mais rehaussée de tout l'abandon à Monsieur de Cambray qui se pouvoit espérer du fils de[6] la disciple mère[7], faisoit le fonds du caractère de ce fils, d'ailleurs[8] incrusté[9] d'une ambition extrême, de jalousie à proportion, d'un grand amour du monde, dans lequel il étoit fort répandu et auquel il étoit fort propre ; l'esprit du grand monde, aucun d'affaires, nulle instruction de quelque genre que ce fût, pas même de dévotion excepté celle qui étoit particulière au petit troupeau, et d'un mouvement de corps[10] incroyable ; fidèle à ses amis et fort capable d'amitié, et secret à surprendre à travers cette insupportable affluence de paroles

1. *Ibidem.* — 2. Tome III, p. 93.

3. « *Frère coupe-choux,* religieux qui n'est d'aucune considération dans son couvent ; par extension, homme sans considération ; » telle est la définition donnée par le *Dictionnaire de Littré* pour cette locution, qui ne figure dans aucun lexique du dix-huitième siècle. Littré, outre le présent exemple, n'en a relevé d'autre que dans les Chansons de Béranger. Saint-Simon écrit *coupe chou.*

4. En 1715, Saint-Simon reprendra, en les abrégeant, les principaux traits du portrait qui va suivre.

5. Expression déjà relevée dans le tome XIX, p. 221, et que nous allons retrouver encore.

6. *Du* corrige *de,* et les mots *fils de* ont été ajoutés en interligne.

7. Voyez ce qu'il a déjà dit, dans le tome V, p. 174, de la « dévotion » du duc de Charost à Monsieur de Cambray.

8. *D'ailleurs* est en interligne, au-dessus de *mais,* biffé.

9. Mot déjà relevé dans le tome XX, p. 79.

10. Au sens moderne d' « agitation ».

héréditaire chez lui de père en fils[1]. Il a peut-être été le seul qui ait su joindre une profession publique de dévotion de toute sa vie avec le commerce étroit des libertins[2] de son temps, et l'amitié de la plupart, qui tous le recherchoient, et l'avoient tant qu'ils pouvoient dans leurs parties où il n'y avoit pas de débauche, et non seulement sans se moquer de ses pratiques si contraires aux leurs, je dis la meilleure compagnie et la plus brillante de la cour et des armées, mais avec liberté et confiance, retenus[3] même par considération pour lui, et sans que leur gaieté ni leur liberté en fût altérée. Il étoit de fort bonne compagnie et bon convive, avec de la valeur, de la gaieté, et des propos et des expressions souvent fort plaisantes. La vivacité de son tempérament lui donnoit des passions auxquelles sa piété donnoit un frein pénible, mais qui en prenoit le dessus à force de bras[4], ce[5] qui fournissoit souvent avec lui à la plaisanterie. M. de Beauvillier avoit fort souhaité autrefois que Charost et moi liassions ensemble[6], et cette liaison, qui s'étoit faite[7], avoit réussi jusqu'à[8] la plus grande intimité, qui a toujours duré depuis entre nous. Je n'ai jamais connu Monsieur de Cambray que de visage ; j'étois à peine entré dans le monde lors du[9] déclin de sa faveur; je ne me suis jamais présenté aux mystères du petit troupeau : c'étoit donc être bien inférieur au duc de Charost à l'égard des ducs de Chevreuse et de Beauvillier, dont on lui verra bientôt recueillir le fruit ; et

Duc et duchesse de Saint-Simon.

1. Il a déjà parlé du bavardage du « bonhomme Béthune » dans le tome V, p. 174.

2. Tome XIV, p. 302.

3. Avant *retenus*, Saint-Simon a biffé un *et*.

4. Ci-dessus, p. 303. — 5. *Et* surchargé en *ce*.

6. Le *Dictionnaire de l'Académie* de 1718 ne donnait pas *lier*, pris dans le sens absolu ; Littré semble avoir négligé cette acception, qui a déjà été relevée dans le tome IV, p. 139.

7. Voyez tome V, p. 175.

8. La préposition *à* a été ajoutée après coup entre *jusque* et *la*.

9. *Du* corrige *de*.

néanmoins il en étoit demeuré avec eux à la confiance de leur gnose[1], tandis que je l'avois entière sur tout ce qui regardoit l'État, la cour, et la conduite du Dauphin. Sur leur gnose, ils ne m'en parloient pas; mais ils étoient à cœur ouvert avec moi sur leur attachement et leur admiration de Monsieur de Cambray, sur les desirs et les mesures de son retour. Dampierre et Vaucresson[2] m'étoient ouverts en tout temps; les condisciples obscurs y paroissoient librement devant moi, et y conversoient de même, et j'étois l'unique non initié en leur gnose dans ce genre de confiance et de liberté avec eux. Il y avoit déjà bien des années que je m'étois aperçu qu'il s'en falloit tout[3] que Charost ne fût aussi avant que moi dans leur confiance par bien des choses dont il se plaignoit à moi de leur réserve, que je lui laissois ignorer qu'ils m'avoient confiées, et je ne vis pas depuis qu'il avançât là-dessus avec eux, tandis qu'ils me disoient et consultoient avec moi toutes choses. Dans ma surprise de cette différence d'un homme si fort mon ancien d'âge, et de cette sorte d'amitié si puissante avec eux, j'en ai souvent cherché les causes. Son activité étoit toute de corps[4]. Il étoit bien plus répandu que moi dans le monde; mais[5] il savoit peu, et ne suivoit guères ce qui s'y passoit de secret et d'important; il ignoroit donc les machines de la cour, que me découvroit ma liaison avec les acteurs principaux des deux sexes[6], et mon application à démêler, à savoir et à suivre journellement toutes ces sortes de choses toujours curieuses, ordinairement utiles, et souvent d'un grand usage. Mme de Saint-Simon étoit aussi tout à fait dans la confiance de MM. et de Mmes de Chevreuse et de Beauvil-

1. Mot déjà employé dans le tome XIX, p. 36, pour signifier la doctrine des partisans de Fénelon.
2. La demeure des Chevreuse et celle des Beauvillier.
3. Expression déjà rencontrée ci-dessus, p. 252.
4. Ci-dessus, p. 303. — 5. *Mais* est en interligne.
6. Avant ce mot, il a biffé un premier *sexs* mal écrit, et corrigé en *sexes*.

lier, qui avoient une grande opinion de sa vertu, de sa conduite, du caractère de son esprit[1]. J'avois avec eux la liberté de leur tout dire, qui n'eût pas sié[2] de même à la dévotion du duc de Charost. Enfin, j'avois eu les[3] occasions qu'on a vues ici de les avertir de choses fort peu apparentes et de la plus extrême importance[4], qu'ils n'avoient même pu croire que par les événements ; et cela avoit mis le dernier degré à leur ouverture sur tout avec moi, dont ils avoient de plus éprouvé en tout la plus constante et la plus fidèle amitié de toute préférence[5]. Ce me fut donc une joie bien douce et bien pure de me trouver le seul homme de la cour dans l'amitié la plus intime, et dans la plus entière confiance de ce qui, privativement à tout autre, et sans crainte de revers, alloit figurer si grandement à la cour, et si puissamment sur le nouveau Dauphin qui alloit donner le ton à toutes choses[6]. Plus ma liaison intime étoit connue avec les deux ducs, et plus je me tins en garde contre tout extérieur trop satisfait, et plus encore important, et plus j'eus soin que ma conduite et ma vie se continssent dans tout leur ordinaire à tous égards.

Conduite des ducs de

Dans ce grand changement de scène il ne parut donc

1. Ce passage est à rapprocher de ce qui a déjà été dit de l'opinion de Beauvillier, de Chamillart et du Chancelier, sur Mme de Saint-Simon, dans le tome XIII, p. 239-240.

2. Le *Dictionnaire de l'Académie* de 1718, non plus que celui de 1878, n'indiquait pas ce participe passé du verbe *seoir,* mais seulement la périphrase *être séant.* Saint-Simon a employé la forme *siéoit* dans le tome XVIII, p. 223.

3. *Des* corrigé en *les.*

4. Nous avons eu occasion de remarquer combien Saint-Simon se faisait d'illusions sur cette importance, et aussi peut-être sur l'opinion que M. de Beauvillier avait de lui.

5. Par préférence à tous autres.

6. « On dit figurément qu'*un homme donne le ton à la conversation,* pour dire qu'il s'en rend le maître et que, par autorité ou par insinuation, il oblige les autres à penser et à parler comme lui » (*Académie,* 1718).

Chevreuse et de Beauvillier.

d'abord que deux personnages en posture d'en profiter : le duc de Beauvillier, et, par lui, le duc de Chevreuse, et un troisième en éloignement, l'archevêque de Cambray. Tout rit aux deux premiers tout à coup; tout s'empressa autour d'eux, et chacun avoit été de leurs amis dans tous les temps ; mais, en eux, les courtisans n'eurent pas affaire à ces champignons[1] de nouveaux ministres tirés en un moment de la poussière, et placés au timon de l'État, ignorants également d'affaires et de cour, également enorgueillis et enivrés, incapables de résister, rarement même de se défier de ces sortes de souplesses, et qui ont la fatuité d'attribuer à leur mérite ce qui n'est prostitué qu'à la faveur. Ceux-ci, sans rien changer à la modestie de leur extérieur, ni à l'arrangement de leur vie, ne pensèrent qu'à se dérober le plus qu'il leur fut possible aux bassesses entassées à leurs pieds, à faire usage de leurs amis d'épreuve, à se fortifier près du Roi par une assiduité redoublée, à s'ancrer de plus en plus près de leur Dauphin, à le conduire à paroître ce qu'il étoit, sans avoir surtout l'air de le conduire, et pour faire que[2], tant du côté de l'estime et des cœurs, que de celui de l'autorité, il différât entièrement de son père. Ils n'oublièrent pas de tâcher à s'approcher de la Dauphine, du moins à ne la pas écarter d'eux. Elle l'étoit par une grande opposition d'inclinations et de conduite ; elle l'étoit encore par Mme de Maintenon. Leur vertu, austère à son gré parce qu'elle n'en connoissoit que l'écorce, lui faisoit peur par leur influence sur le Dauphin ; elle les craignoit encore plus directement par un endroit plus délicat[3], qui étoit celui-là même qui la devoit véritablement attacher à eux,

1. *Champignons* est en interligne, au-dessus de *potirons*, biffé. — Nous avons déjà rencontré cette locution dans le tome XVI, p. 88.

2. Ces quatre derniers mots ont été ajoutés en interligne.

3. Avant *plus*, Saint-Simon a biffé *encore*, et *délicat* corrige *direct*, effacé du doigt. — C'est une allusion aux relations galantes, avec Nangis, Maulévrier, l'abbé de Polignac, qu'il a prêtées à la princesse (notre tome XII, p. 269 et suivantes).

si, avec tout son esprit, elle eût su discerner les effets de la vraie piété, de la vraie vertu, de la vraie sagesse, qui est[1] d'étouffer et de cacher avec le plus grand soin et les plus extrêmes précautions, dont j'ai vu souvent ces deux ducs très occupés, ce qui peut altérer la paix et la tranquillité du mariage. Ainsi, elle trembloit des avis fâcheux du lieu même de sa plus entière sûreté. Toutes ces raisons avoient mis un froid et un malaise, que tout l'esprit et la faveur de Mme de Levis[2] n'avoit pu vaincre, et dont ces deux seigneurs et leurs épouses s'étoient aperçus de bonne heure à travers les ménagements et la considération que la[3] princesse ne pouvoit leur refuser, mais dont les sentiments étoient soigneusement entretenus par les Noailles, et par la comtesse de Roucy, autant que celle-ci le pouvoit, qui, en communiant tous les huit jours, ne pardonna jamais au duc de Beauvillier, ni aux siens, d'avoir opiné contre elle dans ce grand procès qu'elle gagna devant le Roi contre M. d'Ambres, dont j'ai parlé ailleurs[4], et dans lequel Mme de Maintenon, contre sa coutume, se déclara si puissamment pour elle et pour la duchesse d'Arpajon, sa mère. Le printemps, qui est la saison de l'assemblée des armées, fit apercevoir bien distinctement à Cambray le changement qui étoit arrivé à la cour. Cambray devint la seule route de toutes les différentes parties de la Flandre. Tout ce qui y servoit de gens de la cour, d'officiers généraux, et même d'officiers moins connus, y passèrent tous, et s'y arrêtèrent le plus qu'il leur fut possible. L'archevêque y eut une[5] telle cour, et si empressée, qu'à travers sa joie il en fut peiné dans la crainte du retentissement et du mauvais effet qu'il en craignoit du côté du Roi. On peut juger avec quelle

1. Il y a bien *qui est,* au singulier dans le manuscrit.
2. Fille du duc de Chevreuse.
3. Les mots *que la* surchargent *ne leur.*
4. Dans le tome V, p. 146 et 474, note 8.
5. Encore *un*, par mégarde, dans le manuscrit.

affabilité, quelle modestie, quel discernement il reçut tant d'hommages, et le bon gré que se surent les raffinés[1] qui de longue main l'avoient vu et ménagé dans leurs voyages en Flandres. Cela fit grand bruit en effet; mais le prélat se conduisit si dextrement[2], que le Roi ni Mme de Maintenon ne témoignèrent rien de ce concours, qu'ils voulurent apparemment ignorer. A l'égard des ducs de Chevreuse et de Beauvillier, le Roi, accoutumé à les aimer, à les estimer, à y avoir sa confiance jusque dans les rudes traverses qu'ils avoient quelquefois essuyées, ne put s'effaroucher de leur éclat nouveau, soit qu'il ne perçât pas jusqu'à lui, chose bien difficile à croire, soit plutôt qu'il ne pût être détourné de ses sentiments pour eux. Mme de Maintenon aussi ne montra rien là-dessus.

Duc de Chevreuse.

Il y avoit déjà des années que le duc de Beauvillier avoit initié[3] le duc de Chevreuse auprès du Dauphin, et qu'il l'avoit accoutumé à le considérer comme une seule chose avec lui. Le liant naturel et la douceur de l'esprit de Chevreuse, son savoir et sa manière de savoir et de s'expliquer, ses vues fleuries, quoique sujettes à se perdre, furent des qualités faites exprès pour plaire à ce jeune prince avec lequel il avoit souvent de longs tête-à-tête, et qui le mirent si avant dans sa confiance, que M. de Beauvillier s'en servit souvent pour des choses qu'il crut plus à propos de faire présenter par son beau-frère que par lui-même. Comme ils n'étoient qu'un, tout entre eux marchoit par le même esprit, couloit des mêmes principes, tendoit au même but, et se référoit[4] entre eux deux, en sorte que le prince avoit un seul con-

1. Le *Dictionnaire de l'Académie* de 1718 ne connaissait point ce substantif verbal.

2. Cet adverbe, quoique usité alors comme aujourd'hui, n'a trouvé place que de nos jours dans l'*Académie*; voyez ci après, p. 483.

3. Il a écrit : *intié*, par mégarde.

4. L'*Académie* ne donnait que *se référer à quelque chose*. Ici c'est plutôt le sens juridique d'être l'objet d'un rapport, d'un examen, dont Littré cite un exemple dans les plaidoyers de Patru.

ducteur en deux différentes personnes, et qu'il avoit pris beaucoup de goût et de confiance au duc de Chevreuse, qui depuis longtemps étoit bien reçu à lui dire tout ce qu'il pensoit de lui et ce qu'il desiroit sur sa conduite, et toujours avec des intermèdes[1] d'histoire, de science et de piété; mais la supériorité en confiance, en amitié, et toute la déférence, étoit demeurée entière au duc de Beauvillier. On peut croire que ces deux hommes ne laissoient pas refroidir dans le prince ses vifs sentiments pour l'archevêque de Cambray. Le confesseur[2] étoit d'intelligence avec eux sur cet article, et en totale déférence sur tous autres ; et jusqu'alors il n'y avoit pas eu de quatrième admis en cet intime intérieur du prince. Le premier soin[3] des deux ducs fut de le porter à des mesures encor plus grandes, à un air de respect et de soumission encore plus marqué, à une assiduité de courtisan à l'égard du Roi, si naturellement jaloux, et déjà éprouvé tel en diverses occasions par son petit-fils. Secondé à souhait par son adroite épouse, en possession elle-même de toute privance avec le Roi et du cœur de Mme de Maintenon, il redoubla ses soins auprès d'elle, qui, dans le transport de trouver un Dauphin sur qui sûrement compter, au lieu d'un autre qui ne l'aimoit point, se livra à lui, et par cela même lui livra le Roi. Les premiers quinze jours rendirent sensible à tout ce qui étoit à Marly un changement si extraordinaire dans le Roi, si réservé pour ses enfants légitimes et si fort roi avec eux. Plus au large par un si grand pas fait, le Dauphin s'enhardit avec le monde, qu'il redoutoit du vivant de Monseigneur, parce que,

Monseigneur le Dauphin.

1. L'*Académie* de 1718 ne connaissait ce mot qu'au sens spécial de « divertissement entre les actes d'une pièce de théâtre. » Nous le retrouverons tout à l'heure, p. 312.

2. Le P. Martineau (tome VII, p. 189).

3. Les mots *p^r soin* sont en interligne, au-dessus de *soin*, biffé, avant lequel Saint-Simon avait voulu ajouter *p^r*, qu'il a biffé ensuite pour écrire les deux mots en interligne.

quelque grand qu'il fût, il en essuyoit les brocards[1] applaudis. C'est ce qui lui donnoit cette timidité qui le renfermoit dans son cabinet, parce que ce n'étoit que[2] là qu'il se trouvoit à l'abri et à son aise ; c'est ce qui le faisoit paroître sauvage et le faisoit craindre pour l'avenir, tandis qu'en butte à son père, peut-être alors au Roi même, contraint d'ailleurs par sa vertu, en butte à une cabale audacieuse ennemie, intéressée à l'être, et à ses dépendances qui formoient le gros et le fort de la cour, gens avec qui il avoit continuellement à vivre, enfin en butte au monde en général comme monde, il menoit une vie d'autant plus obscure qu'elle étoit plus nécessairement éclairée, et d'autant plus cruelle qu'il n'en envisageoit point de fin.

Le Roi[3] revenu pleinement à lui, l'insolente cabale tout à fait dissipée par la mort d'un père presque ennemi dont il prenoit la place, le monde en respect, en attention, en empressement, les personnages les plus opposés en air de servitude, ce même gros de la cour en soumission et en crainte, l'enjoué et le frivole, partie non médiocre d'une grande cour, à ses pieds par son épouse, certain d'ailleurs de ses démarches par Mme de Maintenon, on vit ce prince timide, sauvage, concentré, cette vertu précise, ce savoir déplacé, cet homme engoncé[4], étranger dans sa maison, contraint de tout, embarrassé partout, on le vit, dis-je, se montrer par degrés, se dé-

1. « *Brocard*, parole de moquerie, raillerie piquante » (*Académie*, 1718). Ce mot a déjà été employé par Saint-Simon dans le tome XX, p. 318.

2. L'abréviation de *que* a été ajoutée après coup entre *n'estoit* et *là*.

3. Il avait d'abord écrit *Mgr mort, le Roy* ; il a biffé les deux premier mots, et corrigé *le* en *Le*.

4. Mot déjà passé au propre dans le tome V, p. 35. Le *Dictionnaire de l'Académie* n'en indiquait pas d'emploi au figuré, et Littré, ayant cité le premier exemple, n'a pas relevé celui-ci, au sens de gêné, contraint.

ployer peu à peu, se donner au monde avec mesure, y être libre, majestueux, gai, agréable, tenir le salon de Marly dans des temps coupés[1], présider au cercle rassemblé autour de lui comme la divinité du temple, qui sent, et qui reçoit avec bonté les hommages des mortels auxquels il[2] est accoutumé, et les récompense de ses douces influences. Peu à peu la chasse ne fut plus l'entretien que du laisser-courre[3], ou du moment du retour[4] Une conversation aisée, mais instructive et adressée avec choix et justesse, charma le sage courtisan et fit admirer les autres. Des morceaux d'histoire convenables, amenés sans art des occasions naturelles, des applications desirables, mais toujours discrètes et simplement présentées sans les faire, des intermèdes[5] aisés, quelquefois même plaisants, tout de source et sans recherche, des traits échappés de science, mais rarement, et comme dardés[6] de plénitude[7] involontaire, firent tout à la fois ouvrir les yeux, les oreilles et les cœurs. Le Dauphin devint un autre prince de Conti. La soif de faire sa cour eut en plusieurs moins de part à l'empressement de l'environner dès qu'il paroissoit, que celle de l'entendre et d'y puiser une instruction délicieuse par l'agrément et la douceur d'une éloquence naturelle qui n'avoit rien de recherché,

1. Même locution qu'au tome XVII, p. 342. — 2. *Il*, la Divinité.

3. « On dit, en termes de chasse, *laisser courre*, pour dire découpler les chiens après la bête ; on fait même un substantif des deux infinitifs, qui signifie le lieu où l'on découple les chiens » (*Académie*, 1718). Plutôt que le lieu, c'est le temps où les piqueurs lâchent la meute à la poursuite de l'animal, et l'action en elle-même. Littré a mal interprété cette phrase de la Bruyère : « Il est au laisser-courre ».

4. C'est-à-dire qu'on cessa de parler chasse autre part que pendant le temps du laisser-courre ou pendant celui de la « retraite. »

5. Ci-dessus, p. 310.

6. « *Darder*, lancer une arme, ou quelque autre chose comme on lancerait un dard ; quelquefois il se prend figurément : *le soleil dardant ses rayons, darder un regard* » (*Académie*, 1718).

7. Nous avons déjà eu *plénitude* au tome XIX, p. 225.

la justesse en tout, et, plus que cela, la consolation, si nécessaire et si desirée, de se voir un maître futur si capable de l'être par son fonds, et par l'usage qu'il montroit qu'il en sauroit faire. Gracieux partout, plein d'attention au rang, à la naissance, à l'âge, à l'acquis[1] de chacun, choses[2] depuis si longtemps honnies et confondues[3] avec le plus vil peuple de la cour ; régulier à rendre à chacune de ces choses ce qui leur étoit dû de politesse, et ce qui s'y en pouvoit ajouter avec dignité ; grave, mais sans rides[4], et en même temps gai et aisé : il est incroyable[5] avec quelle étonnante rapidité l'admiration de l'esprit, l'estime du sens, l'amour du cœur, et toutes les espérances furent entraînées, avec[6] quelle roideur les fausses idées qu'on s'en étoit faites et voulu faire furent précipitées, et quel fut l'impétueux tourbillon du changement qui se fit généralement à son égard La joie publique faisoit qu'on ne s'en pouvoit taire, et qu'on se demandoit les uns aux autres si c'étoit bien là le même homme, et si ce qu'on voyoit étoit songe ou réalité. Cheverny, qui fut un de ceux à qui la question s'adressa, n'y laissa rien à repartir[7] : il répondit que la cause de tant de surprise étoit de ce qu'on ne connoissoit point ce prince, qu'on n'avoit même pas voulu connoître ; que, pour lui, il le trouvoit tel qu'il l'avoit toujours

1. « *Acquis* est aussi un substantif, et dans cette acception, on dit qu'*un homme a de l'acquis, beaucoup d'acquis,* pour dire qu'il est très capable dans sa profession, et cela se dit ordinairement en parlant d'un homme de lettres » (*Académie,* 1718). — Saint-Simon écrit : *acquit,* comme s'il s'agissait du substantif correspondant au verbe *acquitter*.

2. *Chose* est par mégarde, au singulier.

3. *Confondus* corrigé en *confondues*.

4. C'est-à-dire sans l'air rébarbatif qui accompagne parfois la gravité de la vieillesse ridée.

5. *Incroyable* est en interligne, au-dessus d'*étonnant,* biffé.

6. Avant *avec,* Saint-Simon a biffé *et*.

7. « *Repartir,* répliquer, répondre sur-le-champ et vivement » (*Académie,* 1718).

connu et vu dans son particulier; que, maintenant que la liberté lui étoit venue de se montrer dans[1] tout son naturel, et aux autres de l'y voir, il paroissoit ce qu'il avoit toujours été, et que cette justice lui seroit rendue quand l'expérience de la continuité apprendroit cette vérité. De la cour à Paris, et de Paris au fond de toutes les provinces, cette réputation vola avec tant de promptitude, que ce peu de gens anciennement attachés au Dauphin en étoient à se demander les uns aux autres s'ils pouvoient en croire ce qui leur revenoit de toutes parts. Quelque fondé que fût un si prodigieux succès, il ne faut pas croire qu'il fût dû tout entier aux merveilles du jeune prince. Deux choses y contribuèrent beaucoup : les mesures immenses et si étrangement poussées de cette cabale dont j'ai tant parlé, à décrier ce prince sur toutes sortes de points, et, depuis Lille, toujours soutenues pour former contre lui une voix publique dont ils pussent s'appuyer auprès de Monseigneur, et en cueillir les fruits qu'ils s'en étoient proposés dès le départ pour cette campagne, que le complot de l'y perdre avoit été fait; et le contraste de l'élastique[2] à la chute du poids qui lui écrasoit les épaules, après lequel on le vit redressé, l'étonnement extrême que produisit ce même contraste entre l'opinion qu'on en avoit conçue et ce qu'on ne pouvoit s'empêcher de voir, et le sentiment de joie intime de chacun, par son plus sensible intérêt, de voir poindre une aurore[3] qui déjà s'avançoit, et qui promettoit tant d'ordre et de bonheur après une si longue confusion et tant de ténèbres.

Mme de Maintenon point aux mi-

Mme de Maintenon, ravie de ces applaudissements par amitié pour sa Dauphine, et par son propre intérêt de

1. *Dans* surcharge les premières lettres d'*av*[*ec*].

2. « *Élastique,* adjectif, n'a d'usage que dans cette phrase *vertu élastique,* c'est-à-dire la qualité par laquelle un corps fait ressort » (*Académie*, 1718).

3. On a eu ci-dessus, p. 13, « la première pointe de l'aurore »

pouvoir compter sur un Dauphin qui commençoit à faire l'espérance et les délices publiques, s'appliqua à en presser tout l'usage qu'elle put auprès du Roi. Quelque admiration qu'elle voulût montrer pour tout ce qui étoit de son goût et de sa volonté, et quelques mesures qu'elle gardât avec tous ses ministres, leur despotisme et leur manière de l'exercer lui déplaisoit[1] beaucoup. Ses plus familiers avoient découvert en des occasions rares ses plus secrets sentiments là-dessus, qu'Harcourt avoit beaucoup fortifiés en elle[2], tantôt par des demi-mots de ridicule bien assenés, où elle excelloit, quelquefois par quelques paroles plus sérieuses, bien qu'également étranglées[3], sur le mauvais de ce gouvernement. Elle crut donc se procurer un avantage, à l'État un bien, au Roi un soulagement, de faire en sorte qu'il s'accoutumât à faire préparer les matières par le Dauphin, à lui en laisser[4] expédier quelques-unes, et peu à peu ainsi à se décharger sur lui du gros et du plus pesant des affaires, dont il s'étoit toujours montré[5] si capable, et dans lesquelles[6] il étoit initié puisqu'il étoit de tous les conseils, où il parloit depuis longtemps avec beaucoup de justesse et de discernement. Elle compta que cette nouveauté rendroit les ministres plus appliqués, plus laborieux, surtout plus traitables et plus circonspects. Vouloir et faire, sur les choses intérieures, et qui, par leur nature, pouvoient s'amener de loin par degrés avec adresse, fut toujours pour elle une seule et même chose. Le Roi, déjà plus enclin à son

nistres, toute au Dauphin.

1. Il y a bien *déplaisoit,* au singulier, dans le manuscrit.

2. Voyez tome X, p. 44-45, ce qu'il disait sur les ministres.

3. « *Étranglé* se dit aussi de quelques endroits d'un discours où l'on ne s'est pas assez étendu » (*Académie,* 1718). — Nous avons déjà eu *étrangler une affaire* dans le tome II, p. 50, et ci-dessus, p. 211, une acception analogue.

4. *Luy en laisser* est en interligne, au-dessus d'*en,* biffé.

5. La première lettre de *monstré* surcharge une *s.*

6. *Lesquels,* au masculin, par mégarde ou comme s'accordant avec les substantifs *gros* et *pesant.*

petit-fils, étoit moins en garde des applaudissements qu'il recevoit sous ses yeux, qu'il ne l'avoit paru sur ceux de ses premières campagnes. Blouin et les autres valets intérieurs, dévoués à M. de Vendôme, n'avoient plus cet objet, ni Monseigneur en croupe ; ils étoient en crainte et en tremblement[1], et M. du Maine, destitué de leur appui, n'osoit plus ouvrir la bouche, ni hasarder que Mme de Maintenon le découvrît contraire. Ainsi le Roi étoit sans ces puissants contrepoids qui avoient tant manégé auparavant dans ses heures les plus secrètes et les plus libres.

Ministres travaillent* chez le Dauphin.

La sage et flexible conduite de ce respectueux et assidu petit-fils l'avoit préparé à se rendre facile aux insinuations de Mme de Maintenon : tellement que, quelque accoutumé que l'on commençât d'être à la complaisance que le Roi prenoit dans le Dauphin, toute la cour fut étrangement surprise de ce que, l'ayant retenu un matin seul dans son cabinet assez longtemps, il ordonna le même jour à ses ministres d'aller travailler chez le Dauphin toutes les fois qu'il les manderoit, et, sans être mandés encore, de lui aller rendre compte de toutes les affaires dont, une fois pour toutes, il leur auroit ordonné de le faire[2]. Il n'est pas aisé de rendre le mouvement prodigieux que fit à la cour un ordre si directement opposé au goût, à l'esprit, aux maximes, à l'usage du Roi,

1. Réminiscence des livres saints : *Cum timore et tremore confitemini* (Tobie, chap. XIII, verset 6) ; *Timor et tremor venerunt super me* (Psaume 54, verset 6).

2. *Dangeau*, p. 398, 28 avril : « Le Roi a ordonné à M. Desmaretz d'aller assez souvent chez le Dauphin pour l'instruire sur les finances. Le Roi est bien aise que ce prince se rende capable d'affaires de plus en plus, et le Dauphin est bien aise aussi d'être instruit, et s'applique fort. » Les *Mémoires de Sourches* n'en parlent qu'au 19 mai (p. 112) : « On voyoit alors avec joie que M. le Dauphin, pour s'instruire à fond des affaires, travailloit tous les jours en particulier avec le contrôleur général Desmaretz et le secrétaire d'État Voysin. »

* Saint-Simon avait d'abord écrit : *Ministres ont ordre de travailler* ; il a biffé *ont ordre de* et corrigé *travailler* en *travaillent*.

si constants jusqu'alors, qui, par cela même, marquoit une confiance pour le Dauphin qui n'alloit à rien moins qu'à lui remettre tacitement une grande partie de la disposition des affaires. Ce fut un coup de foudre sur les ministres, dont ils[1] se trouvèrent tellement étourdis, qu'ils n'en purent cacher l'étonnement[2] ni le déconcertement[3]. Ce fut un ordre, en effet, bien amer pour des hommes qui, tirés de la poussière et tout à coup portés à la plus sûre et la plus suprême puissance, étoient si accoutumés à régner en plein sous le nom du Roi, auquel ils[4] osoient même substituer quelquefois le leur, en usage tranquille et sans contredit de faire et de défaire les fortunes, d'attaquer avec succès les plus hautes, d'être les maîtres des plus patrimoniales[5] de tout le monde, de disposer avec toute autorité du dedans et du dehors de l'État, de dispenser à leur gré toute considération, tout châtiment, toute récompense, de décider de tout hardiment par un *le Roi le veut*[6], de sécurité entière même à l'égard de leurs confrères, de ce que qui que ce fût[7] n'osoit ouvrir la bouche au Roi de rien qui pût regarder leur personne, leur famille, ni leur administration, sous peine d'en devenir aussitôt la victime exemplaire pour quiconque l'eût hasardé, par conséquent en toute liberté de taire, de dire, de tourner toutes choses au Roi comme il leur convenoit, en un mot rois d'effet, et presque de représentation. Quelle chute pour de tels hommes que d'avoir à compter sur tout avec un prince qui avoit Mme de Maintenon à lui, et qui, auprès du Roi, étoit

1. Cet *il* est au singulier, par mégarde.
2. La première lettre *d'estonnem*[t] surcharge un *a*.
3. Tome XVIII, p. 349. — 4. Encore *il,* au singulier.
5. Des fortunes les plus patrimoniales.
6. Ces mots ne sont pas soulignés dans le manuscrit. — Dans le tome XVII, p. 459, il a dit que c'était la réponse ordinaire de Voysin.
7. Les sept derniers mots ont été ajoutés en interligne, et, avant *qui,* Saint-Simon a biffé *personne*.

devenu plus fort qu'eux dans[1] leur propre tripot[2], un prince qui n'avoit plus rien entre lui et le trône, qui étoit capable, laborieux, éclairé, avec un esprit juste et supérieur, qui avoit acquis sur un grand fonds tout fait depuis qu'il étoit dans le Conseil[3], à qui rien ne manquoit pour les éclairer, qui, avec ces qualités, avoit le cœur bon, étoit juste, aimoit l'ordre, qui avoit du discernement, de l'attention, de l'application à suivre et à démêler, qui savoit tourner et approfondir, qui ne se payoit que de choses, et point de langage, qui vouloit déterminément[4] le bien pour le bien, qui pesoit tout au poids de sa conscience, qui, par un accès facile et une curiosité de dessein et de maximes, seroit instruit par force canaux, qui sauroit comparer et apprécier[5] les choses, se défier et se confier à propos par un juste discernement et une application sage, et en garde contre les surprises de toutes parts ; qui, ayant le cœur du Roi, avoit aussi son oreille à toute heure, et qui, outre les impressions qu'il prendroit d'eux pour quand il seroit leur maître, se trouvoit dès lors en état de confondre le faux et le double[6], et de porter une lumière aussi pénétrante qu'inconnue dans l'épaisseur de ces ténèbres qu'ils

1. Le commencement de *dans* surcharge une *s*.

2. Nous avons rencontré *tripot*, au sens de maison de jeu, dans le tome XX, p. 283. Ici c'est l'acception à laquelle se rapporte cette définition du *Dictionnaire de l'Académie* de 1718 : « On dit figurément et familièrement qu'*un homme est dans son tripot,* pour dire qu'il est dans un lieu où il a de l'avantage pour la chose dont il s'agit, qu'il excelle dans les matières dont il est question. » Mme de Sévigné et d'autres contemporains ont employé *tripot* dans le même sens. Nous le trouverons encore dans la suite des *Mémoires,* tomes XI, p. 347, et XVI, p. 34, et dans les *Écrits inédits,* tome III, p. 357.

3. C'est-à-dire : qui, possédant déjà un grand fonds, l'avait augmenté depuis qu'il entrait au Conseil.

4. Tome XV, p. 422. — 5. Il écrit *appretier.*

6. « *Double* signifie figurément dissimulé, traître », dit le *Dictionnaire de l'Académie* de 1718, qui ne donne pas d'exemple de l'emploi de ce mot comme substantif emportant l'idée de duplicité.

avoient formées et épaissies avec tant d'art, et qu'ils entretenoient de même. L'élévation du prince et l'état de la cour ne comportoit plus le remède des cabales, et la joie publique d'un ordre qui rendoit ces rois à la condition de sujets, qui donnoit un frein à leur pouvoir, et une ressource à l'abus qu'ils en faisoient, ne leur laissoient aucune ressource. Ils n'eurent donc d'autre parti à prendre que de ployer les épaules[1] à leur tour, ces épaules roidies à la consistance du fer. Ils[2] allèrent tous, avec un air de condamnés, protester[3] au Dauphin une obéissance forcée, et une joie feinte de l'ordre qu'ils avoient reçu. Le prince n'eut pas de peine à démêler ce qu'eux-mêmes en[4] avoient à cacher. Il les reçut avec un air de bonté et de considération ; il entra avec eux dans le détail de leurs journées pour leur donner les heures les moins incommodes à la nécessité du travail et de l'expédition, et, pour cette première soumission, n'entra pas avec eux en affaires, mais ne différa pas de commencer à travailler chez lui avec eux.

Torcy, Voysin et Desmaretz furent ceux sur qui le poids en tomba par l'importance de leurs départements. Le Chancelier, qui n'en avoit point, n'y eut que faire. Son fils, voyant les autres y travailler assidûment, auroit bien voulu y être mandé aussi ; il espéroit s'approcher par là du prince, et il étoit fort touché de l'air important ; mais sa marine étoit à bas, et les délations du détail de Paris, dont il amusoit le Roi tous les lundis aux[5] dépens de tout

1. « On dit figurément *plier les épaules,* pour dire recevoir une chose fâcheuse, désagréable, avec soumission » (*Académie,* 1718).

2. Encore *il,* dans le manuscrit.

3. Les lexiques du dix-huitième siècle indiquaient l'emploi de *protester* avec un complément direct, emploi qui n'est plus guère usité de nos jours.

4. *En* a été ajouté en interligne, et, après *avoient,* Saint-Simon a biffé *tant de peine.* C'est l'explication du sens de ce membre de phrase.

5. *Aux* surcharge un autre mot illisible.

le monde, et dont Argenson lui avoit adroitement laissé usurper tout l'odieux[1], n'étoient ni du goût du Dauphin, ni chose à laquelle il voulût perdre son temps. D'ailleurs, la personne de Pontchartrain lui étoit désagréable, comme on le verra bientôt[2], et il ne put parvenir à être mandé, ni trouver sans cela de quoi oser aller rendre compte, dont il fut fort mortifié. La Vrillière n'avoit que le détail courant de ses provinces, par conséquent point de matière pour ce travail ; le département de sa charge étoit la religion prétendue réformée[3], et tout ce qui regardoit les huguenots ; tout cela étoit tombé depuis les suites de la révocation de l'édit de Nantes, tellement qu'il n'avoit point de département[4].

Ce seroit ici le lieu de parler de la situation dans laquelle je me trouvai incontinent avec le Dauphin, et la confiance intime sur le présent et l'avenir, et toutes les mesures qui y étoient relatives où je fus admis entre le duc de Beauvillier et le Dauphin, et le duc de Chevreuse. La matière est curieuse et intéressante ; mais elle mèneroit trop loin à la suite de la longue parenthèse que la mort de Monseigneur et ses suites, et que[5] l'affaire de d'Antin et de l'édit qu'elle produisit, a mise au courant[6]. Il le faut reprendre jusqu'au voyage de Fontainebleau. Je reviendrai après à ce que, pour le présent, je diffère.

Voyages des généraux d'armées.

Le[7] maréchal de Villars étoit allé de bonne heure en Flandres dans le dessein d'y faire le siège de Douay[8]. Le

1. Déjà dit plusieurs fois, en dernier lieu dans le tome XVIII, p. 84.
2. Dans le prochain volume. On a vu ci-dessus (p. 282-283) combien la Dauphine le détestait.
3. Ces trois mots sont écrit *R. P. reformée*.
4. « Une charge caponne », a-t-il dit dans le tome XVI, p. 52 ; voyez ci-dessus, p. 283.
5. *Que* a été ajouté après coup.
6. C'est-à-dire : a intercalé dans le récit courant.
7. Ici, l'écriture, ou plutôt la plume a changé.
8. Dangeau (p. 330) annonce son départ le 28 janvier.

maréchal de Montesquiou avoit fait pour cela les dispositions nécessaires; mais l'exécution ne put avoir lieu[1]. Villars revint à la cour jusqu'au temps de l'ouverture de la campagne[2], qu'il s'en retourna prendre le commandement de l'armée[3]. En attendant, Permangle[4], maréchal de camp, qui commandoit dans Condé, eut avis qu'un[5] convoi de vivres des ennemis étoit sur l'Escaut prêt à entrer dans la Scarpe[6], escorté de deux bataillons avec un officier général[7]. Permangle[8] y marcha avec huit cents[9] hommes, défit les deux bataillons, en prit le commandant, et, de trente-six bélandres[10] portant cent milliers chacune[11], en brûla vingt-cinq[12].

Permangle bat et brûle un grand convoi.

M. d'Harcourt partit les premiers jours de mai pour

1. Le siège de Douay ne se fera qu'en 1712.

2. Villars revint à la cour le 2 mars, et n'en repartit pour la Flandre que le 22 avril (*Dangeau*, p. 356 et 392; *Sourches*, p. 98).

3. Ici, il y a dans le manuscrit un renvoi en forme d'X, qui indique qu'il faut intercaler en cet endroit les lignes qui vont suivre sur Permangle, quoique, dans le manuscrit, elles se trouvent placées après la phrase relative à Bonnac (ci-après, p. 323).

4. Tome XVI, p. 447. — 5. L'abréviation de *qu'* surcharge un *d*.

6. Cette rivière, affluent de gauche de l'Escaut, prend sa source un peu au-dessus d'Arras, traverse Arras, Douay et Saint-Amand, et se jette dans l'Escaut à Mortagne.

7. C'était le brigadier suisse Chambrier, qui devait faire les fonctions de major général de l'armée du prince Eugène.

8. Ce nom a été ajouté en interligne. — 9. *600* corrigé en *800*.

10. Bateaux flamands, dont il a été parlé dans le tome XIX, p. 411.

11. Elles étaient chargées de farine, foin, avoine, poudre, etc., et destinées au ravitaillement des armées ennemies.

12. Cette petite affaire se passa le 9 mai et fit grand honneur à Permangle. Le convoi se composait en réalité de quarante-cinq bateaux, dont douze seulement parvinrent à s'échapper. Voyez la *Gazette*, p. 251-252 et 262-263, le *Journal de Dangeau*, p. 404 et 412, les *Mémoires de Sourches*, p. 107-108, ceux de *Villars*, tome III, p. 106-107, ceux *du chevalier de Quincy*, tome III, p. 65-66, l'*Histoire militaire*, tome VI, p. 503, les *Mémoires militaires*, tome X, p. 390, la *Gazette d'Amsterdam*, n° XLI, le *Nouveau Mercure*, mai 1711, p. 123-127, etc.; il y en a des relations dans le volume 2300 du Dépôt de la Guerre, n° 59, et dans le volume 2303.

les eaux de Bourbonne[1]. Le maréchal de Bezons étoit déjà à Strasbourg; il commanda l'armée du Rhin en[2] l'attendant[3], et le duc de Berwick partit bientôt après pour le Dauphiné[4].

Duc de Noailles près du roi d'Espagne, avec ses troupes, sous Vendôme. La reine d'Espagne attaquée d'écrouelles. Bonnac relève Blécourt à la cour d'Espagne.

On ne laissa que quelques régiments d'infanterie sur le Ter[5]. Le duc de Noailles étoit demeuré auprès du roi d'Espagne depuis qu'il y étoit passé après la prise de Girone[6], et l'armée qui lui étoit destinée passa en Aragon, où il eut ordre de la commander à part, ou jointe à celle de M. de Vendôme, mais à ses ordres de l'une ou de l'autre manière, suivant ce que Vendôme[7] jugeroit à propos pour le service du roi d'Espagne[8]. Il y avoit déjà quelques mois que la santé de la reine d'Espagne étoit altérée[9] : il lui étoit venu des glandes au cou, qui peu à peu dégénérèrent en écrouelles[10]. Elle eut des rechutes

1. *Dangeau*, p. 401 et 405; *Sourches*, p. 109.

2. Il y a *et*, par mégarde dans le manuscrit au lieu d'*en*.

3. Harcourt ne rejoignit l'armée que vers le 24 juin (*Dangeau*, p. 428-429).

4. Le 26 mai (*ibidem*, p. 413).

5. Fleuve de Catalogne où nous avons vu M. de Noailles remporter une victoire le 28 mai 1694 : tome II, p. 153.

6. Tome XX, p. 298.

7. Avant *Vendosme*, Saint-Simon a biffé *il jugeroit*.

8. Ce détail ne vient pas de Dangeau.

9. Il a déjà été parlé, dans le tome XX, p. 148, note 3, et p. 434, de cette maladie constitutionnelle de la reine. Elle avait voulu, sur l'avis des médecins, aller prendre les eaux à Bagnères-de-Bigorre, et il y eut à ce propos diverses lettres échangées entre elle et Louis XIV et entre les secrétaires d'État Voysin et Torcy et les autorités de la province (Archives des affaires étrangères, vol. *Espagne* 203, fol. 449-453, 495, 562 et 569; vol. Guerre 2253, n° 256, et 2256, n°s 44 et 47; *Œuvres de Louis XIV*, tome VI, p. 210-211; *Journal de Torcy*, p. 311). Elle renonça à ce projet pour ne point s'éloigner de son époux après la victoire de Villaviciosa. Saint-Simon reviendra sur cette maladie dans le prochain volume, et nous donnons à l'appendice XII deux lettres à ce sujet.

10. Il a été parlé de ce mal et du prétendu pouvoir qu'avaient les rois de France de le guérir dans notre tome XVII, p. 74.

de fièvre fréquentes[1] ; mais elle ne s'appliqua pas moins au rétablissement des affaires[2]. Bonnac[3], neveu de Bonrepaus, alla relever en Espagne Blécourt[4], dont on a souvent parlé[5].

Marly en jeu et en sa forme ordinaire ; cause de sa singulière prolongation. [Add. St-S. 1007]

Le[6] 8 mai, le lansquenet et les autres jeux recommencèrent dans le salon de Marly[7], qui, faute de ces amusements, avoit été fort désert depuis la mort de Monseigneur. Madame la Dauphine s'étoit mise à jouer à l'oie[8], ne pouvant mieux, mais en particulier chez elle. Elle fut encore huit ou dix jours sans jouer dans le[9] salon[10]. A la fin tout prit à Marly la forme ordinaire[11]. Les petites véroles

1. *Dangeau*, p. 394, 400, 403 et 406 ; *Sourches*, p. 106 et 119.

2. La phrase qui va suivre a été ajoutée dans le blanc resté à la fin du paragraphe.

3. Jean-Louis Dusson de Bonnac : tome IV, p. 282, que nous avons vu successivement envoyé à Cologne, en Suède, en Pologne. Nous le retrouverons en 1713 à l'ambassade de Constantinople.

4. Dangeau annonce cette nomination le 20 mai (p. 410), et les *Mémoires de Sourches*, le 27 (p. 122). Voyez l'ouvrage du P. Baudrillart, tome I, p. 443 et suivantes, et 683-686.

5. En dernier lieu dans le tome XVIII, p. 19.

6. C'est avant ce paragraphe que se trouvait d'abord l'article sur le succès de Permangle, que l'auteur a voulu reporter ci-dessus.

7. Notre auteur lit mal Dangeau qui dit (p. 403) : « Le Roi a permis qu'on rejouât ici dans le salon, *hormis au lansquenet;* les jeux ont recommencé; mais la Dauphine ne joue encore qu'à l'oie, et dans son appartement. » De même les *Mémoires de Sourches*, p. 106.

8. « On appelle *jeu de l'oie*, certain jeu où il y a des oies marquées, et où on joue avec des dés » (*Académie*, 1718). Ce jeu, très ancien sans doute, puisqu'on le prétendait « renouvelé des Grecs », du moins usité dès la fin du moyen âge, fut extrêmement en vogue au dix-huitième siècle; dans un des massifs du parc de Chantilly, le prince de Condé avait fait tracer un jeu d'oie de grandeur naturelle, dont les principales ruines : pont, puits, rivière, etc., se retrouvent encore de nos jours sous la végétation.

9. Il y a *la*, par mégarde, dans le manuscrit.

10. « L'après dînée [du 27 mai], on recommença dans le salon de Marly à jouer au lansquenet, au grand contentement des dames, qui s'ennuyoient beaucoup » (*Sourches*, p. 122).

11. Sur le désir formel du Roi, qui le manifesta aux dames dans le jardin de Marly (ci-après, p. 479).

qui accabloient Versailles retinrent le Roi à Marly pendant les fêtes de la Pentecôte pour la première fois[1]; il n'y eut point de cérémonie de l'Ordre ; et la même raison l'y retint aussi à la Fête-Dieu[2].

Premier* mariage de Belle-Isle.

Belle-Isle[3], qui, à travers tant de diverses fortunes, en a fait une si prodigieuse pour le petit-fils du surintendant Foucquet[4], épousa, avant partir pour l'armée[5], Mlle de Civrac[6], de la maison de Durfort[7]. Elle étoit

1. Le Roi avait toujours soin de se trouver à Versailles pour la Pentecôte, afin de célébrer à la chapelle la fête patronale de l'ordre du Saint-Esprit.

2. « Le 12 mai, le Roi, après avoir fait faire bien des perquisitions à Versailles sur l'état des maladies qui y régnoient, se détermina à n'y point aller à la Pentecôte, comme on l'avoit cru, et par conséquent à ne point toucher les malades en grand nombre, comme il l'auroit fait, et à ne pas faire la marche de l'ordre du Saint-Esprit, à laquelle il n'avoit presque jamais manqué ; et il décida qu'il resteroit à Marly jusqu'au 13 de juin » (*Sourches*, p. 108; voyez *Dangeau*, p. 405). Sur les nombreux cas de petite vérole à Versailles et à Paris, on peut voir le *Journal de Dangeau*, p 402, et surtout les *Mémoires de Sourches*, p. 106, 11[illegible] et 112.

3. Charles-Louis-Auguste Foucquet : tome XV, p. 154.

4. Déjà dit dans le tome XVII, p. 364-368. Depuis lors, il a été publié en 1908 un volume posthume que feu Pierre d'Écherac avait présenté comme thèse à l'École des chartes (1905), sous le titre de : *la Jeunesse du maréchal de Belle-Isle,* et qui va de 1684 à 1726.

5. En août 1710, on avait annoncé son mariage avec « la jeune et belle veuve du marquis de Locmaria », qu'on prétendait être enceinte de ses œuvres (*Sourches*, tome XII, p. 337).

6. Henriette-Françoise de Durfort de Civrac, de même maison que les maréchaux de Duras et de Lorge, mourut à Bordeaux en janvier 1723 et fut enterrée le 16 au couvent des Grands Carmes de cette ville : voyez ci-après, aux Additions et corrections. Saint-Simon écrit *Sivrac*.

7. Le contrat fut signé le 16 mai par devant les notaires Lemoine et Navarre, et le mariage fut célébré le 20 à l'église Saint-Jacques ; la noce se fit chez la duchesse de Vendôme, qui logea les époux au Temple. Le marié eut en dot les deux tiers du domaine de Belle-Isle et les quatre cent mille francs restant dus pour le rachat des fortifications de cette place (*Dangeau*, p. 410; *Sourches*, p. 110; *Mer-*

* *Pr* a été ajouté après coup au commencement de la manchette.

riche, extrêmement laide, encore plus folle[1] : elle s'en entêta, et ne le rendit pas heureux, ni père. Son bonheur l'en délivra quelques années après[2], et le malheur de la France le remaria longtemps après[3].

Mariage de Montboissier avec Mlle de Maillé.

Montboissier[4] épousa en même temps Mlle de Maillé[5], belle, riche, et de beaucoup d'esprit[6]. Il a succédé longtemps depuis à Canillac, son cousin[7], chevalier de l'Ordre en 1728, capitaine de la seconde compagnie des mousquetaires[8].

cure de mai, 2e partie, p. 95-96 ; Cabinet des titres, *Pièces originales*, vol. 1218, fol. 347 ; *la Jeunesse de Belle-Isle*, p. 53-55.

1. Voyez la suite des *Mémoires*, tome XII de 1873, p. 283.

2. En 1723, comme on l'a vu dans la note 6 de la page précédente.

3. Il épousa en secondes noces, le 15 octobre 1729, Marie-Casimire de Béthune, veuve du marquis de Grancey : tome XV, p. 154. Lorsqu'elle mourut, en mars 1755, le duc de Luynes lui consacra une notice élogieuse (*Mémoires*, tome XIV, p. 74-76), où il loue surtout son ardeur pour tout ce qui pouvait intéresser la gloire et l'avantage de son mari. Est-ce cela que Saint-Simon veut lui reprocher ?

4. Philippe-Claude de Montboissier-Beaufort, marquis de Montboissier, mousquetaire en 1692 et capitaine de cavalerie en 1695, eut un régiment d'infanterie de son nom en 1702, et passa à la tête du régiment de Condé en avril 1710 ; il le vendit en mars 1712 pour acheter une cornette à la seconde compagnie des mousquetaires, dont il devint enseigne en 1716 et sous-lieutenant peu de mois après ; nommé brigadier de cavalerie en 1719, il succéda à son cousin Canillac comme capitaine-lieutenant des mousquetaires le 12 avril 1729, fut maréchal de camp en 1734, lieutenant général en 1738, et mourut le 30 septembre 1765, à quatre-vingt onze ans.

5. Marie-Anne-Geneviève de Maillé-Bénehart, de même famille que la femme du grand Condé, épousa le marquis de Montboissier le 8 juin 1711, et mourut le 7 juin 1742, à l'âge de quarante-huit ans. Notre auteur écrivait donc le présent passage avant le mois de juin 1742, puisqu'il parle d'elle comme vivant encore.

6. Le contrat de mariage fut signé le 6 juin (*Dangeau*, p. 417 et 419 ; *Sourches*, p. 128). La fiancée eut deux cent mille livres de dot et devait être fort riche plus tard. Il y a dans le *Mercure* de septembre 1712, p. 49-56, des vers relatifs à ce mariage.

7. Jean de Montboissier, comte de Canillac, dont on trouvera la notice ci-après aux Additions et corrections.

8. En 1729, comme on l'a vu ci-dessus, note 4.

Mariage de Parabère, avec Mlle de la Vieuville.

Parabère[1] épousa aussi la fille[2] de Mme de la Vieuville, dame d'atour de Mme la duchesse de Berry[3], qui, peu après son mariage, fit parler d'elle, et qui enfin a si publiquement vécu avec M. le duc d'Orléans, et, après lui, avec tant d'autres.

Course à Marly de l'électeur de Bavière.

L'électeur de Bavière, à qui Torcy avoit été par ordre du Roi porter à Compiègne la nouvelle de la mort de l'Empereur aussitôt qu'il l'eut reçue[4], et conférer avec lui, vint quelque temps après passer quelques jours en une maison qu'il emprunta auprès de Paris[5]. Deux jours après, il vint à Marly sur les deux heures et demie; c'étoit le 26 mai[6]. Il fut descendre dans l'appartement

1. César-Alexandre de Baudéan, comte de Parabère, chanoine-né de la cathédrale d'Auch, mestre de camp de cavalerie en septembre 1702, brigadier de cavalerie en 1710, mourut le 13 février 1716, âgé de quarante-cinq ans. Il était petit-fils de cette Mme de Neuillan chez laquelle Mme de Maintenon passa une partie de sa jeunesse, et dont on a parlé dans le tome VII, p. 21-22.

2. Marie-Madeleine de la Vieuville, fille de l'ancien chevalier d'honneur de la Reine, mariée le 8 juin 1711 au comte de Parabère, mourut le 13 août 1755, à soixante-deux ans. Sans être belle, elle avait une figure noble et agréable au dire du duc de Luynes, qui ne la connut que sur le tard (*Mémoires*, tome XIV, p. 237). Le contrat, du 6 juin, est dans le registre Y 287, fol. 351, aux Archives nationales; le mariage fut célébré le 8 (*Dangeau*, p. 417 et 419 ; *Sourches*, p. 128 ; *Mercure* de juin, 4e partie, p. 61-70). A l'occasion du mariage, Rigaud fit leur portrait à tous deux, moyennant cinq cents livres chacun. La musée de Caen a cru longtemps posséder un portrait de Mme de Parabère : mais cette attribution a été reconnue fausse (*Bulletin de la Société des antiquaires de Normandie*, tome XVIII, p. 69-88).

3. Tome XIX, p. 326-327.

4. D'après Dangeau (p. 395 et 397), on avait envoyé, le 25 avril, un courrier à l'Électeur pour lui apprendre la mort de l'Empereur, et M. de Torcy n'alla que le 27 « le voir de la part du Roi »; comparez les *Mémoires de Sourches*, p. 102.

5. L'Électeur arriva le 25 mai et alla descendre dans la maison des Moreau de Séchelles à Villiers-la-Garenne, où il avait déjà logé en 1709 et où nous le verrons descendre de nouveau le mois suivant (*Dangeau*, p. 412 ; *Sourches*, p. 121, et ci-après, p. 337).

6. Sur cette visite, on peut voir le *Journal de Dangeau*, p. 412-

que feu Monseigneur occupoit. Au bout d'un quart d'heure, il passa dans le cabinet du Roi, où il le trouva avec les deux fils de France, Madame la Dauphine et toutes les dames de cette princesse. La conversation s'y passa debout à portes ouvertes, pendant un quart d'heure, après quoi tout sortit, et le Roi demeura seul assez longtemps avec l'Électeur, les portes fermées. Il vint ensuite dans le salon, où Monsieur et Madame la Dauphine l'attendoient. La conversation dura debout quelque temps, et il s'en retourna à sa petite maison[1]. Le Roi lui avoit proposé de revenir le surlendemain à la chasse : il y vint, se déshabilla après dans ce même appartement de descente[2], et suivit après le Roi dans les jardins, qui le fit monter seul avec lui dans son chariot[3] ; ils se promenèrent fort dans les hauts[4] de Marly. Au retour, il fut assez longtemps[5] seul avec le Roi dans son cabinet. Il vint après dans le salon ; Madame la Dauphine y jouoit au lansquenet, qui le fit asseoir auprès d'elle. Sur les huit heures, il alla souper chez d'Antin avec compagnie d'élite ; le repas fut gai, et dura trois heures. [6] Il parut partir fort content pour sa petite maison, d'où il regagna Compiègne par Liancourt[7].

413, les *Mémoires de Sourches,* p. 121 ; le *Journal de Torcy,* p. 435-437, et une lettre de Mme de Maintenon à la princesse des Ursins, recueil Bossange, tome II, p. 185. On trouva que le prince avait beaucoup vieilli depuis son dernier voyage, et Madame *(Correspondance,* recueil Jæglé, tome II, p. 150) prétend qu'il était changé en casse-noisette.

1. *Dangeau,* p. 413 ; *Sourches,* p. 121 ; *Journal de Torcy,* p. 441. Torcy raconte (p. 436 et suivantes) les négociations qui se traitèrent pendant le séjour de l'Électeur ; celui-ci désirait que le roi d'Espagne lui cédât les Pays-Bas pour compenser la perte de ses États. Nous verrons son désir exaucé, ci-après, p. 337.

2. C'est-à-dire celui où il était déjà descendu à sa première visite.

3. Tome XVIII, p. 223. — 4. Les jardins hauts : tome XII, p. 104.

5. L's a été ajoutée après coup à *longtemps.*

6. *Dangeau,* p. 414 ; *Sourches,* p. 122-124.

7. Il a été parlé de cette terre dans le tome XIX, p. 125.

Mort de Langeron, lieutenant général des armées navales.

Ce même jour, Langeron, lieutenant général des armées navales, et fort bon marin[1], mourut à Sceaux d'apoplexie, sans être gros ni vieux[2]. Il étoit fort attaché à M. et à Mme du Maine, et sa famille à la maison[3] de Condé, sa sœur en particulier à Madame la Princesse[4]. Il étoit frère de l'abbé de Langeron mort à Cambray depuis peu[5].

Mort, caractère, descendance et titres du

Le duc d'Albe, ambassadeur d'Espagne[6], étoit mort la veille après une assez longue maladie[7]. Il l'étoit depuis plusieurs années[8], et y avoit acquis une grande réputa-

1. Joseph Andrault, comte de Langeron : tomes XV, p. 221, et XX, p. 83.

2. Le 28 mai : *Dangeau*, p. 413 et 414 ; *Sourches*, p. 122 et 124 ; *Gazette*, p. 300 ; *Mercure* de juin, 4e partie, p. 40-43. Il avait eu une pension de deux mille livres en février 1688, et avait été pourvu le 1er juillet 1701 de la lieutenance générale des quatre évêchés de Basse-Bretagne. Lorsqu'il fut envoyé à Toulon en juin 1707 pour y commander la marine, on ne lui donna point de lettres de service comme lieutenant général, parce qu'il se serait trouvé l'ancien de ceux de terre. Il n'était pas heureux en ménage (*Correspondance de Fénelon*, tome II, p. 293), et Bussy raconte (*Correspondance*, tome III, p. 348) une aventure galante qui lui arriva à Messine, lors de l'expédition de 1676.

3. La première lettre de *maison* corrige une *M*.

4. Charlotte Andrault de Langeron (tome XX, p. 83), dame d'honneur de la princesse de Condé, était tante, et non sœur de ce marin.

5. Tome XX, p. 83.

6. Il avait le titre d'ambassadeur, quoique, à Madrid, Blécourt n'eût que celui d'envoyé, et cette différence avait failli occasionner son rappel (*Sourches*, tome XII, p. 9).

7. Les journaux de la cour ne mentionnent sa maladie que le 23 mai, et il mourut dans la nuit du 27 au 28, n'ayant que trente-neuf ans (*Dangeau*, p. 411 et 413 ; *Sourches*, p. 113 et 122 ; *Gazette*, p. 276 ; *Recueil des instructions aux ambassadeurs en Espagne*, tome III, p. 410-412 ; *Mercure* de juin, 3e partie, p. 39, 4e partie, p. 47-48, et d'août, 4e partie, p. 37-43.

8. Depuis novembre 1703 (tome XI, p. 324). Sa correspondance avec la cour d'Espagne, de 1704 à 1711, est conservée aux archives d'Alcala de Hénarès. La lettre en date du 22 juillet 1702, par laquelle Louis XIV le nomma chevalier de l'Ordre, figure sous le n° 223 dans le catalogue des documents exposés au palais de Liria, que publia en 1898 la feue duchesse d'Albe et de Berwick morte à Paris le 27 mars 1904.

tion de sagesse, d'esprit, de prudence et de capacité ; il avoit aussi beaucoup de probité et de piété. Il s'étoit acquis l'estime et la confiance du Roi et des ministres, et une considération générale[1]. Il vivoit avec la meilleure compagnie, et avec magnificence et beaucoup de politesse et de dignité[2]. Le roi d'Espagne fit payer toutes ses dettes[3], et continua quatre mois durant les appointements

duc d'Albe, ambassadeur d'Espagne en France. Sa succession. [*Add. St-S. 1008*]

1. Les contemporains s'accordent avec notre auteur pour faire l'éloge du duc d'Albe, et pour reconnaître son dévouement sans bornes à Philippe V ; la princesse des Ursins l'estimait et lui fit obtenir, en 1706, une commanderie que la mort de l'Amirante laissait vacante ; en 1709, il avait été désigné, avec Bergeyck, comme plénipotentiaire aux conférences qui durent s'ouvrir en Hollande (Lettres de Mme de Maintenon et de la princesse des Ursins, recueil Bossange, tomes II, p. 184, 186-187, 190, 192 et 197, et III, p. 343-344, 358-359 et 371 ; *Mémoires de Sourches,* tome X, p. 116 ; *Mercure,* décembre 1704, p. 314-315, et décembre 1706, p. 237-239 ; *Mémoires de Noailles,* p. 213 ; nos tomes XII, p. 400, et XIV, p. 116). L'abbé de Vayrac, dans son *Tableau de l'Espagne,* éd. 1819, tome III, p. 12, lui a consacré quelques phrases élogieuses qu'on trouvera aux Additions et corrections.

2. Depuis son arrivée à Paris, il habitait une maison de la rue de Grenelle appartenant au président Talon, voisine de l'hôtel de Vendôme, et qui devint plus tard l'hôtel de Galliffet, puis le ministère des Relations extérieures, aujourd'hui l'ambassade d'Italie. A Versailles, il logeait rue Dauphine, près la Paroisse. Les fêtes qu'il donnait chaque année, et surtout celle de l'anniversaire de naissance du roi d'Espagne, étaient renommées pour leur éclat ; il ne semble pas que les Saint-Simon y eussent jamais été invités (nos tomes XII, p. 400, note 6, et XV, p. 229 ; *Mercure* de décembre 1704, p. 291-298, et de janvier 1711, p. 250-259). En 1707, il avait obtenu la permission de se faire faire un milieu de table et des seaux et plats d'argent (registre O[1] 51, fol. 69 v° et 81). Comme chez la plupart des ambassadeurs, on jouait chez lui à la bassette (reg. O[1] 366, fol. 12 v°).

3. La marquise d'Huxelles écrivait à M. de la Garde, le 3 février 1704 (lettre inédite, ms. Avignon 1419) : « M. le duc de Beauvillier a conseillé à M. le duc d'Albe de se retrancher et de ne se pas endetter ici comme a fait l'autre (le marquis de Castel dos Rios), parce que cela ne servoit de rien, selon nos manières, pour sa grandeur, ni pour celle du roi son maître. » Malgré ces conseils, le duc, qui ne recevait que des appointements très irrégulièrement payés, sacrifia toutes ses ressources pour soutenir dignement son rang : si bien qu'il se trouva ré-

de l'ambassade à la duchesse d'Albe, qui ne partit point que tout ne fût payé[1]. Le corps fut envoyé en Espagne[2]. Son nom est Tolède, tiré de la ville de Tolède, mais avec celui d'Alvarez pour distinguer cette maison, l'une des premières d'Espagne, de quelques autres différentes qui le portent aussi avec d'autres noms[3]. Jean II, roi de Cas-

duit, dans certains moments, à vendre son argenterie et à ne vivre que de chocolat (notre tome XIII, p. 56 et 445, note 2 ; lettres de Mme de Maintenon, recueil Bossange, tome I, p. 41-42 et 60-61, et recueil Geffroy, tome II, p. 99-100 ; lettre du duc de Gramont, dans le volume *Espagne* 160, fol. 21).

1. *Dangeau*, p. 428 : Le roi d'Espagne a mandé à la duchesse d'Albe.... qu'il feroit payer toutes les dettes que son mari avoit faites en France durant son ambassade, qu'il lui continueroit, à elle, durant quatre mois, les mêmes appointements qu'il donnoit au duc son mari, et qu'il lui feroit payer ce qui pouvoit leur être encore dû de leurs appointements, afin qu'elle eût de quoi récompenser les domestiques qui ne voudroient pas la suivre en Espagne, et qu'elle eût de quoi sortir de France honorablement. Outre cela, le roi lui donne deux mille pistoles d'or de pension, et lui a écrit la lettre du monde la plus obligeante. Elle compte pouvoir partir dans deux mois, quand elle aura vu ses créanciers payés ; ils en ont tous usé à merveille avec elle... » Comparez les *Mémoires de Sourches*, p. 138, et les *Lettres de la princesse des Ursins*, recueil la Trémoille, tome V, p. 198 et 204. La duchesse ne quitta Paris qu'en septembre 1712, accompagnée de l'abbé de Castiglione, qu'elle ne devait pas tarder à épouser, et le Roi lui fit un présent de dix mille écus (*Dangeau*, tomes XIII, p. 438 et 482, et XIV, p. 226 et 228).

2. Ce détail n'est pas pris à Dangeau. Jal (*Dictionnaire critique*, p. 20-21) a publié, d'après les registres de Saint-Sulpice, le procès-verbal des obsèques ; elles furent célébrées le 6 juin dans la chapelle des Carmélites de la rue de Grenelle, où le corps avait été transporté le 3 par le curé de Saint-Sulpice et où il devait rester jusqu'à ce que la famille décidât de le faire ramener en Espagne. D'après le duc de Luynes (*Mémoires*, tome IV, p. 175), le duc avait voulu être enseveli avec une chemise neuve garnie de point, un habit de drap de la manufacture Van Robais brodé d'argent, une perruque neuve, sa canne et son épée.

3. Il a déjà été parlé de la maison de Tolède dans nos tomes VII, p. 259, VIII, p. 544, IX, p. 159, note 2, et XI, p. 325-326. L'abbé de Vayrac (*Tableau de l'Espagne*, tome III, p. 14) s'exprime comme notre auteur et ajoute que cette maison a donné naissance aux Suarez de

tille[1], mit dans cette maison la ville d'Alva par don[2], que nous appelons Albe, et qui est auprès de Salamanque, avec d'autres adjonctions en titre de comté, en 1430. Le troisième comte d'Albe[3] fut fait duc d'Albe par Henri IV[4], en 1469, et c'est le bisaïeul de[5] mâle en mâle du fameux duc d'Albe[6] gouverneur des Pays-Bas sous Philippe II, qui[7] mourut en 1582 et laissa deux fils. L'aîné, qui avoit été fait duc d'Huesca, mourut sans enfants après son cadet, dont le fils lui succéda[8]. Il épousa Antoinette[9] Enriquez de Ribera[10], dont le frère étant mort sans enfants[11], elle fit entrer dans la maison de son mari ses biens et son nom[12]. Ainsi, ce sixième[13] duc d'Albe, et[14] d'Huesca par soi, fut, par sa mère héritière de la maison

Toledo, aux marquis de Villafranca et ducs de Ferrandina, aux comtes d'Oropesa, aux marquis de Mancera. Ses armoiries étaient : échiqueté d'azur et d'argent, avec neuf étendards en bordure.

1. Tome VIII, p. 198.
2. Déjà dit tome XI, p. 325, ainsi que ce qui va suivre.
3. Garcia Alvarez de Tolède : tome XI, p. 325.
4. Roi de Castille : tome VIII, p. 114-115.
5. Le *d* de *de* surcharge le commencement d'un *m*, et la lettre *s* du second *masle* a été ajoutée après coup.
6. Ferdinand Alvarez de Tolède : tome XI, p. 326.
7. Ce qui est en interligne, au-dessus d'*et il*, biffé.
8. Tout cela a déjà été dit dans le tome XI, p. 326, d'après l'*Histoire généalogique*.
9. *Ant.*, dans le manuscrit surchargeant *la* ; ensuite, *Enriques* est en interligne, au-dessus de *Manriques*, biffé.
10. Elle était fille du marquis de Villanueva-del-Rio, et mourut le 23 novembre 1623. Son mari se remaria avec une Pimentel de Benavente.
11. Il s'appelait Antoine IV, marquis de Villanueva-del-Rio, et mourut par accident le 24 décembre 1619.
12. Outre le marquisat de Villanueva, qui venait de son frère, Antoinette de Ribera hérita du comté d'Osorno et du duché de Galisteo, par suite de la mort d'Anne-Apollonie Manrique de Luna, marquise de Malpica, comtesse d'Osorno et duchesse de Galisteo, dont elle était cousine germaine par sa mère Marie Manrique de Luna (Imhof, *Grands d'Espagne*, p. 6-7).
13. *6e* corrige *5e*. — 14. *Et* surcharge un *d* effacé du doigt.

de Beaumont si célèbre en Navarre et en[1] Aragon[2], comte de Lerin et connétable et chancelier héréditaire de Navarre, et, par sa femme, duc de Galisteo, comte d'Osorno[3], etc. Il fut grand-père du duc d'Albe qui mourut à Madrid d'une façon si singulière[4], et qui[5] a été racontée[6], peu de temps [après] l'arrivée de Philippe V à Madrid ; et c'est le fils de celui-là, ambassadeur en France, de la mort duquel on parle ici. On a vu ailleurs[7] qui et quelle étoit la duchesse d'Albe, et qu'ils avoient perdu leur fils unique à Paris[8]. Le marquis del Carpio, frère du père du duc d'Albe[9], lui succéda en ses grandesses et en ses biens. Il étoit grand d'Espagne par sa femme[10], fille et héritière de don Gaspard de Haro[11], marquis del Carpio[12] et d'Eliche[13], comte-duc d'Olivarès, ambassadeur à Rome, mort vice-roi de Naples[14], et fils du célèbre don Louis

1. Au lieu d'*et en*, il y a *en en*, par mégarde, dans le manuscrit.

2. Briande de Beaumont : tome XI, p. 326.

3. Galisteo est une ville d'Estrémadure, dans le district actuel de Plasencia ; Osorno est dans la Vieille-Castille, au diocèse de Palencia.

4. Antoine Alvarez de Tolède : tome XI, p. 326.

5. *Que* corrigé en *qui*. — 6. Au tome XI, p. 327-328.

7. *Ibidem*, p. 329. — 8. En 1709 : tome XVIII, p. 109.

9. François de Tolède et Silva, fils du second mariage du duc Antoine Ier avec une Silva, épousa, le 28 février 1688, Catherine de Haro et Guzman, devint premier écuyer de Charles II en septembre 1693, et mourut le 22 mars 1739, à soixante-seize ans.

10. Voyez la note précédente, et notre tome IX, p. 330 et 456.

11. Il y a bien ici *de Haro*, et trois lignes plus loin, *d'Haro*, comme dans notre tome VIII, p. 210.

12. Cette localité, à deux lieues de la ville de Ciudad-Rodrigo, avait été érigée en grandesse, pour don Louis de Haro, en janvier 1660.

13. Heliche, et non Eliche, dans la province de Séville, érigé en grandesse en 1624, appartient encore aux descendants du duc de Berwick-Albe.

14. Gaspard de Haro et Guzman, né en 1629, titré d'abord marquis d'Heliche, ou plutôt de Liche, comme on disait en France, fut arrêté et emprisonné en 1662 pour un complot contre le duc de Medina-Celi ; remis en liberté l'année suivante, il entra au conseil d'État en 1665, et se distingua en 1668 à la bataille de Badajoz contre les Portugais,

d'Haro[1] qui traita la paix des Pyrénées avec le cardinal Mazarin, et qui avoit hérité des biens, dignités et premier ministère du comte-duc d'Olivarès[2], son oncle maternel[3]. Ce marquis del Carpio, dont la femme étoit[4] fille de la sœur de l'amirante de Castille[5], s'étoit laissé entraîner par elle[6] dans le parti de l'Archiduc, et ils étoient à Vienne[7], où ils marièrent leur fille au frère du duc del Infantado[8],

où il fut fait prisonnier, ce qui ne l'empêcha pas d'être chargé des négociations de la paix; il fut nommé gouverneur de la Zarzuela en 1673, ambassadeur à Rome en 1674, gentilhomme de la chambre en 1678, fut envoyé à Naples comme vice-roi en août 1682, et y mourut le 15 novembre 1687, avec les titres héréditaires de grand chancelier des Indes et de grand commandeur de l'ordre d'Alcantara. Il est question de lui, de sa bibliothèque et de ses manuscrits dans les *Mémoires de Gramont,* p. 325-327, dans le *Journal du voyage d'Espagne* par Bertaut, p. 322, et dans la *Relation* de Mme d'Aulnoy, tome II, p. 109. Sa fille n'épousa le fils du duc d'Albe que l'année suivante, et on pensait alors qu'elle pourrait se marier avec le prince Eugène (*Dangeau,* tome II, p. 77 et 108).

1. Tome VIII, p. 210, à propos de son second fils Monterey.
2. Tome XI, p. 249.
3. La mère de don Louis de Haro était Françoise de Guzman, sœur d'Olivarès.
4. Après *estoit,* Saint-Simon a biffé un second *estoit.*
5. Thérèse Enriquez de Cabrera, mariée en février 1671 à don Gaspard de Haro, épousa en secondes noces, le 20 mai 1688, Joachim Ponce de Léon, duc d'Arcos. Elle était sœur de Jean-Thomas Enriquez de Cabrera, duc de Medina del Rioseco et amirante de Castille, mort en 1705 (tome VII, p. 125 et 250).
6. Dans son *Portrait de la cour d'Espagne en 1701* (tome VIII, appendice XII, p. 540), Saint-Simon a déjà parlé des intrigues de la marquise del Carpio. Elle et son mari, exilés de ce fait vers cette époque (*Mémoires de Louville,* tome I, p. 154), furent amnistiés en 1707, lors de la naissance du prince des Asturies (*Gazette,* p. 438) ; mais ils n'en profitèrent pas et se rallièrent à l'Archiduc, que la marquise et sa fille ont suivi en 1711, lorsqu'il s'est retiré à Barcelone (*Dangeau,* tome XIII, p. 344 et 413 ; notre tome XX, p. 129).
7. Le *V* de *Vienne* corrige un *v* minuscule.
8. Dans l'édition de 1873, on avait imprimé *leurs filles,* au pluriel ; mais le manuscrit porte bien le singulier. Le marquis del Carpio n'eut en effet qu'une fille, Marie-Thérèse de Tolède, qui épousa en 1710,

qui avoit suivi le[1] même parti[2]. Ils revinrent longtemps après à Madrid, où ce duc d'Albe aida au duc del Arco[3], parrain de mon second fils, à faire les honneurs le jour de sa couverture[4]. J'aurai alors occasion de parler de plusieurs autres grands de cette maison de Tolède, dont étoit ce digne marquis de Mancera dont il a été mention plusieurs fois[5].

Le fils d'Amelot président à mortier. Digne souvenir du Roi des services de Molé, premier président et garde des sceaux.

Amelot, à qui ses ambassades, où il avoit si bien servi, et surtout celle d'Espagne, qui ne lui avoit rien valu après l'avoir mis à portée de tout[6], eut enfin pour son fils[7] la charge de président à mortier de Champlâtreux[8], qui mourut d'apoplexie en s'habillant pour aller à la réception de d'Antin[9], et qui ne laissa personne en état ni en âge de la recueillir[10] ; car le Roi se souvenoit toujours

Emmanuel-Marie-Joseph de Silva Mendoza, titré comte de Galve, né le 18 octobre 1677, et veuf d'une Villafranca, qui mourut à Madrid le 7 octobre 1728 ; sa femme survécut jusqu'en octobre 1732 (voyez notre tome VIII, p. 676).

1. *La* corrigé en *le*.

2. Le comte de Galve s'était rallié à l'Archiduc en 1705, et ses biens avaient été confisqués par Philippe V en décembre 1706. L'Archiduc l'a chargé d'une mission à Vienne en 1707, où on lui donna un régiment de cuirassiers ; il ne rentrera en Espagne qu'en 1725. Nous le retrouverons dans la suite des *Mémoires*, tome XVII, p. 428.

3. Tome VIII, p. 167.— 4. Déjà dit dans le tome VIII, p. 167-168.

5. En dernier lieu, au tome XX, p. 123-130.

6. Tome XVIII, p. 225. — La phrase est incorrecte, mais n'a pas besoin d'explication.

7. Michel-Charles Amelot : tome XV, p. 255 ; voyez *Dangeau*, p 421.

8. Jean-Baptiste-Mathieu Molé, arrière-petit-fils du célèbre premier président : tome XVII, p. 10.

9. Dangeau dit, le 5 juin (p. 419) : « M. d'Antin fut reçu duc et pair au Parlement. Le président de Champlâtreux, qui s'étoit levé pour aller à sa réception, tomba en apoplexie en s'habillant et mourut deux heures après. Il n'avoit que trentre-quatre ans. » Tombé à neuf heures du matin, il mourut à midi sans avoir pu recevoir les sacrements, disent les *Mémoires de Sourches*, p. 127. Il avait en réalité trente-six ans (*Gazette*, p. 300), étant né en 1675.

10. Il ne laissait qu'un fils âgé de six ans, et sa femme était morte le 11 janvier précédent.

du premier président Molé, garde des sceaux, et leur conserva cette charge tant qu'il y eut dans cette famille à qui la donner, qui y est revenue depuis[1]. Bergeyck vit assez longtemps le Roi en particulier, et les ministres séparément, passant de Flandres en Espagne, où le roi d'Espagne le mandoit avec empressement[2], et d'où Mme des Ursins en eut[3] beaucoup plus à le renvoyer promptement. Le roi d'Angleterre partit en ce même temps pour aller voyager par le royaume[4], ennuyé apparemment de ses tristes campagnes *incognito*[5], et plus encore de demeurer à Saint-Germain pendant la guerre. On soupçonna du mystère en ce voyage sans qu'il y en eût aucun[6]. Il

Bergeyck à Marly; mandé en Espagne.

Voyage du roi d'Angleterre par le royaume.

1. Saint-Simon veut parler de la charge de président à mortier que le fils de Champlâtreux obtint en 1731 ; il ne put voir ce fils parvenir en 1757 à la première présidence.

2. On a vu, dans le tome XX, p. 302, que lors de son voyage à Paris en février, il était déjà question qu'il passât de Flandre en Espagne pour prendre la direction des finances ; mais il était alors rentré à Namur pour liquider ses affaires privées C'est seulement en juin qu'on sut que, définitivement, Philippe V l'appelait pour lui confier « les affaires les plus considérables », et, en passant par Paris, il eut, le 6 juin, une très longue audience du Roi. Aux frontières d'Espagne, une escorte de mille hommes protégea sa traversée des montagnes, et Philippe V lui confia les finances et même la principale direction des conseils ; mais ce fut pour deux mois à peine, au bout desquels, en novembre, il fut dépossédé, sous prétexte de lui donner une des trois places de plénipotentiaire aux conférences qui allaient s'ouvrir à Bruxelles. C'est en cette qualité qu'il reverra encore Louis XIV le 28 mars 1712. Ses fonctions à Madrid le mirent en relation avec Vendôme, et il existe aux archives de Chantilly, registre S XVII, fol. 288 et suivants, de nombreuses lettres de lui à ce général, dont une partie se trouve en copie dans le ms. Fr. 14178, fol. 359 à 471 *passim*. Il aurait voulu réorganiser à la française les finances d'Espagne (vol. Guerre 2329, nos 145, 240, 254 et 270).

3. *En eut* est en interligne au-dessus de *le renvoya avec*, biffé.

4. Il prit congé du Roi le 14 juin et partit le 16 (*Dangeau*, p. 424 ; *Sourches*, p. 132).

5. En 1710, à l'armée de Flandre : tome XIX, p. 373.

6. C'est Dangeau qui dit cela (p. 424), et la *Gazette d'Amsterdam* (Extr. LIII et LIV) parle aussi de ces bruits.

alla, avec une petite suite, d'abord à Dijon, puis en Franche-Comté, en Alsace, et voir l'armée d'Allemagne; de là, par Lyon, en Dauphiné, à l'armée du duc de Berwick, voir les ports de Provence, et revenir par le Languedoc et la Guyenne[1].

Grand Prieur à Soleure.

Le Grand Prieur, gobé[2] comme on l'a marqué en son temps[3], obtint enfin sa liberté, sur sa parole de ne point sortir de Soleure jusqu'à ce qu'il eût obtenu la liberté de ce brigand de fils de Massener, prisonnier à Pierre-Encise[4], que le Roi ne voulut point accorder[5].

Deuil de l'Empereur suspendu, et sa cause.

Il avoit porté quelques jours de plus le deuil des enfants de Mme de Lorraine[6], par paresse de changer d'habit, ce qu'il n'aimoit point, comptant à tous moments de le prendre de l'Empereur[7]; mais l'Impératrice mère, qui gouvernoit en attendant l'Archiduc, s'avisa, dans la lettre par laquelle elle lui en donnoit part, de parler fort peu à propos de la joie qu'elle auroit de revoir son autre fils le roi d'Espagne, etc., avec tous ses titres. Cela suspendit le deuil, et lui fit renvoyer sa lettre[8].

Saint-Frémond mena un gros détachement de l'armée

1. Les journaux de la cour ne font que quelques brèves mentions de son itinéraire; il rentra le 4 novembre à Saint-Germain (*Dangeau*, tomes XIII, p. 429-430, 436 et 444, et XIV, p. 9 et 20; *Sourches*, p. p. 148, 150, 151, 222 et 231).

2. Au sens de saisi brusquement; nous avons eu ce verbe, au figuré, dans le tome XX, p. 187.

3. Tome XX, p. 205-206, et appendice VI.

4. Les *Mémoires de Sourches* annoncent cette nouvelle le 7 juillet (p. 149), d'après les gazettes de Hollande; voyez la *Gazette d'Amsterdam* (Extr. XLIX, et n° L). Dangeau en parle dès le 16 juin (p. 425).

5. Dans le prochain volume, nous verrons le Grand Prieur remis définitivement en liberté, et il y aura lieu alors de terminer le récit du procès de Masner, commencé dans l'Appendice de notre tome XX.

6. Ci-dessus, p. 270.

7. C'est Dangeau qui dit cela (p. 424).

8. *Dangeau*, p. 423; *Sourches*, p. 131 et 133. Au Dépôt des affaires étrangères, vol. *Autriche* 89, fol. 211, il y a mention que la lettre de l'Impératrice au Roi fut renvoyée à Vienne, parce que l'Archiduc y était appelé roi d'Espagne.

de Flandres en Allemagne[1]. Les ennemis y en firent un plus gros, et, sur le bruit que le prince Eugène l'y devoit mener lui-même, on en fit un autre pour le devancer[2]. On sut en même temps que le roi d'Espagne donnoit en toute souveraineté à l'électeur de Bavière tout ce qui lui restoit aux Pays-Bas : de places, il n'y avoit que Luxembourg, Namur, Charleroy et Nieuport ; il y avoit longtemps que cela lui étoit promis[3]. Il arriva en même temps à une petite maison des Moreau, riches marchands de drap[4], au village de Villiers, près Paris[5], d'où il vint à Marly descendre à l'appartement de feu Monseigneur. Torcy l'y fut trouver et y conféra longtemps avec lui[6]. Il le mena ensuite dans le cabinet du Roi, où il demeura

Le roi d'Espagne donne ce qui lui reste aux Pays-Bas à l'électeur de Bavière, qui passe à Marly allant à Namur, et envoie le comte d'Albert en Espagne. Comte de la Marck

1. Ce détachement, fort de quinze escadrons et de quinze bataillons, quitta la Flandre le 11 juin (*Dangeau*, p. 421).

2. *Dangeau*, p. 424-426 ; *Mémoires militaires*, tome X, p. 398-408 et 615-620.

3. *Dangeau*, p. 427 ; *Sourches*, p. 139 ; *Gazette d'Amsterdam*, n° LII. L'acte officiel de donation est daté du 2 janvier 1712 ; il est imprimé dans le *Corps diplomatique* de Du Mont, tome VIII, 1re partie, p. 288-290.

4. Pierre Moreau avait acheté une charge de secrétaire du Roi, puis celle de contrôleur du sceau ; il devint plus tard trésorier généra des Invalides, et mourut dans sa maison de Villiers le 5 mai 1725, âgé de soixante-deux ans. Ses deux fils furent MM. Moreau de Beaumont, intendant des finances et économiste, et Moreau de Séchelles, contrôleur général de 1754 à 1756.

5. La paroisse de Villiers-la-Garenne, au nord-ouest de Paris et au nord du bois de Boulogne, avait été fondée sur le territoire de l'ancien domaine mérovingien de Clichy ; elle a été divisée entre les communes actuelles de Neuilly et de Levallois-Perret. En 1709, elle ne comptait qu'une vingtaine de feux. Dans l'église, il y avait, au-dessus de l'autel, un tableau représentant les disciples d'Emmaüs, qui avait été donné par l'électeur de Bavière en souvenir de ses séjours. La maison des Moreau était située non loin de l'église et près de la croisée des chemins qui allaient du faubourg du Roule à la Seine et de Neuilly à Clichy. Nous avons vu (ci-dessus, p. 326) l'Électeur y descendre à son précédent voyage.

6. *Dangeau*, p. 422, 427 et 430 ; *Sourches*, p. 140 ; *Gazette d'Amsterdam*, n° LIII.

suit l'Électeur de la part du Roi, sans caractère.

jusqu'à cinq heures, et en sortit avec l'air très satisfait. On fut de là courre le cerf. L'Électeur joua au lansquenet dans le salon avec Madame la Dauphine après la chasse, et, à dix heures, fut souper chez d'Antin[1]. Il retourna coucher à Villiers, et partit trois ou quatre jours après pour Namur[2]. Il envoya le comte d'Albert[3] faire ses remerciements en Espagne, et y prendre[4] soin de ses affaires. En même temps, le comte de la Marck[5] alla servir de maréchal de camp et de ministre sans caractère public auprès de l'électeur de Bavière[6]. Fort peu après,

Gassion bat en Flandres douze bataillons et dix escadrons ; son mérite et son extraction.

Gassion[7] défit douze bataillons et dix escadrons des ennemis auprès de Douay[8], sur lesquels il tomba à deux heures après minuit. Il avoit fort bien dérobé sa marche, et ils ne l'attendoient pas ; il leur tua quatorze ou quinze cents hommes, et ramena douze ou treize [cents] chevaux[9]. Ce Gassion étoit petit-neveu du maréchal de Gassion[10], et il

1. Comme à son précédent voyage (ci-dessus, p. 327).

2. Il partit le 4 juillet, étant revenu voir le Roi le 30 juin et ayant assisté à deux représentations de l'Opéra : *Dangeau*, p. 433 et 438 ; *Sourches*, p. 144 ; *Gazette d'Amsterdam*, nos LIV et LV.

3. Le frère du duc de Chevreuse, confident de l'Électeur, dont il devait plus tard épouser la maîtresse, Mlle de Montigny (tome XX, p. 71-72).

4. *Prendre* surcharge *avoir*.

5. Louis-Pierre-Engilbert : tome VII, p.93.

6. *Dangeau*, p. 434 et 438 ; *Sourches*, p. 151. Le comte avait en réalité pour mission de nouer des négociations secrètes avec l'électeur de Brandebourg et avec le Palatin. Ses instructions ont été publiées par M. André Lebon dans le *Recueil des instructions des ambassadeurs en Bavière*, p. 133 et suivantes.

7. Jean, chevalier puis comte de Gassion : tome XIII, p. 373.

8. Sur cette action du 11 juillet, voir les récits de la *Gazette*, p. 397-400 (pour 357-360), des *Mémoires de Sourches*, p. 152-154, du *Journal de Dangeau*, p. 441, de l'*Histoire militaire*, tome VI, p. 509-512, des *Mémoires militaires*, tome X, p. 409-411 et 621-626, et les correspondances du Dépôt de la guerre, vol. 2304. La *Gazette d'Amsterdam* essaya d'en dissimuler la réussite (no LVII).

9. Ces détails sont pris de Dangeau. Saint-Simon a écrit, par mégarde *12 ou 13 chevaux*.

10. Tome XV, p. 439.

avoit quitté les gardes du corps, à la tête desquels il étoit arrivé[1], pour servir en liberté et en plein de lieutenant général, et arriver au bâton de maréchal de France[2]. C'étoit un excellent officier général et un très galand homme[3].

L'assemblée extraordinaire du clergé, qui finissoit, vint haranguer le Roi à Marly[4]. Le cardinal de[5] Noailles, qui en étoit seul président, étoit à la tête. Nesmond[6], archevêque d'Alby, porta la parole, dont je ne perdis pas un mot. Son discours, outre l'écueil inévitable de l'encens répété et prodigué, roula sur la condoléance de la mort de Monseigneur, et sur la matière qui avoit occupé l'assemblée[7]. Sur le premier point, il dit avec assez d'élo-

Clôture de l'assemblée extraordinaire du clergé. Admirable et hardie harangue au Roi de Nesmond, archevêque d'Alby. Le Dauphin

1. Il était lieutenant de la compagnie de Villeroy depuis 1687, et quitta en 1705 (*Sourches*, tome IX, p. 194-195).
2. Il n'y parvint pas, étant mort de maladie en novembre 1713.
3. Dans le manuscrit, à la suite de ce paragraphe, et jusque sur la marge, Saint-Simon a tracé divers signes, imitant peut-être des larmes, au milieu desquelles se détache une croix. Serait-ce une sorte de repère pour indiquer à quel endroit il se trouvait de sa rédaction lorsqu'il perdit sa femme, morte à la Ferté-Vidame le 21 janvier 1743 ? On a vu dans notre tome I, p. 1, que Saint-Simon, à la suite de cette perte cruelle, interrompit pendant six mois son travail de rédaction des Mémoires, et ne le reprit qu'après avoir placé en tête de son manuscrit les *Considérations préliminaires* que nous avons reproduites à leur place.
4. C'est le dimanche 12 juillet que l'assemblée vint prendre congé du Roi : *Dangeau*, p. 439-440 ; *Sourches*, p. 152 ; *Gazette*, p. 400 (pour 360). Après avoir pris ce fait dans le *Journal de Dangeau* et y avoir joint ses propres souvenirs, Saint-Simon reviendra sur la séance d'ouverture, qui n'avait pas été moins émouvante, mais la résumera beaucoup plus sommairement, tandis que Dangeau y avait consacré un article assez long, que nous reproduirons ci-après, p. 342.
5. L'initiale de *de* surcharge un *q*.
6. Henri de Nesmond, abbé de Chézy en 1682, fut nommé à l'évêché de Montauban en 1687 et passa à l'archevêché d'Alby en 1703 ; en 1719, le Régent le nommera à l'archevêché de Toulouse, où il mourra le 27 mai 1727. En 1710, il avait été élu à l'Académie française à la place de Fléchier. On publia en 1754, en un volume in-12, un recueil de ses sermons et discours.
7. Le texte de ce discours du 12 est donné dans la *Collection des*

montré au clergé par le Roi.

quence ce dont il étoit susceptible, sans rien outrer. Sur l'autre, il surprit, il étonna, il enleva ; on ne peut rendre avec quelle finesse il toucha la violence effective avec laquelle étoit extorqué leur don prétendu gratuit, ni avec combien d'adresse il sut mêler les louanges du Roi avec la rigueur, déployée à plein, des impôts. Venant[1] après au clergé plus expressément, il osa parcourir tous les tristes effets d'une si grande continuité d'exactions sur la partie sacrée du troupeau de Jésus-Christ qui sert de pasteurs à l'autre, et ne feignit point [de] dire[2] qu'il se croiroit coupable de la prévarication la plus criminelle, si, au lieu d'imiter la force des évêques qui parloient à de mauvais princes et à des empereurs païens, lui qui se trouvoit aux pieds du meilleur et du plus pieux de tous les rois, il lui dissimuloit que le pain de la parole manquoit au peuple, et même le pain de vie, le pain des anges[3], faute de moyens de former des pasteurs, dont le nombre étoit tellement diminué, que tous les diocèses en manquoient sans savoir où en faire. Ce trait hardi fut paraphrasé avec force et une adresse admirable de louanges pour le faire passer. Le Roi remercia[4] d'une manière obligeante pour

procès-verbaux des assemblées du clergé de France, tome VI, col. 1235-1240. L'annotateur des *Mémoires de Sourches* dit que le prélat parla « un peu longuement » ; mais le Roi, de son côté, fut plus laconique qu'à l'ordinaire.

1. Si l'on compare avec le résumé qui va suivre le texte officiel que nous venons d'indiquer, on verra que Saint-Simon a beaucoup exagéré la vigueur des expressions employées par M. de Nesmond, et que celles même qui semblent le plus provenir de la harangue ne s'y rencontrent pas.

2. Nous avons déjà eu l'expression *ne feindre point de* dans le tome XIV, p. 161 ; Saint-Simon a oublié ici un *de* avant *dire.*

3. Expression employée fréquemment par les Pères pour désigner l'Eucharistie, et dont les exemples les plus connus sont le *Panis angelicus* et l'*Ecce panis angelorum* employés par saint Thomas d'Aquin dans ses proses pour la fête du Saint-Sacrement.

4. Il y a *remeria,* par mégarde, dans le manuscrit. — Les paroles du Roi sont très brièvement résumées dans les *Procès-verbaux,* col.

celui qui avoit si bien parlé. Il ne dédaigna pas de mêler dans sa réponse des espèces d'excuses et d'honnêtetés pour le clergé. Il finit, en montrant le Dauphin, qui étoit près de lui, aux prélats, par dire qu'il espéroit que ce prince, par sa justice et par ses talents, feroit tout mieux que lui, mêlant quelque chose de touchant sur son âge et sa mort peu éloignée ; il ajouta que ce prince répareroit envers le clergé les choses que le malheur des temps l'avoit obligé d'exiger de son affection et de sa bonne volonté. Il en tira pour cette fois huit millions d'extraordinaire[1]. Toute l'assistance fut attendrie de la réponse, et ne put se[2] taire sur les louanges de la liberté si nouvelle de la harangue et l'adresse[3] de l'encens dont il sut l'envelopper[4]. Le Roi n'en parut point choqué, et la loua en gros et en peu de mots, mais obligeants, à l'archevêque, et le Dauphin parut touché et peiné de ce que le Roi dit de lui. Le Roi fit donner un grand dîner à tous les prélats et députés du second ordre, et de petits chariots[5] ensuite pour aller voir les jardins et les eaux. A la harangue de l'ouverture, que prononça le cardinal de Noailles[6], le

1241, et il est bien possible que notre auteur les ait « embellies » comme la harangue de l'archevêque d'Alby. Dans ce résumé, il n'est point question des allusions au Dauphin et à son règne futur.

1. *Procès-verbaux*, col. 1184-1214.

2. Saint-Simon a biffé *se* avant *put*, pour le reporter en interligne après ce verbe.

3. Avant *l'adresse*, il y a un *de* biffé.

4. La réputation d'orateur de M. de Nesmond était bien établie. Lorsque, en 1710, il fut reçu à l'Académie française, la marquise d'Huxelles écrivait à M. de la Garde (lettre inédite du 18 juillet) : « Le discours de M. l'archevêque d'Alby à l'Académie se débite avec un grand applaudissement. Il fut lu et relu hier deux fois de suite dans un lieu où j'étois et où il y avoit de bons connoisseurs. Feu M. l'évêque de Nîmes y est loué selon son mérite, et il passa tout d'une voix qu'il ne se peut un plus grand orateur que son successeur. »

5. Nous avons déjà vu mention de ces chariots à diverses reprises, en dernier lieu, ci-dessus, p. 327.

6. Le 17 juin ; le texte du discours du cardinal est donné dans la *Collection des Procès-verbaux*, col. 1176-1181, mais non pas celui de

Roi, en montrant le Dauphin au clergé, avoit dit : « Voilà un prince qui, par sa vertu et sa piété, rendra l'Église encore plus florissante et le royaume plus heureux[1]. » C'étoit aussi à Marly. Le Dauphin fut fort attendri, et s'en alla, aussitôt après la réponse du Roi, recevoir dans sa[2] chambre la harangue des mêmes députés par le cardinal de Noailles, qui le traita de *Monseigneur,* et sans ajouter, comme avoit fait le premier président à la tête de la députation du Parlement, que c'étoit par l'ordre exprès du Roi[3]. La harangue fut belle[4], et la réponse[5] courte, sage, polie, modeste, précise[6]. Madame la Dauphine les reçut ensuite chez elle, le cardinal de Noailles portant toujours la parole[7]. Revenons aux obsèques de Monseigneur.

Services de Monseigneur à Saint-Denis et à Notre-Dame. Merveilles

On a vu p. 1098[8] que le genre de la maladie dont il étoit mort n'avoit permis aucunes cérémonies, et avoit fait tout aussitôt après brusquer son enterrement. Le 18 juin, qui étoit un jeudi, fut pris pour le service de Saint-

la réponse du Roi, qui est seulement résumée (col. 1184), ainsi que dans les *Mémoires de Sourches*, p. 134.

1. Voici le récit de Dangeau (17 juin, p. 425-426) : « L'après dînée, le Roi reçut la harangue de l'assemblée du clergé. Le cardinal de Noailles, qui en est seul président, porta la parole avec beaucoup de dignité et d'éloquence, et le Roi y fit une réponse si noble, si sage et si touchante, que tous les évêques et les courtisans furent attendris. Le Dauphin, que le Roi présenta au clergé en leur disant : « Voilà un prince qui me succédera bientôt, et qui, par sa vertu et sa piété, rendra l'Église encore plus florissante et le royaume plus heureux, » le Dauphin s'en alla dans sa chambre fort attendri et fondant en larmes. »

2. Il y a *la*, au manuscrit, et non *sa*, comme dans le récit de Dangeau.

3. Lors des compliments de condoléances des cours souveraines à l'occasion de la mort de Monseigneur : ci-dessus, p. 129.

4. Elle est insérée dans les *Procès-verbaux*, col. 1181-1182.

5. *Repose* corrigé en *reponse*.

6. Dangeau n'en dit rien, non plus que les *Procès-verbaux*, ni les *Mémoires de Sourches*.

7. *Procès-verbaux*, col. 1182-1183.

8. Ci-dessus, p. 85.

Denis[1], où se trouvèrent, à l'ordinaire, le clergé et[2] les cours supérieures. Le Dauphin, M. le duc de Berry et M. le duc d'Orléans firent le deuil[3]. Le duc de Beauvillier, premier gentilhomme de la chambre unique du Dauphin, assisté de Sainte-Maure, un des menins de Monseigneur, et d'O, qui l'étoit du Dauphin, porta sa queue. Béthune-Orval, depuis devenu duc de Sully[4], lors premier gentilhomme de la chambre de M. le duc de Berry, et Pons[5], maître de sa garde-robe, portèrent la sienne. Simiane[6] et Armentières[7], tous deux premiers gentilshommes de la chambre de M. le duc d'Orléans, portèrent la sienne : ainsi, il en eut deux comme M. le duc de Berry, et cette égalité parut extraordinaire. Comme il n'y avoit point d'enterrement, il n'y eut point d'hon-

du Dauphin à Paris. Nul duc ne s'y trouve, quoique le Roi l'eût désiré.

1. *Dangeau*, p. 426; *Sourches*, p. 134-136; *Mercure* de juillet, 4e partie, p. 85-110; registre de Desgranges, ms. Mazarine 2746, fol. 49-51. On trouvera à l'Appendice, no XIII, la relation de cette cérémonie par le baron de Breteuil.

2. Les mots *le clergé et* ont été ajoutés en interligne.

3. Les *Mémoires de Sourches* donnent (p. 135) de curieux détails sur le costume porté par les princes du deuil : « M. le Dauphin étoit vêtu d'une robe faite à peu près comme celle des présidents [du Parlement], avec un domino dont le capuchon pendoit derrière le col, et le devant, qui étoit plissé, faisoit paroître le rabat par-dessous, et il avoit sur la tête un bonnet carré. Les ducs de Berry et d'Orléans étoient vêtus de la même manière. » Sur cet accoutrement, on jetait le grand manteau de deuil, dont la queue, pour le Dauphin, avait douze aunes de long. Voyez ci-après l'appendice IV.

4. Tome XX, p. 213. — 5. *Ibidem*, p. 216.

6. Louis de Simiane, marquis d'Esparron, était entré jeune dans la gendarmerie et avait été grièvement blessé à la Marsaille; il épousa Pauline de Grignan, petite-fille de Mme de Sévigné, par contrat du 28 novembre 1695, acheta en 1701 une sous-lieutenance aux gendarmes écossais, puis, en 1710, la charge de premier gentihomme de la chambre du duc d'Orléans, devint en 1713 lieutenant de Roi du comté Nantais, par héritage du marquis de Sévigné, oncle de sa femme, et, en 1715, lieutenant général de Provence à la mort du comte de Grignan son beau-père ; mais il mourut le 23 février 1718, à l'âge de quarante-sept ans.

7. Tome XX, p. 156.

neurs[1], ni personne, par conséquent, pour les porter. L'archevêque-duc de Reims, depuis cardinal de Mailly[2], officia, et Poncet, évêque d'Angers[3], y fit une très méchante oraison funèbre[4]. Le Roi eut envie que les ducs y assistassent, et fut sur le point de l'ordonner. Après, l'embarras des séances[5] le retint; mais, desirant toujours qu'ils y allassent, il s'en laissa entendre. Je contribuai à les en empêcher, de sorte qu'il ne s'y[6] en trouva aucun autre que le duc de Beauvillier, par la nécessité de sa

1. Nous avons vu ce qu'étaient les « honneurs » pour le baptême au tome XIV, p. 211. Lors des obsèques du duc et de la duchesse de Bourgogne en 1712, les « honneurs » furent le manteau et la couronne.

2. Ci-dessus, p. 124. Il était assisté des évêques d'Auxerre, de Québec, d'Autun et de Séez, tous anciens aumôniers du Roi.

3. Michel Poncet de la Rivière, docteur de Sorbonne, abbé de Saint-Pierre de Vierzon (1673), prieur et doyen de Navacelles et vicaire général de son oncle l'évêque d'Uzès, avait été nommé évêque d'Angers en 1706; il eut l'abbaye de Saint-Florent de Saumur en 1730, et mourut le 2 août de la même année, âgé d'environ cinquante-huit ans. Il entra à l'Académie française en 1706, et son discours de réception du 24 novembre se trouve aux Affaires étrangères, vol. *France* 1145, fol. 281. En 1714, il fut un des trois prélats parmi lesquels le Roi choisit le précepteur du futur Louis XV.

4. Il avait été désigné, dès le 24 avril, par le Roi pour prononcer l'oraison funèbre à Saint-Denis, et le P. de la Rue à Notre-Dame (ci-après). Dangeau ne dit rien du discours, et les *Mémoires de Sourches* reconnaissent que le prélat parla « avec son éloquence ordinaire ». Cependant le couplet suivant du Chansonnier (ms. Fr. 12 695, p. 9) confirme les dires de Saint-Simon :

> Quatre grands hommes ont traité
> Différemment la vérité :
> Poncet en orateur comique,
> Massillon en parfait chrétien,
> La Rue en rusé politique,
> Porée en bon rhétoricien.

5. Non pas des séances entre eux, puisqu'elles étaient réglées par l'édit du mois de mai (ci-dessus, p. 148), mais plutôt entre les ducs et les princes étrangers, qui se contestaient toujours la préséance.

6. *Ne s'y* corrige *n'en*.

charge. Cela fut trouvé mauvais, et le Roi se montra un peu blessé de ce qu'aucun de ceux qui étoient à Marly n'avoient[1] disparu ce jour-là, et plus encore quand il sut qu'il ne s'en étoit trouvé aucun autre à Saint-Denis[2]. Personne ne répondit; on[3] laissa couler la chose, et on tint la même conduite pour le service à Notre-Dame, où pas un duc ne se trouva. Ce fut le vendredi 3 juillet[4]. Les trois mêmes princes y firent le deuil. M. le duc de Berry et M. le duc d'Orléans eurent les mêmes portequeues. Le duc de Beauvillier porta celle du Dauphin, et y fut assisté par d'Urfé[5], menin de Monseigneur, et Gamaches, qui [*Add. St-S. 1009*] l'étoit du Dauphin[6]. Le clergé et les cours supérieures s'y trouvèrent à l'ordinaire. Les trois princes s'habillèrent à l'Archevêché, et vinrent à pied, en cérémonie, de l'Archevêché au grand portail de Notre-Dame, par où ils entrèrent. Le cardinal de Noailles officia, et le P. la Rue[7], jésuite, tira d'un si maigre sujet une oraison funèbre qui acheva d'accabler celle de l'évêque d'Angers[8]. Le cardinal de Noailles traita ensuite les trois princes à un dîner magnifique; le Dauphin le fit mettre à table, et les seigneurs qui l'avoient suivi. Il se surpassa en attentions et en politesses, mais mesurées avec discernement. Il voulut que toutes les portes fussent ouvertes, et que la foule

1. Il y a bien *n'avoient,* au pluriel, dans le manuscrit.

2. Les journaux de la cour n'ont pas relevé l'absence des ducs; mais les *Mémoires de Sourches* (p. 136) relatent divers démêlés qu'il y eut à la cérémonie, en ajoutant qu'elles étaient « toujours sujettes à de pareils inconvénients ».

3. Avant *on,* Saint-Simon a biffé un *et.*

4. *Dangeau,* p. 434-435; *Sourches,* p. 145-146; *Gazette,* p. 336; *Mercure* de juillet, quatrième partie, p. 85-110; *Gazette d'Amsterdam,* nº LV; registre de Desgranges, ms. Mazarine, 2746, fol. 51-53.

5. Joseph-Marie de Lascaris, marquis d'Urfé: tome III, p. 205.

6. Ci-dessus, p. 248.

7. Le confesseur de la duchesse de Bourgogne: tome IV, p. 85.

8. Cette oraison funèbre fut imprimée sur le moment même, puis insérée dans le recueil des *Sermons et discours* du Père publié en 1719.

même le pressât. Il parla à quelques-uns de ce peuple avec une affabilité qui ne lui fit rien perdre de la gravité qu'exigeoit la triste écorce[1] de la cérémonie, et il acheva de charmer cette multitude par le soin qu'il fit prendre d'une femme grosse[2] qui s'y étoit indiscrètement fourrée, et à qui il envoya d'un plat dont elle n'avoit pu dissimuler l'extrême envie qui lui avoit pris d'en manger[3]. Ce ne furent que cris d'acclamations et d'éloges à son passage à travers Paris, qui du centre gagnèrent bientôt le sentiment des provinces : tant il est vrai qu'en France il en coûte peu à ses princes pour s'y faire presque adorer. Le Roi remarqua bien la conduite des ducs à ce second service ; mais il n'en témoigna rien[4]. La fin de cette cérémonie fut l'époque de la mitigation[5] du salon

1. Ci-dessus, p. 285.

2. « *Grosse,* en parlant d'une femme, signifie quelquefois enceinte... La distinction que l'usage a mise dans le mot de *grosse* en parlant d'une femme, c'est que, toutes les fois que l'adjectif *grosse* suit immédiatement le substantif *femme,* il signifie enceinte, et que, hors de là, il n'a point d'autre signification que celle du masculin *gros* » (*Académie,* 1718).

3. Dangeau ne parle pas de cet épisode; mais les *Mémoires de Sourches* le racontent ainsi : « Une bourgeoise, qui étoit grosse, ayant témoigné beaucoup d'envie d'une tourte dont il mangeoit, sur le rapport qu'on lui en fit, il lui en envoya un morceau, et, comme elle voulut lui en venir rendre grâces, il le trouva bon et lui répondit qu'il étoit plus aise de le lui avoir envoyé qu'elle ne l'étoit de l'avoir reçu. »

4. Outre ces deux oraisons funèbres, il y en eut beaucoup d'autres prononcées tant à Paris qu'en province, et même à l'étranger. On peut citer celles de Massillon à la Sainte-Chapelle, du P. Porée au collège Louis-le-Grand, du P. Poisson aux Cordeliers, du P. du Cerceau à la cathédrale de Bourges, du P. Augustin de Picquigny et du P. Beaufils à Arras, des PP. Mathieu, Fellon et Kuhn à Dijon, Marseille et Strasbourg, du chanoine Brayer à Metz, du P. d'Aubenton à Rome, en l'église Saint-Louis-des-Français, etc. On trouvera des listes de celles qui furent imprimées dans la *Bibliothèque historique* du P. Lelong, tome II, p. 688.

5. « *Mitigation,* adoucissement, par opposition à réforme : *cet ordre est trop austère, il auroit besoin de mitigation* » (*Académie,* 1718). Littré en cite un exemple de Bossuet.

de Marly, qui reprit sa forme ordinaire comme on l'a dit d'avance p. 1151 [1].

Il [2] est temps à présent d'en venir à la situation où je me trouvai avec le nouveau Dauphin, qui développera bien de grandes parties de ce prince et de choses curieuses ; mais il faut auparavant essuyer une bourre [3] que je voudrois pouvoir éviter, mais qu'on [4] verra, par une prompte suite, inévitable à faire précéder un récit plus intéressant.

Création d'officiers garde-côte. Pontchartrain en abuse, et de mon amitié, me trompe, m'usurpe, et je me brouille avec lui.

Il faut se souvenir de ce qui se trouve aux pages 433, 861, [5] des usurpations sur les droits de gouverneur de Blaye que le maréchal de Montrevel ne cessoit de faire comme commandant en chef en Guyenne, et qui m'empêchèrent d'y aller, lorsqu'en 1709 les dégoûts que j'ai détaillés alors me résolurent à me retirer pour toujours de la cour, et qui finirent en m'y [6] rattachant plus que jamais à la fin de cette année et au commencement de la suivante, comme je l'ai raconté sur ces temps-là [7]. Chamillart, avant de quitter à Desmaretz le contrôle général des finances, avoit fait un édit de création, jusqu'alors inconnue, d'offices militaires, mais héréditaires, pour commander les garde-côtes [8], c'est-à-dire les paysans dont les

1. Ci-dessus, p. 323. — 2. Ici, l'écriture change.

3. Terme déjà relevé dans le tome XVIII, p. 44.

4. Les mots *mais qu'* sont en interligne au-dessus de *mais,* effacé du doigt, et que Saint-Simon avait essayé de corriger en *et que.*

5. Il y a ici un blanc dans le manuscrit. Saint-Simon aurait dû indiquer les pages 433, 842 et 861 de son manuscrit, qui correspondent aux pages 47 de notre tome XII, 3-4 et 89-90 du tome XVIII.

6. *En m'y,* corrigeant *en me,* a été écrit en interligne, au-dessus de *à m'y,* biffé et *rattachant* corrige *rattacher.*

7. Voyez tome XVIII, p. 1-5, 89-94 et 291 et suivantes.

8. Le *Dictionnaire de l'Académie* de 1718 n'appliquait pas ce nom aux troupes elles-mêmes, mais seulement aux « officiers préposés pour garder le pays qui est sur la côte de la mer ». — Les garde-côtes n'étaient pas une invention nouvelle ; ils existaient dès le seizième siècle, et leur organisation avait été vivement critiquée par Vauban en 1694 (Jal, *Dictionnaire critique,* col. 1236). Le *Grand Diction-*

paroisses bordent les côtes des deux mers qui baignent la France, et qui, sans autre enrôlement que le devoir et la nécessité de leur situation, sont obligés, en temps de guerre, de garder leurs côtes, et de se porter où il est besoin. Cette érection fut assaisonnée, comme toutes les autres de ce genre de finances, de tous les appâts de droits et de prérogatives propres à en tirer bien de l'argent[1] des légers et inconsidérés François, qui n'ont pu se guérir de courre après ces leurres[2], quoique si continuellement avertis de leur néant par la dérision que les pourvus essuient sans cesse au Conseil dès qu'ils y portent des plaintes du trouble qu'ils reçoivent[3] dans leurs privilèges, et à qui, à la paix, on supprime les titres mêmes qu'ils ont achetés. Cette drogue[4] bursale fut aussitôt donnée à Pontchartrain pour en tirer ce qu'il pourroit en déduction de ce qui étoit dû à la marine. Celui-ci, ardent

naire géographique d'Expilly a donné un exposé sommaire du fonctionnement de cette institution. Chamillart, par nécessité fiscale, fit rendre, en février 1705, un édit qui abolissait les anciennes charges de capitaines garde-côtes et créait quatre-vingt-dix capitaineries générales (portées à cent dix en juillet 1707), avec des places de lieutenants généraux, majors, aides-majors, etc. De nouvelles créations furent encore faites en 1713; mais toutes furent supprimées par l'édit de juillet 1716, et le règlement du 14 février suivant réorganisa sur de nouvelles bases l'institution des garde-côtes. Au milieu du règne de Louis XV, l'effectif total des compagnies atteignait vingt-quatre mille hommes. On trouvera des documents sur les créations de 1705 et 1707 aux Archives nationales dans les cartons G^7 1558 et AD VII 5, et dans le tome II de la *Correspondance des contrôleurs généraux*.

1. Le règlement dressé par le Conseil pour la vente des offices est dans le registre E 1949 des Archives nationales, fol. 60.

2. Au propre, le leurre est un appât pour les oiseaux de fauconnerie. « Il se dit figurément d'une chose dont on se sert artificieusement pour attirer quelqu'un afin de le tromper » (*Académie*, 1718).

3. Avant *recoivent*, Saint-Simon a biffé *recevoi[ent]*.

4. « *Drogue* se dit figurément de ce qui est mauvais dans son espèce. On dit *Voilà de bonne drogue*, pour signifier que ce qu'on offre, ce qu'on veut donner pour bon, ne vaut rien » (*Académie*, 1718). *Drogue bursale* correspond à *édits bursaux*.

à usurper et à étendre sa domination, trouva cette affaire fort propre à grossir[1] ses conquêtes. Il prit thèse de ce qu'elle lui étoit donnée pour remplacement des fonds très arriérés de la marine, et, pour cela même, de la raison de l'augmenter[2] et de l'en laisser le maître ; il s'en fit donner le projet d'édit, et le changea, le grossit et le dressa comme il lui plut[3]. Il ne négligea pas d'y couler une clause par laquelle ces nouveaux officiers garde-côtes n'obéiroient qu'aux seuls gouverneurs, commandants en chef et lieutenants généraux des provinces, et seroient sous la charge de l'Amiral, et du département de la marine. Il en ôta celle qui restreignoit la création aux lieux où la garde des côtes étoit seulement en usage de tout temps[4] ; et, non content d'y comprendre toute la vaste étendue des côtes des deux mers, il y ajouta les deux bords des rivières qui s'y embouchent[5], en remontant fort haut, et y prit la précaution de dénommer les lieux jusqu'où cela devoit s'étendre sur chacune. Il forma ainsi des capitaines garde-côtes, non seulement le long des deux mers, mais fort avant dans les terres par le moyen des bords des rivières, et mit tous ces pays en proie aux avanies et aux vexations de ceux qu'il pourvut de ces charges. Je ne sus rien de tout cela que lorsque Pontchartrain eut bien consommé son ouvrage, et qu'il me dit alors, sans aucune explication, que je ferois bien de cher-

1. *Grossir* est en interligne, au-dessus d'*estendre,* biffé.

2. *L'augmenter* est en interligne, au-dessus de *la grossir,* biffé.

3. Ceci, et ce qui va suivre, est encore un exemple de l'exagération habituelle de notre auteur. La clause relative à la subordination des garde-côtes à l'Amiral, aux gouverneurs, commandants, etc. des provinces est dans l'édit, ainsi que celle qui faisait contresigner leurs provisions par le secrétaire d'État de la marine ; mais pouvait-on restreindre l'institution à une partie seulement des côtes, et n'y pas comprendre les embouchures des fleuves, Gironde, Loire et Seine ?

4. Ces trois mots ont été ajoutés en interligne.

5. « *S'emboucher* ne se dit que d'une rivière qui se jette dans une autre, ou qui se décharge dans la mer ; et encore n'est-il pas beaucoup en usage » (*Académie,* 1718).

cher quelqu'un qui me convînt pour la garde-côte[1] de mon gouvernement. Je pris cet avis pour un desir de trouver à débiter sa marchandise, et je ne m'en inquiétai pas. Assez longtemps après, il m'en reparla, et me pressa de lui trouver quelqu'un pour éviter qu'un inconnu venu au hasard ne me fît de la peine. Je lui répondis que qui que ce fût qui prît cette charge de garde-côte ne pouvoit s'empêcher d'y être sous mes ordres, et qu'ainsi peu m'importoit qui le fût. Il ne m'en dit pas davantage, et la chose en demeura là pour lors. Dans la suite, je voulus faire régler mon droit et les prétentions du maréchal de Montrevel par Chamillart, pour sortir d'affaires ; Montrevel ne l'osa refuser, et il céda d'abord les milices de Blaye[2]. Elles avoient, dans tous les temps, été sous la seule autorité de mon père, et leurs officiers pourvus par des commissions en son nom[3]. M. de Louvois, avec qui il n'avoit jamais été bien, et qui n'ignoroit pas cet usage, n'avoit jamais songé à le contester. Chamillart, tout mon ami qu'il étoit, fut plus secrétaire d'État que Louvois ; il me fit entendre que le Roi ne s'accommoderoit pas de cet usage, dont toutefois il s'étoit toujours accommodé, mais dont, en style de secrétaire d'État, le pauvre Chamillart ne s'accommodoit pas lui-même ; mais il me dit que je n'avois qu'à nommer, et que, sur ma nomination, l'expédition se feroit en ses bureaux. Alors Pontchartrain, qui suivoit sournoisement et avec grande attention les suites de mes contestations avec le maréchal de Montrevel, et aux questions duquel je répondois sans défiance parce que je ne lui voyois point d'intérêt là-dedans, me dit[4] que,

Usurpation très attentive des secrétaires d'Etat.

1. La charge de capitaine de la compagnie ou de la milice des garde-côtes.

2. Tomes XVII, p. 445, et XVIII, p. 3-4 et 89, note 9.

3. On peut voir, comme type de ces commissions, dans le recueil Thoisy, vol. 122, fol. 502, un brevet de capitaine des milices garde-côtes en Normandie, délivré en 1689 par M. de Beuvron, lieutenant général de la province.

4. Les mots *me dit* ont été ajoutés en interligne.

puisqu'il falloit une expédition au nom du Roi sur ma nomination, comme il pensoit de même que Chamillart, et par le même intérêt, c'étoit aux bureaux de la marine, et non en ceux de la guerre qu'elle devoit être faite, fondé sur ce[1] que ces officiers nommés par moi serviroient sous[2] la Motte-Deyrand, capitaine de vaisseau[3], qu'il avoit destiné[4] garde-côte pour Blaye et tout ce pays-là, et qu'aux termes de l'édit, ces capitaines garde-côtes étoient sous la charge de l'Amiral et du département de la marine. Chamillart, au contraire, regardoit ces milices comme troupes de terre, ainsi qu'elles avoient toujours été, et il s'appuyoit sur leur comparaison avec les milices du Boulonnois, qui borde la mer, qui avoit[5] un capitaine garde-côte de cette nouvelle création, lesquelles cependant étoient demeurées troupes de terre, et dont les officiers[6] s'expédioient aux bureaux de la guerre sur la nomination de M. d'Aumont[7] gouverneur de Boulogne[8]. Ces deux secrétaires d'État, de longue main aigris et hors de mesure

1. Avant *ce,* Saint-Simon a biffé *les termes de l'édit.*

2. Saint-Simon, ayant répété deux fois, par mégarde, *serviroient sous,* a biffé le premier *sous* et le second *serviroient.*

3. Jean-Paul, d'abord titré chevalier de Boisjoly, puis marquis de la Motte-Deyrand, garde-marine en 1675, enseigne en 1680, lieutenant de vaisseau en 1684, avait été nommé capitaine de vaisseau en 1697, et attaché au port de Rochefort; c'est à cause de cette circonstance qu'il fut choisi en 1711 pour commander les milices garde-côtes de la région de Blaye; il se retira en 1727 avec une pension de quatre mille livres, et mourut à Libourne le 10 novembre 1735. Saint-Simon écrit *la Motte d'Ayran.*

4. *Destiné* est en interligne, au-dessus de *fait,* biffé.

5. *Avoit* est bien au singulier, se rapportant à *Boulonnois.*

6. Il faut entendre *les brevets des officiers.*

7. Louis, duc d'Aumont, qui avait succédé à son père en 1704.

8. S'il en était ainsi, ces nominations étaient en contradiction formelle avec les termes de l'édit de 1705, qui réservait l'expédition des provisions au secrétaire d'État de la marine. Les capitaines généraux avaient la nomination des capitaines et des lieutenants des compagnies de milices garde-côtes, sous le visa du gouverneur de la province.

ensemble[1], s'opiniâtrèrent dans leurs prétentions, et à en[2] porter le jugement au Roi. Le plus court et le plus simple étoit de me laisser suivre l'ancien usage, qui n'avoit point été contredit, et d'éviter cette nouvelle querelle entre eux en me laissant donner les commissions en mon nom; mais cette sagesse n'accommodoit pas l'usurpation commune de leurs charges aux dépens de la mienne, quoi [que] si intimement lié avec tous les deux. Ils l'eussent également mis à couvert en acceptant la proposition que je leur fis[3] de faire expédier aux bureaux de la Vrillière, secrétaire d'État ayant la Guyenne dans son département[4]. Aucun des deux n'y voulut entendre, ni démordre de sa prétention. Chamillart, dans la faveur où il étoit alors et appuyé de l'exemple de Boulogne, l'auroit emporté, et Pontchartrain en auroit eu tout le dégoût. C'étoit commettre mes deux amis, si ennemis, ensemble ; je crus donc devoir suspendre ma nomination. Le Chancelier et son fils m'en remercièrent, et parurent sentir l'amitié de ce sacrifice, piqué au point où je l'étois contre Montrevel, et aussi intéressé à me remettre en possession de mes milices et dégrossir[5] d'autant les contestations à décider entre nous. Dans cette situation, le temps s'écoula jusqu'à la chute de Chamillart, comme je crois l'avoir raconté en son lieu[6], et Montrevel refusa tout net le maréchal de Boufflers d'en passer par son avis[7]. Pendant tout cela, je voulus profiter de la nouveauté de Voysin dans la charge de Chamillart, qui n'auroit pas l'éveil de cette dispute, et faire expédier aux bureaux de la marine. La vie coupée[8] de la cour, le mariage de Mme la duchesse de Berry avec tout ce qui précéda et suivit cette grande

Sottise d'amitié.

1. Comme nous l'avons vu au tome XV, p. 414.
2. *En* est en interligne. — 3. *Fils*, écrit par mégarde, corrigé en *fis*.
4. Déjà dit au tome XIII, p. 211.
5. « *Dégrossir* se dit figurément des affaires, des sciences, pour dire commencer à les éclaircir, à les débrouiller » (*Académie*, 1718).
6. Tome XVIII, p. 3-4.
7. *Ibidem*, p. 89-90. — 8. Tome XVII, p. 342.

affaire, et mille autres enchaînements traînèrent ma nomination jusqu'à l'hiver qui précéda la mort de Monseigneur. Je voulus donc enfin terminer une chose dont le délai étoit indécent, et nuisible même au service ; mais quelle fut ma surprise lorsque, sur le point de nommer, Pontchartrain me déclara que c'étoit un droit du capitaine garde-côte[1], ajoutant aussitôt que la Motte-Deyrand ne l'exerceroit qu'avec mon agrément, par où il n'auroit que l'apparence, dont je conserverois la réalité ! J'eus la sagesse de me contenir, et de descendre jusqu'à plaider ma cause : j'alléguai[2] les commissions de mon père, que j'étois en état de rapporter, le droit immémorial, et la clarté de ce droit par la cession de Montrevel même, qui, si actif et si roide en prétentions, s'étoit vu forcé d'abandonner celle-là de lui-même après l'avoir si vivement soutenue[3] ; l'étrange constraste d'être dépouillé d'un droit si certain par un homme qui m'étoit nécessairement subordonné, et que j'exerçois indépendamment du gouverneur de la province représenté en tout par le commandant en chef. Je ne dédaignai pas de lui dire qu'il étoit plus honorable pour lui d'expédier sur ma nomination que sur celle d'un capitaine garde-côte. Enfin, je le fis souvenir du sacrifice que je lui avois fait, trois ans durant, de suspendre ma nomination, que ni lui ni Chamillart ne me contestoient, mais qui vouloient chacun expédier dessus ; les remerciements que le Chancelier et lui m'avoient faits[4] de ne les pas commettre avec ce ministre dans sa faveur si supérieure, et l'indigne fruit que j'en retirois par la perte de mon droit, qui étoit ce que je pouvois attendre de pis d'un ennemi en sa place, lui si

Trahison noire de Pontchartrain.

1. Voyez ci-dessus, p. 351, note 8.

2. Comparez ce qui va suivre avec le mémoire que Saint-Simon avait présenté en 1704 contre M. de Sourdis, à l'occasion de la levée d'un régiment de dragons de milice dans le gouvernement de Blaye, et qui est conservé au Dépôt de la guerre, vol. 1792.

3. Ci-dessus, p. 350. — 4. Il y a *fait* sans accord dans le manuscrit.

personnellement engagé dans ce fait même, et en général par l'alliance si proche et une si longue et si intime amitié et si éprouvée de sa part, à chercher à augmenter mon autorité à Blaye, et non pas à me dépouiller de celle que j'y avois de droit, d'usage et de tout temps Rien de tout cela ne fut contesté ; j'eus un aveu formel sur chaque article ; toutefois, je parlois aux rochers[1]. Pontchartrain se retrancha sur l'attribution formelle de l'édit, et, par cela même, se chargeoit d'un nouveau crime, puisqu'il l'avoit changé et amplifié à dessein. Je me défendis sur la notoriété publique que ces édits, uniquement faits pour tirer de l'argent, n'avoient point d'effet contre des possessions et des titres, souvent même contre ce qui n'en avoit point. J'en donnai l'exemple de M. d'Aumont pour Boulogne, rivage de la mer vis-à-vis l'Angleterre, moi si loin d'elle et si avancé dans les terres, et celui des divers édits de création de charges municipales, dont les traitants avoient voulu jouir à Blaye, où j'avois toujours maintenu les jurats de ma nomination[2]. Pontchartrain répliqua que les édits ne pouvoient nuire au service; qu'il en étoit que les milices de Boulogne, si voisines de la frontière, continuassent d'y servir[3], ce qui emportoit exception de l'édit à leur égard, ce qui n'étoit point à l'égard de Blaye, nommément compris dans l'édit pour une capitainerie garde-côte, c'est-à-dire dans un supplément postérieur de l'édit qu'il avoit fait ajouter; que ce qui m'étoit arrivé pour les jurats de Blaye marquoit bien que j'aurois pu avoir le même succès sur l'édit des garde-côtes, si je m'en fusse plaint à temps, mais qu'il étoit maintenant trop tard. Je répondis que je

1. « On dit figurément *parler aux rochers,* pour dire parler à des gens qui ne sont point touchés de ce qu'on leur dit » (*Académie,* 1718) Voyez aux Additions et corrections.

2. Voyez la lettre du 7 février 1710, relative à ce sujet, dans l'Appendice de notre tome XX, p. 553-554.

3. De servir sur la frontière.

n'avois parlé sur les jurats que lorsque les traitants avoient voulu vendre ces charges à Blaye, et longtemps après les édits rendus[1], que Chamillart, puis Desmaretz, m'avoient, l'un après l'autre, fait justice au moment que je l'avois demandée, quoiqu'ils n'y fussent pas tenus, comme lui l'étoit par une obligation réelle et essentielle sur ce même fait, laquelle il me donnoit maintenant pour un obstacle invincible. Ces derniers mots, prononcés avec feu, coupèrent la parole à Pontchartrain : il se jeta dans les protestations que ma satisfaction lui étoit si chère, qu'il feroit jusqu'à l'impossible pour me la procurer, et que nous en reparlerions une autre fois. L'embarras du procédé et de la misère des raisons le réduisoit[2] à chercher à finir une conversation si difficile pour lui à soutenir ; le dépit, qui de moment à autre s'augmentoit en moi d'une tromperie si préparée et si étrangement conduite par une si noire ingratitude, avoit besoin de n'être plus excité : je ne cherchai donc aussi qu'à la finir.

Étrange procédé de Pontchartrain, qui me veut leurrer par Aubenton.

J'ai annoncé de la bourre[3], et je suis obligé d'avertir que ce n'est pas fait, mais qu'elle est absolument nécessaire aux choses qui la suivront, et qui en dédommageront. Pour la continuer, Mme de Saint-Simon, aussi surprise que moi de ce que je lui racontai, mais toujours plus sage, m'exhorta à ne rien marquer, à vivre avec Pontchartrain à l'ordinaire, à laisser reposer cette fantaisie, à la laisser dissiper, et à ne pas croire qu'il pût s'aheurter[4] à une prétention qui le devoit toucher si peu, et sur laquelle il[5] me voyoit si sensible. J'en usai comme elle le desira,

1. Voyez la lettre indiquée à la note 2 de la page précédente.

2. *Le* est en interligne, et *réduisoient* est au pluriel par erreur dans le manuscrit.

3. Ci-dessus, p. 347.

4. « *S'aheurter*, s'opiniâtrer, s'obstiner » (*Académie*, 1718). Ce mot, aujourd'hui disparu, se retrouve dans Molière, Spanheim, Dangeau et dans les *Mémoires de Sourches*.

5. Les mots *et sur laquelle il* sont en interligne, au-dessus d'*et qu'il*, biffé.

accoutumé par amitié et par une heureuse expérience à déférer à ses avis. Au bout de quelque temps, elle lui parla ; il se confondit en respect, mais sans rien de plus solide. Peu après, étant à Marly, il me dit qu'il étoit résolu à tout faire pour me contenter ; qu'il croyoit néanmoins qu'il valoit mieux ne point traiter l'affaire ensemble, et qu'il me prioit de trouver bon d'entendre là-dessus d'Aubenton, un de ses premiers commis[1]. J'y consentis, sans entrer plus avant en matière. Deux jours après, Aubenton vint un matin chez moi. J'écoutai patiemment une flatteuse rhétorique pour me faire goûter ce que Pontchartrain m'avoit proposé. Je voulus bien expliquer les mêmes raisons que j'ai abrégées plus haut. Aubenton n'eut rien à y répondre, sinon d'essayer de me persuader que, par la nécessité de mon agrément, j'avois le fonds de la chose, et le capitaine garde-côte l'écorce[2] par sa nomination. Je voulus bien encore parler honnêtement ; je répondis qu'il étoit du bon sens, de la prudence et de l'usage de terminer les choses durables d'une manière qui le fut aussi ; que je voulois bien ne pas douter qu'aucune nomition du capitaine garde-côte ne seroit expédiée que de mon agrément tant que Pontchartrain et moi serions, lui en place d'expédier, moi d'agréer ou non, mais que cela

1. François-Ambroise d'Aubenton, sieur de Villebois, frère du confesseur de Philippe V, né à Provins vers 1648, fut d'abord employé dans les vivres des armées et chargé, avec Orry, de leur direction pour l'armée d'Italie, de 1690 à 1697 ; en 1698 il fut envoyé au Canada comme directeur de la régie des fermes pour concilier les différends entre les fermiers généraux et les États de Québec ; revenu en 1699, il dut être mêlé à des affaires peu honorables qui le firent envoyer en prison, si l'on en croit une lettre de Mme des Ursins à Torcy du 17 août 1703, alors qu'il venait d'être nommé directeur de la marine et du commerce français en Espagne ; nommé secrétaire du Roi en 1707, chevalier de Saint-Michel en 1708, il quitta définitivement l'Espagne en 1710, en même temps que les autres Français. Pontchartrain le prit alors pour un de ses premiers commis ; il mourut à Versailles en 1735.

2. Ci-dessus, p. 285.

pouvoit changer par la mutation de toutes les choses de ce monde ; qu'alors je serois pris pour dupe par un autre secrétaire d'État qui ne se croiroit pas tenu aux mêmes égards ; qu'avec Pontchartrain même, ces égards pouvoient devenir susceptibles de mille queues fâcheuses lorsque le capitaine garde-côte et moi ne serions pas d'accord sur les choix ; qu'il étoit donc plus court et plus simple de me laisser continuer à jouir de mon droit, et qu'après tout ce qui s'étoit passé là-dessus de si personnel à Pontchartrain de ma part, je ne pouvois croire qu'il aimât mieux un capitaine garde-côte que moi, jusqu'à l'enrichir de ma dépouille. Honnêtetés de ma part, mais avec grande fermeté, respects et protestations de celle d'Aubenton terminèrent cette inutile visite. Il me pressa de lui accorder encore une audience, et de penser moi-même à quelque expédient que Pontchartrain embrasseroit sûrement avec transport de joie. Huit jours après, Aubenton revint avec force compliments pour toutes choses. J'avois cependant rêvé à quelque expédient pour me tirer d'embarras sans tout perdre, et sans me brouiller. J'en étois retenu par le respect d'une liaison de vingt ans, de la mémoire de celle dont l'alliance l'avoit formée[1], de l'intimité du Chancelier et de la Chancelière, auxquels je n'avois pas dit un mot de tout cela jusqu'alors, pour en attendre le dénouement ; et ces considérations enchaînèrent ma colère d'un procédé si double[2] et si indigne. Je les fis donc sentir à d'Aubenton, et lui dis qu'elles m'avoient amené à un expédient où je mettois tant au jeu[3], que j'étois surpris moi-même d'avoir pu m'y résoudre, mais que l'amitié l'avoit emporté : c'étoit d'accepter la nomination des officiers des milices de Blaye par le capitaine garde-côte, qui ne seroit

1. Mme de Pontchartrain, née de la Rochefoucauld-Roye, cousine germaine de Mme de Saint-Simon.

2. Ci-dessus, p. 318.

3. Le *Dictionnaire de l'Académie* de 1718 ne donnait pas l'expression de *mettre au jeu*, ni l'emploi de *mise* dans le même sens.

expédiée que de mon agrément, comme Pontchartrain le proposoit, mais d'y ajouter au moins, pour que cet agrément demeurât solide et nécessaire, la nécessité de mon attache sur les expéditions, à l'exemple en très petit de l'attache du colonel général de la cavalerie sur les commissions de tous les officiers de la cavalerie[1]. Aubenton, avec esprit, me laissât voir qu'il goûtoit fort l'expédient, et en même temps qu'il n'espéroit pas qu'il fût accepté. Il me quitta en prenant jour pour la réponse. Elle fut telle qu'Aubenton l'avoit prévue : il me dit que Pontchartrain n'osoit expédier en une forme insolite sans permission du Roi, à qui il ne croyoit pas qu'il fût à propos pour moi de la demander. Je répondis à d'Aubenton, en remontant mon ton[2], sans sortir pourtant d'un air de politesse pour lui et de modestie pour moi, que je n'étois pas surpris qu'une telle affaire eût une pareille issue depuis que Pontchartrain en avoit fait la sienne propre; que c'étoit le prix de vingt ans d'amitié, et de ma complaisance du temps de Chamillart, pour n'en pas dire davantage; qu'après ce sacrifice, si bien senti alors par lui, et dans une alliance si proche qu'il pouvoit un peu compter, il me faisoit un tour que je ne pourrois attendre d'un autre secrétaire d'État, en sa place, avec qui je serois dans la plus parfaite indifférence; que j'entendois bien le nœud de la difficulté, qui étoit qu'à l'ombre d'une nomination subalterne et obscure d'un capitaine[3] garde-côte si fort sous sa main, il feroit de ces emplois les récompenses de ses laquais; qu'il y avoit tant de distance de l'étendue du pouvoir de sa charge aux bornes si étroites de mon gou-

1. C'était un des privilèges des colonels généraux ; il n'existait plus que pour la cavalerie, la charge de colonel général de l'infanterie ayant été supprimée en 1661 à la mort du duc d'Épernon. Les gouverneurs de province mettaient leur attache sur les provisions des officiers dépendant de leur gouvernement : tome XII, p. 419.

2. Le *Dictionnaire de l'Académie* de 1718 ne donnait que *hausser le ton*.

3. *Cap*[o] corrigé en *cap*[e] écrit par une initiale minuscule.

vernement, que je ne laissois pas d'être surpris qu'il pût être touché de l'accroître de ma dépouille, jusqu'à l'avoir si adroitement, si longuement et si ténébreusement ménagée ; que, tant que j'avois cru n'avoir affaire qu'à un édit bursal et à un capitaine garde-côte, l'évidente bonté de mes raisons me les avoit fait soutenir ; que voyant clair enfin, et ne pouvant plus méconnoître ce que je m'étois caché à moi-même tant que j'avois pu, je savois trop la disproportion sans bornes du crédit de la[1] place de Pontchartrain à celui d'un duc et pair, et d'un homme de ma sorte, pour prendre le parti de lutter avec lui ; que je sentois dans toute son étendue la facile victoire qu'il remportoit sur moi, et les moyens obscurs qui pied à pied la lui acquéroient ; que je cédois dans la pleine connoissance de mon impuissance, mais qu'en cédant je cédois tout, et n'entendrois jamais parler sur quoi que ce pût être des milices de Blaye. Aubenton, effrayé d'une déclaration si compassée, car je me possédai tout entier, mais si nette et si expressive dans ses termes, dans son ton, dans toute ma contenance, et peut-être par le feu échappé de mes regards, déploya pour me ramener le reste de son bien-dire[2] : il m'étala les respects et les desirs de Pontchartrain, il me représenta adroitement qu'en abandonnant jusqu'à la discipline et au commandement des milices de Blaye, je me faisois un tort à quoi rien ne m'obligeoit, et qui, dans la suite, me pourroit sembler trop précipité. Je sentis à son discours et à son maintien l'extrême honte que lui donnoit sa misérable ambassade, et les suites que, tout premier commis qu'il étoit d'un cinquième roi de France[3], il n'étoit pas hors d'état de prévoir. Toute ma réponse fut un simple sourire, et de me lever. Alors, il me conjura de ne pas regarder l'affaire comme finie ; je l'interrompis par des honnêtetés personnelles, et de la satisfaction de l'avoir connu, et je l'écon-

1. *Sa* corrigé en *la*. — 2. Ci-dessus, p. 83.
3. Le Roi et les quatre secrétaires d'État: voyez p. 319, ligne 4.

duisis[1] de la sorte. Outré de colère et d'indignation, je me donnai quelques jours. Mené après toujours par les mêmes motifs, je voulus abuser de ma patience, et jouir aussi de l'embarras d'un si misérable ravisseur. Il me dit en paroles entrecoupées qu'il s'estimoit bien malheureux que mon amitié fût au prix de l'impossible. Je répondis d'un air assez ouvert que je la croyois bien au-dessous; qu'apparemment il avoit vu Aubenton; que, cela étant, la matière étoit fort épuisée et inutile à traiter. Il répliqua d'un air confondu quelques demi-mots sur l'ancienneté de l'amitié. Je lui dis d'un air simple que je ne demandois jamais ce qu'on ne pouvoit pas, que je cédois tout, et qu'après cela il n'y avoit plus à en parler. Là-dessus, il me donna carte blanche[2] pour nous en rapporter à qui je voudrois. Je n'ignorois pas quel jugement je pouvois attendre entre lui et moi dans une cour aussi servile; ainsi je répondis qu'à une affaire finie il ne falloit point de juge. Alors il me proposa son père; je n'eus pas la force de le refuser. Jusqu'alors, qui que ce soit n'avoit su ce qui se passoit entre nous. J'ai dit ci-devant ce qui me retenoit d'éclater[3], et il n'avoit garde aussi de montrer son tissu d'infamie.

Impudence et embarras de Pontchartrain.

Le Chancelier soutient le vol de son fils contre moi.

Revenus à Versailles, car le Chancelier ne paroissoit à Marly qu'aux conseils, je lui contai ce qu'il ignoroit depuis la chute de Chamillart. Il ne balança pas à me réitérer[4] ses remerciements de la suspension de ma nomination avant cette chute, fit après une longue préface sur son peu d'indulgence pour son fils, ses défauts, ses sottises, la parfaite connoissance et la parfaite douleur qu'il en avoit, et de là me répéta toutes ses raisons entor-

1. Saint-Simon a écrit par mégarde : *écondusis*.

2. « On dit figurément *donner la carte blanche à quelqu'un*, pour dire laisser quelqu'un maître d'une affaire, offrir d'en passer par tout ce qu'il voudra » (*Académie*, 1718). Nous avons déjà eu cette locution dans nos tomes XVI, p. 329, et XVIII, p. 89.

3. Ci-dessus, p. 357.

4. Il y a *reïter*, par mégarde dans le manuscrit.

tillées[1] de sophismes, qu'il avoit excellemment à la main quand il en avoit besoin, les entremêla d'autorité, et prétendit enfin que je réduisois son fils à l'impossible. Mon extrême surprise m'ôta toute repartie; je lui dis seulement que je ne me croyois de tort que de n'avoir pas nommé sans ménagement du temps de Chamillart; mais la parole me rentra tout à fait dans la poitrine par sa réplique que j'aurois bien fait d'avoir nommé alors, et je ne songeai qu'à gagner la porte. On a vu en différents endroits dans quelle amitié et dans quelle confiance réciproque je vivois avec le Chancelier, et avec quelle adresse, de concert avec Mme de Saint-Simon, il m'empêcha de quitter la cour à la fin de 1709[2], où je me trouvois maintenant dans la situation la plus agréable, et, comme on le verra incontinent[3], dans les espérances les plus flatteuses et les plus solidement fondées. Ce contraste avec l'état où je me serois trouvé dans la retraite que je voulois faire, éteignit à son égard la colère de le voir soutenir la perfidie de son fils, mais, à la vérité, pour la porter sur ce fils toute entière, tellement que je finis une seconde conversation avec le Chancelier par lui dire que la matière étoit épuisée, que nous ne nous persuaderions pas l'un l'autre, que je ne répondrois plus un seul mot à tout ce qu'il pourroit m'en dire, mais qu'il trouveroit bon aussi que je demeurasse dans ma résolution de n'ouïr jamais parler en rien des milices de Blaye, et d'en laisser faire à son fils et à son capitaine garde-côte tout ce que bon leur sembleroit. Le Chancelier entendit ce françois[4]; il me répondit avec embarras et quelque honte que je faisois mal, mais que j'étois le maître. Lui, la Chancelière et Pontchartrain pressèrent extrêmement Mme de Saint-Simon de m'engager à acheter la capitainerie garde-côte de Blaye, et il parut bientôt qu'ils n'avoient pas prévu l'embarras où les

1. *Entortillés,* au masculin, dans le manuscrit.
2. Tome XVIII, p. 294-296. — 3. Dans le prochain volume.
4. Locution déjà relevée dans le tome X, p. 206.

jetoit ma fermeté, à laquelle ils ne s'étoient pas attendus, et qu'ils auroient bien voulu ne s'être pas engagés si avant, c'est-à-dire le fils, dans une si vilaine affaire, projetée et conduite à son ordinaire sans la participation de son père, et celui-ci à ne l'y pas soutenir quand il l'eut apprise pour être arbitre entre nous deux. Pour se tirer d'un si mauvais pas, ils proposèrent à Mme de Saint-Simon d'emprunter de celui qu'ils lui nommeroient le prix de cette capitainerie, soit que ce fût un prêteur effectif, soit qu'il ne donnât que son nom pour couvrir leur bourse, avec stipulation expresse qu'il se contenteroit des gages de la charge pour tout intérêt de la somme, et sans être tenus de les lui faire bons[1] au cas qu'ils ne fussent point payés; de n'avoir que la charge même pour toute hypothèque, et, à sa perte, si elle se supprimoit et étoit mal ou point payée, sans pouvoir nous en jamais rien demander; et de porter seul toutes les taxes, augmentations de gages[2] et toute autre espèce de choses dont on accabloit tous les jours ces nouvelles créations, sans que nous y puissions entrer pour rien. C'étoit, en un mot, que je voulusse bien recevoir la charge sans bourse délier, et sans pouvoir y courir aucune sorte de risque. J'étois si aigri, que je[3] fus longtemps sans en vouloir ouïr parler. Je consentis enfin, par complaisance pour Mme de Saint-Simon, mais à condition que, devant ni après la chose faite, et qui ne se fit point, ils ne m'en parleroient jamais. Je vis rarement et sérieusement Pontchartrain depuis cette rare affaire, et c'est où nous en étions à la mort de Monseigneur. Pour le

Peine et proposition des Pontchartrain; ma conduite avec eux.

1. « Dans les jeux où on joue de l'argent, on dit *faire bon* pour dire s'engager à payer toute la somme qu'on pourra perdre » (*Académie*, 1718).

2. Lorsque le Roi voulait mettre de nouvelles taxes sur les offices, il augmentait les gages ou appointements des titulaires, mais en tirant d'eux une somme correspondante au capital que représentait l'augmentation d'émoluments.

3. *Je* répété deux fois, à la fin d'une page et au commencement de la suivante.

Chancelier, je vécus avec lui tout à mon ordinaire; elle n'apporta pas le moindre refroidissement entre nous comme on le peut voir par ce qui a été rapporté sur la prétention d'Épernon et de Chaulnes et l'édit de 1711[1], tant la reconnoissance eut de pouvoir sur moi. On verra bientôt qu'elle ne se borna pas là.

Splendeur du duc de Beauvillier; causes, outre l'amitié, de sa confiance entière en moi; discussion de la cour entre lui et moi.

Le duc de Beauvillier jouissoit avec splendeur de l'état si changé de son pupille. Il étoit affranchi des inquiétudes de la cour de Monseigneur, et des mesures à l'égard du Roi, par la confiance que ce monarque donnoit à son petit-fils, et la solidité qu'y ajoutoit[2] le goût et l'intérêt de Mme de Maintenon, ravie d'aise pour sa Dauphine, et d'avoir un Dauphin sur lequel elle pouvoit sûrement compter dans tous les temps. Beauvillier commençoit donc à marcher plus tête levée[3], à cacher moins que le temps étoit venu de commencer à compter avec lui; il montroit un maintien plus dégagé et une liberté moins mesurée; ses propos avec moi plus fermes, et à lui tout à fait étrangers[4]. J'aperçus un changement inespéré dont je ne le croyois pas susceptible; je vis un homme consolidé, nerveux, actif, allant droit au fait, et se dépouillant des entraves. Il repassa toute la cour avec moi sans se hérisser de ma franchise sur les portraits, et sans disputer avec moi : il se souvenoit que je lui avois toujours parlé juste dans tous les temps; l'expérience lui avoit appris que j'en savois plus que lui en connoissances[5] de gens que sa charité et son enfermerie[6] éloignoient de voir et

1. Ci-dessus, p. 145 et 183.

2. Le verbe *ajoustoit* est bien au singulier.

3. « On dit proverbialement et figurément, d'un homme à qui on ne peut faire aucun reproche avec justice, qu'*il peut aller partout la tête levée* » (*Académie*, 1718). Ici, c'est plutôt le sens de marcher et agir avec assurance.

4. A bien des reprises, il a dit combien Beauvillier était timoré et craintif.

5. Il y a bien *connoissances*, au pluriel dans le manuscrit.

6. Ci-dessus, p. 94.

d'apprendre. Mon avis sur Harcourt, p. 794[1], ma prédiction sur l'abbé de Polignac suivie de l'effet si peu croyable, p. 685[2], et, p. 687[3], celle de la campagne de Lille si précisément accomplie en effets prodigieux, ne lui étoient point sortis de l'esprit et avoient[4] ployé le sien à tout à mon égard. Il étoit sûr de mon secret[5], j'ose dire de ma vérité et de ma probité ; il ne pouvoit douter de ma confiance, de mon dévouement, de mon attachement pour lui sans réserve et à toute épreuve, et d'une amitié de toute préférence depuis plus de seize ans que j'étois à la cour, et que mon desir de son alliance[6] nous avoit étroitement unis. Il me parloit donc sans réserve, et la disproportion d'âge et de fortune n'en mettoit plus dans l'épanchement entier sur toutes matières, qui étoit pleinement réciproque et continuel. Cet examen entre lui et moi de toute la cour alloit à discuter qui il étoit bon d'approcher ou d'éloigner du Dauphin[7]. La ville eut aussi son tour, c'est-à-dire la robe, non pas pour approcher ou écarter des gens que leur état n'en rendoit pas susceptibles, mais pour nous concerter tous deux, car il m'avoit mis à cette portée, et placer au Dauphin du bien[8] de ceux que nous estimerions propres aux emplois, et au contraire sur les autres. Quatre ou cinq longues conversations près à près que nous eûmes tête à tête, ce que je remarque parce que le duc de Chevreuse ne s'y trouva pas, achevè-

1. Page du manuscrit correspondant aux pages 158-166 de notre tome XVII.

2. Tome XV, p. 474-477. — 3. Tome XVI, p. 6 et suivantes.

4. *Avoit*, au singulier, a été corrigé en *avoient* au pluriel.

5. *Secret*, au sens de discrétion, qualité d'une personne qui sait se taire, n'était pas donné par les lexiques du temps. Littré en cite des exemples de Bossuet, Bourdaloue, etc.

6. Tome II, p. 5-13.

7. Après ce mot, Saint-Simon avait écrit en interligne : *car il m'avoit mis à cette portée avec ce Prince*, puis il a biffé cette phrase incidente pour la reporter quatre lignes plus bas, en interligne, après *tous deux*.

8. Pour dire, insinuer du bien.

rent à peu près cette importante matière. Suivit un autre tête-à-tête, où le duc se déboutonna[1] sur tous ceux qui avoient part aux affaires. Je l'avois averti, il y avoit déjà longtemps, de l'intime liaison que je voyois se former entre d'Antin et Torcy. La Bouzols, sœur du dernier, d'une figure hideuse, mais pleine de charmes d'esprit et forte en intrigue, et de tout temps en[2] toute intimité avec Madame la Duchesse[3], en étoit le principal instrument. Celle qui commençoit à se montrer entre d'Antin et Mlle de Tourbes[4], qui ne fit que croître, et qui dura autant que leur vie, y servit encore puissamment. C'étoit un autre démon d'esprit, et qui aimoit à dominer, amie intime de Torcy, de sa sœur, peu à ses frères le maréchal et l'abbé d'Estrées, toute à Madame la Duchesse de toute leur vie. Rien n'étoit plus opposé au duc de Beauvillier que cette cabale de Madame la Duchesse, qui palpitoit encore, et que d'Antin personnellement. Le duc et Torcy étoient éloignés l'un de l'autre, mais en gens sages et mesurés : l'écorce[5] entre eux étoit conservée ; le duc de Chevreuse la ménageoit, quoique aussi refroidi que son beau-frère ; l'idée de la cour ne s'en apercevoit pas : elle étoit accoutumée à l'union singulière de toute la famille de Colbert ; elle avoit été témoin de celle des deux ducs avec Pomponne depuis son retour jusqu'à sa mort[6], qui étoit de toute confiance ; la communication d'affaires et les bienséances voiloient au monde prévenu, et jusqu'aux plus éveillés, le fonds de leur situation en-

Torcy*.

1. Verbe déjà relevé dans le tome XIX, p. 12.

2. *En* est en interligne, au-dessus de *dans*, biffé.

3. Tout cela a déjà été dit, en dernier lieu, dans le tome XVIII, p. 18.

4. Élisabeth-Rosalie d'Estrées, demoiselle de Tourbes ou de Tourpes : tome IV, p. 320. Il ne semble pas que les mauvaises langues de la cour aient rien trouvé à redire à cette « intimité ».

5. Ci-dessus, p. 285.

6. Tome VI, p. 350.

* Cette manchette est placée cinq lignes plus bas dans le manuscrit.

semble, et eux-mêmes avoient soin d'entretenir ce voile[1] par le dehors de leur conduite; mais le fonds le voici. On a vu quelle étoit l'extrême piété du duc de Beauvillier, et quel aussi son abandon pour Mme Guyon, surtout pour Monsieur de Cambray, et pour tout ce petit troupeau[2], qui l'avoit pensé perdre plus d'une fois sans l'en avoir pu détacher le moins du monde, conséquemment pour les jésuites et pour la partie sulpicienne, qui n'avoient jamais abandonné Monsieur de Cambray dans aucun temps[3]. De là un aveuglement sur les matières de Rome et sur le jansénisme qui ne lui permettoit pas de rien voir ni de rien entendre. Plus le Roi avançoit en âge, plus sa foiblesse, toujours sans contrepoids sur ces matières, qu'il ignoroit profondément, se trouvoit en proie aux jésuites et aux directeurs de Mme de Maintenon par elle ; plus donc Rome d'une part, les jésuites de l'autre, gagnoient du terrain, et plus M. de Beauvillier y donnoit à bride abattue[4], et c'étoit principalement depuis la mort de Pomponne que le grand cours de ces choses avoit commencé, et sans cesse s'étoit augmenté. Torcy pensoit là-dessus tout différemment. Il connoissoit l'inestimable prix de la conservation des droits de la couronne, de[5] celle des libertés de l'École[6], et de celle de l'Église gallicane[7] ; il ne connoissoit pas moins les ruses des jésuites et la grossièreté des sulpiciens ; il étoit donc souvent opposé sur ces matières au duc de Beauvillier au

1. Saint-Simon avait d'abord écrit *de l'entretenir*; il a corrigé *de l'* en *d'*, et ajouté *ce voile* en interligne.

2. Ci-dessus, p. 299. — 3. Ci-dessus, p. 297.

4. « On dit figurément *courir bride abattue après les plaisirs,* pour dire s'y porter sans aucune retenue, et qu'*un homme court à bride abattue à sa ruine, à sa perte,* pour dire qu'il se porte ardemment et inconsidérément à quelque chose, sans voir que ce qu'il recherche est capable de le perdre » (*Académie,* 1718).

5. Avant *de*, Saint-Simon a biffé *et*.

6. Terme déjà relevé au tome XX, p. 81.

7. *Gallicane* corrige *anglicane*.

Conseil[1]. Il étoit extrêmement instruit, avoit beaucoup d'esprit, d'honneur, de probité, de lumières ; mais sage, retenu, timide même, il ne disoit que ce qu'il falloit dire avec douceur et mesure, respect même ; mais il le disoit bien parce qu'il avoit le don de la parole, et celui encore de l'écriture[2]. Presque toujours encore la raison étoit de son côté. M. de Beauvillier, dont le rang d'opiner étoit le pénultième des ministres, suoit de l'encre[3] d'entendre Torcy, et plus encore à réfuter son avis, qui entraînoit plus que très souvent les autres ministres. Il sentoit qu'il alloit essuyer le feu du Chancelier, qui opinoit immédiatement après lui et qui ne le ménageoit pas, quelquefois même jusqu'à l'indécence : tellement qu'il regardoit Torcy comme un avec le Chancelier sur ces matières, et qui lui fournissoit des armes dont le Chancelier se servoit contre lui avec impétuosité, et en général ajoutoit aux raisons de Torcy le poids de son esprit, de sa liberté, de son autorité. Cela s'appeloit chez M. de Beauvillier être janséniste, et être janséniste étoit chez lui quelque chose de plus odieux et de plus dangereux qu'être protestant. Torcy avoit encore deux crimes envers lui : l'un de n'avoir jamais eu de liaison avec Monsieur de Cambray ; l'autre, d'être mari de Mme de Torcy, qui avoit en effet un véritable pouvoir sur lui, qui du cœur passoit à l'esprit[4]. Elle en avoit beaucoup elle-même[5] et savoit beau-

1. Voyez notre tome XVIII, p. 9. Le *Journal de Torcy* est plein de mentions de conflits de ce genre.

2. On lui reconnaissait généralement un « talent singulier et inimitable d'écrire » (Depping, *Correspondance administrative*, tome IV, p. 248).

3. Le *Dictionnaire de l'Académie* de 1718 donnait cette définition : « On dit par exagération qu'*un homme sue de l'encre, de l'huile,* pour dire que sa sueur a quelque chose de noir, de gluant, d'huileux »; mais il ne donnait pas d'emploi au figuré. Ici, c'est à peu près l'équivalent de *suer à grosses gouttes*.

4. Ci-dessus, p. 285.

5. Les mots *elle-mesme* ont été ajoutés en interligne.

coup aussi ; avec cela, libre et[1] peu capable de cacher ses sentiments, qui étoient tout à fait conformes à son nom[2]. Ce n'étoit pas pourtant qu'elle fût imprudente, encore moins qu'elle affichât rien ; mais on la démêloit. C'étoit donc aux yeux de M. de Beauvillier une manière d'hérétique qui pervertissoit son mari, et qui le tenoit de trop près et de trop court[3] pour espérer de le convertir, même de le rendre moins opposé, ou plus complaisant. M. de Chevreuse, malgré son abjuration de Port-Royal, où il avoit été élevé, n'étoit pas si outré que son beau-frère. C'étoit un composé fort bizarre à cet égard. Non moins abandonné à Mme Guyon, à Monsieur de Cambray surtout, et à toute sa gnose[4], il avoit retenu de son éducation une aversion parfaite des jésuites, qu'il cachoit avec soin, où je le surpris plus d'une fois, et qu'il ne me désavoua pas avec le secret et la confiance qui étoit établie entre nous; par conséquent, toujours en garde contre eux, et, comme plus foncier[5] que M. de Beauvillier, moins livré aux entreprises de Rome : je dis moins parce qu'il l'étoit encore beaucoup. Ces gens de Port-Royal qu'il avoit abdiqués[6], l'estime et l'affection pour eux n'avoient pu s'effacer en lui : il me l'a avoué de presque tous; et néanmoins, en spéculation[7] à eux, il leur étoit

1. *Et* a été ajouté à la fin d'une ligne, en surcharge d'une virgule biffée.

2. Le nom d'Arnauld.

3. « On dit figurément *tenir quelqu'un de court,* pour dire lui donner peu de liberté » (*Académie,* 1718); voyez notre tome VII, p. 179.

4. Ci-dessus, p. 305.

5. « On dit d'un homme qui a de l'habileté, de la science dans son métier, qu'*il est foncier* » (*Académie,* 1718). Nous trouverons un exemple analogue dans la suite des *Mémoires,* tome XIV de 1873, p. 204.

6. Cet emploi d'*abdiquer* au sens d'abandonner quelqu'un, le renier, n'était pas donné par le *Dictionnaire de l'Académie* de 1718 et n'a point été relevé par Littré.

7. L'*u* de *speculation* surcharge une *l* effacée du doigt. Terme déjà rencontré, au sens de théorie, dans le tome XV, p. 412.

contraire en pratique. Ce composé ne peut s'expliquer; mais il étoit tel que je le représente. Cette façon d'être, jointe avec sa douceur naturelle, son esprit compassé et si naturellement tourné à être amiable compositeur[1], le défaut d'occasion d'opinions contraires au Conseil, où il n'entroit pas, quoique effectivement et véritablement ministre, l'écartoient moins de Torcy que le duc de Beauvillier, et l'appliquoient à conserver tous les dehors entre eux, n'y pouvant davantage. Torcy, qui sentoit parfaitement tout ce que le monde ne voyoit pas dans cet intérieur de famille, n'avoit pas tort de vouloir s'appuyer de d'Antin, et celui-ci, qui frappoit en dessous à la porte du Conseil, avoit raison de se lier à un homme dont la place lui pouvoit donner des moyens de se la faire ouvrir. En même temps, moi qui connaissois cet intérieur, je ne fus pas surpris que le duc de Beauvillier, discutant les ministres avec moi, mît Torcy le premier sur le tapis et m'en parlât comme d'un[2] homme qu'il étoit absolument nécessaire de remercier[3]. Lié où il l'étoit, et dans une place qui ne me donnoit ni rapport avec lui ni aucun besoin de lui, je ne le connoissois alors que comme on connoît tout le monde : je n'allois jamais chez lui ; lui aussi ne m'avoit jamais fait aucune avance, quoique nous eussions des amis communs. Je n'étois pas content de lui sur M. le duc d'Orléans, et, s'il faut tout dire, son indifférence pour moi m'avoit déplu. Je n'entrepris donc pas sa défense avec M. de Beauvillier, qui passa outre, et me demanda qui je pensois qu'on pût mettre en sa place. Amelot étoit bien le meilleur ; mais il étoit trop lié à la princesse des Ursins[4], trop bien par conséquent

1. « On appelle *amiable compositeur* celui qui accommode un différend par les voies de la douceur » (*Académie*, 1718).
2. *D'un* corrige *d'h[omme]*.
3. « On dit aussi *remercier* de certains officiers que l'on destitue honnêtement, sans vouloir leur faire injure » (*Académie*, 1718).
4. Elle n'aspirait qu'à le voir revenir à Madrid.

avec Mme de Maintenon, pour que ce fût l'homme de M. de Beauvillier, ni le mien par rapport à M. le duc d'Orléans, que je voulois unir de plus en plus avec le Dauphin. Je proposai donc Saint-Contest[1] qui étoit fort de mes amis, et d'amitié de père[2] en fils. C'étoit un homme de beaucoup d'esprit, et du plus délié, sous un extérieur épais, appliqué travailleur, et qui, avec les manières les plus pleinement bourgeoises, connoissoit pourtant le monde, la cour et les gens extrêmement bien, et qui, dans son intendance de Metz, avoit toujours réussi[3] dans les affaires ou les négociations qu'il avoit eues fort souvent avec l'électeur palatin, celui de Trèves, le duc de Lorraine, et plusieurs petits princes de ses environs; il étoit doux, liant, insinuant, et savoit aller à ses fins avec adresse et en contentant ceux avec qui il avoit à traiter[4]. M. de Beauvillier le connoissoit et le goûtoit assez, et il approuva beaucoup ma pensée, en sorte que cela demeura comme arrêté entre nous.

Desmaretz. Desmaretz nous fit disputer[5]. Le duc en étoit, comme

1. Dominique-Claude Barberie de Saint-Contest, né le 2 novembre 1668, fut conseiller au Châtelet en 1686, puis au Parlement en 1688, et devint maître des requêtes avec dispense d'âge en janvier 1696. En 1699, Chamillart avait pensé à lui pour le mettre à la tête de ses bureaux; mais on préféra lui confier en 1700 l'intendance de Metz, très importante et difficile à cause de la guerre qui allait s'ouvrir. Il fut nommé conseiller d'État semestre en 1716, passa ordinaire en 1724, après avoir été désigné, en 1720, comme commissaire au conseil du commerce. Entre temps il avait été un des plénipotentiaires de France aux congrès de Bade et de Cambray. Il mourut le 22 juin 1730, dans sa soixante-deuxième année.

2. Le père de cet intendant était Michel Barberie de Saint-Contest, conseiller au parlement de Rouen (1657), puis à celui de Paris (1659), maître des requêtes en 1665, intendant à Limoges en 1686, mort le 23 avril 1692.

3. *Réussy* est ajouté en interligne.

4. Saint-Simon refera son portrait dans la suite des *Mémoires*, tomes XII, p. 237, et XIV, p. 344. Dangeau (tome X, p. 253) et Sourches (tome I, p. 366) confirment les éloges de notre auteur.

5. Ce fut une occasion de dispute entre nous.

je l'ai remarqué p. [1143[1]], à n'oser plus lui parler de rien. Il ne pouvoit donc se dissimuler son humeur intraitable, ni l'excès de son ingratitude; mais ces défauts ne touchoient point à la religion. Il ne donnoit nul soupçon de jansénisme, et il étoit bien loin encore de revenir au monde lors de la disgrâce de l'archevêque de Cambray. Net sur des points à l'égard du duc si capitaux, d'autres le sauvoient : il étoit neveu de Colbert; élevé dans les finances à son école, il en avoit pris, à ce que l'on pensoit, les principes et les maximes; il passoit pour l'homme le plus capable en finances; enfin M. de Beauvillier l'avoit ramené sur l'eau[2] à force de sueurs[3], de temps et de rames[4], et, quel qu'il l'éprouvât, il ne put se résoudre à détruire son ouvrage, et tout ce que j'alléguai ne fit que blanchir[5]. Il ne trouva jamais mieux à mettre en sa place, et il se ferma[6] à l'y laisser.

1. Ce chiffre est en blanc dans le manuscrit, il correspond aux pages 287-288, ci-dessus.

2. Cette locution, déjà employée pour le même personnage dans le tome XV, p. 379, a été mentionnée ci-dessus, p. 286, avec la définition de *l'Académie* de 1718.

3. *Sueurs* a été annoté ci-dessus, p. 38, et nous avons aussi relevé la locution *à force de bras* aux pages 303 et 304.

4. Le *Dictionnaire de l'Académie* de 1718 ne donnait pas d'exemple de *rame* employé au figuré. Nous en trouvons un autre emploi par notre auteur dans les *Écrits inédits,* tome VII, p. 240, et celui-ci a été relevé par Littré.

5. « On dit figurément qu'*un coup de mousquet ou de pistolet n'a fait que blanchir,* quand il a porté sur les armes sans les fausser, et que *tous les efforts qu'on a faits pour faire réussir quelque chose n'ont fait que blanchir, qu'un homme n'a fait que blanchir dans une affaire,* pour dire, que tous les efforts qu'on a faits ont été inutiles, que, quelque peine qu'il se soit donnée, il n'a pu réussir » (*Académie,* 1718). Furetière disait qu'on employait cette expression par analogie aux coups de canon, qui, arrivant sans la force suffisante contre une muraille, n'y laissent qu'une marque blanche. On peut en citer des exemples de Brantôme, de Pontis, de Dubuisson-Aubenay, de Molière, de Mme de Sévigné, de la Fontaine, etc.

6. Au sens de se tint fixé, comme dans le tome XIX, p. 222, et ci-dessus, p. 193.

La Vrillière.

Nous fûmes aisément de même avis sur la Vrillière. Il convint avec moi que, pour ce que ce secrétaire d'État faisoit, et quand même il seroit chargé de plus, il le faisoit très bien, et qu'il n'y avoit point à chercher mieux.

Voysin.

Voysin nous parut également à tous deux nécessaire à renvoyer : nulle capacité, probité de cour, connoissance de personne, dureté et rusticité, créature de Mme de Maintenon jusqu'au dernier abandon. Je voulus sonder le duc sur Chamillart, et je fus édifié, touché même de sa réponse : il me dit qu'il étoit son ami depuis quarante ans, et que, cette liaison, il l'avoit resserrée lui-même par le mariage de sa nièce avec son fils[1] ; qu'il connoissoit sa probité à toute épreuve, et ses lumières fort au-dessus de l'idée qu'on en avoit prise, mais qu'il croyoit le Dauphin un obstacle invincible à son retour[2]; d'ailleurs que Chamillart avoit deux défauts qu'il croyoit incompatibles avec le bien de l'État et dont il le savoit incorrigible, avec lesquels il se feroit un grand scrupule de le replacer : une opiniâtreté invincible, dont il me conta des traits qui m'étonnèrent, quelque connoissance que j'eusse de cette opiniatreté dont j'ai rapporté quelques-uns[3], et des amis sur lesquels il étoit incapable de revenir, et dont l'entêtement étoit extrêmement dangereux[4]. De ce dernier j'en avois une parfaite expérience, qui se trouve répandue ici en plus d'un endroit. Je fus affligé avec d'autant plus d'amertume que je fus convaincu, et qu'il me fallut me détacher du plaisir

1. Nous avons vu Mlle de Mortemart épouser le marquis de Cany en 1708 : tome XV, p. 370-371.

2. A cause de sa conduite dans la campagne d'Audenarde : tome XVI, p. 247-248.

3. Notamment au tome XVII, p. 416-421, à propos de Mlle Choin.

4. Les Matignon, M. de Marsan, Vaudémont et ses nièces, etc. (tome IX, p. 35 et suivantes). — La phrase signifie que l'entêtement de Chamillart pour ces anciens amis était extrêmement dangereux pour lui, et peut-être pour la bonne gestion des affaires.

extrême de contribuer à remettre mon ami en selle, ce qui en effet n'étoit plus possible avec ce que j'ai expliqué des choses de Flandres[1], indépendamment de tout le reste. Je proposai donc la Houssaye[2], que je ne connoissois point, mais par ce qu'il[3] m'étoit revenu de sa conduite dans l'intendance d'Alsace, où il étoit[4], et il falloit un intendant de frontières et de troupes, et M. de Beauvillier l'approuva.

Pontchartrain père et fils.

Je trouvai sur Pontchartrain les dispositions les plus funestes, et qui pouvoient le plus flatter celles qu'il avoit méritées de moi[5], mais qui m'épouvantèrent parce qu'il avoit un père à qui j'étois lié d'amitié, de reconnoissance et de confiance la plus intime, une mère que j'aimois et respectois véritablement, et que sa femme, si proche de[6] la mienne[7] et si parfaitement unie avec elle, lui avoit laissé des enfants[8]. Je vis leur sort, je vis le Chancelier ou éconduit, ou retiré de lui-même avec le poignard dans le cœur[9], et survivre à sa prodigieuse fortune, en proie à

1. Dans le tome XVI.

2. Félix le Pelletier de la Houssaye, d'abord conseiller au Châtelet, puis conseiller au Parlement en 1686 avec dispense d'âge, devint maître des requêtes en 1690, fut envoyé comme intendant à Soissons en 1694, à Montauban en 1698, et en Alsace en 1700, où il resta jusqu'en 1715, fut nommé conseiller d'État semestre en 1708, passa ordinaire en 1719, devint, la même année, chancelier et chef du conseil du Régent, contrôleur général des finances en décembre 1720, et mourut le 20 septembre 1723. Il avait eu la charge de prévôt et maître des cérémonies de l'Ordre en mai 1721. Il ne faut pas confondre cette famille avec celle de M. le Peletier, le ministre d'État.

3. *Qui* corrigé en *qu'il*.

4. Saint-Simon fera son portrait en 1720 dans la suite des *Mémoires*, tome XVII de 1873, p. 152-153.

5. Ci-dessus, p. 347 et suivantes. — 6. *De* surcharge *et si*.

7. Ci-dessus, p. 357.

8. Il lui restait trois fils de ce mariage : ci-après, p. 382.

9. « On dit qu'*un homme à le poignard dans le cœur, dans le sein*, pour dire qu'il a une douleur, un déplaisir extrême de quelque chose, de quelque méchante affaire qui lui est arrivée » (*Académie*, 1718).

l'horreur de son fils et au néant de ses petits-fils. J'avois caché mon ressentiment et ses causes, et plus au duc de Beauvillier qu'à personne, dans la situation où je le connoissois avec le Chancelier[1]. Il s'ouvrit à moi sur le père et sur le fils plus qu'il n'avoit fait encore, car il s'ouvrit tout à fait. Rome, le jansénisme, et, plus que tout, la différence extrême de sentiments sur la personne et la doctrine de Monsieur de Cambray, avoit[2] achevé de cimenter le mur qui avoit commencé à s'élever entre le duc et lui dès son arrivée à la tête des finances. Les escarmouches au Conseil étoient continuelles. Outre ce que j'en ai touché ici il n'y a pas longtemps[3], le Chancelier s'y aidoit souvent d'une légèreté qui lui étoit naturelle, et qui mettoit les rieurs de son côté. Il passoit quelquefois jusqu'à porter des bottes[4] indécentes, et parfois scandaleuses, qui déconcertoient une gravité qui, sur ces matières, avoit rarement raison. Ailleurs, le Chancelier n'étoit pas plus mesuré : ils avoient même été plus d'une fois jusqu'à cesser de se rendre les devoirs communs de civilité réciproque, et, quoiqu'ils n'en fussent pas là alors, ils n'en étoient pas mieux ensemble, quoique le duc de Chevreuse et le Chancelier fussent toujours demeurés amis. L'éclat[5] ancien, qui n'avoit fait qu'augmenter depuis, avoit engagé dès lors le duc de Beauvillier de retirer de la marine ceux qu'il y protégeoit, et qu'il y avoit mis du temps de Colbert et de Seignelay. Les blessures étoient devenues si continuelles et si profondes, que ces deux hommes ne se pouvoient pardonner, et que leur haine étoit publique. Le duc, avec[6] toute sa piété et ses mesures, se permettoit à cet

1. Ci-dessus, p. 367.

2. *Avoit* est bien au singulier. — 3. Ci-dessus, p. 367.

4. « *Botte,* coup que l'on porte avec un fleuret ou avec une épée à celui contre qui on se bat. On dit figurément d'un homme qui, dans une dispute avec un autre, lui a fait quelque objection pressante, qu'*il lui a porté une étrange botte, une rude botte* » (*Académie,* 1718).

5. Au sens de rupture éclatante.

6. *Avec* surcharge *se,* qui se trouvera plus loin.

égard plus de choses qu'il n'en étoit naturellement capable. Sûr du Roi et de son pupille dans les matières qui formoient leurs disputes, il se défendoit ordinairement avec hauteur, et jetoit quelquefois au Chancelier des choses et des faits qui l'embarrassoient, et le poussoit alors avec hardiesse. J'appris alors mille détails là-dessus du duc de Beauvillier, que ses mesures si resserrées m'avoient cachés jusque-là[1], et que le Chancelier n'avoit eu garde de me dire par considération pour moi dans la plus qu'intime liaison où il me savoit avec le duc, non par manque de confiance, car il m'en disoit assez tous les jours pour ne me laisser pas ignorer l'état où ils étoient ensemble. Bien que la séparation intérieure de Pontchartrain d'avec son père passât souvent jusqu'à l'extérieur, et que les[2] mesures qu'il gardoit avec M. de Beauvillier fussent les plus respectueuses, il ne l'en aimoit pas mieux au fonds, et ce fonds étoit bien aperçu. L'entreprise d'Écosse, que j'ai racontée en son lieu[3] et dont la triste issue lui fut justement imputée, lui étoit devenue un péché irrémissible auprès des ducs de Beauvillier et de Chevreuse, qui en avoit été l'auteur et le promoteur[4]. D'ailleurs son pernicieux caractère achevoit de le leur rendre odieux. On en a vu quelque chose p. 1141[5], combien peu la Dauphine le ménageoit auprès du Roi, et que le Roi, si en garde en faveur de ses ministres, la laissoit dire avec complaisance ; mais il ne sera pas inutile de le faire connoître davantage. Comme il est depuis longtemps tout à fait mort au monde, j'en parlerai, quoique vivant encore, comme d'un homme qui n'est plus[6].

1. *Là* est en interligne, au-dessus *d'alors,* biffé.
2. *Ses* corrigé en *les*.
3. Tome XV, p. 402-407 et 412-435.
4. Il a raconté dans le tome XV, p. 405-407, comment le duc de Chevreuse fit admettre le projet de l'expédition d'Écosse au Chancelier, puis, par lui, à son fils.
5. Ci-dessus, p. 282-283.
6. Il ne mourut qu'en février 1747, et Saint-Simon écrivait ceci dans le courant de l'année 1743.

Caractère de Pontchartrain.

Sa taille étoit ordinaire, son visage long[1], mafflé[2], fort lippu, dégoûtant[3], gâté de petite vérole, qui lui avoit crevé un œil. Celui de verre dont il l'avoit remplacé étoit toujours pleurant, et lui donnoit une[4] physionomie fausse, rude, refrognée[5], qui faisoit peur d'abord, mais pas tant encore qu'il en devoit faire[6]. Il avoit de l'esprit, mais parfaitement de travers, et, avec quelques lettres et quelque teinture d'histoire[7], appliqué, sachant bien sa marine[8], assez travailleur, et le vouloit paroître beaucoup plus qu'il ne l'étoit. Son naturel pervers, que rien n'avoit pu adoucir ni redresser le moins du monde, perçoit partout ; il aimoit le mal pour le mal, et prenoit un plaisir singulier à en faire[9]. Si quelquefois il faisoit du bien, c'étoit une vanterie qui en faisoit perdre tout le mérite, et qui devenoit synonyme au reproche ; encore l'avoit-il[10] fait acheter chèrement par les refus, les difficultés, dont il étoit hérissé pour tout jusque pour les choses les plus communes, et par les manières de le faire[11], qui piquoient, qui insultoient même, et qui lui faisoient[12] des ennemis de presque tous ceux qu'il prétendoit obliger ; avec cela,

1. Il y a au Musée de Versailles, n° 3667, un portrait de Jérôme de Pontchartrain, qui vient de l'ancien ministère de la marine.

2. « *Mafflé*, qui a de grosses joues ; il est populaire » (*Académie*, 1718). Littré en cite un exemple de Diderot ; on disait aussi *mafflu*.

3. Avant ce mot, Saint-Simon a biffé un *et*.

4. *Un*, par mégarde, dans le manuscrit.

5. Il écrit *refroigné*. Le mot et l'orthographe ont déjà été relevés dans le tome XVIII, p. 342.

6. Dans la suite des *Mémoires* (tome X de 1873, p. 66), il dira que « sa figure, hideuse et dégoûtante à l'excès, étoit agréable et même charmante en comparaison de tout le reste. »

7. Sa correspondance et ses relations familières avec les gens de lettres feraient croire à plus que ne dit notre auteur.

8. Ces quatre mots ont été ajoutés en interligne.

9. Cela a déjà été dit à mainte reprise, et sera répété plusieurs fois encore.

10. *Il* est en interligne.

11. *Le* a été ajouté en interligne, et, après *faire*, il a biffé *si bien*.

12. *Faisoit* corrigé en *faisoient*.

noir, traître, et s'en applaudissoit ; fin à scruter[1], à suivre, à apprendre, et surtout à nuire ; pédant en régent de collège[2] avec tous les défauts et tout le dégoût d'un homme né dans le ministère et gâté à l'excès. Son commerce étoit insupportable par l'autorité brutale qu'il y usurpoit, et par ses infatigables questions. Il se croyoit tout dû, et il exigeoit tout avec toute l'insolence d'un maître dur ; il s'établissoit le gouverneur de la conduite de chacun, et il en exigeoit compte. Malheur à qui l'y avoit accoutumé par besoin, par lâcheté ; c'étoit une chaîne qui ne se pouvoit rompre qu'en rompant avec lui. Outre qu'il étoit méchant, il étoit malin[3] encore, et persécuteur jusqu'aux enfers[4], quand il en vouloit aux gens. Ses propos ne démentoient point les désagréments[5] dont il étoit chamarré[6] : ils étoient éternellement divisés en trois points, et sans cesse demandoit, en s'applaudissant, s'il se faisoit bien entendre ; avec qui que ce fût, maître de la conversation[7], interrompant, questionnant, prenant la parole et le ton[8], avec des ris forcés à tous moments qui donnoient envie de pleurer ; une expression pénible,

1. Même verbe que ci-dessus, p. 301.

2. Ces quatre mots sont en interligne au-dessus d'*à l'excès*, biffé, et *de* est écrit *d*, sans *e*. — « On appelle *régent* celui qui enseigne dans un collège » (*Académie*, 1718). Nous avons eu *régenter* dans le tome XX, p. 81. On dirait de nos jours : en maître d'école, et il va employer cette dernière locution quelques lignes plus loin.

3. Le sens propre de *malin* est : « qui prend plaisir à faire ou à dire du mal », tandis que celui de *méchant* est : « qui fait du mal ».

4. Le *Dictionnaire de l'Académie* de 1718 ne donnait pas cette locution, qui peut signifier jusqu'aux dernières limites, jusque dans le fond des abîmes.

5. *Le desagrem[t]* corrigé en *les desagrem[ts]*.

6. Même emploi de ce verbe que dans le tome III, p. 191.

7. Après *conversation*, il y a une *s* effacée du doigt.

8. « On dit figurément qu'*un homme donne le ton à la conversation*, pour dire qu'il s'en rend le maître et que, par autorité ou par insinuation, il oblige les autres à penser et à parler comme lui » (*Académie*, 1718).

maussade, pleine de répétitions, avec un air de supériorité d'état et d'esprit qui faisoit vomir[1] et qui révoltoit en même temps[2]; curieux de savoir le dedans et le dessous de toutes les familles et des intrigues[3]; envieux et jaloux de tout, et dans sa marine comme un comite[4] sur ses galériens. Aucun officier, même généraux[5], même pour des riens, n'étoit à couvert de ses sorties en pleine audience publique, et nul homme ni femme de la cour de ses airs d'autorité. Il disoit aux gens les choses les plus désagréables avec volupté, et réprimandoit durement, en maître d'école, sous prétexte d'amitié et en forme d'avis. Son délice étoit de tendre des panneaux, et la joie de son cœur de rendre de mauvais offices; en garde surtout contre son père et sa mère et leurs amis, et contre toutes les grâces et tous les plaisirs qu'ils pouvoient desirer de lui; il s'en piquoit même, pour ne pas paroître sous leur férule[6], au point que le Chancelier et la Chancelière s'étoient fait une règle de ne lui rien demander ni recommander, et ne s'en cachoient point, parce que la négative étoit certaine. En général, il triomphoit de refuser et de faire mystère des choses mêmes les plus futiles, surtout d'être hérissé de difficultés sur les choses qui en souffroient le moins. L'importance lui tournoit la tête; son ver rongeur[7] étoit de n'être point ministre[8]. D'ailleurs incapable de société, d'amusement, de conver-

1. « On dit figurément *cela fait vomir*, pour dire *cela est fort dégoûtant* » (*Académie*, 1718).

2. Les six derniers mots ont été ajoutés en interligne.

3. Notre auteur lui a déjà reproché plus d'une fois de se servir de la police pour son plaisir et pour l'amusement du Roi, et va y revenir encore.

4. Même emploi que pour Bâville : tome XX, p. 178.

5. Il y a bien *generaux* dans le manuscrit.

6. « On dit figurément *être sous la férule de quelqu'un*, pour dire être sous sa correction » (*Académie*, 1718).

7. Locution relevée dans le tome III, p. 48.

8. C'est-à-dire, ministre d'État, comme son père, comme Torcy, Desmaretz et les ducs de Beauvillier et de Chevreuse.

sation ordinaire; toujours plein de ses fonctions, de ses occupations, et, avec qui que ce fût, hommes et femmes, roi[1] de ses moments et de ses heures, et le tyran de sa famille et de ses familiers. Sa première femme, si parfaite en tout, en mourut à la fin à force de vertu; la seconde[2] l'a vengée[3]. On a vu sa conduite avec le comte de Toulouse, d'O et le maréchal d'Estrées[4]. Les femmes des deux derniers l'avoient perdu auprès de Madame la Dauphine, et, auprès du Dauphin, tout ce qui avoit pu l'approcher. Mme de Maintenon, qui aimoit fort sa première femme, et qui a toujours conservé du goût et et de la considération personnelle pour la Chancelière, ne le pouvoit supporter. Il ne tenoit auprès du Roi que par l'amusement malicieux des délations de Paris, qui étoit de son département[5] et qui lui avoit causé force prises avec Argenson, lieutenant de police, qu'il vouloit tenir petit garçon[6] sous lui. Argenson en savoit plus que lui; il s'étoit habilement saisi de la confiance du Roi, et, par elle, du secret de la Bastille, et des choses importantes de Paris; il les avoit enlevées à Pontchartrain, à qui en habile homme, il n'avoit laissé que les délations des sottises des femmes et des folies des jeunes gens; il s'étoit

1. Au sens de maître absolu.

2. Hélène-Rosalie-Angélique de l'Aubespine, demoiselle de Verderonne, que nous verrons épouser Jérôme de Pontchartrain le 31 juillet 1713; elle ne mourut que le 10 octobre 1770, dans sa quatre-vingtième année.

3. Cette seconde comtesse de Pontchartrain vécut très retirée depuis la disgrâce de son mari en 1715, et les contemporains se taisent sur son compte. Saint-Simon lui-même, lorsqu'il relatera le mariage en 1713, ne renouvellera pas la présente allusion, qui ne se rapporte sans doute qu'à quelque défaut de caractère.

4. Tome XII, p. 323-326.

5. Ci-dessus, p. 378, note 3.

6. « *Traiter quelqu'un en petit garçon,* c'est le traiter comme si on avait une grande supériorité sur lui, » dit le *Dictionnaire de Littré* Les lexiques du dix-huitième siècle ne mentionnaient pas cette locution, qui a déjà passé dans notre tome V, p. 139.

ainsi déchargé sur lui de l'odieux de sa charge, surtout des lettres courantes de cachet, et se conservoit le mérite, envers beaucoup de gens considérables de tous états, d'avoir sauvé leurs proches de ses griffes, soit en faisant en sorte de lui en souffler[1] les aventures, ou en diminuant et raccommodant auprès du Roi ce qu'il y avoit gâté[2]. Les jésuites, sulpiciens, etc., regardoient Argenson[3] comme leur appui fidèle[4] et le servoient comme tel auprès du Roi et de Mme de Maintenon, tandis que, comme on l'a déjà dit[5], ils n'avoient que de l'aversion pour Pontchartrain, tant il les servoit de mauvaise grâce, et n'imputoient la chasse qu'il ne cessoit de faire aux moindres soupçons de jansénisme, qu'au plaisir qu'il prenoit à faire du mal. La singularité d'un si détestable caractère m'a engagé à m'y étendre; la suite en fera voir encore davantage la nécessité. Avec tant de vices et d'insolence, il étoit d'une vérité à surprendre sur sa naissance; il n'en disoit pas le tout, mais bien qu'ils étoient de petits bourgeois de Montfort-l'Amaury[6] et assez pour désespérer la Vrillière, qui étoit glorieux là-dessus fort mal à propos : j'en ai quelquefois

1. « On dit *souffler à quelqu'un un emploi, une charge,* pour dire, lui enlever un emploi, une charge, etc., à quoi il s'attendoit » (*Académie*, 1718). Ce verbe a déjà passé en ce sens, sans être annoté, dans nos tomes XII, p. 65, et XIV, p. 417, et, pour le même d'Argenson, dans le tome XVIII, p. 84.

2. Déjà dit, plus brièvement, dans le tome XVIII, p. 84.

3. *Argenson* a été ajouté en interligne, et, avant *regardoient,* Saint-Simon a biffé *le.*

4. Voyez tome XX, p. 328. — 5. Tome XVIII, p. 84.

6. Peut-être cela veut-il dire qu'ils n'étaient que de petits bourgeois devenus seigneurs de belles terres au comté de Montfort. Ils devaient être originaires du Blaisois, et le père du premier Pontchartrain secrétaire d'État, auteur des *Mémoires,* n'était que conseiller au présidial de cette ville. Avant lui on ne voit que de simples bourgeois, et c'est sans doute pourquoi les continuateurs du P. Anselme ont préféré se dispenser d'en reconstituer la filiation en anoblissant et embellissant les générations antérieures à la fin du seizième siècle, comme le faisaient les commissaires aux preuves de l'ordre de Malte ou autres. Voyez l'appendice XIII de notre tome VI.

vu des scènes très plaisantes entre eux deux. Comme secrétaire d'État, l'orgueil même[1].

Je sauve Pontchartrain perdu.

Le duc de Beauvillier m'allégua la plupart de ces choses, et j'en sentois à mesure la vérité. Il m'en fit des plaintes amères, et les parades[2] que j'y donnai[3] ne furent reçues que très foiblement. Je le vis si arrêté dans sa résolution, que je ne jugeai pas à propos de [le] heurter[4] par une résistance opiniâtre; je glissai donc, et ne[5] butai[6] qu'à laisser une queue[7] pour pouvoir traiter encore un chapitre si délicat. Cela donnoit lieu à reposer ses idées, et à moi, qui les avois aisément prises, du temps pour le tourner et tâcher de les changer. Nous parlâmes donc d'autre chose, et Pontchartrain ne revint sur le tapis, entre nous deux, de trois ou quatre jours. Ce fut le duc qui m'écarta à une promenade du Roi pour en faire une avec lui tête à tête, et qui reprit aussitôt ce chapitre, et je vis bien qu'il le faisoit à dessein. Le mien étoit tout préparé; le sien étoit de m'emporter[8] par une foule de raisons qui toutes n'étoient que trop bonnes : je lui laissai dire tout ce qu'il voulut. Il me pressa sur beaucoup de choses et de faits de Pontchartrain : son humeur étrange, sa malice, ses mauvais offices, sa satisfaction à faire du mal, son plaisir à nuire, sa mauvaise grâce à faire du bien et sa peine à bien faire, sa passion de s'étendre et d'usurper, son attention à tout abaisser devant lui, l'aversion publique, ses procé-

1. Cette dernière phrase a été ajoutée après coup à la fin du paragraphe.
2. « *Parade* est aussi un terme d'escrime, et signifie l'action par laquelle on pare un coup » (*Académie*, 1718).
3. *Donnay* est en interligne, au-dessus de *fis*, biffé.
4. Avant *heurter*, Saint-Simon a biffé un *le*, par mégarde.
5. *Ne* est en interligne, au-dessus de *me*, biffé.
6. Au sens de prendre pour but, déjà rencontré plusieurs fois.
7. Une suite à prévoir.
8. Le *Dictionnaire de l'Académie* de 1718 donnait *emporter une place*, mais non pas *emporter quelqu'un*, au sens d'avoir raison de ses arguments.

dés indignes avec un[1] nombre infini de gens de tous états, et des plus considérables. Il ne m'apprenoit rien sur tout cela, et de ce dernier point j'en avois l'expérience la plus étrange et la plus fraîche[2]. Ce ne fut pas sans combat intérieur que je l'étouffai dans une crise si décisive. Quand il en eut bien dit, je lui répondis que, n'ayant ni la force de crédit ni la volonté, quand bien même j'aurois la puissance, de m'opposer jamais en quoi que ce fût à lui, je ne pouvois pourtant me résoudre à lui abandonner le fils du Chancelier, tout imparfait, et plus encore, que je le reconnoissois. Je lui parlai d'une manière touchante de mon attachement plein de reconnoissance pour le père et de ma tendresse pour les petits-fils[3]. Cette manière de résister à un homme naturellement bon et plein de sentiments le rendit rêveur[4]. Je m'aperçus qu'il commençoit à flotter[5] entre la peine de me voir si ferme, et une sorte de satisfaction de la cause que je lui venois d'avouer et de paraphraser. Il ne laissa pas d'insister encore, et moi de répondre sur le même ton sans l'aigrir par des négatives fausses et grossières, mais en lui demandant s'il croyoit Pontchartrain entièrement incorrigible. Il ne répliqua point ; je me tus, et il demeura un peu de temps en

1. *Un* est en interligne, au-dessus d'un premier *un*, mal écrit et biffé.

2. A propos des milices de Blaye : ci-dessus, p. 347 et suivantes.

3. Jérôme de Pontchartrain avait trois fils de son premier mariage : 1° Jean-Frédéric, titré comte de Maurepas (tome X, p. 19) ; 2° Paul-Jérôme, chevalier puis marquis de Pontchartrain, né le 25 avril 1703, sous-lieutenant des gendarmes de la Reine en 1719, capitaine-lieutenant des gendarmes anglais en 1726, brigadier en 1734, maréchal de camp en 1738, lieutenant général en 1745 et inspecteur général de la cavalerie, gouverneur de Ham en 1754, mort le 12 avril 1775 ; 3° Charles-Henri, abbé de Pontchartrain, né le 14 juin 1706, abbé de Royaumont en 1728, docteur de Sorbonne en 1732, nommé à l'évêché de Blois en mai 1734, mais qui mourut le 24 juin suivant, avant d'avoir reçu ses bulles.

4. Il a écrit *reveur*.

5. « *Flotter* signifie figurément chanceler, être irrésolu, agité » (*Académie*, 1718).

silence et comme en méditation à part soi. Il en sortit par me dire qu'avec toutes mes défenses, et qui n'étoient d'aloi[1] que pour moi seul, il vouloit bien me dire que Pontchartrain étoit actuellement en un péril très grand ; que, pour l'amour de moi, puisque je m'obstinois si fort à le protéger, il vouloit encore bien me dire que le Dauphin ne le pouvoit souffrir ; que la Dauphine avoit juré sa perte, poussée par tout ce qui l'approchoit, par le cri public, par son propre dégoût, par Mme de Maintenon même, qui, d'ancienneté brouillée avec le père, ne pouvoit personnellement supporter le fils, par une[2] aversion particulière que ses manières et tout ce qui lui en revenoit lui avoient donnée ; que le Roi seul paroissoit plus indifférent là-dessus, mais sentir bien tous les défauts de Pontchartrain, et ne sembloit pas préparer une grande résistance à tant et de telles batteries[3] prêtes à jouer. Le duc ajouta que, pour lui, s'il étoit sensible à la vengeance, je pouvois bien juger de ce qu'il penseroit et feroit, mais qu'au défaut d'une affection[4] que le christianisme lui défendoit, il étoit poussé par tout ce qu'il voyoit et par tout ce qu'il lui revenoit chaque jour de Pontchartrain ; que sa chute, pour laquelle il n'avoit seulement qu'à laisser faire, il ne la pouvoit regarder que comme un bien public et avantageux à l'État ; que, pensant de la sorte, c'étoit à Pontchartrain, s'il en avoit le loisir, à changer si promptement de conduite, qu'il le convainquît qu'il étoit corrigible ; après quoi on verroit ce qu'il seroit à propos de faire à son égard. Comme nous nous parlions toujours sous le

1. « *Aloi*, le titre que l'or et l'argent doivent avoir ;... on appelle *marchandises de mauvais aloi* des marchandises qui ne sont pas de la qualité requise par les règlements, par les ordonnances » (*Académie*, 1718). — Saint-Simon écrit : *alloy*.

2. *Un* dans le manuscrit.

3. « On dit qu'*un homme dresse de bonnes batteries*, pour dire qu'il emploie de puissants moyens pour réussir dans une affaire » (*Académie*, 1718).

4. Au sens de sentiment, comme ci-dessus, p. 262.

plus sûr secret et sans mesures, je lui demandai si ce qu'il me disoit là étoit une menace d'une chose possible par celles qui existoient, ou un orage tout formé, et des desseins pris et prêts à éclore. Il me répondit nettement que c'étoit le dernier. J'en frémis, et, n'osant le presser sur le détail de cette affaire, je me contentai de le conjurer d'accorder un court loisir avant que de perdre un homme au moins si instruit de sa marine, et que son successeur encore feroit peut-être regretter. Je n'ai point su quel il étoit ; mais j'ai cru que Desmaretz pouvoit être le désigné. Il avoit très bien pris avec le Roi, mieux encore avec Mme de Maintenon, par les charmes de la finance et le goût qu'elle commençoit à prendre pour sa femme, quoique revenu en place malgré la fée[1], qui vouloit Voysin, mais dont la place de secrétaire d'État de Chamillart, qu'elle lui avoit fait donner, l'avoit dépiquée. Desmaretz avoit pour soi Madame la Dauphine, par les manèges de sa femme, et par les soins qu'il avoit de plaire pécuniairement[2] à tout ce qui l'approchoit véritablement. On a vu plus haut[3] que son humeur féroce et son ingratitude n'avoit pu déprendre de lui les ducs de Chevreuse et de Beauvillier, et les causes de leur persévérance ; et c'est ce groupe de choses qui m'a persuadé que c'étoit Desmaretz qu'ils vouloient porter à la plénitude[4] des charges de son oncle Colbert.

Sur mes instances, que je rendis les plus pressantes, M. de Beauvillier me permit d'avertir Pontchartrain de dominer son humeur dans ses audiences et avec tout le monde, de rapporter devant le Roi avec moins de penchant au mal, de rendre compte au[5] conseil des dépêches

1. Les mots *la fée*, qui désignent Mme de Maintenon, sont en interligne, au-dessus d'*elle*, biffé ; voyez ci-dessus, p. 2 et 270.

2. Cet adverbe n'était pas donné dans le *Dictionnaire de l'Académie* de 1718.

3. Ci-dessus, p. 371. — 4. A recueillir la totalité.

5. *Des* corrigé en *au*.

des affaires dont il étoit chargé avec un goût moins enclin à la sévérité, de lui en spécifier quelques-unes en particulier que le duc m'expliqua, où ses manières dures et enclines au mal[1], tant en ce conseil qu'en ses audiences, et même dans son travail tête à tête avec le Roi, où[2] Mme de Maintenon étoit toujours présente, avoient fait de fâcheuses impresssions, et étoient vivement revenues ; mais il me défendit d'aller plus loin, et de lui laisser apercevoir d'où je pouvois être instruit. Je rendis grâces au duc de Beauvillier, comme d'une obligation du premier ordre, de ce qu'il vouloit bien que je fisse, et je le conjurai de nouveau de suspendre l'orage jusqu'à ce qu'il eût vu le fruit de ces avis. Il ne voulut s'engager à rien ; je crus apercevoir qu'il craignoit le plaisir de la vengeance, que ce principe le fit rendre un peu à mes instances, et qu'il résista par le même, et par modestie, à la satisfaction de me laisser voir combien il influoit sur le sort de Pontchartrain. De cela même, je m'ouvris à l'espérance. Ainsi finit cette importante conversation.

Elle me donna lieu à de grandes réflexions. Outre celles que j'ai déjà expliquées sur l'état du Chancelier et de ses petits-fils, son fils chassé[3], je sentis encore que, ce coup paré, si tant étoit que j'en pusse venir à bout, ils ne seroient encore en aucune assurance. Pontchartrain, fait comme il étoit, ne pourroit se contenir longtemps ; ses rechutes deviendroient mortelles, avec cette horreur générale qu'il avoit si justement encourue, et cet éloignement extrême, pour ne rien dire de plus, toujours subsistant entre son père et le duc de Beauvillier, dans la posture nouvelle et stable où se trouvoit alors ce dernier. Toute ma vie j'avois desiré avec la passion la plus vive de les voir solidement réconciliés, mais comme on desire quelquefois des choses imaginaires et impossibles. Deux

1. Les quatre derniers mots ont été ajoutés en interligne.
2. *Où* surcharge un *et* et le commencement d'une autre lettre.
3. Tome XVIII, p. 84-89, et ci-dessus, p. 373 et suivantes.

hommes en tout si dissemblables, excepté en probité et en amour de l'État, n'avoient rien en quoi ils pussent compatir[1] ensemble. Leurs liaisons, leurs vues, leurs sentiments, leur tempérament, se trouvoient tellement contraires qu'il ne s'y pouvoit rien ajouter, et jusqu'à la religion dans deux très hommes de bien, de la façon dont ils la prenoient l'un[2] et l'autre, leur étoit devenue un très puissant motif d'aversion. Cependant, par la face nouvelle que la cour avoit prise, je voyois le Chancelier et son fils perdus sans cette réconciliation sincère, et sa nécessité me parut si démontrée, que, quelque impossible et chimérique qu'elle me semblât[3], je me mis dans la tête d'y oser travailler. Sans ce remède unique, je ne voyois aucun moyen de subsister pour le Chancelier, dans la nouvelle et durable face que la cour avoit prise, et je ne trouvois d'épines, dans le riant[4] de ma situation particulière, que la peine extrême, et qui troubloit toute ma joie, de voir mes deux plus intimes amis en état ensemble que l'un infailliblement seroit perdu et anéanti par l'autre. Il ne falloit pas un motif moins puissant pour me faire entreprendre un ouvrage si voisin de l'impossible, et que l'extrême nécessité cessa lors, pour la première fois, de me laisser envisager comme une folie.

Je conçois le dessein* d'une réconciliation sincère entre le duc de Beauvillier et le Chancelier.

Dès le soir même, après que les soupeurs[5] se furent retirés de chez Pontchartrain, j'entrai chez lui, où je n'allois plus familièrement, et même très rarement. L'heure ajouta à sa surprise. Je lui dis d'abordée, et d'un

1. Au sens général de s'accorder, s'accommoder, déjà relevé dans le tome XIX, p. 255.

2. *L'une* corrigé en *l'un*.

3. *Semblast* est en interligne, au-dessus de *parust*, biffé.

4. Encore un adjectif pris substantivement. Littré ne le signale que chez notre auteur.

5. Ce mot n'était pas donné par l'*Académie*, ni par les lexiques du dix-huitième siècle. Littré en cite des exemples de Montaigne et de Voltaire.

* *Le dessein* surcharge *la rec[onciliation]*.

air grave et froid, que, quoique ma coutume ne fût pas de lui faire des leçons, et que j'eusse lieu d'en être encore plus éloigné que jamais, j'avois pourtant des choses à lui dire dont je ne pouvois me dispenser; qu'il ne me demandât ni mes raisons, ni d'où je prenois ce que j'avois à lui dire; qu'il se contentât d'apprendre qu'il ne pouvoit m'écouter avec trop d'attention, ni prendre trop de soin d'en profiter sans délai. Après une préface si énergique, je lui dis, comme si j'en avois été l'auteur, tout ce que j'avois permission de lui dire, et cela tout de suite, comme une leçon apprise par cœur. Je fus écouté avec toute l'attention que demandoit ma préface et la matière qui la suivit. Pontchartrain sentit aisément que les faits singuliers que je lui spécifiai ne pouvoient m'être venus que d'endroits importants. Il voulut s'excuser sur certaines choses; sur d'autres il avoua et accusa son humeur. Je répondis qu'avec moi tout cela étoit inutile, que son affaire étoit de profiter de ce qu'il venoit d'entendre, la mienne de m'aller coucher; et là-dessus je le quittai aussi brusquement que je l'avois abordé. Je rendis compte le lendemain de ce que j'avois dit à Pontchartrain au duc de Beauvillier; il augmenta ma frayeur par ce qu'il me laissa voir de l'imminence de la chute, et néanmoins il convint d'attendre ce que produiroit ma remontrance[1]. A quelques jours de là, me promenant après minuit en tiers avec le Dauphin et l'abbé de Polignac, la conversation tomba sur le gouvernement d'Hollande, sur sa tolérance de toutes les sectes, et bientôt sur le jansénisme. L'adroit abbé n'en perdit pas l'occasion, et dit tout ce qu'il falloit pour plaire. Le Dauphin me donna lieu d'entrer assez dans la conversation : je parlai suivant mes sentiments et sans affectation. La promenade se poussa tard par le plus beau

Singulier hasard sur le jansénisme.

1. Saint-Simon avait ici commencé un nouvel alinéa en écrivant *A* en retrait; il a effacé du doigt cet *A*, pour l'écrire à nouveau dès le commencement de la ligne, de sorte que *quelques* se trouve surcharger l'*A* primitif.

temps du monde, et je quittai le Dauphin comme il alloit rentrer au château. J'expliquerai ailleurs ce que je pense sur cette matière[1], parce qu'elle entrera dans plus d'une chose dans la suite, et ma façon de voir et d'être avec le Dauphin. Dès le lendemain matin, M. de Beauvillier me prit dans le salon, et me conta que le Dauphin venoit de lui dire avec beaucoup de joie qu'à des discours qu'il m'avoit ouï tenir le soir précédent à sa promenade, il me croyoit éloigné du jansénisme, et tout de suite me demanda de quoi il avoit été question, que le Dauphin n'avoit pas eu le temps de lui expliquer. Il me dit, après lui en avoir rendu compte, qu'il avoit tout à fait confirmé le Dauphin dans cette opinion sur moi, et cela mit en effet sa confiance pour moi au large sur toutes sortes de chapitres; et voilà ce que font les hasards. Il[2] fit encore qu'à ce propos le duc me dit tout de suite que le Dauphin soupçonnoit fort Pontchartrain de jansénisme, lui qui faisoit sa cour au Roi du zèle de cette persécution. La délicatesse de M. de Beauvillier étoit là-dessus si étrange, qu'après ce qu'il m'avoit dit lui-même que les jésuites et les sulpiciens imputoient au goût malfaisant de Pontchartrain la persécution qu'il faisoit aux jansénistes[3], je ne le pus faire revenir de ses soupçons là-dessus qu'en lui répondant de Pontchartrain sur ce chapitre, et que, différent en tout d'avec son père, ils étoient aussi parfaitement divisés sur les jésuites et l'Oratoire. La fréquentation de Pontchartrain, lors de la mort de sa femme, avec le P. de la Tour, général de l'Oratoire[4], et encore quelques mois après, avoit répandu des soupçons; mais j'assurai le duc, comme il étoit vrai, que Pontchartrain, avec la dernière indécence, avoit quitté le commerce du P. de la Tour comme une chemise sale[5], et n'en avoit pas ouï parler

1. Dans le prochain volume. — 2. Le hasard.
3. Ci-dessus, p. 380. — 4. Tome XVI, p. 141 et suivantes.
5. Le Dictionnaire de Littré ne cite de cette locution familière que le présent exemple.

depuis. Nous nous revîmes le même jour sur le soir. Dans l'entre-deux, M. de Beauvillier, sur ma parole, avoit répondu de Pontchartrain au Dauphin sur le jansénisme. Il me le confia; et ce fut le premier bon office qu'il lui rendit auprès de ce prince. De là, le duc me dit qu'il n'entendoit pas deux choses, Pontchartrain étant tel là-dessus que je le lui avois si fort assuré : l'une, qu'il étoit très suspect aux jésuites, l'autre, comment l'affaire d'un ecclésiastique d'Orléans étoit si mal entre ses mains ; que les jésuites attribuoient à son goût de faire du mal sa facilité à maltraiter les jansénistes que l'on exiloit ou qu'on ôtoit de places, et n'en étoient pas moins en garde contre lui, parce qu'il leur étoit aussi contraire qu'il lui étoit possible; et que cet ecclésiastique si opposé aux jansénistes, et qui tiroit de là tout son appui, ne pouvoit être plus mal servi qu'il l'étoit de Pontchartrain pour l'union d'un bénéfice, qui étoit néanmoins très essentielle au bon parti[1]. Il s'échauffa assez là-dessus, et, de lui-même, me permit d'avertir Pontchartrain, mais comme de moi-même, de la disposition des jésuites à son égard ; qu'il lui importoit fort de la changer par une conduite opposée; et, sur cet ecclésiastique, de lui dire, non plus comme de moi-même, mais de sa part à lui comme en avis, de rapporter son affaire au premier conseil de dépêches, d'y donner un tour favorable, et d'ajouter que cela lui étoit plus important qu'il ne pensoit. Je fis ce même soir, vers le minuit, une seconde visite à Pontchartrain, toute semblable à la première, dont l'heure et le ton ne le surprit pas moins, et bien plus encore que la première pour[2] les choses. Il s'étoit peut être douté à la première d'où lui venoient mes avis; à cette seconde, il ne put plus l'ignorer[3]. C'étoit

1. Les registres du conseil des dépêches ne contiennent pas, pour l'époque à laquelle nous sommes, d'arrêt relatif à une union de bénéfice pour un ecclésiastique d'Orléans. Notre auteur a peut-être fait confusion.

2. L'abréviation p^r a été ajoutée après coup entre p^{re} et *les*.

3. *L'ignorer* surcharge *en do*[*uter*].

en insolence le premier homme du monde lorsqu'il ne craignoit point les gens, et le premier aussi en bassesse, où personne ne le surpassoit, à proportion de son besoin et de sa frayeur. Ainsi, on peut juger de tout ce qu'il me pria de dire à M. de Beauvillier, de quelle façon il se mit à en user avec les jésuites, et comment tourna l'affaire de l'ecclésiastique d'Orléans. M. de Beauvillier en fut si content qu'il voulut bien que je lui disse, mais comme de moi-même, le péril en gros où il étoit auprès du Dauphin, et les moyens de le rapprocher peu à peu, tous opposés à son génie et à ses manières accoutumées. Le duc alla jusqu'à me charger de lui dire qu'il lui ménageroit des occasions de travailler avec le Dauphin, qu'il l'en avertiroit d'avance, et de la façon de s'y conduire. Je revis donc aussitôt Pontchartrain pour la troisième fois. Je ne vis jamais[1] homme si transporté : il se crut noyé et sauvé au même instant, et les protestations qu'il me fit, tant pour M. de Beauvillier que pour moi, furent infinies. Sur mon compte, je sus bien qu'en penser, puisque c'étoit trois semaines après qu'il m'eut envoyé d'Aubenton[2] ; aussi les reçus-je pour moi avec le froid le plus dédaigneux, et je lui fis sentir, au choix de mon peu de paroles, la nullité de part que sa personne devoit prendre au salut inespéré[3] que je lui procurois. Le duc tint parole : Pontchartrain fut averti et instruit, et, comme M. de Beauvillier ne voulut pas s'y montrer, je fus toujours le canal entre eux, sous le plus entier secret. Pontchartrain travailla chez le Dauphin ; le duc avoit préparé les choses ; le prince fut content. Cela dura le reste du voyage de Marly, qui, d'une tirade[4], nous conduisit à

Pontchartrain sauvé par le duc de Beauvillier.

1. La première lettre de *jamais* surcharge une *h*.
2. Ci-dessus, p. 355 et suivantes.
3. *Inespéré* corrige un *inespable*, incomplet.
4. « On dit proverbialement *tout d'une tirade*, pour dire tout de suite, sans s'arrêter ; il est du style familier » (*Académie*, 1718).

Fontainebleau, sans retourner à Versailles[1] à cause du mauvais air[2].

Conversation sur les Pontchartrain avec Beringhen*, premier écuyer; son caractère.

Dans ces entrefaites et sur la fin de Marly, je pris en particulier le premier écuyer, non pour lui confier quoi que ce soit de ce qui vient d'être raconté, mais pour m'en servir à ma manière au dessein de réconciliation que j'avois conçu. C'étoit[3] un grand homme froid, de peu d'esprit, de beaucoup de sens, fort sage, fort sûr, fort mesuré, qui, à force d'être né et d'avoir passé sa vie à la cour, fils d'un homme qui y étoit maître passé et dans une considération singulière, et lui[4] dans les cabinets les plus secrets de le Tellier, Louvois et Barbezieux, dont il étoit si proche par sa femme[5], et qui l'avoient admis à tout avec eux, avoit acquis une grande connoissance de la cour et du monde, y étoit fort compté, s'y étoit mêlé de beaucoup de choses, et y étoit enfin devenu une espèce de personnage. Il étoit de tout temps fort bien avec le Roi; il[6] avoit des particuliers quelquefois avec lui; et il avoit eu l'art d'être fort bien avec tous les ministres, et intimement avec le Chancelier, qui avoit beaucoup de créance en lui. J'ai parlé de lui à l'occasion de la mort de Monseigneur[7], duquel il espéroit beaucoup, et rien de la cour nouvelle, avec qui il n'avoit nulle liaison, même quelque chose de moins avec les ducs de Chevreuse et de Beauvillier, par l'ancien chrême[8] des Louvois, si opposés à tout ce qui étoit Colbert, et tous leurs commerces et leurs allures tout à fait différentes[9]. Je crus donc[10] que

1. Le séjour à Marly dura du 15 avril au 14 juillet; le 15, le Roi partit pour Fontainebleau, en s'arrêtant une nuit à Petit-Bourg.

2. Ci-dessus, p. 323-324.

3. Comparez un autre portrait placé en 1715: tome XII, p. 240.

4. *Luy* est en interligne.

5. Fille du duc d'Aumont et d'une sœur de Louvois.

6. *Il* surcharge un *et*. — 7. Ci-dessus, p. 277. — 8. Tome XVII, p. 256.

9. *Différentes* est en interligne, au-dessus d'*opposées*, biffé.

10. Cette conjonction *donc* est ajoutée en interligne.

* *Bering.* surcharge *le P.*

c'étoit le seul homme dont je pusse m'aider pour attaquer le Chancelier sur sa conduite avec le duc de Beauvillier. Je lui dis qu'ami au point où je l'étois de M. de Beauvillier et du Chancelier, je voyois de tout temps leur éloignement avec une peine extrême ; que jusqu'alors je m'étois contenté de m'en affliger en moi-même, mais que, dans la face nouvelle que la cour venoit de prendre, et qui se fortifioit de jour en jour, je ne pouvois dormir en repos comme j'avois fait tant que leur inimitié n'avoit pu être fatale à aucun des deux ; que le Dauphin devenoit rapidement le maître des affaires, et, par lui, son gouverneur, qui le seroit sans mesure lorsque son pupille auroit succédé au Roi ; que le danger présent étoit grand par la haine publique que Pontchartrain avoit encourue, et, s'il subsistoit le reste[1] de ce règne, ce qui me paroissoit bien difficile, il me sembloit impossible qu'il pût durer au delà ; que, tombant, je ne voyois pas ce que[2] pourroit devenir le père d'un homme chassé dans une cour où tout le crédit seroit contre lui, où il survivroit à sa fortune et à soi-même, et où la décence ni sa propre humeur ne pourroit lui permettre d'y rester, et d'y hasarder de se voir chasser lui-même sur quelque aventure de Rome et de jansénisme, et se voir bombarder un garde des sceaux ; qu'en vain s'appuyoit-il sur l'autorité de sa place, sur son esprit, sur sa capacité, sur sa réputation, puisque ce ne seroit pas lui qu'on attaqueroit, mais[3] son fils, qui n'avoit aucun de ces boucliers, qui s'étoit rendu la bête de tout le monde[4], et dont la chute auroit les applaudissements publics. Beringhen connoissoit parfaitement Pontchartrain ; il m'avoua la vérité de ce que je lui représentois, sa crainte extrême de ce que je pré-

1. *Reste* a été écrit en interligne, au-dessus d'un premier *reste*, biffé, qui surchargeait *regne*.
2. Ce *que*, oublié, a été ajouté en interligne.
3. Après *mais*, il y a un *que*, biffé.
4. Locution déjà relevée dans le tome XVII, p. 342 ; ci-dessus, p. 282.

voyois, et me pressa de travailler à une réconciliation si capitale à la fortune du père et du fils, comme le seul homme qui la pût entreprendre par l'amitié et la confiance que le duc et le Chancelier avoient également et entièrement pour moi. Je lui répondis que c'étoit toute ma passion, mais que je travaillerois en vain tant que le Chancelier s'escarmoucheroit[1] avec le duc sans cesse au Conseil, et ne se mesureroit pas ailleurs à son égard; qu'il nourrissoit ainsi une haine, pour parler nettement, de longue main enracinée; qu'il l'augmentoit tous les jours, loin de songer à l'émousser, en quoi pourtant[2] consistoit son salut et celui[3] de sa famille; que c'étoit à lui, Beringhen, son ami, et qui ne lui seroit point suspect sur M. de Beauvillier, avec qui il savoit bien qu'il n'avoit point de liaison, à lui ouvrir les yeux sur le danger de voir périr toute la fortune prodigieuse qu'il avoit faite, et de lui faire comprendre qu'elle valoit bien la peine de se contraindre, et de ployer à la nécessité des temps; qu'après qu'il l'auroit rendu capable d'un vrai changement de conduite à cet égard, je verrois à tâcher de le mettre à profit auprès de M. de Beauvillier, et peu à peu ainsi les rapprocher, et, de là, les réconcilier enfin, si je pouvois.

Le premier écuyer, ou timide comme il l'étoit naturellement, ou désespérant de faire entendre raison au Chancelier, vif et décidé comme il le connaissoit, ou véritablement court de temps, me dit qu'il en auroit peu pour parler suffisamment au Chancelier, qui n'étoit point à Marly, qui n'y venoit que pour les conseils[4], et qui, ces jours-là, s'en retournoit dîner à Versailles, et les autres jours se tenoit à Ponchartrain; qu'il avoit demandé congé au Roi de s'en aller dans quelques jours

1. Le *Dictionnaire de l'Académie* de 1718 disait qu'on employait parfois ce verbe avec le pronom réfléchi. Littré en cite deux exemples de Montesquieu à côté de celui-ci.

2. *Pourtant* a été ajouté en interligne.

3. *Celuy* semble surcharger *sa*. — 4. Déjà dit ci-dessus, p. 172.

chez lui à Armainvilliers[1], et qu'il y passeroit presque tout le voyage de Fontainebleau, où la cour allait incessamment[2]. Il[3] finit par me presser de nouveau de[4] travailler à une aussi bonne œuvre, que nul autre que moi ne pouvoit exécuter, et moi par l'exhorter de parler au moins avant de partir, et de parler sans ménagement. La suite de ceci se verra bientôt à Fontainebleau ; avant d'y conduire la cour, il faut reprendre des choses qui ont précédé ce voyage.

1. Armainvilliers, en Brie, dans le canton actuel de Tournan, avait été érigé en comté en juin 1704 pour M. de Beringhen. Le baron Olivier de Lavigerie a fait paraître en 1890 une notice sur le château. — Saint-Simon écrit : *Arminvilliers*.

2. Ci-dessus, p. 391, note 1.

3. *Il* surcharge un *et*.

4. *A* corrigé en *de*.

APPENDICE

PREMIÈRE PARTIE

ADDITIONS DE SAINT-SIMON

AU *JOURNAL DE DANGEAU*

987. *Monseigneur ; son caractère.*

(Page 45.)

15 avril 1711. — Jamais douleur ne fut plus courte que celle de la mort de Monseigneur. C'étoit un gros homme très épais de corps et d'esprit, tenu bas à l'excès, et tout fait pour s'y laisser tenir, et qui n'avoit de considération que celle que lui donnoit une succession à la couronne que l'âge du Roi faisoit tous les ans juger plus prochaine ; sans goût, sans choix, sans discernement, sans connoissance et sans curiosité sur rien. Extrêmement glorieux, entièrement entassé dans la matière, bon et familier avec les bas valets, ce qui le faisoit aimer du bas peuple ; né dur et le montrant ; ennuyé né, et très difficile à amuser ; livré à un petit nombre de gens qui lui faisoient accroire les choses les plus abstruses et qui le gouvernoient avec mépris, mais avec un extérieur de respect qu'il lui falloit, et avec un ennui de sa compagnie que l'espérance seule de l'avenir faisoit supporter. Jamais fils n'a été si constamment fils, ni tenu bas si constamment. Il n'avoit pas le crédit de la moindre bagatelle, et il étoit continuellement aux expédients pour les dépenses de son plaisir, c'est-à-dire de ses bâtiments de Meudon et des tables qu'il y tenoit. Ce qui l'environnoit étoit parvenu à lui faire haïr Mgr le duc de Bourgogne, craindre et n'aimer point Mme la duchesse de Bourgogne, et détester M. le duc d'Orléans. Jamais, par jalousie, il n'avoit pu souffrir M. du Maine ; mais il aimoit assez le comte de Toulouse. Son éloignement pour Mme de Maintenon étoit fort marqué, quoique fort ployant sous elle ; mais il ne la voyoit guère, et le surprenant est qu'avec cette aversion il fut pour sa Choin comme le Roi pour sa Maintenon ; mais on est comme sûr qu'il ne l'avoit pas épousée. Cependant elle fut à Meudon jusqu'à son dernier moment ; elle y vit tous les jours Mme de

Maintenon, et le Roi souvent, outre qu'elle étoit sans cesse dans la chambre de Monseigneur, même Mme la princesse de Conti présente, qui en fit le sacrifice à Monseigneur de bonne grâce. Il vaqua je ne sais quoi à la convenance de Casaus, qui étoit neveu de du Mont, qui avoit été élevé page de Monseigneur, et qui, devenu son écuyer sous son oncle, couroit toujours à la chasse devant lui. Monseigneur, qui demandoit rarement, hasarda de demander pour Casaus et fut durement refusé ; il revint outré de Versailles, et dit à Casaus d'avoir patience, qu'il n'y perdroit rien quand il seroit roi, et que de sa vie il ne s'exposeroit à aucune demande ; il fut outré de déplaisir. Il y avoit fort peu de jours qu'il s'étoit amusé avec la Choin en grand particulier à Meudon à regarder des estampes des différentes cérémonies du sacre. On étoit bercé de tout temps sur lui de cette prédiction : « Fils de roi, père de roi et jamais roi. » L'avénement de Philippe V à la couronne d'Espagne la vérifia à l'excès. Hors ses valets et sept ou huit courtisans, hommes et femmes, qui pour leurs intérêts furent très-affligés, qui que ce soit ne s'en soucia, et la plupart du monde regarda cet événement comme une délivrance. Mme de Maintenon en fut fort soulagée, le Roi aussi dès le lendemain, et M. et Mme la duchesse de Bourgogne y gagnèrent toutes choses, mais, le sentant bien, se comportèrent très-dignement. M. de Berry, le fils bien-aimé, fut d'autant plus touché, que sa femme, pleine de projets extravagants et d'une noire ingratitude, fut outrée de voir Mgr et Mme la duchesse de Bourgogne faire un si grand pas. Ce pauvre Dauphin de Meudon mangea en son temps bien des perdrix, des poulardes et des soles, et s'ennuya bien partout. On dit qu'il avait le sens droit quand on parloit d'affaires ; après qu'il fut entré dans le conseil d'État, il ne paroissoit pas prendre à grand chose, mais bien en proie aux plus grossières impulsions d'autrui. Pour de lectures, il n'en avoit de sa vie fait d'autres que de l'article de Paris de la *Gazette de France*. Jusqu'à ses galanteries, il y a des contes à mourir de sa grossièreté et de son indifférence. Il avoit peur de tout, et n'avoit pas brillé à la guerre plus que dans le Conseil. Les médecins le laissèrent mourir sans sacrements, et personne ne s'avisa d'y penser pour lui, pas même le P. Tellier, qui étoit son confesseur, ainsi que du Roi, et qui étoit dans Meudon. Le curé du lieu qui accourut lui donna l'absolution sans connoissance ; le bon P. Tellier étoit couché. La qualité de la maladie empêcha toutes cérémonies funèbres, et rendit les premières fort indécentes.

988. *Ridicule aventure de Monseigneur.*

(Page 70.)

21 septembre 1693. — La femme de Raisin étoit parfaitement belle et excellente actrice. Monseigneur en fut amoureux. Du Mont, son écuyer principal et son favori, la lui mena un soir avec une autre qui l'accompagnoit. Celle-ci se trouva la première à la porte que Monseigneur

ouvrit et la tira dedans, et ne tardant pas à se satisfaire sans dire un mot. Du Mont frappa à la porte et cria qu'il se méprenoit. Il n'étoit plus temps : Monseigneur la remit dehors et dit que ce seroit pour une autre fois, et s'en retourna à tâtons. Plus le conte est étrange, plus il mérite de n'être pas oublié, parce qu'il est vrai. La revanche fut prise, et cette inclination dura assez pour qu'il y eût des enfants et mériter les soins des courtisans éveillés et même ceux du maréchal de Noailles, qui, avec sa grande dévotion, lui en rendoit beaucoup.

989. *Retraite de Mademoiselle de Choin.*

(Page 95.)

16 avril 1711. — Mlle Choin ne demanda rien, et s'alla enterrer chez elle à Paris, où elle vit ses amis. Beaucoup la négligèrent tout d'abord, et depuis un plus grand nombre s'en retirèrent peu à peu. Elle y parut peu sensible, comme s'y attendant bien. Il lui en demeura plusieurs avec qui elle se consola des autres, et mena une vie retirée, honnête et modeste, sans presque plus sortir de chez elle. Elle fut toujours parfaitement désintéressée et ne regretta que Monseigneur Mme d'Espinoy et sa sœur la virent toujours fort assidûment et en prirent un grand soin jusqu'à sa mort, qui arriva en[1] 1732, dans une maison près le Petit-Saint-Antoine, où elle avoit toujours logé, dans de grandes infirmités sur les fins, et depuis longtemps dans une grande piété.

990. *La princesse d'Angleterre et la Dauphine.*

(Page 97.)

16 avril 1711. — La princesse d'Angleterre, n'étant héritière que possible et accidentelle, ne pouvoit précéder des héritiers directs, nécessaires et présomptifs ; ainsi elle céda toujours à Madame la Dauphine.

991. *Le deuil de Monseigneur.*

(Page 97.)

18 avril 1711. — La règle est que les ducs, les officiers de la couronne, les princes étrangers et les grands officiers de la maison du Roi ne drapent que lorsque le Roi drape, qui est le modèle de la cour, et, le Roi ne portant point le deuil de ses enfants, personne ne devoit draper que les princes du sang, par le respect et l'honneur de la parenté. Il en avoit été usé ainsi à la mort de Madame la Dauphine femme de Monseigneur ; le Roi le voulut autrement pour Monseigneur.

1. Les mots *en 1732* ont été ajoutés après coup en interligne au-dessus de *vers 1730*, biffé ; ce qui suit jusqu'à *logé*, a été également ajouté en interligne. Voyez ci-dessus, p. 95, note 8.

992. *Le duc et la duchesse de Berry présentent le service au Dauphin et à la Dauphine.*

(Page 108.)

17 avril 1711. — M. le duc de Berry se porta avec amitié et de la meilleure grâce du monde à présenter le service à Monsieur le Dauphin, qui l'embrassa et le reçut de lui avec peine et tendresse ; Mme la duchesse de Berry, qui devoit son mariage à Madame la Dauphine, différa tant qu'elle put à le lui présenter, et ne le fit que lorsqu'il lui fut impossible de reculer davantage. Madame la Dauphine n'en fit jamais semblant, et le reçut avec toutes les grâces qui étoient en elle. Mme la duchesse de Berry trouvoit pourtant fort mauvais que les princesses du sang évitassent de le lui présenter, et, y ayant longtemps remarqué de l'affectation, elle attrapa un jour Mme la princesse de Conti, fille de Madame la Duchesse, qui l'étoit venue voir gardant son lit : elle demanda un moment après une chemise, et il fallut bien que Mme la princesse de Conti la lui donnât.

993. *Réprimande du Roi à la duchesse d'Uzès.*

(Page 112.)

18 novembre 1687. — On avoit résolu de se passer des draps étrangers, et les manufactures de France en avoient fabriqué de rayés. Cela étoit fort vilain et aussi ne dura pas. Le Roi avoit défendu qu'on en portât d'autres, et y étoit fort sévère ; d'où vint cette réprimande pour l'habit de Monseigneur, qui n'étoit pas de nos draps ; et M. de Montausier, comme ayant été gouverneur de Monseigneur, étoit demeuré premier gentilhomme de sa chambre et maître de sa garde-robe, de laquelle il laissoit le soin à sa fille la duchesse d'Uzès.

994. *Le duc de Beauvillier obtient la garde-robe du Dauphin.*

(Page 113.)

19 avril 1711. — Les Mémoires se contredisent ici. On y a vu la duchesse d'Uzès, fille de M. de Montausier vivant alors, avoir une affaire avec le Roi pour un habit de Monseigneur[1], dans le temps qu'il voulut que tout le monde fût vêtu de draps rayés des manufactures de France. Il se trouva que les raies de cet habit de Monseigneur étoient contrefaites, et le drap n'être point de ces manufactures. C'étoit donc M. de Montausier, et sa fille pour le soulager, qui avoit le soin de la garde-robe de Monseigneur ; mais, après la mort de M. de Montausier, personne ne pouvoit plus avoir cette garde-robe que M. de la Rochefoucauld, et, comme il étoit fort attaché à tout avoir et à tout

1. Voyez l'Addition précédente.

conserver, il prétendit la garde-robe du fils parce qu'il avoit celle du père, et fut tondu par M. de Beauvillier, qui avoit pour lui le droit et l'exemple de M. de Montausier tant qu'il avoit vécu.

995. *Le duc de Bourgogne veut être appelé Monsieur le Dauphin.*

(Page 114.)

16 avril 1711. — Les langues allemande et espagnole ne comportent point le Monsieur, car elles n'ont point de Monseigneur, en parlant d'un tiers. Une femme et un fils, en parlant de son père ou de son mari, ne disent jamais que le duc ou le comte un tel ; c'est la vraie raison de ce que rapportent les Mémoires et non pas un air ou un raffinement de grandeur ; aussi cet usage ne put être de mise ici, où on dit constamment Monsieur et Madame la Dauphine en parlant d'eux. Monsieur le Dauphin, qui étoit instruit et qui voyoit avec peine le Monseigneur prodigué en parlant aux princes du sang, voulut être appelé Monsieur, et reprit souvent ceux qui lui disoient Monseigneur, jusqu'à ce qu'on se fût défait de cette habitude.

996. *Le chevalier de Châtillon.*

(Page 116.)

27 février 1685. — Le [1] chevalier de Châtillon étoit fils de Bois-Rogue, gentilhomme servant de Monsieur Gaston, qui étoit dans une grande pauvreté, et qui, depuis des siècles, pouvoit prouver une roture de mère en mère très complète. Il eut deux fils : ce cadet-ci perça avec peu ou point d'esprit, mais avec la plus noble et la plus aimable figure qu'on pût avoir, qui l'introduisit chez Monsieur de charge en charge jusqu'à premier gentilhomme de sa chambre très favori, qui lui donna infiniment, et les dames aussi, surtout la duchesse de Cleveland, qu'il ruina. Il eut la nomination de Monsieur à la promotion de l'Ordre de 1688, dont il [fut] reçu le dernier. Lui et sa femme se brouillèrent autant qu'ils s'étoient aimés, et se séparèrent. Il n'en eut que deux filles, mariées, l'une à Goësbriand, l'autre au fils d'un richard de Rouen premier président de la Chambre des comptes, fort nouveau. Sur la fin de la vie de Monsieur, M. de Châtillon s'accommoda de la moitié de sa charge avec son frère aîné, qui, avec aussi peu d'esprit et point de figure, avoit percé à force de temps jusques à devenir brigadier de cavalerie, et qui se maria aussi petitement que ses pères. Son fils unique épousa une fille du chancelier Voysin, dont il n'eut qu'une fille, puis une le Veneur-Tillières, veuve sans enfants d'un Madaillan qu'on appeloit Manicamp. C'est le marquis de Châtillon d'aujourd'hui, mestre

1. Cette Addition eût été mieux placée en regard des pages 206-207 de notre tome II.

de camp général de la cavalerie et chevalier de l'Ordre, qui promet plus que ses pères. Les généalogistes ne conviennent pas tous que cette très grande et très illustre maison ne soit pas éteinte il y a bien longtemps ; mais, si ceux-ci en sont, c'en est le reste.

997. *Les visites de deuil pour la mort de Monseigneur.*

(Page 121.)

20 avril 1711. — Rien de plus indécent que cette cérémonie, où tout fut confondu. Il y eut des gens du plus bas étage qui passèrent en revue en manteau ; on s'en moqua, et ce fut tout. Le Roi voulut égaler ses bâtards à ses autres enfants, en ordonnant à tout le monde sans exception d'aller chez eux en manteau et en mante, comme chez M. et Mme la duchesse de Berry. Cela fit du bruit ; mais on obéit, et nul n'osa y manquer.

998. *La reine d'Angleterre ne met point de mante pour le deuil du Dauphin.*

(Page 127.)

21 avril 1711. — Cette excuse de la reine d'Angleterre à Madame la Dauphine de n'être pas en mante étoit une grande honnêteté. Le Roi, qui avoit grand soin de ne lui faire sentir en rien sa triste situation, n'avoit garde de la laisser mettre en mante pour un prince qui n'étoit pas roi, c'est-à-dire un petit voile ; car les veuves, au moins en France, ne portent plus de mantes en nulle occasion, mais seulement le même petit voile, qui se met toujours quand on est en mante. Dès que la reine d'Angleterre n'étoit point en mante, personne de sa cour ne pouvoit être en mante ni en manteau que le seul duc de Berwick, comme François par ses dignités françoises.

999. *Le Dauphin traité de Monseigneur par le Parlement.*

(Page 128.)

27 avril 1711. — Le Parlement et le premier président furent mortifiés de cet ordre d'aller chez Monsieur et Madame la Dauphine, et de traiter Monsieur le Dauphin de Monseigneur. Le Roi le leur avoit fait dire pour que la harangue fut prête et qu'il n'y eût point de représentations au moment d'y aller. La vérité est que, depuis Henri II, il n'y avoit eu que le dernier Dauphin en état d'être harangué par le Parlement, qui l'avantagea volontiers de toutes occurrences[1]. On a vu, à la mort de Mme la dauphine de Bavière, comme cela se passa à cet égard.

1. Les sept derniers mots ont été biffés sur le manuscrit par un correcteur postérieur.

1000. *On ne doit point interrompre les gens du Roi.*

(Page 128 note.)

27 avril 1711. — Il[1] est vrai qu'on n'interrompt point les gens du Roi ; mais c'est quand ils plaident, par respect pour celui pour qui ils parlent, ou pour le public pour lequel ils parlent, dans des causes de mineurs ou de droit public.

1001. *Mort et portrait de la duchesse de Villeroy.*

(Page 129.)

23 avril 1711. — La duchesse de Villeroy, avec un visage singulièrement agréable, une grande taille mais des hanches hautes, paroit extrêmement un bal, et sans esprit étoit parvenue à faire une figure à la cour. Elle étoit haute naturellement, et quelquefois tenoit de la brutalité des le Tellier, et comme eux se faisoit justice entière et publique sur sa naissance, même sur celle de son mari, qu'elle avoit subjugué, ainsi que son beau-père. Elle étoit dans l'intimité de Mme la duchesse d'Orléans et dans les confidences de Madame la Dauphine ; toutes deux l'aimoient fort, mais ne la craignoient guère moins. Elle étoit bonne, vive et sûre amie, et avoit des amis et des amies. Peu avant sa mort, elle dit qu'elle se trouvoit si heureuse que cela lui faisoit peur. Elle craignoit fort la petite vérole, et, malgré cette frayeur, elle eut la petitesse de courir après la distinction de suivre Madame la Dauphine à Marly le lendemain de la mort de Monseigneur, sous prétexte d'aller voir son mari en quartier de capitaine des gardes, et en effet pour cette petite distinction. Elle étoit saisie de peur. On fit ce qu'on put pour l'empêcher d'y aller ; mais elle le voulut, et en mourut. Son mari y perdit beaucoup, s'enferma avec elle, et s'en consola très-promptement.

1002. *Mort de l'empereur Joseph.*

(Pages 132-133.)

25 avril 1711. — L'empereur Joseph fut peu regretté des siens. C'étoit un prince emporté et violent, et d'esprit et de talents au-dessous du médiocre, et qui vivoit avec peu d'égards pour l'Impératrice sa mère, et peu d'amitié pour l'Archiduc son frère, qui lui succéda. Le prince Eugène y perdit.

1003. *Le comte de Caravas.*

(Page 135.)

30 avril 1711. — Ce comte de Caravas étoit Gouffier, qui étoit fort

1. Cette Addition a trait à une anecdote que rapporte Dangeau à propos des harangues des cours pour la mort de Monseigneur, mais que Saint-Simon n'a pas reproduite.

pauvre et assez dans le monde ; il a laissé des enfants d'une demoiselle hollandoise qu'il avoit épousée en Hollande, et qui étoit tante pater nelle de ce duc de Ripperda, premier ministre d'Espagne, qui a fait tant de bruit et si court sous Philippe V[1], et qui s'est sauvé en Afrique.

1004. *Le procès du marquis d'Antin et l'édit sur les duchés-pairies.*

(Page 138.)

20 mai 1711. — L'édit de 1711 sur les duchés étant entre les mains de tout le monde, et les factums pour et contre la prétention de M. d'Antin à la dignité d'Épernon, on s'abstiendra d'en charger ces courtes notes. Ce procès fut un chausse-pied à cet habile courtisan pour arriver où il ne pouvoit parvenir, et il ne l'entreprit que dans cette espérance. Toutes ces étranges prétentions, et celle entre autres de M. de Luxembourg, qui n'étoit point définitivement jugée, celle de MM. de Saint-Simon et de la Rochefoucauld l'un contre l'autre, celle du marquis de Richelieu pour Aiguillon, celle que M. de Chevreuse n'osa tenter pour Chaulnes, mais qui lui servit de chausse-pied aussi en particulier auprès du Roi, celle de d'Antin[2] furent les principales causes d'un édit qui, en donnant des choses médiocres, ou, pour mieux dire, assurant aux ducs des choses médiocres qu'ils avoient toujours eues, les dépouillèrent en faveur des bâtards de leurs droits certains et les plus fondamentaux ; et, sans cet intérêt des bâtards, le Roi n'eût jamais pensé à cet édit. On en dit autant à plus forte raison sur l'affaire de la Constitution *Unigenitus*, qui a enfanté tant de volumes historiques et doctrinaux. Le P. le Tellier, à bout sur l'affaire de la Chine, songea à se venger de l'indépendance du cardinal de Noailles, et à donner du même coup tant d'affaires au Pape et tant de besoin de lui, qu'il lui fît quitter prise sur la Chine, et il sut pleinement réussir à l'un et à l'autre.

1005. *Dispute de préséance entre les ducs de Saint-Simon et de la Rochefoucauld.*

(Pages 194-195.)

17 mars 1714. — On s'est déjà expliqué que ces Additions ne pouvoient contenir les procès de préséance, on se contentera donc ici des faits que les Mémoires ignorent ou qu'ils ont cru devoir voiler. La Rochefoucauld fut érigé en comté par François Ier en 1528, et la juridiction de ce bailliage ne fut réglée qu'en 1566 sous Charles IX. En 1622, Louis XIII érigea ce comté en duché-pairie, qui ne fut enregistré qu'en septembre 1631, parce que, dans l'intervalle, le nouveau duc

1. Ici le correcteur a ajouté en interligne : *en 1726*.
2. Ces quatre mots ont été biffés par le correcteur.

entra fort avant dans toutes les factions d'État, qui le rendirent criminel. L'enregistrement fait, ce duc se rengagea de nouveau si publiquement avec les factieux qu'il essuya les mêmes condamnations et les mêmes peines : ses bois de haute futaie furent coupés à hauteur d'homme, ses châteaux furent rasés, et entre autres Verteuil, sa belle maison et sa résidence quand il étoit en province. La paix ayant été rendue à l'État et les abolitions accordées, le duc de la Rochefoucauld songea à se faire recevoir pair au Parlement et le fut en effet le 24 juillet 1637. Ce ne fut donc pas, comme disent les Mémoires, parce que M. de la Rochefoucauld fut employé pendant tout ce temps-là qu'il ne put être ni enregistré ni reçu, mais par les raisons qu'on vient de dire, et que les histoires et les mémoires, les pièces des procès faits aux rebelles et leurs abolitions prouvent authentiquement. Cependant M. de Saint-Simon, gouverneur de Blaye alors, premier écuyer du Roi, premier gentilhomme de sa chambre, chevalier du Saint-Esprit, etc., fut fait duc et pair par lettres de janvier 1635, enregistrées, et lui reçu pair au Parlement, le 1er février suivant. M. de Retz, gendre d'autre duc de Retz qui n'avoit point de fils, et son cousin germain, avoit obtenu en faveur de ce mariage de nouvelles lettres d'érection de Retz en 1634, et avoit été reçu en conséquence au Parlement. M. de la Rochefoucauld y étant reçu, pour la première fois depuis son érection, en 1637, prétendit avoir rang de la date de son enregistrement ou vérification de 1631, et MM. de Retz et de Saint-Simon le lui contestèrent, si bien qu'il fut obligé de recourir au Roi, qui renvoya au Parlement le jugement de cette dispute, et, en attendant, ils convinrent de se trouver et de s'absenter alternativement à toutes les cérémonies. Cela dura de la sorte jusqu'au lit de justice du 7 septembre 1645. Le Roi ayant voulu être accompagné de tous les pairs qui s'en trouvoient à portée, M. de la Rochefoucauld voulut s'en excuser, parce que c'étoit le tour de M. de Retz, qui étoit à Paris, et qui, ayant un intérêt en cela commun avec M. de Saint-Simon qui étoit à Blaye, faisoit également pour lui. La Reine mère, qui étoit régente et qui voulut l'assistance de tous les pairs, fit expédier la veille du lit de justice un brevet par Loménie, secrétaire d'État, portant l'alternative de préséance entre eux en toutes cérémonies, même au Parlement, et de tirer au sort la préséance du lendemain, ce qui fut exécuté. Elle échut au duc de Retz, qui y précéda le duc de la Rochefoucauld, et ce brevet, quoique brevet et non lettres patentes enregistrées, ne laissa pas d'être mis sur les registres du Parlement et d'avoir lieu pour la brièveté du temps. Les choses en demeurèrent en ces termes jusqu'en 1702, que le duc de Saint-Simon d'aujourd'hui fut reçu au Parlement. Retz étoit éteint, il y avoit longtemps, de sorte qu'il étoit resté seul en cause. Le procès de préséance entre M. le maréchal-duc de Luxembourg, et son fils après lui, avoit formé de la liaison entre M. de Saint-Simon et les autres ducs intéressés dans la même cause, quoique fort disproportionnés d'âge, tellement que, voulant être reçu au Parlement, il alla en prier M. de la Rochefoucauld, et y ajouta que, sans s'informer qui étoit en tour, il le prioit de le précéder, pourvu qu'il voulût bien lui promettre de se trouver aussi à la première réception qui arriveroit et de lui laisser prendre son tour. Peu de jours après, le duc de la Trémoïlle lui vint proposer de la part de M. de la Rochefoucauld de faire juger le procès et de trouver bon en attendant qu'ils ne se trouvassent point ensemble. M. de Saint-Simon, qui vouloit éviter un procès, fut trouver M. de la Rochefoucauld. Celui-ci tint ferme, et proposa que, pour éviter le procès et les aigreurs qui trop naturellement suivent ceux de cette espèce, ils prissent des pairs pour juges et Daguesseau, procureur général, pour rapporteur. M. de Saint-Simon eut beau lui représenter que cette forme seroit destituée d'un pouvoir qui n'appartenoit qu'au Roi, ou qu'au Parlement par le renvoi, le favori vieillard ne voulut pas être contredit, et, quoique cela ne pût mener à rien de la sorte, il en fallut passer par là. Ils convinrent de pairs de part et d'autre qui acceptèrent, et M. de Saint-Simon en choisit quelques-uns, malgré eux, parce qu'ils s'étoient ouverts contre lui dans l'ignorance du fonds de la question. Quoique convenus de parler au Roi ensemble, M. de la Rochefoucauld le prévint seul, et cependant le Roi parut content de ce que M. de Saint-Simon lui dit ensuite. Il avoit été convenu aussi que les titres et les mémoires seroient signés par chacun, remis à l'évêque-duc de Laon, l'ancien des commissaires, et par lui communiqués à l'autre partie, et ainsi des réponses. M. de la Rochefoucauld pressa vivement. Quand M. de Saint-Simon se trouva prêt, il en avertit Monsieur de Laon pour que M. de la Rochefoucauld formât sa demande. Celui-ci vouloit que l'autre parlât le premier, qui se retranchoit à dire qu'il ne demandoit rien ; qu'il se trouvoit content de l'alternative, mais que, M. de la Rochefoucauld ayant absolument voulu être jugé, et jugé en cette forme, il se contentoit d'être prêt à répondre à la prétention que Monsieur de Laon lui communiqueroit. Ce débat, qui dura quelque temps, mit M. de la Rochefoucauld de mauvaise humeur, qui, désespérant de faire parler un homme qui avoit résolu de se taire, délivra enfin sa demande à Monsieur de Laon, qui ne contenoit que le fait en quatre lignes, tout nu et sans aucun raisonnement. M. de Saint-Simon y répondit par un mémoire de ses raisons que Monsieur de Laon communiqua. Alors M. de la Rochefoucauld changea d'avis, se mit en colère, dit qu'il n'avoit rien à dire ni à répondre de plus que les quatre lignes qu'il avoit données ; que ses titres et papiers avoient été brûlés avec une partie de son hôtel à Paris, il y avoit quinze ou seize ans, et que ces Messieurs jugeassent et fissent tout comme il leur plairoit, pourvu qu'il n'en entendît plus parler. Ce que l'on crut humeur étoit résolution. M. de Saint-Simon, ravi de n'avoir point à être jugé si peu juridiquement, se garda bien de s'en plaindre, et l'affaire, entamée depuis quatre ou cinq mois au plus, en resta là tout court. En 1711, l'intérêt des bâtards, sous l'apparence de celui des pairs et d'ôter occasion aux procès ineptes et chimériques en prétention de pairies et d'ancienneté de pairies dont on entendoit parler tous les jours, et que celui de M. de Luxembourg avoit fait naître, fit prendre la voie d'un édit[1] pour les régler et diverses autres choses qui y avoient rapport. La question de MM. de Saint-Simon et de la Rochefoucauld se trouva décidée avec plusieurs autres. M. de la Rocheguyon, qui ne le vit qu'après son enregistrement, se plaignit amèrement d'avoir été condamné sans avoir été entendu, et amena Monsieur son père aveugle au Roi, qui fit des cris si lamentables, que, malgré un édit enregistré, il obtint que son affaire seroit examinée et jugée tout de nouveau comme si elle ne l'avoit jamais été, et qu'il n'y eut point eu d'édit; mais le Roi ne voulut soumettre cette partie de son édit qu'à lui-même, ni le rapport de l'affaire qu'à celui qui avoit dressé l'édit, et il fut décidé que les parties mettroient leurs titres, pièces et raisons signées d'eux au Chancelier, alors M. de Pontchartrain, qui les communiqueroit de l'un à l'autre sans signification, et qui rapporteroit seul l'affaire au Roi, lequel tête à tête avec lui la jugeroit définitivement. Ce fut encore la même chose qu'avec les arbitres à qui parleroit le premier. Les mois s'écoulèrent et se redoublèrent; enfin, comme l'autre fois, M. de la Rochefoucauld se vit forcé par le silence de l'autre; mais comme il avoit porté l'affaire devant le Roi, il n'y eut pas moyen de ne donner que quatre lignes, ni encore moins pour réplique d'envoyer promener le jugement. Il forma donc une demande raisonnée; la réponse la fut pareillement. On avait commencé civilement de part et d'autre; mais la politesse ne dura pas longtemps. La finesse consistoit d'un côté à piquer le Roi de jalousie et à lui faire entendre que M. de la Rochefoucauld soutenoit son droit de pouvoir seul faire des pairs, tandis que M. de Saint-Simon ne pouvoit soutenir sa cause qu'en attribuant indirectement au Parlement le pouvoir d'y concourir et de faire par ce concours nécessaire un pair conjointement avec le Roi, en confirmant son autorité par la sienne. Cet artifice, qui toucha le Roi, et qui pensa sans autre examen emporter la cause, fut rendu plus sensible à M. le duc de Saint-Simon par quelques traits semés dans l'écrit avec une indiscrétion hasardée, tellement qu'ayant évité jusqu'alors tout ce qui pouvoit déplaire, jusqu'à en affoiblir sa cause, il se lâcha dans une réplique qu'il fit lui-même, expressément avec peu de mesure sur ce qui l'avoit choqué, et il s'étendit sur les rébellions qui avoient arrêté l'enregistrement puis la réception de M. de la Rochefoucauld depuis tant d'années, dont il fit le parallèle avec la fidélité et les services de son père. Des amis communs, alarmés d'une si forte repartie, firent entendre à M. de la Rocheguyon combien il y étoit intéressé. A peine fut-elle donnée au Chancelier, qu'ils firent les derniers efforts pour qu'elle n'allât pas plus loin. M. de la Roche-

1. Le texte primitif était *fit prendre un édit* ; Saint-Simon a, de sa main, corrigé *un* en *d'un,* et ajouté *la voye* en interligne.

guyon fit des excuses de l'écrit qui avoit blessé, le rejeta sur ses gens d'affaires, le supprima entièrement, et il obtint enfin que la réplique, dont quelques copies avoient déjà couru, ne seroit point imprimée. Dans la suite, il prit fort garde qu'il n'échappât rien de sa part que de correct, et l'honnêteté de part et d'autre fut rétablie, à quoi le duc de Noailles contribua beaucoup. Enfin le jugement approchant, M. de la Rocheguyon fit proposer, puis presser M. de Saint-Simon, et à plusieurs reprises, de consentir à un accommodement qui donnât à l'un la préséance à la cour, et la préséance à l'autre au Parlement et en toutes les cérémonies d'État et de la couronne, et cette dernière à M. de Saint-Simon ; mais celui-ci, qui croyoit sa cause bien fondée, et qui ne se trouvoit point en pareils termes que MM. d'Uzès et de la Trémoïlle, qui se précèdent ainsi, refusa toujours, d'y consentir, et finalement gagna le total, comme les Mémoires le rapportent. MM. de la Rochefoucauld et de la Rocheguyon en furent outrés, et ne purent s'en cacher ; l'arrêt fut présenté et enregistré au Parlement, et l'affaire demeura consommée. Le lendemain de la mort du Roi, M. de la Rocheguyon, lors duc de la Rochefoucauld par la mort de son père, se fit recevoir au Parlement un quart d'heure avant que M. le duc d'Orléans et la plupart des pairs y arrivassent pour l'ouverture du testament du Roi, déposé alors au Parlement. De Mesmes, premier président, ami de la Rochefoucauld et fort mal avec Saint-Simon, proposa au premier de protester, de demander au Parlement la revision de son procès de préséance et de le recommencer de nouveau ; mais il eut le chagrin que M de la Rochefoucauld se montra plus équitable et plus raisonnable que lui. Il insista inutilement, et jamais M. de la Rochefoucauld n'y voulut entendre et déclara qu'il se trouvoit bien condamné. Peu après, M. de Saint-Simon arriva, qui se mit sans difficulté au-dessus de lui ; il s'y mit de même à la séance de l'après-dînée, au lit de justice qui suivit peu après et toujours depuis, sans que M de la Rochefoucauld ait évité, ni témoigné de peine ; mais, quand M. de Saint-Simon fut nommé chevalier du Saint-Esprit en 1728, M. de la Rochefoucauld, qui l'étoit dès 1724, lui envoya Breteuil, prévôt et grand maître des cérémonies de l'Ordre, qui, sous prétexte de visite de civilité, lui dit comme de lui-même qu'il ne savoit pas s'il n'y auroit pas quelque difficulté entre lui et M. de la Rochefoucauld. Ils ne s'étoient trouvés ensemble en aucune cérémonie qu'au Parlement, et M. de Saint-Simon, qui avoit prévu quelque tentative, avoit mis à part les pièces principales de cette affaire, l'arrêt rendu par le Roi et son enregistrement. Il demanda à Breteuil d'où lui venoit ce soupçon, et ajouta qu'il l'alloit rendre juge s'il pouvoit être fondé, puis lui montra ce qu'il avoit préparé. Breteuil, qui, sur ce qu'on lui avoit dit, croyoit au moins la chose douteuse, demeura fort étonné, et dit qu'il diroit nettement à M. de la Rochefoucauld qu'il n'y avoit pas de question, qui, ayant les mêmes pièces, n'auroit pas dû la tâtonner. Breteuil revint quelques jours après ; il assura M. de Saint-Simon qu'il ne trouveroit aucune difficulté, mais que M. de la Rochefoucauld l'avoit prié de le faire entendre à sa femme. Il ne fut donc plus question de rien à cet égard. Cependant, M. de Saint-Simon ayant reçu l'Ordre à la Chandeleur 1728, et marchant de l'autel à sa place de profès au bas de la chapelle, près du prie-Dieu du Roi, il eut quelque inquiétude, parce que, approchant tout contre, M. de la Rochefoucauld ne branloit point ; il attendit en effet que M. de Saint-Simon fût vis-à-vis de lui, et alors il se baissa et lui fit une place au-dessus de lui, qu'il prit. Il se trouva ainsi entre deux hommes qui moururent bientôt après : M. de la Rochefoucauld avant la Pentecôte, et M. de Sully à la Chandeleur un an après.

1006. *Mademoiselle de Lillebonne abbesse de Remiremont.*

(Page 269.)

13 juin 1711. — Mlle de Lillebonne, tombée de tout par la mort de Monseigneur, trouva un établissement et une retraite honnête, et qui ne la contraignoit en rien. Elle se mit à passer une partie de l'année à Nancy ou à Remiremont, et huit ou neuf mois à Paris et à la cour. Peu à peu elle allongea ses absences, et sa sœur, qui les faisoit bien plus courtes, lui tenoit souvent compagnie.

1007. *La mort du Dauphin fait suspendre le jeu à Marly.*

(Page 323.)

3 mai 1711. — La mort de Monseigneur interrompoit le jeu à Marly, et introduisit l'oie en particulier, pour amuser Madame la Dauphine, qui n'avoit pas lieu d'être affligée, et qui ne l'étoit pas aussi.

1008. *Le duc d'Albe et sa maison.*

(Pages 328-329.)

28 mai 1711. — Le fameux don Ferdinand de Tolède, duc d'Albe, si connu sous Charles V et sous Philippe II par la révolte des Pays-Bas et par la conquête du Portugal, qui fut son dernier exploit, eut de mâle en mâle pour bisaïeul le troisième comte d'Albe, fait duc en 1469 par Henri IV, roi de Castille, qui le fit aussi marquis de Cauria. Le père de ce premier comte d'Albe étoit neveu de Guttiere Gomez de Tolède, mort archevêque de Tolède, qui légua le comté d'Albe à ce fils de son frère, et duquel Jean II, roi de Castille, lui avoit fait don avec titre de comté en 1430. Le fils du fils de ce célèbre duc d'Albe épousa l'héritière de la maison de Beaumont, si connue en Navarre et dans les pays voisins, bâtarde des comtes de Lerin de la maison de France ; elle étoit héritière du comté de Lerin et des titres de connétable et de chancelier de Navarre. Leur fils fut Ferdinand, duc d'Albe, père du père du duc d'Albe dont il s'agit, mort ambassa-

deur en France. Comme il avoit perdu son fils unique, et qu'il n'avoit point de fille, ses grandesses et tous ses biens passèrent à son oncle paternel, qui prit le nom de duc d'Albe, et qui jusqu'alors avoit porté le nom de marquis del Carpio par sa femme héritière, qui l'a fait grand d'Espagne et qui est fille du fils du célèbre don Louis d'Haro, des conférences de l'île des Faisans avec le cardinal Mazarin, où ils firent la paix des Pyrénées et le mariage du feu roi.

1009. *La maison d'Urfé.*

(Page 345.)

2 novembre 1685. — Le nom de M d'Urfé est Urfé, tout des meilleurs de Bresse. Lascaris était alliance et jonction de nom d'une branche des Lascaris venue de Constantinople en Italie à la chute dernière de cet empire, où il y a eu des Lascaris qui ont régné. Comme la maison d'Urfé est éteinte, il est inutile de s'étendre là-dessus.

APPENDICE

SECONDE PARTIE

I

MORT, DEUIL ET OBSÈQUES DE MONSEIGNEUR [1]

Nous réunissons dans cet appendice diverses relations de la mort de Monseigneur et de ses obsèques, ainsi que d'autres pièces qui s'y rapportent. En premier lieu, nous extrayons de la copie de la Correspondance du duc du Maine, dont nous devons la bienveillante communication à feu Monsieur le Comte de Paris, et à laquelle nous avons déjà fait de fréquents emprunts, une lettre écrite dès le début de la maladie.

Le duc du Maine à Mme de Maintenon [2].

« Versailles, le 11 avril 1711.

« Voilà donc la petite vérole déclarée, Madame. Vous savez qu'elle ne doit pas nous avoir surpris ; mais permettez-moi de vous redire encore un mot sur l'extrême inquiétude que j'ai pour la personne du Roi. Ne voyons point trop noir ; songez seulement, je vous en conjure, que dans un air de venin la petite vérole n'est pas le seul mal que l'on puisse prendre, et où nous en serions si S. M. alloit être incommodée. Au nom de Dieu, Madame, que le peu de succès que vous avez lieu d'attendre de vos représentations ne vous empêche point de les faire bien vivement, et de vous joindre pour cela avec M. Fagon. J'ai eu le cœur vraiment touché ce matin des dispositions de tendresse que j'ai vues à M. le duc de Bourgogne ; il m'a fait l'honneur de me montrer la lettre qu'il écrit au Roi, et m'a dit qu'il vous en écrivoit une encore plus forte. Le Roi ne doit point se regarder comme un simple particulier : qu'il s'expose pour sauver son État à un danger indispensable, nous tremblerons ; mais nous ne l'en détournerons pas. Mais

1. Ci-dessus, p. 5, 85 et suivantes.
2. Correspondance du duc du Maine, 2e registre, fol. 171.

ici c'est tout le contraire, et le salut de son État lui demande de ne se point exposer. Il peut en se ménageant satisfaire à son inquiétude: étant au château neuf, ou du moins n'entrant point dans la chambre de Monseigneur, il peut en avoir des nouvelles à toute heure. Qu'il se dise à lui-même ce qu'il nous a dit à tous; qu'il songe à la conjoncture où nous sommes, et que tout réside en lui; que le péril de Monseigneur le doit presser de ménager le sien davantage. Enfin, Madame, n'ayez rien à vous reprocher pour sa précieuse conservation; vous ne sauriez vous imaginer en quelle agitation je suis, et ce qui se passe en moi séparé du Roi; le style de cette lettre, que je vous supplie d'excuser, vous donnera quelque idée de mon trouble; il est en vérité bien incommode de tant aimer. »

Bien que la lettre qui va suivre ait déjà été imprimée plusieurs fois, elle présente des détails si curieux, si précis et si intimes que nous croyons devoir en insérer ici le texte, d'après la copie qui s'en trouve au Musée Britannique, ms. Addit. 20920, et que A. Geffroy a reproduite dans son recueil (tome II, p. 276-280).

Mme de Maintenon à la princesse des Ursins.

« Marly, le 16 avril 1711.

«... Quel sujet de lettre, Madame, ai-je à traiter aujourd'hui avec vous, pour vous rendre compte de l'état de notre cour et de tant de personnes auxquelles vous vous intéressez! Vous aurez su, Madame, qu'après trois jours de maladie, où les médecins jugèrent qu'il y avoit de la malignité, la petite vérole se déclara samedi, onzième du mois, à six heures et demie du matin. Nous entrâmes dans l'inquiétude de la manière dont elle sortiroit, à cause d'un assez grand assoupissement; mais elle augmenta dès huit heures, la fièvre diminua, il vint des sueurs qui parurent très-favorables, et nous demeurâmes dans cet état d'espérance et de joie jusqu'à mardi, que le Roi, entrant dans ma chambre, suivi de M. Fagon, me dit: « Je viens de voir mon fils, qui « m'a si fort attendri que j'ai pensé pleurer; sa tête est grossie depuis « trois ou quatre heures prodigieusement, il est presque méconnois« sable, ses yeux commencent à se fermer; mais on m'assure que tout « se passe ainsi dans la petite vérole, et Madame la Duchesse et « Mme la princesse de Conti disent qu'elles ont été tout de même. Sa « tête est fort libre, et il me dit qu'il espéroit me voir demain en « meilleure santé. » Et sur cela le Roi se mit à travailler avec M. Voysin et M. Desmaretz.

« Comme vous savez, Madame, que je n'ai pas de disposition à me flatter, je crus voir de l'inquiétude sur le visage de M. Fagon; mais je n'osai le questionner à cause du Roi. J'envoyai seulement faire part de ma peine à Mme la princesse de Conti, et Mme d'Urfé eut la bonté de venir me dire de sa part qu'elle connoissoit parfaitement bien l'état de

Monseigneur par celui où elle avoit passé. Elle ne l'a pas quitté et le servoit avec beauconp d'affection et de courage.

« Le Roi alla souper, comme à son ordinaire, avec ces deux princesses et les dames de leur suite; car nos princes et ce qui s'appelle maintenant Madame la Dauphine étoient demeurés à Versailles par ordre du Roi. Sur les onze heures, on vint le chercher, en lui disant que Monseigneur étoit très mal. On descendit; on le trouva avec des convulsions et sans aucune connoissance. Le curé de Meudon arriva avant le P. le Tellier, que le Roi avoit pourtant eu la précaution de faire tenir à Meudon, et cria : « Monseigneur, n'êtes-vous pas bien « fâché d'avoir offensé Dieu ? » Mareschal, qui le tenoit, assure qu'il répondit : « Oui ». Le curé reprit : « Si vous étiez en état de vous con- « fesser, ne le feriez-vous pas ? » Le prince répondit : « Oui ». Le P. le Tellier assure qu'il lui serra la main, après quoi il lui donna l'absolution.

« Quel spectacle, Madame, quand j'arrivai dans le grand cabinet de Monseigneur ! Le Roi assis sur un lit de repos sans verser une larme, mais avec un frisson et un tremblement depuis les pieds jusqu'à la tête, Madame la Duchesse se désespérant, Mme la princesse de Conti pénétrée, tous les courtisans en silence, interrompu par des sanglots et par les cris qu'on entendoit qui se faisoient dans la chambre à chaque moment qu'on croyoit qu'il expiroit.

« Le Roi y étoit entré trois ou quatre fois avant que j'arrivasse, pour voir s'il n'y auroit pas quelque moment pour introduire le P. le Tellier, et pour envoyer chercher l'extrême-onction. Les carrosses du Roi vinrent. J'avois fait avertir Mme la duchesse de Bourgogne de se trouver sur le chemin du Roi, parce qu'elle vouloit venir avec lui à Marly. Car il faut vous dire en passant que sa conduite est merveilleuse; elle se partage continuellement entre le Roi, M. le duc de Bourgogne et M. le duc du Berry. Le Roi prit le premier de ses carrosses qui se présenta, et s'y mit avec Madame la Duchesse et Mme la princesse de Conti ; il voulut que j'eusse l'honneur de les accompagner.

Ces princesses le prioient en chemin de ne plus se contraindre et de pleurer, craignant son saisissement; mais il ne le put jamais. Madame la Duchesse faisoit des cris à percer le cœur, et retomboit dans un silence affreux. On trouva Mme la duchesse de Bourgogne entre les deux écuries : elle vint bien vite au carrosse ; le Roi la conjura de de n'y pas monter, étant rempli de personnes qui sortoient de la chambre de Monseigneur, et son premier devoir étant d'aller trouver M. le duc de Bourgogne et de lui apprendre cette mort. Nous arrivâmes à Marly, où l'on ne nous attendoit pas et où personne n'avoit ce qui lui étoit nécessaire. On l'attendit avec le Roi jusqu'à quatre heures du matin, qu'il alla se coucher.

« Dans le moment que Monseigneur rendit l'esprit, tout son corps fut couvert de pourpre, ce qui oblige à l'enterrer sans cérémonie. Il ne sera point ouvert ; on le portera dans son carrosse ; un premier gentilhomme de la chambre, un aumônier, douze gardes et douze flambeaux l'accompagneront ; et, en arrivant à Saint-Denis, on le mettra dans la cave : voilà où se termine toute grandeur !

« Notre douleur ne nous a point empêchés de songer à celle qu'aura le roi d'Espagne. Oserois-je vous supplier, Madame, de lui nommer mon nom dans cette triste occasion ? J'ai épuisé toutes mes forces à vous faire cette relation, croyant qu'il seroit plus consolé de savoir ce détail que de l'ignorer ; je n'aurai donc point l'honneur d'écrire à LL. MM. Cette lettre-ci me coûte trop de larmes : elles en seroient accablées, et leur excessive bonté les porteroit peut-être jusqu'à me faire réponse.

« Madame la Dauphine vient ici tous les jours ; Monsieur le Dauphin, M. le duc de Berry et tout ce qui est à Versailles de leur suite y viendront dimanche en cérémonie, et le Roi verra tout le monde ; ce sont des suites bien cruelles, et qui renouvellent à chaque moment la douleur. Nous attendons ce soir la reine d'Angleterre ; je ne sais si le roi viendra ; car il est assez mal de ses vapeurs, et il n'a jamais eu la petite vérole, non plus que la princesse sa sœur.

« M. le duc de Bourgogne est transi, pâle comme la mort, ne disant pas une parole, levant les yeux au ciel : il a écrit au Roi une lettre fort touchante. M. le duc de Berry a eu une autre sorte de douleur ; toujours près d'étouffer, il fallut le déshabiller à moitié dans la chambre de Mme la duchesse de Bourgogne.

« Monseigneur étoit très aimé ; tout Paris est affligé. Deux harengères de la halle le vinrent voir ; il les fit entrer ; elles lui promirent d'aller faire chanter un *Te Deum* pour le bon état où elles le trouvoient. Il leur répondit qu'il n'en étoit pas encore temps. Il a toujours été frappé de son âge, disant : « J'ai la petite vérole : mais j'ai cin-« quante ans. » Il marquoit une grande peine de voir que le Roi s'exposait si souvent au mauvais air.

« Adieu, Madame ; j'espère que le Roi se portera bien, quelque pénétré qu'il paroisse, malgré les soins qu'il prend de le cacher. Il étoit changé hier matin à n'être pas reconnoissable ; mais il étoit beaucoup mieux le soir parce qu'il avoit pris l'air. Il déclara dès hier à Madame la Dauphine qu'il ne vouloit plus souffrir de séparation entre eux, ni que nos princes eussent d'autres maisons de plaisance que les siennes. Cet ordre-là ne lui déplut pas. »

Extraits des Mémoires du baron de Breteuil[1].

« Le mardi 14 du mois d'avril, jour qui doit à jamais être déplorable à la France, Louis Dauphin de France, le prince le plus digne d'être aimé et pleuré des François qui jamais ait dû monter sur le trône, mourut de la petite vérole sur les onze heures du soir dans son château de

1. Bibl. de l'Arsenal, ms. 3864, p. 15-24.

Meudon, âgé quarante-neuf ans cinq mois et quatorze jours [1]. Le venin le suffoqua si brusquement au moment qu'on le croyoit sans danger, que sa mort n'eût pas été plus imprévue s'il étoit mort d'apoplexie, et le Roi, qui achevoit de souper quand il fut averti que ce prince touchoit à son dernier moment, le trouva déjà sans connoissance, quelque diligence qu'il fît pour descendre dans sa chambre. Il ne put être confessé et reçut seulement l'extrême-onction un peu avant de mourir.

« Dès qu'il eut expiré, le Roi partit de Meudon et alla coucher à Marly, qui en est à près de quatre lieues, S. M. ne voulant pas s'arrêter à Versailles, parce que tous les jeunes princes et princesses ses petits-enfants et arrière petits-enfants y étoient, et que ceux qui environnoient S. M. avoient été dans l'air de la petite vérole et auroient pu la leur porter.

« Marly est une maison de plaisance plutôt qu'une demeure royale ; le Roi n'y donne aucune audience, ni aux ministres étrangers, ni à ses sujets, et même depuis quelques années les officiers de sa maison, qui partout ailleurs où S. M. est, ont les plus grandes entrées, n'ont pas permission de s'y montrer devant le Roi, à moins qu'ils ne soient nommés pour y demeurer pendant tout le séjour qu'elle y fait. Au commencement que S. M. a fait usage de cette maison, les séjours qu'elle y faisoit n'étoient que de deux ou trois jours, et tout le monde pouvoit y aller faire sa cour. Peu à peu, les séjours se sont allongés, la retraite est augmentée, et dans le plus rude hiver S. M. va faire de longs séjours dans le magnifique jardin ; car il ne peut pas porter le nom de château : la maison, qui à peine seroit assez grande pour un partisan riche, est plantée au milieu des jardins sans aucune cour qui la précède, et les logements des courtisans sont dans des pavillons séparés, qui ne se communiquent que par des berceaux, ou dans des cours de derrière très laides : ils sont depuis quelqu'années très nombreux, et on y en fait de nouveaux.

« L'entrée de Marly étant interdite à tout le monde, et la coutume étant qu'aux occasions de la mort des parents les plus proches du Roi, les officiers de la couronne, les grands officiers de sa maison, et les gens d'une qualité distinguée aillent en grand manteau de deuil traînant à terre, et les dames en mante, faire la révérence à S. M., et qu'il est aussi d'usage que les ambassadeurs et autres ministres étrangers prennent en semblables occasions des audiences publiques en cérémonie pour faire des compliments de condoléances à S. M. et à toute la famille royale, comme aussi que le Parlement et les autres cours supérieures de Paris viennent faire des harangues à S. M., elle ordonna, le jeudi 16, que, le lundi 20, toute la cour viendroit dans ce grand deuil lui faire la révérence à Marly. Mais, comme, dans cette maison, il n'y a point de salle de gardes qui précède l'appartement du Roi, pour recevoir les ambassadeurs avec les cérémonies accoutumées

1. En note dans le manuscrit : « Il est mort dans le cinquième jour de sa maladie. »

le jour des audiences publiques, ni de grandes salles pour y faire attendre le Parlement et les autres cours et corps de ville de Paris qui doivent faire des harangues au Roi en pareille occasion, le Roi prit le parti d'aller le lundi 27 à Versailles, sans y coucher, pour y recevoir le matin les compliments des ministres étrangers, et l'après-dînée les harangues des cours supérieures et autres corps.

« Dès que S. M. eut marqué ce jour, j'allai de sa part donner part au Nonce, le seul ambassadeur qui fût pour lors à notre cour en état de prendre audience publique [1], de la mort de Monseigneur le Dauphin, suivant la coutume...

« Le Roi fut deux ou trois jours sans décider de quelle manière sa cour porteroit le deuil, et combien de temps on le porteroit. Il dit d'abord qu'il n'y avoit qu'à se régler sur ce qui avoit été fait à la mort de Madame la Dauphine, pour laquelle les officiers de la couronne et les grands officiers de la maison du Roi n'avoient point drapé leurs carrosses, et dont le deuil n'avoit duré que six mois pour la cour ; mais on se souvint qu'on avoit, lors de ce deuil, prétendu que les officiers de la couronne et les grands officiers de la maison du Roi avoient fait une faute de ne pas draper. La raison de douter étoit qu'un père ne portant point le deuil de ses enfants, les officiers de la couronne, qui ne drapent leurs carrosses que lorsque le Roi drape le sien de violet, ne devoient point draper, S. M. ne drapant point; mais, si cette raison avoit lieu, les officiers de la couronne, et ceux de la maison, ne devroient point porter le deuil du Dauphin, ni de la Dauphine, parce que le Roi leur père ne le porte point ; ce qui seroit une chose insoutenable. Ainsi il fut réglé que le deuil dureroit un an et que les officiers de la couronne, et les grands officiers de la maison du Roi draperoient.

« Le lundi 20, sur les trois heures après dîner, tous les courtisans et les dames de qualité venus de Paris ou de Versailles entrèrent dans le salon de Marly, l'unique lieu où on peut s'assembler dans ce château, et, peu de temps après, le Roi étant dans son appartement, qui est de plein pied à ce salon, et dans son cabinet, debout et découvert auprès de sa table, Madame la Dauphine et les autres princesses vinrent lui faire la révérence, suivies de toutes les dames en mante, et de tous les courtisans en manteau long. Le nombre en étoit très grand, et, comme l'appartement du Roi perce de deux côtés dans de petits salons qui rentrent dans le salon du milieu qui est au centre de la maison, tout le monde entra par une des portes de cet appartement et sortit par l'autre, chacun faisant une profonde révérence en passant devant S. M. sans lui parler. Les quatre appartements qui environnent le salon sont égaux et entrent et sortent pareillement dans ces petits salons, de manière

1. En note dans le manuscrit : « Le duc d'Albe, ambassadeur d'Espagne n'a pas fait à son arrivée les cérémonies nécessaires pour prendre des audiences publiques, c'est-à-dire qu'il n'a pas fait d'entrée, ni eu de première audience publique. »

qu'en sortant de chez le Roi toutes les dames en mante et les hommes en long manteau firent la même chose chez Monsieur et Madame la Dauphine, et chez Madame, qui occupoient les autres appartements bas, et ensuite on monta dans les attiques qui sont au-dessus de ces quatre petits salons et des quatre appartements, car rien n'est au-dessus du salon du milieu, pour faire la révérence à Mgr le duc de Berry, Mme la duchesse de Berry et Madame la Duchesse, et à Mme la princesse de Conti, fille du Roi, qui y étoient logés. Le degré qui y conduit étoit si peu digne d'une si grande cour, que le Roi prit ce jour-là la résolution d'en faire faire un autre en perdant une des chambres qui composent l'un des quatre appartements bas...

« Je ne puis m'empêcher de dire, quoique au grand déshonneur de notre cour, que la mémoire de Monseigneur le Dauphin, qui en devoit faire l'adoration, par la bonté infinie avec laquelle il en avoit usé avec tous les courtisans, a été effacée presque aussitôt qu'il a été sans vie, hors dans le cœur d'un très petit nombre de ceux qui l'approchoient le plus souvent.

« Mais de quoi on ne sauroit trop s'indigner, c'est de la manière dont ce prince fut abandonné incontinent après qu'il eut expiré. La vive douleur dont le Roi fut pénétré par la mort d'un fils qui n'avoit été occupé pendant tout le cours de sa vie que du soin de lui plaire et de lui obéir, ne permit pas à S. M. de donner une attention particulière aux suites lugubres que la mort traîne après elle, pour rendre aux tristes restes de ce qu'on a aimé ce que la coutume veut qu'on fasse de pompe et de magnificence funèbres. S. M., après avoir donné ordre en général qu'on fît tout ce qu'il falloit faire, s'en reposa sur les officiers des cérémonies ; mais ils furent apparemment si consternés de la mort du Dauphin, qu'ils oublièrent ce qui devoit se faire pour garder et enterrer dignement le corps d'un si grand prince, et ses domestiques furent si frappés de la peur de prendre un mal aussi dangereux et aussi contagieux que celui dont il mourut, qu'ils s'enfuirent tous de Meudon. Aucun aumônier du Roi, aucun prêtre ne demeura auprès de son corps ; les Feuillants de Paris qui y accoururent pour le garder, suivant le droit qu'ils ont de longue main de prier Dieu auprès des corps de nos Rois et de leurs enfants, tant qu'on les garde à leur palais, en furent chassés par le maître des cérémonies, sur le prétexte qu'on n'en feroit aucune pour ce prince, en sorte que du Mont, gouverneur de Meudon, fut réduit à y mettre six capucins de ceux qui habitent le monastère qui est dans le parc de ce château. On n'ouvrit ni on n'embauma le corps de ce prince ; on mit dans son cercueil du son, comme au dernier des pauvres, et l'ouvrier qui le fit, l'ayant fait trop étroit, ne fit entrer le corps dedans qu'à force de trépigner de ses genoux sur le ventre du Dauphin. Enfin tout ce qui se passa à cette occasion est inouï. Ceux qui devoient le venir prendre de la part du Roi pour l'accompagner à Saint-Denis ayant témoigné de la frayeur d'entrer dans son appartement, à cause de l'air de la petite vérole, on le porta dans sa chapelle, où il fut mis sur deux tréteaux, sans qu'aucun poêle couvrît le cercueil. Le maître des cérémonies, loin d'avoir l'attention d'en faire venir un de ceux qu'on conserve pour les princes, n'eut pas de honte d'ordonner qu'on y mît celui de la paroisse de Meudon qui sert à tous les paysans ; mais du Mont l'empêcha et aima mieux qu'il demeurât découvert. Les quatre cierges de l'autel de cette chapelle furent le seul luminaire qui fut autour de son corps.

« La manière dont il fut porté de Meudon à Saint-Denis ne fut pas moins indigne : on ne se donna pas l'attention d'avoir un carrosse de deuil, quoique les moindres particuliers ne manquent pas d'en avoir en semblable occasion, et que, huit jours après, on vînt avec quatre carrosses de deuil et une infinité de domestiques en deuil enlever à Versailles le corps de la duchesse de Villeroy, qui y mourut du même mal. Au lieu de cela, on mit le corps du Dauphin dans un des carrosses de sa suite, de velours cramoisi, qui s'étant trouvé trop court, on en ôta la glace de devant, par où une partie du cercueil sortoit du carrosse. Le duc de la Trémoïlle, premier gentilhomme de la chambre du Roi, et l'évêque de Metz, premier aumônier de S. M., furent les seuls qui accompagnèrent le corps. Le carrosse n'étoit accompagné que d'un seul autre, douze pages du Roi avec la livrée portèrent les seuls douze flambeaux de cire blanche qui éclairèrent le convoi, et les dix-huit gardes de la salle du feu Dauphin avec les deux officiers qui les commandoient furent toute la pompe qui conduisit l'héritier de la couronne, le plus aimable des princes, jusqu'à Saint-Denis. Le peuple de Paris, qui l'aimoit, en fut si offensé, que les harengères de la Halle disoient que, si on avoit voulu leur laisser le soin de faire le convoi de ce prince à leurs dépens, elles auroient trouvé un million, s'il avoit fallu, pour en faire la dépense avec la magnificence qu'il convenoit de le faire. »

En marge dans le manuscrit :

« Il traitoit avec tant de bonté, et de familiarité le peuple même du plus bas étage, que le propre jour de sa mort, la dame Gelée, fameuse harengère de la Halle, étant venue avec deux autres à Meudon s'informer des nouvelles de sa santé, et de la part de toute la Halle, le Dauphin à qui on dit qu'elles étoient dans son antichambre et demandoient à parler à son premier médecin, ordonna qu'on les fît entrer à la ruelle de son lit, les remercia lui-même des marques de leur affection, les pria d'en remercier le peuple de sa part, et de lui dire de prier Dieu qu'il lui rendît la santé. »

EXTRAITS DES REGISTRES DU MAÎTRE DES CÉRÉMONIES DESGRANGES[1]

Pompe funèbre de Monseigneur le Dauphin.

« Monseigneur Louis Dauphin, étant en son château de Meudon,

1. Arch. nat. O[1]1043, rédaction corrigée de la main de Desgranges et ms. Mazarine 2746, fol. 27 et suivants.

omba malade de la petite vérole le jeudi 9e avril 1711, et, dans le temps qu'on le croyoit en sûreté contre cette dangereuse maladie, il mourut le 14e à onze heures trois quarts du soir.

« Il avoit dès le commencement de sa maladie recommandé qu'on l'avertît s'il arrivoit qu'il fût au moindre danger ; mais les médecins ne le connurent que sur les sept à huit heures du soir de ce jour-là, et la maladie augmenta si fort, qu'il se trouva hors d'état de se confesser. Le curé de Meudon lui donna l'absolution, après que ce prince lui eut donné quelques marques de connoissance et quelques signes qu'il entendoit les exhortations qu'il lui faisoit.

« Le Roi partit aussitôt qu'il fut expiré, pour aller coucher à Marly. Sur cette triste nouvelle, que j'appris seulement le 15 au matin à Paris, j'allai à Meudon pour dire aux officiers ce qu'ils avoient à faire, et je me rendis à Marly, où M. le marquis de Dreux, grand maître des cérémonies, étoit déjà arrivé. M. le duc de Bourgogne, Mme la duchesse de Bourgogne, M. le duc de Berry et les autres princes et princesses, à qui le Roi, pendant la maladie, avoit ordonné de rester à Versailles, se rendirent aussi à Marly ce jour-là, pour voir le Roi à son lever. S. M. fit entrer M. le Chancelier et ses ministres, qui furent un instant dans son cabinet, et, à leur sortie, on dit que M. le duc de Bourgogne prendroit le nom de Dauphin. S. M. fit ensuite entrer M. de Dreux et moi, et, nous ayant demandé ce qu'il convenoit de faire en pareil cas, nous lui dîmes qu'à cause du genre de maladie dont Monseigneur étoit mort, il seroit inutile de lui rendre à Meudon les honneurs qui lui étoient dus, parce que personne n'y viendroit. Ainsi il fut résolu que, dès le lendemain, son corps seroit porté à Saint-Denis sans cérémonies, sauf à faire dans le temps les services solennels accoutumés en pareil cas pour un prince de ce rang.

« Le 16e, il fut enseveli et mis dans un cercueil de plomb par les officiers de sa chambre, avec une inscription sur ce cercueil gravée sur une lame de cuivre, en ces termes :

Ici est le corps de très haut, très puissant et excellent prince Louis Dauphin, décédé en son château de Meudon le 14e avril mil sept cent onze.

« Ce cercueil fut mis dans un autre cercueil de bois couvert de velours noir croisé de moire d'argent, avec pareille inscription.

« Je dis qu'il fut enseveli par les officiers de sa chambre, parce que cela devoit être ainsi et que le chirurgien et l'apothicaire qui étoient de service près de lui auroient dû l'embaumer, pour être mis dans le cercueil par un premier gentilhomme de la chambre, s'il y en avoit eu un, et les autres officiers de sa chambre ; mais, au moment de la mort, le chirurgien et l'apothicaire sortirent de Meudon et s'en allèrent à Versailles. J'écrivis à M. Boudin, premier médecin de Monsieur le Dauphin, qui étoit à Marly[1], de les envoyer pour faire leur devoir.

1. Les sept derniers mots ont été ajoutés par Desgranges en interligne, au-dessus de *Monseigneur*, biffé, et sur la marge.

Mais, comme Beaulièu, autre apothicaire, de quartier auprès du Roi[1], avoit eu l'indiscrétion de demander au Roi s'il vouloit qu'on l'ouvrît, à quoi S. M. dans sa douleur répondit que non, ils furent bien aise de prendre cela pour un ordre, et Beaulieu, sans autre explication, écrivit à Biet, l'apothicaire qui avoit servi Monseigneur, que le Roi ne vouloit pas qu'on l'ouvrît. Biet, sur ce bel avis, ne vint pas même pour faire le simple embaumement[2], en sorte que M. de Nyert fils, premier valet de chambre du Roi en survivance, qui étoit de service près de ce prince, fut obligé de faire venir les sœurs de la Charité établies au village de Meudon, pour ensevelir le corps, et cela se fit avec si peu de soin, qu'il fallût que ces sœurs envoyassent au village chercher du son pour mettre dans le cercueil, au lieu des baumes, poudres et autres choses pareilles que cet apothicaire auroit dû fournir.

« Le cercueil fut porté par les valets de chambre jusques à la salle des gardes, où ceux-ci le prirent, et le portèrent jusques à la chapelle du château, sans aucune cérémonie. Il y fut couvert d'un poêle noir, et le curé accompagné de quelques capucins firent quelques prières.

« A[3] cause du genre de la maladie, ni M. le duc de Bourgogne, ni aucuns princes et princesses ne vinrent point lui jeter de l'eau bénite, comme on auroit dû le faire sans cet empêchement.

« Le 16e du mois, à six heures du soir, M. l'évêque de Metz, premier aumônier du Roi, en camail et rochet, vint lever le corps, qui fut mis dans un carrosse du Roi, parce que c'étoit sans cérémonie. On fut obligé, pour l'y faire entrer, d'enlever la glace de devant, et on assura le cercueil sur les sièges de ce carrosse, de manière qu'on ne fut point obligé d'y mettre personne pour le tenir pendant la marche. Je dis carrosse du Roi, quoique ce fût un carrosse aux armes de Monseigneur dont il avoit accoutumé de se servir, parce que, le Dauphin n'ayant en propre ni équipages ni officiers, tout ce qu'il en a est censé être au Roi. Ce carrosse fut précédé d'un autre carrosse du Roi, où étoient l'évêque de Metz, le duc de la Trémoïlle, premier gentilhomme de la chambre, que le Roi avoit nommé pour ce convoi, le grand maître des cérémonies, M. l'abbé de Brancas, aumônier du Roi, qui étoit de quartier près de Monseigneur, en rochet, et le curé de Meudon en étole et surplis.

« On alla par le pont de Sèvres, le bois de Boulogne et la croix de Saint-Ouen. La marche étoit : deux gardes du Roi, deux pages avec flambeaux pour éclairer le premier carrosse, vingt-deux pages, aussi avec flambeaux, devant le carrosse où étoit le corps, M. de la Billarde-

1. Ce qui précède, depuis *Beaulieu* a été ajouté par Desgranges, à la place *d'un d'eux*, biffé.

2. Tout ce qui précède, depuis *et Beaulieu* a été ajouté par Desgranges en interligne et sur la marge.

3. Ce paragraphe a été ajouté par Desgranges sur la marge.

rie, enseigne des gardes, M. de Mézières[1], exempt, et vingt gardes portant des flambeaux. Les pages étoient douze de la grande et douze de la petite écurie, les premiers ayant la droite, et les autres la gauche.

« En arrivant à Saint-Denis, le corps fut tiré par huit gardes, qui avoient été envoyés exprès pour cette fonction, et mis sur des tréteaux à l'entrée de l'église.

« Sur[2] mon certificat, ces huit gardes et un brigadier ont été payés par le trésorier des menus vingt livres au brigadier et dix livres à chaque garde, sur le pied de dix livres par jour au brigadier et cinq livres aux gardes.

« Il y avoit aussi douze suisses de la garde du Roi qui gardoient les portes, et une compagnie du régiment des gardes suisses, qui est en quartier à Saint-Denis, étoit sous les armes. Les[3] suisses ont été aussi payés pour deux jours à trois livres par jour chacun.

« Le prieur et les religieux de Saint-Denis, tous en chapes, ayant un cierge à la main, attendoient à l'entrée de l'église. Là, l'évêque de Metz, qui s'étoit revêtu de chape et mitre, qui lui furent fournis par les religieux, fit un discours au prieur, qui lui répondit par un autre discours ; ils sont tous deux transcrits ci-après. Ensuite de quoi, on porta le corps au chœur de l'église, sur deux tréteaux, couvert du poêle de la couronne. On fit les prières accoutumées, et le cercueil fut aussitôt mis à la cave par les gardes du Roi.

Compliment fait par M. l'évêque de Metz.

« Nous apportons, mon Père, dans cet auguste temple, dépositaire des cendres de nos rois, le corps de très haut, très puissant « et excellent prince Louis Dauphin, décédé dans son château de Meudon, dans la communion de l'Église catholique, apostolique et romaine. Saisi de ma propre douleur, pénétré de celle que j'ai vu « peinte dans la Majesté Royale, encore troublé de l'avoir vu s'exposer « à un danger que l'amour paternel lui a fait mépriser, et dont l'intérêt de l'État lié à sa conservation nous a fait trembler, tout se confond dans mes pensées, tout s'éteint dans mon esprit, tout usage est « presque interdit à ma langue, plus prêt à verser des larmes qu'à prononcer des paroles. Nous pleurons la perte d'un prince qu'un grand « fond de religion, qu'un courage magnanime, qu'un accès doux et « facile ont rendu longtemps l'espérance de la France et l'amour des « peuples, un fils tendrement aimé du meilleur de tous les pères, à « qui il fut toujours et respectueusement soumis et inviolablement at-

1. Ces trois mots ont été écrits par Desgranges en interligne, au-dessus d'*un*, biffé.
2. Ce paragraphe a été ajouté par Desgranges sur la marge.
3. Phrase encore ajoutée sur la marge par Desgranges.

« taché. Hélas ! le Seigneur nous l'avoit montré, et il nous l'a ravi. « Bien douloureusement nous fait-il payer le bonheur de l'avoir pos- « sédé par de plus vifs regrets de l'avoir perdu.

« Nous venons joindre nos prières à celles que votre piété, votre « zèle, votre ferveur rendront encore plus agréables à Dieu.

« Demandons ardemment et tâchons d'obtenir du Père des miséri- « cordes l'entière expiation et le parfait repos de l'âme dont le corps « ici déposé attendra le jour de son heureuse résurrection. »

Discours du supérieur de l'abbaye de Saint-Denis.

« Monseigneur,

« Comme l'art de bien mourir est celui de bien vivre, nous n'avons « jamais douté que très haut, très puissant et sérénissime prince Mon- « seigneur le Dauphin, fils unique du Roi, ne soit mort dans les senti- « ments d'une piété solide et véritable, et que sa mort n'ait été aussi « précieuse devant Dieu que sa vie étoit chère à toute la France. Nous « ne pouvons cependant, Monseigneur, refuser à ce bon prince le juste « tribut de nos larmes, et nous devons dire à son sujet ce que saint Am- « broise disoit autrefois au sujet de l'empereur Valentinien le jeune : « *Solvamus bono principi stipendiarias lacrymas,* parce qu'il nous a « laissé dans une seule mort un sujet commun de deuil et de tristesse : « *Privatum funus, sed fletus publicus.*

« Dans les éloges qu'on entreprend des personnes extraordinaires « et des grands princes, on est obligé de tirer souvent le rideau sur « les premières années de leur vie ; on laisse dans un sage oubli un « temps où ils se sont oubliés eux-mêmes ; on ne leur donne ni enfance, « ni jeunesse, et on ne commence leurs histoires que par où on peut « commencer leurs éloges. Mais, grâces au ciel ! nous ne sommes pas « resserrés dans ces bornes étroites à l'égard de Monseigneur le Dau- « phin, toujours, dès sa plus tendre jeunesse et dès ses premières an- « nées jusqu'au moment fatal qui nous l'enleva, toujours respectueux « et soumis au Roi. Son obéissance à ce sujet n'a jamais souffert « aucune éclipse, ni senti aucune défaillance ; il a toujours marché « d'un pas égal et constant dans le respect et la soumission qu'il devoit « à son père et à son souverain. Sa dignité à l'égard des grands, son « affabilité envers les petits, son amour et sa tendresse pour les peuples « et pour les pauvres, son courage et sa valeur contre les ennemis de « l'État, son cœur droit, noble, royal et bienfaisant, toujours au-dessus « de sa dignité et de son rang, toujours à portée de la misère et de « l'infortune, maître généreux et libéral, fils soumis et obéissant, père « commun des peuples, qualités que Dieu a récompensées dès ce monde « par les trois princes qu'il nous a laissés, dont le premier, Mgr le duc « de Bourgogne, fait toute l'espérance de la France par les talents « supérieurs de religion, de piété et de sagesse qu'il possède, le second « toute la ressource des Espagnes, et le troisième l'appui de l'État,

« qualités, et une infinité d'autres que je passe, qui font couler les « larmes de nos yeux sur la mort de ce bon prince : *Solvamus bono* « *principi stipendiarias lacrymas.*

« Mais, Monseigneur, que nos larmes et nos yeux ne soient pas les « seuls qui prennent part à cette perte publique ; que nos langues et « nos bouches s'emploient à crier vers le ciel pour le repos de son âme, « et, prosternés aux pieds de nos autels, demandons à Dieu qu'il lui « donne un repos qui ne finisse jamais, et qu'après que son corps, que « vous nous faites l'honneur de nous présenter, Monseigneur, aura re- « posé avec ce grand nombre de rois et de reines, de princes et de « princesses de son sang, ses pères et ses illustres ancêtres, qui sont « inhumés dans ce royal et cet auguste temple, il le rejoigne, ce corps, « avec son âme, pour jouir à jamais et au delà de tous les temps dans le « ciel d'une éternité certaine et bienheureuse. »

Deuil et visites pour la mort de Monseigneur [1].

« Le Roi, après avoir agité de quelle manière on prendroit le deuil, a ordonné qu'on le porteroit le plus grand, en sorte que les princes et princesses du sang, les princes étrangers, les ducs et pairs, les officiers de la couronne, et les principaux officiers de sa maison ont drapé leurs carrosses, fait habiller leurs gens de noir, et pris eux-mêmes le deuil avec toile de batiste à grand ourlet et manchettes plates, point de poignets aux chemises, souliers et gants bronzés, et crêpes aux chapeaux ; les femmes de même, à proportion.

« Beaucoup de gens se sont intrigués sur la manière dont ils le porteroient, les uns craignant de trop faire, les autres trop peu, et, comme il n'a été fait sur cela aucune question qui ait été jusqu'au Roi, je n'en dis rien ici, M. de Dreux ni moi n'ayant point eu occasion de lui demander ses ordres.

« M. de Châtillon, gendre de M. Voysin, a fait demander permission de draper, et il l'a obtenue.

« L'appartement de Monsieur le Dauphin à Versailles étoit tendu de deuil, c'est-à-dire la salle des gardes et l'antichambre de feu Monseigneur, que Monsieur le Dauphin occupe à présent.

« L'appartement de Madame la Dauphine a été tendu de même, c'est-à-dire la grande antichambre et la pièce qui suit, que l'on appelle le grand cabinet.

« M. le duc de Berry étant fort étroitement logé, on lui a donné, pour recevoir ses visites, le petit appartement qu'avoit Monsieur le Dauphin étant duc de Bourgogne, et on a tendu l'antichambre et la chambre.

« Chez Madame, il a été tendu seulement son antichambre, avec

1. Extrait du même registre du cérémonial de Desgranges, ms. Mazarine 2746, fol. 53 v° et suivants.

son dais, pour recevoir ses visites, et cette tenture a été faite à ses dépens.

« Chez M. le duc d'Orléans, on a fait la même chose.

« Chez Mme la duchesse d'Orléans, on a fait la même chose.

« Pour les princes et princesses du sang, ils ne tendent point de deuil dans la maison du Roi. On avoit agité si, le Roi ne portant point le deuil, tous les gens de livrée qui servent Monsieur le Dauphin, de même que les carrosses, qui sont censés être au Roi, resteroient avec la livrée du Roi sans les habiller de noir, ni sans draper les carrosses. Il a été décidé que les carrosses et cochers servant Monsieur le Dauphin et ses valets de pied seroient en deuil, et on a effectivement habillé vingt-deux valets de pied, huit cochers ou postillons, et quatre garçons d'attelages, et drapé deux carrosses aux armes de Monsieur le Dauphin.

« Le 20, le Roi, qui étoit à Marly, se fit voir aux courtisans; il étoit vêtu de gris, debout dans son cabinet, accompagné de tous les princes et princesses du sang et légitimés, les princes en manteaux longs, savoir Monsieur le Dauphin, M. le duc de Berry, M. le duc d'Orléans, M. le duc du Maine et M. le comte de Toulouse, légitimés. Les princesses étoient en mantes.

« A trois heures, tout le monde entra chez le Roi, les dames les premières, toutes en mantes, et les hommes en manteau long, rabat de batiste, manchettes au justaucorps et à la veste, les souliers bronzés, et le crêpe au chapeau. On saluoit le Roi en passant, et on sortoit par une autre porte. Il y avoit un monde extraordinaire, et bien des gens qui n'auroient pas dû y venir; mais, le Roi n'ayant prescrit aucune borne, chacun se crut en droit de paroître.

« Après avoir salué le Roi, on vit chez eux Monsieur le Dauphin, Madame la Dauphine, M. le duc de Berry, Mme la duchesse de Berry, Madame douairière, M. le duc d'Orléans, Mme la duchesse d'Orléans, Madame la Duchesse, veuve de feu M. le duc de Bourbon, Mme la princesse de Conti douairière, M. le duc du Maine et M. le comte de Toulouse, légitimés. Il fut principalement question si on verroit MM. les ducs du Maine et comte de Toulouse légitimés, parce qu'ils sont enfants de S. M. et frères de feu Monseigneur; le Roi dit qu'il ne l'ordonnoit point, mais que ceux qui les verroient lui feroient plaisir. Presque tout le monde les vit.

« Le matin de ce même jour, tant les hommes que les dames avoient rendu visite à MM. les ducs de Bretagne et d'Anjou, enfants de Monsieur le Dauphin, qui étoient restés à Versailles.

« Le 22, le roi d'Angleterre, la reine d'Angleterre et la princesse d'Angleterre allèrent à Marly, rendre visite au Roi, à Monsieur le Dauphin, à Madame la Dauphine, à M. le duc de Berry, à Mme la duchesse de Berry, à Madame douairière, à M. le duc d'Orléans, et à Mme la duchesse d'Orléans.

« Le roi d'Angleterre étoit en grand deuil violet, la reine et la princesse aussi en grand deuil, de même que toute leur suite, qui toutefois n'étoient ni en manteau long, ni mante, le Roi les ayant fait prier de n'en point prendre, pour leur en épargner l'embarras.

« Le 23, Monsieur le Dauphin, Madame la Dauphine, M. le duc de Berry, Mme la duchesse de Berry, Madame douairière, M. le duc d'Orléans, Mme la duchesse d'Orléans et M. le duc du Maine allèrent à Saint-Germain, tous en grand manteau, eux et leur suite, et les dames en mante, rendre visite au roi, à la reine et à la princesse d'Angleterre, qui les reçurent avec leurs habits ordinaires de deuil, sans manteau ni mante.

« Dans les occasions comme celle-ci, les cours ont coutume d'envoyer les gens du Roi pour demander à S. M. la permission de venir lui faire compliment; cela se pratiquoit ainsi lorsqu'il étoit à Paris, et, quand il en est éloigné, ces mêmes gens du Roi s'adressent au secrétaire d'État, qui en demande la permission au Roi. M. de Pontchartrain les a prévenus sur cela, et a pris l'ordre du Roi pour leur écrire de lui venir faire compliment, ce qui n'est pas dans la règle, ni dans la décence, parce que ce n'est pas au Roi à ordonner qu'on lui vienne faire des compliments, mais bien le permettre, quand on prend la liberté de le lui demander, et qu'il l'a agréable. M. de Pontchartrain leur a donc écrit, le 20, de se rendre à Versailles le 27, où le Roi est venu de Marly le matin. Il a, ce même matin, reçu les compliments du nonce du Pape, et de tous les autres ministres qui sont à la cour, savoir: M. Cronstrom, envoyé de Suède ; M. Barrois, envoyé de Lorraine ; le comte de Rivazzo, envoyé de Parme ; le baron Siméoni, envoyé de l'électeur de Cologne, et le comte Bardi, envoyé de Toscane, tous en grand manteau de deuil.

« Tous ces ministres ont été conduits de même chez Monsieur le Dauphin, chez Madame la Dauphine, chez M. le duc de Berry, chez Mme la duchesse de Berry, Madame douairière, M. le duc d'Orléans et Mme la duchesse d'Orléans, le tout par M. de Breteuil, introducteur des ambassadeurs, qui étoit aussi en manteau long.

« A l'égard des cours, elles se sont rendues l'après-dîner aux lieux que je leur avois marqués pour leur descente, à l'effet de quoi j'avois dit à le Bel, concierge, de mettre un homme à la porte du château, qui leur montreroit l'endroit destiné, savoir : le Parlement, dans la chambre du Conseil ; la Chambre des comptes, dans l'autre salle du même Conseil ; la Cour des aides, dans l'appartement de M. le duc de la Rocheguyon, grand maître de la garde-robe, qui est au pied de l'escalier du Roi ; la Cour des monnoies, dans la chambre de M. d'Armagnac, grand écuyer ; la Ville, dans l'antichambre de M. d'Armagnac ; l'Université, dans une chambre de Madame la Princesse ; l'Académie françoise, dans son antichambre, et le Grand Conseil, dans le grand cabinet de son appartement.

« Le Roi ayant dîné, M. de Dreux et moi avons été prendre le Parlement dans la chambre du Conseil, de même que M. de Pontchartrain, qui y est venu aussi, et l'avons conduit chez le Roi et ramené dans la même chambre. Nous étions en manteau, quoique nous ne dussions pas y être, et encore moins les courtisans, puisque le Roi n'étoit pas en deuil. Pareille chose a été pratiquée pour la Chambre des comptes et la Cour des aides, lesquelles cours M. de Pontchartrain est venu prendre avec nous, auquel temps il s'est assis et couvert, et, à la fin du discours, s'est levé et découvert pour voir partir Messieurs du Parlement, qui l'ont tous salué deux à deux, autant que l'espace a pu le permettre.

« Monsieur le Dauphin a observé la même chose pour la Chambre des comptes et la Cour des aides; à l'égard de la Cour des monnoies, de la Ville, de l'Université et de l'Académie, il ne s'est point levé; il s'est seulement découvert lorsqu'ils sont entrés et lorsqu'ils sont sortis.

« Madame la Dauphine a ensuite donné audience aux mêmes compagnies, et a observé de se lever pour celles pour lesquelles Monsieur le Dauphin s'étoit levé.

« Après les audiences données par le Roi au Grand Conseil, à l'Université et à l'Académie, nous avons observé pour le Grand Conseil tout ce que nous avons observé pour le Parlement, et l'avons mené chez Monsieur le Dauphin, qui l'a reçu comme le Parlement, à la suite duquel nous lui avons présenté comme chez le Roi, l'Université et l'Académie. Nous avons observé la même chose chez Madame la Dauphine pour le Grand Conseil, l'Université, et l'Académie. »

Après ces relations d'un caractère officiel, il semble intéressant de donner un récit écrit par le duc du Maine dans le mois qui suivit les événements et qui nous a été conservé dans le 2e registre de sa Correspondance, fol. 187 v° et suivants. Ce morceau a déjà été publié dans l'*Annuaire-Bulletin de la Société de l'histoire de France,* année 1895; il ne sera pas néanmoins inutile de le reproduire ici :

Histoire de la mort de Monsieur le Dauphin, et des cérémonies qui l'ont suivie. Fait à Marly, ce 24 mai 1711.

« Le 14 avril 1711, un peu avant minuit, Louis Dauphin, fils de Louis XIV, mourut de la petite vérole à Meudon, sa maison de plaisance. Il y étoit allé le mercredi précédent, et s'étoit trouvé indisposé ce même soir.

« Il devoit aller courre le loup (qui étoit sa chasse favorite) le lendemain. Le jeudi, n'ayant pas passé une trop bonne nuit, il se leva à son heure ordinaire, et, s'étant mis sur sa chaise percée comme il avoit coutume de le faire, il y eut une espèce de foiblesse, qui, jointe à quelques douleurs et des lassitudes qu'il ressentoit par tout le corps, l'obligèrent à contremander sa chasse et à la remettre au samedi. Cet accident parut si foible, quoiqu'on remarquât quelque altération à son pouls, que le marquis d'Antin, un de ses menins, qu'il honoroit d'une bonté et d'une confiance particulières, se trouvant obligé (comme directeur général des bâtiments) de suivre le Roi à Marly, qui devoit y aller ce jour-là, vint à Versailles et parla à S. M. de cette indisposition d'une manière peu effrayante, et qui, n'étant point aggravée par un écuyer que le Roi avoit sur-le-champ envoyé aux nouvelles, n'empêcha pas S. M. d'aller faire sa promenade à Marly. Mgr le duc de Bourgogne alla ce jour même dîner à Meudon ; il trouva Monsieur le Dauphin couché, ayant toujours le pouls hors du naturel, étant assoupi, assez abattu, et ressentant quelque mal de reins. J'allai à Meudon, et, sur les deux heures après midi, comme j'étois dans la ruelle du lit de Monseigneur, que je trouvai rouge avec les yeux fort chargés, il dit qu'il commençoit à avoir mal à la tête. Cependant il vit un moment la compagnie, quand elle sortit de table, et, ayant marqué que le monde l'incommodoit, l'on se retira dans le grand cabinet, où étant encore resté trois quarts d'heure, j'entendis déjà parler de cordiaux. Presque toute la cour alla à Meudon. Mme la princesse de Conti, ma sœur, y fut coucher, aussi bien que Madame la Duchesse, qui pour lors étoit à Paris, ne pouvant mieux faire pour répondre aux bontés singulières dont Monseigneur les honoroit. M. Fagon, premier médecin du Roi, et qui ne se transplante pas aisément, y alla aussi, et ordonna une saignée, qui fut faite aussitôt. Le vendredi, le Roi, inquiet de voir que, quoique les accidents n'augmentassent pas, ils ne diminuoient point, résolut d'aller coucher à Meudon, pour être témoin lui-même de ce que le mal deviendroit, et, comme l'assoupissement continuel et le pouls embarrassé de Monseigneur faisoient soupçonner un mal de venin, S. M. défendit à Mgr le duc de Bourgogne, à Mme la duchesse de Bourgogne, à Mgr le duc de Berry, à Mme la duchesse de Berry (qui, pour lors, étant grosse, se trouvoit dans son lit pour une saignée) et à moi, d'avoir l'honneur de le suivre, parce que nous n'avions point eu la plupart la petite vérole. Mme la duchesse de Bourgogne représenta qu'elle l'avoit eue et qu'elle ne la craignoit point : les autres dirent qu'étant logés à Meudon au château neuf, ils ne seroient point dans le mauvais air ; cependant tout cela ne fléchit point le Roi, et il défendit à tous les ci-dessus nommés de le suivre. Mon frère, comme ayant eu la petite vérole, l'y accompagna. Quoique Mme la duchesse d'Orléans l'eût eue, il lui fut ordonné de ne pas découcher de Versailles, et le Roi défendit à M. le duc d'Orléans de retourner à Meudon. S. M. partit sur les onze heures du matin, ne sachant pas encore positivement s'il ne reviendroit point le lendemain coucher à Versailles. Nous restâmes à Versailles tout ce jour-là, Mme la duchesse du Maine et moi.

« Le samedi matin, nous apprîmes qu'entre sept et huit heures du matin, la petite vérole de Monseigneur avoit commencé à paroître. Aussitôt j'allai chez Mgr le duc de Bourgogne. Il étoit dans son cabinet, et il vint lui même m'en ouvrir la porte. Je le trouvai fort effrayé, tant du mal de Monseigneur que de voir le Roi exposé à un si mauvais air. Il écrivit à S. M. d'une manière fort respectueuse, fort touchante et fort pressante, pour la conjurer de ne point exposer sa santé ; il me fit l'honneur de me montrer sa lettre et de me demander si je la trouvois bien et si je croyois qu'il la pût envoyer ; je lui dis qu'elle me paroissoit à merveille, que j'étois persuadé qu'elle ne produiroit aucun effet, mais qu'il étoit toujours très bon de l'envoyer. Il écrivit en même temps à Mme de Maintenon sur le même ton. Ensuite, j'allai chez Mme la duchesse de Bourgogne. Elle étoit seule dans son cabinet, fort émue, et y écrivoit ; elle m'y fit entrer et asseoir ; mais, après avoir un peu parlé des sujets d'inquiétude que pouvoit donner la nouvelle qu'on venoit de recevoir, je me retirai, et, l'après-dîner, nous allâmes à Sceaux, Mme la duchesse du Maine et moi.

« Avant que de partir, j'écrivis à Mme de Maintenon pour l'encourager à faire tout son possible pour empêcher le Roi d'entrer dans la chambre de Monseigneur[1]. Le soir, mon frère me manda que la fièvre de Monseigneur n'étoit pas violente, que la petite vérole sortoit bien, mais que l'assoupissement continuoit.

« Le dimanche et le lundi, j'en eus des nouvelles deux fois le jour, à peu près conformes aux précédentes, excepté qu'on me marquoit, dans les dernières, que l'assoupissement diminuoit et que la maladie alloit aussi bien qu'on pouvoit l'espérer. Mes nouvelles du mardi matin furent aussi très bonnes et remplies d'espérance. Celles que je reçus à neuf heures du soir (qui étoient datées de sept heures et demie) portoient que Monseigneur souffroit plus qu'il n'avoit fait, parce que la petite vérole commençoit à suppurer, que la fièvre étoit un peu plus forte, mais que tout cela n'alarmoit pas, et, à deux heures après minuit, je fus réveillé par un courrier qui s'étoit égaré et qui m'apporta une lettre de mon frère, datée de minuit, par laquelle il me marquoit que Monseigneur étant tombé en convulsions et ayant perdu connoissance à dix heures et demie, avoit été vainement saigné du pied ; que, l'émétique, les gouttes d'Angleterre et le lilium qu'on lui avoit donnés n'ayant aussi produit aucun effet, il venoit de mourir, et que le Roi étoit déjà parti pour Marly. Aussitôt je me jetai à bas du lit, saisi et pénétré, tant de la cruelle nouvelle que de la surprise ; j'envoyai chercher Malezieu, et nous allâmes dire à Mme la duchesse du Maine le malheur qui étoit arrivé. Toute la maison fut sur pied, et il ne fut pas question de fermer l'œil de toute la nuit.

« Le mercredi 15, à six heures et demie du matin, je partis pour Versailles, où j'arrivai pour le lever de Mgr le duc de Bourgogne. Je le trouvai étouffant de douleur, parce qu'il ne pouvoit verser une larme. J'appris que Mgr le duc de Berry étoit tombé en foiblesse la veille en apprenant la mort de Monseigneur ; que le Roi avoit passé à Versailles sur le minuit et demi ; qu'il avoit défendu à Mgr le duc de Bourgogne

1. C'est la lettre donnée ci-dessus, p. 409.

et à Mgr le duc de Berry de le voir, et que Mme la duchesse de Bourgogne l'avoit vu en passant.

« J'allai rendre mes devoirs à Mme la duchesse de Bourgogne et à Mgr le duc et à Mme la duchesse du Berry, et j'écrivis à Mme de Maintenon que je serois bien aise qu'il me fût permis de m'aller établir à Marly pour satisfaire à l'inquiétude mortelle que j'avois pour la santé du Roi. On me manda que le Roi étoit dans une extrême affliction, et que je ne devois songer à aller à Marly que lorsque Mgr le duc de Bourgogne iroit.

« Mme la duchesse de Bourgogne alla, ce jour-là, voir le Roi à Marly. Elle revint dîner à Versailles, et retourna encore à Marly après dîner. Mme la duchesse d'Orléans et M. le duc d'Orléans furent, ce jour même, coucher à Marly. Madame la Duchesse, Mme la princesse de Conti et mon frère y étoient allés en même temps que le Roi ; pour moi, je m'en retournai à Sceaux, d'où Mme la duchesse du Maine partit sur les trois heures après midi pour aller faire ses compliments à Versailles ; après quoi, elle revint à Sceaux.

« La nuit du mercredi au jeudi, le corps de Monseigneur, sans avoir été ni ouvert ni embaumé, ayant été enseveli par des sœurs grises (personne autre n'en ayant pu soutenir la puanteur), fut emporté sans aucune cérémonie à Saint-Denis, dans un carrosse escorté seulement par sa maison et par les gardes du corps qui servoient pour lors auprès de sa personne. Ce furent M. l'évêque de Metz, premier aumônier, et M. de la Trémoïlle, premier gentilhomme de la chambre, qui conduisirent le corps.

« Le jeudi 16, le Roi déclara qu'à l'avenir Mgr le duc de Bourgogne se nommeroit Monsieur le Dauphin, et il ordonna qu'en lui parlant on l'appelât *Monsieur,* et non *Monseigneur,* S. M. se ressouvenant que ce n'étoit que par une habitude qu'elle avoit prise elle-même, pendant l'enfance de feu Monseigneur le Dauphin, de l'appeler *Monseigneur,* qu'elle avait donné lieu à cet abus. Il fut aussi réglé que toute la cour prendroit le deuil comme on le prend d'un père, c'est-à-dire avec des pleureuses et de petites manchettes.

« Le dimanche 19 du même mois, Monsieur le Dauphin, Madame la Dauphine, Mgr le duc de Berry, Mme la duchesse de Berry et moi, eûmes la permission d'aller le soir nous établir à Marly. Nous y arrivâmes en deuil sur les sept heures du soir. Le reste de la cour ne le prit que le lendemain.

« Quand j'arrivai à Marly, personne n'avait songé à demander si nous recevrions des visites de compliments, et de quelle manière on en useroit : ce fut moi qui mis tout cela en mouvement.

« Lundi 20, le Roi reçut les compliments de tous les princes, princesses, seigneurs et dames de la cour et de la ville, les hommes en manteau, et les dames en mante. Le Roi trouva bon que tous ceux qui avoient quelque frayeur de la petite vérole s'exemptassent de cette cérémonie ; plusieurs dames profitèrent de cette permission, entre autres

Mme la princesse de Conti, ma belle-sœur, et toute sa famille, et Mme la duchesse du Maine et ses enfants, elle et le prince de Dombes n'ayant point eu la petite vérole. Madame la Duchesse fit aussi prier S. M. d'agréer que ses enfants n'y vinssent pas, et elle déclara qu'elle vouloit être quarante jours sans les voir, qui est le temps ordinaire marqué pour être entièrement purifié du mauvais air.

« Ce même lundi matin, les ducs firent demander au Roi par M. le duc de Tresmes, qui pour lors étoit en service de sa charge de premier gentilhomme de la chambre, s'ils ne viendroient pas complimenter en manteau Madame la Duchesse, Mme la princesse de Conti ma sœur, mon frère et moi, et ils firent entendre que ce n'étoit qu'à cause de la consanguinité qu'ils s'y présentoient, ne croyant pas être tenus en cette occasion, de visiter les princes et les princesses du sang. S. M. répondit qu'elle n'étoit point assez instruite sur ce point, et pour dire par quelle raison ils devoient venir chez nous, mais qu'elle croyoit qu'à cause de ce que nous lui étions tous quatre, ils ne feroient pas de difficulté de nous voir.

« Le Roi m'envoya chercher pour me dire tout cela, et je fus en donner part à Madame la Duchesse ; ensuite, je montai chez Mme la duchesse d'Orléans, et je lui demandai si nous ferions le compliment d'aller chez elle en cérémonie. Elle me répondit que non, parce que, outre que les parents du mort au même degré étoient exempts de se visiter, ce seroit un grand embarras à M. le duc d'Orléans et à elle de revenir chez nous comme ils y seroient obligés, si nous avions été chez eux.

« L'heure de trois heures après midi étant celle que le Roi avoit désignée pour recevoir la compagnie, Monsieur le Dauphin attendit chez lui tous les princes pour le suivre chez le Roi, et il se mit en marche quand M. le duc de Berry, M. le duc d'Orléans, mon frère et moi fûmes arrivés. Notre marche fut assez régulière jusqu'à la porte de la chambre du Roi ; mais, les princesses, Madame la Dauphine à la tête, nous ayant coupés, il y eut quelque désordre, et nous entrâmes pêle-mêle dans le cabinet, où S. M. étoit debout, appuyée sur le coin de sa table qui est entre les deux fenêtres vis-à-vis de la cheminée.

« Nous nous rangeâmes tous à la gauche du Roi, princes et princesses, suivant notre rang, et nous restâmes dans le cabinet jusqu'à ce que toutes les révérences fussent faites. Après nous, tous les seigneurs et toutes les dames passèrent un à un, sans qu'il y eût de rangs observés, chacun faisant sa révérence et, sans s'arrêter, ressortant par l'autre porte. La cérémonie ne dura que trois quarts d'heure, quoique l'affluence fût fort grande. Le Roi faisoit une inclinaison de tête à chacun, et, quand tout le monde eut défilé, il vint faire une honnêteté aux princesses, et il nous dit, en sortant, à moi et à mon frère, que les dames avoient demandé si elles ne viendroient pas chez nous, mais qu'ayant appris (par M. le marquis d'O) que j'avois dit qu'il falloit éviter cela, et que nous en serions embarrassés, il avoit répondu qu'il ne falloit pas qu'elles prissent cette peine-là, et que nous serions très fâchés et très embarrassés, si elles se la donnoient. S. M. passa ensuite chez Mme de Maintenon, et tout le monde alla faire la ronde chez Monsieur le Dauphin, Madame la Dauphine, M. le duc de Berry, Mme la duchesse de Berry, Madame, M. le duc d'Orléans, Mme la duchesse d'Orléans, Madame la Duchesse. On ne fut point chez Mme la princesse de Conti, parce qu'elle avoit pensé mourir la nuit de devant d'une fluxion de poitrine, et l'on vint chez moi, où mon frère recevoit aussi les compliments pour le soulagement du public. Madame la Princesse, qui auroit dû aller chez M. le duc d'Orléans et chez Mme la duchesse d'Orléans, prit occasion de n'y point aller sur ce que Mme la duchesse d'Orléans m'avoit dit que, devant nous rendre nos visites, cela seroit embarrassant, ou, pour mieux dire, fatigant. Pourtant le discours de Mme la duchesse d'Orléans n'étoit pas pour lors interprété avec précision, puisqu'elle ne me l'avoit tenu que pour mes autres sœurs et mon frère, qui étions parents au même degré et qui habitions à Marly. Madame la Princesse crut cependant pouvoir en prendre pour elle cette partie, à cause de l'obligation de la reddition de la visite, n'ayant point à Marly de lieu pour la recevoir, et ne pouvant aussi, sans de grandes conséquences, faire civilité sur cette cérémonie. Madame la Princesse me dit qu'elle se souvenoit positivement d'avoir été visitée en cérémonie à la mort de la Reine, ce qui est à remarquer, à cause de ce que les ducs disoient qu'ils ne croyoient pas être obligés, dans ces sortes d'occasion, de visiter les princes et princesses du sang. Je fus donc chargé, pour éviter toute tracasserie, de faire là-dessus un assez mauvais compliment, qui ne fut bien reçu que parce que j'en étois chargé. Mon frère vint dans ma chambre recevoir avec moi ces compliments, pour abréger la cérémonie et pour sauver de la peine à la cour. Tous les princes étrangers et tous les ducs nous visitèrent.

« On entroit dans ma chambre par la fenêtre, et nous étions debout en manteau. Personne ne voulut s'asseoir.

« Le mardi 21, Monsieur le Dauphin alla à Saint-Germain, visiter en cérémonie le roi et la reine d'Angleterre, et non seulement il trouva bon que j'eusse l'honneur de le suivre, mais il m'offrit, dans son carrosse, une place, que je refusai, non tant parce qu'il étoit déjà fort plein, que parce qu'après la visite, je voulois aller à Versailles, où j'avois à faire.

« Monsieur le Dauphin, peu instruit de ces sortes de cérémoniaux, avoit oublié qu'il auroit dû me faire avertir de le suivre ; mais, dès que M. le marquis d'O lui eut dit que je demandois s'il ne le trouveroit pas bon, il répondit que même cela se devoit.

« Mon frère ne fut point de ce voyage, parce que, n'en ayant point été averti, il avoit été dès le matin à Rambouillet. Madame la Duchesse ne fut pas non plus de la visite, parce que, outre que sa santé n'étoit pas trop bonne, elle n'avoit point été avertie de la part de Madame la Dauphine, comme elle auroit dû l'être.

« J'allai à Saint-Germain dans mon carrosse, et j'attendis chez M. le duc de Berwick l'arrivée de Monsieur le Dauphin. Dans ces sortes de cérémonies, les hommes, d'ordinaire, vont dans un carrosse, et les dames dans un autre ; mais, à celle-là (je crois, manque d'attention), il n'en fut pas ainsi, et la carrossée étoit composée de Monsieur le Dauphin, de Madame la Dauphine, de M. le duc de Berry, de Mme la duchesse de Berry, de Madame, de M. le duc d'Orléans et de Mme la duchesse d'Orléans. Quand on me dit que Monsieur le Dauphin arrivoit, je montai dans la salle des gardes du roi d'Angleterre, pour y prendre mon manteau et pour me mettre du cortège. Dès que Monsieur le Dauphin me vit, il vint à moi ; il me dit que je savois bien que j'avois été le maître d'aller dans son carrosse, et qu'il me presseroit d'y retourner, n'étoit qu'on lui avoit dit que je voulois aller à Versailles. Je répondis par un respectueux remercîment à toutes ses honnêtetés.

« Nous allâmes ensuite, princes et princesses, l'un après l'autre suivant notre rang, chez le roi d'Angleterre, qui nous reçut debout, et, après y avoir resté quelque temps, nous allâmes dans le même ordre chez la reine, où nous trouvâmes des fauteuils et des sièges pliants préparés. La reine prit le fauteuil du milieu, et Monsieur le Dauphin, Madame la Dauphine, Mgr le duc de Berry, Mme la duchesse de Berry et Madame se mirent aussi dans des fauteuils à droit et à gauche ; et M. le duc d'Orléans, Mme la duchesse d'Orléans, et moi, sur des sièges attenant les fauteuils. On apporta aussi des sièges aux duchesses. Quand on eut été quelque temps assis, on se leva, et la conversation se continua, pendant laquelle la princesse d'Angleterre vint trouver la compagnie.

« Après avoir été ainsi debout encore un demi-quart d'heure, Monsieur le Dauphin sortit et retourna à Marly.

« Le lundi 27, le Roi, en sortant de sa messe, alla à Versailles pour y recevoir en cérémonie les compliments des ambassadeurs et envoyés, et des principales compagnies de Paris. Il donna audience, avant dîner, à M. le Nonce, à l'envoyé de Suède, à celui de Cologne, à celui du Grand-Duc, à celui de Gênes, à celui de Parme, et à celui de Lorraine. Toute la cour étoit en manteau.

« Le Roi reçut ces audiences dans la ruelle de son lit, ayant derrière lui ses grands officiers, et M. le duc d'Orléans à sa droite, moi à sa gauche, et mon frère auprès de M. le duc d'Orléans.

« Le Roi reçut, après son dîner, les compliments des compagnies. Son fauteuil avoit le dos à la cheminée de sa chambre. J'étois à sa droite, et mon frère à sa gauche, et ses grands officiers derrière sa chaise. M. le Chancelier étoit tout contre moi, un peu reculé.

« Le Parlement parut le premier. M. le Peletier, premier président, porta la parole. Quand il eut cessé de parler, et que le Roi lui eut répondu, S. M. lui ordonna d'aller chez Monsieur le Dauphin et chez Madame la Dauphine, étant besoin d'un ordre pour que le Parlement fasse ces visites. Quand le Parlement fut retiré, les gens du Roi s'avancèrent et firent un compliment très court, le Roi ne leur ayant permis de lui parler qu'à cette condition. Après le Parlement, vint la Chambre des comptes. Ce que dit M. Nicolay ne fut pas long; mais il fut très touchant. L'ordre dans lequel vinrent les autres compagnies ne me paroît pas bien important, et il suffit de nommer celles qui eurent l'honneur de se présenter devant le Roi. Il y en eut dix en tout. J'ai nommé les deux premières ; les huit autres étoient la Cour des aides, la Cour des monnoies, les Trésoriers de France, le Grand Conseil, la Ville de Paris, l'Université, l'Académie françoise, à la tête de laquelle le sieur de Saint-Aulaire portoit la parole, et la Chambre aux deniers[1].

« Le Roi se reposa une heure et demie dans son cabinet entre ces audiences, et travailla avec M. le Chancelier à l'examen d'un projet de déclaration touchant les pairies, à laquelle le procès de M. le marquis d'Antin a donné lieu, et le Roi ordonna que ledit procès fût sursis jusqu'après la Pentecôte. Après tout cela fait, le Roi retourna à Marly.

« Monsieur le Dauphin et Madame la Dauphine eurent les mêmes visites que le Roi ; mais M. le duc de Berry, Mme la duchesse de Berry, Madame, M. le duc d'Orléans et Mme la duchesse d'Orléans, qui étoient aussi allés à Versailles, ne furent visités que par les ambassadeurs et envoyés, auxquels S. M., par la crainte du mauvais air, ne voulut pas permettre d'aller chez Mgrs les ducs de Bretagne et d'Anjou. Monsieur le Dauphin reçut ses visites dans l'appartement de feu Monseigneur le Dauphin, qui doit devenir présentement le sien. Le premier président, en le haranguant l'appela *Monseigneur*. Mgr le duc de Berry reçut ses visites dans l'ancien appartement de Monseigneur son frère.

« Les ambassadeurs et envoyés s'assemblèrent dans la salle des Ambassadeurs, et le Roi avoit aussi fait donner à chaque compagnie une chambre pour s'assembler et pour se reposer. On put véritablement appeler tout ce jour-là une journée de fatigues. Le Roi parut plus d'une fois attendri pendant les harangues, et il répondit à toutes avec beaucoup de bonté et de majesté. Il reçut dans son petit cabinet en particulier, et sans cérémonies, une députation de capucins, qui vinrent le remercier d'avoir nommé à un évêché un de leurs pères qui se nomme le P. Mégrigny. Les Pères avoient promis qu'ils ne diroient qu'un mot; cependant le discours fut assez long.

« Monseigneur le Dauphin a été universellement regretté, et surtout à Paris, dont, sans qu'il y parût trop, il avoit trouvé le secret de gagner les cœurs.

« Je ne puis m'empêcher de dire, en finissant ce triste ouvrage, que, si la vie des grands est éblouissante, l'aspect de leur mort est plus humiliant et plus affreux que celui de la mort des particuliers. »

1. Il est à remarquer que la relation officielle du maître des cérémonies donnée ci-dessus ne parle pas des Trésoriers de France ni de la Chambre aux deniers ; c'est sans doute une erreur du duc.

On a dit ci-dessus, p. 88, que le Roi avait adressé aux évêques et aux gouverneurs de provinces des lettres missives pour demander des prières pour le repos de l'âme de Monseigneur. Celle qui fut adressée au maréchal de Villeroy, comme gouverneur de Lyonnais, a passé dans le catalogue de la vente Loménie, le 14 décembre 1883, n° 4 ; nous la reproduisons ci-après. La minute de celles qu'envoya Pontchartrain fils aux gouverneurs des provinces de son département est dans le registre O[1] 55, fol. 32 v°.

Louis XIV au maréchal de Villeroy.

Mon cousin, la tendresse que j'avois pour mon fils, lui seroit presentement bien inutile, si je donnois simplement des larmes au souvenir de ses vertus et de l'attachement qu'il m'a toujours témoigné. La douleur que je ressens de sa perte doit paroître plus chrétiennement, et, comme mes sujets la partagent avec moi, mon intention est aussi qu'ils joignent leurs prières aux miennes pour implorer la miséricorde de Dieu envers un fils que j'avois tant de raison d'aimer. C'est pour cet effet que j'écris aux archevêques et évêques de faire faire des prières publiques dans l'étendue de leurs diocèses, et je désire que vous y assistiez dans le lieu où vous vous rencontrerez et que vous teniez la main à ce que les officiers de justice et autres corps aient à s'y trouver. Et la présente n'étant à autre fin, je prie Dieu qu'il vous ait, mon cousin, en sa sainte et digne garde. Écrit à Marly, le 25e avril 1711.

Louis, *et plus bas* : Colbert.

Enfin, voici pour terminer un fragment d'une lettre inédite de la marquise d'Huxelles (ms. Avignon 1420), du 20 avril 1711, classée par erreur au 20 avril 1710 :

« C'est M. de la Trémoïlle qui a été à la conduite du corps, et non M. le duc d'Aumont, comme aucuns l'avoient dit. Le Dauphin d'à présent a remercié du château de Meudon, qu'il avoit par préférence suivant le droit d'aînesse, disant n'avoir pas besoin de maison de campagne que celles du Roi, qu'il ne vouloit jamais quitter. Feu Monseigneur laisse des dettes, et beaucoup de diamants, que les trois princes ses enfants partageront ; on en a déjà écrit au roi d'Espagne ainsi. Monsieur le Dauphin n'a point voulu des cinquante mille francs par mois qu'on donnoit à Monseigneur, et a dit que trente mille livres lui suffisoient, même moins, parce qu'il convenoit mieux d'en donner l'argent à de pauvres officiers qu'on ne payoit point que de l'employer en bagatelles. On parle encore d'une très belle lettre qu'il a écrite à S. M. pour la prier de conserver sa santé, qu'elle devoit à ses peuples plutôt qu'à l'affliction. Tous les menins lui sont conservés. M. d'Antin a mis Monsieur son fils en sa place. J'ai ouï dire que le Roi en payera les pensions, comme celle de douze mille francs à Mlle de Choin, la première année portée en espèces par M. d'Antin. La douleur est extrême de ce côté-là, particulièrement aussi à Mgr le duc de Berry. Il n'est point décidé si Meudon lui sera donné ou non. Le deuil se portera un an, carrosses drapés et livrées noires, mantes et longs manteaux pour cette première audience d'aujourd'hui. On dit des deux frères que, le cadet s'étant présenté pour donner la chemise à Monsieur le Dauphin, il répondit : « Point de cérémonies entre nous, mais « de l'amitié ! » Enfin il n'y a point de sagesse qu'on ne rapporte de ce prince. »

II

LE CARACTÈRE DE MONSEIGNEUR[1]

Lettre du duc d'Antin au P. de la Rue, chargé de faire l'oraison funèbre de Monseigneur[2].

« A Marly, le 26 de mai 1711.

« Je peux bien dire, mon Révérend Père, avec bien plus de raison que feu Monsieur de Meaux dans l'oraison funèbre de Madame : « Étois-je donc destiné à une aussi triste commission que d'avoir à « reparler d'un prince dont je pleurerai la perte toute ma vie ? » Cependant j'obéis aux ordres du Roi.

« Il y a peu de faits marqués dans la vie de Monseigneur dont un orateur puisse faire un grand usage. Je n'ai point eu l'honneur d'être témoin de son enfance ; le Roi me mit auprès de lui après la mort de la Reine.

« Voici, à peu près et en gros, ce que j'ai connu en lui, dont je puis rendre un fidèle et sûr témoignage, l'ayant peu quitté depuis vingt-huit ans.

« Rien ne peut approcher du respect, de l'amitié et de la soumission que Monseigneur avoit pour le Roi, il l'aimoit tendrement et le craignoit de cette crainte filiale que l'amitié donne ; il étoit occupé de lui plaire comme son premier courtisan, réglant ses actions et même ses goûts sur ceux de S. M. Il poussoit son attention jusques aux moindres choses ; quand le Roi devoit venir chez lui, il étoit dans une inquiétude continuelle pour le temps et pour les plus petits mouvements, occupé de tous les soins qui peuvent plaire, comme j'aurois pu faire chez moi, quand je reçois un aussi grand honneur.

« Quoique assez ferme dans ce qu'il vouloit, il n'a jamais eu d'autres volontés que celle du Roi dans les grandes comme dans les petites choses.

« Ses sentiments étoient si sincères et si tendres que, malgré l'ordre de la nature, il n'a jamais envisagé qu'il pût être roi. Tout le monde a vu sa sensibilité dans la grande opération que le Roi essuya, dans son anthrax et dans les moindres incommodités. Pendant sa dernière mala-

1. Ci-dessus, p. 45 et suivantes.
2. D'après l'original, qui a passé en vente chez Étienne Charavay, le 21 janvier 1888. Le texte s'en trouve en copie dans le ms. Arsenal 6033, fol. 1-8.

die, touché dans le fond du cœur de l'excès de l'amitié que le Roi lui témoignoit en se livrant tous les jours, et plusieurs fois par jour, à un air aussi empesté qui faisoit trembler tout le monde, sa plus grande peine étoit de voir le Roi dans sa chambre ; il chargeoit à tout moment les Princesses, qui ne le quittoient point, de l'en empêcher ; il me fit l'honneur de me dire, et même plusieurs fois, qu'il mourroit de douleur, si le Roi avoit seulement mal à la tête.

« Sa soumission étoit égale à son respect et à son amitié. Il n'a jamais rien souhaité, voulu ni demandé qu'à proportion qu'il croyoit que cela étoit agréable au Roi. Employé à plusieurs reprises à commander les armées, remis à la chasse et dans la plus grande oisiveté, il suffisoit que le Roi le voulût pour qu'il fût content, sans chercher même à s'en faire un mérite : il savoit bien qu'il n'en avoit que faire avec le Roi, qui avoit pour lui en abondance tous les sentiments qu'il méritoit.

« Quel secret dans les affaires et jusques dans les moindres choses ! Ceux qui ont eu l'honneur de l'approcher de plus près peuvent rendre témoignage de n'avoir jamais rien pu découvrir des moindres affaires que le Roi lui avoit confiées. Aussi S. M. n'avoit rien de caché pour lui. Sa discrétion étoit telle qu'il demandoit rarement des grâces au Roi, sachant bien que S. M. ne lui pouvoit rien refuser et qu'il avoit peur de contraindre son goût ou ses destinations. Aussi on peut dire avec vérité que l'on n'a jamais vu un si bon fils ni plus regretté d'un aussi bon père.

« Il n'étoit pas moins bon père que bon fils : il avoit pour les princes ses enfants une véritable tendresse ; il ne se répandoit point en démonstrations extérieures qui n'aboutissent souvent à rien ; mais il étoit ravi du bien que l'on disoit d'eux et de tout ce qui étoit à leur avantage ; il étoit charmé de les avoir avec lui dans toutes les parties ; il avoit les mêmes sentiments pour Mme la duchesse de Bourgogne, qu'il chérissoit fort.

« Sa première campagne fut fort belle ; il prit dans une arrière-saison Philipsbourg, Mannheim et Frankenthal, et se rendit maître de tout le Palatinat, et s'y exposa comme il convient à une personne comme lui, pour faire voir dans ces premières épreuves le courage qu'il avoit, ce qui n'est quasi point une louange dans cette auguste maison.

« Le compte qu'il rendoit tout seul au Roi faisoit bien voir de quoi il étoit capable, quoique ce fût sa première campagne. S. M., qui en étoit charmée, en faisoit souvent part à ses courtisans en les recevant.

« On ne poussa [jamais à] tel point la compassion et la libéralité, que le Roi lui avoit tant recommandée en lui donnant de quoi y fournir ; la bonne action attiroit sur l'heure une distinction ; les moindres étoient récompensées ; les secours et l'argent arrivoient chez les blessés souvent avant eux-mêmes. Le besoin étoit une raison suffisante pour aider de pauvres officiers ; les accidents n'alarmoient point les malheureux ; les secours étoient toujours proportionnés à leurs pertes ; les louanges, les paroles de consolation étoient employées à leurs places.

« Le soldat et le cavalier le bénissoient; ils reconnoissoient le Roi dans tous les soins qu'il prenoit d'eux, dans sa libéralité et dans son exactitude pour le service et pour la discipline, le voyant jour et nuit à cheval et dans les endroits les plus périlleux.

« Nous qui avions l'honneur d'être ses aides de camp, avions ordre sur tout de lui marquer tous les matins les officiers que nous connoissions avoir besoin de ses grâces ; il est étonnant la quantité d'argent que nous avons distribué par ses ordres, outre celui que nous répandions de sa part dans les tranchées et aux batteries.

« La campagne de 1690, celle qu'il fit sur le Necker, et la dernière en Flandres, si fameuse par la marche incompréhensible de son armée de Vignamont sur l'Escaut pour y devancer les ennemis, ont été sur le même patron, et, s'il ne les a pu illustrer par quelque action d'éclat, ce n'a été que faute d'occasions favorables, le bien de l'État étant toujours son premier soin.

« Il étoit affable et honnête pour tous les officiers, les connoissant tous et leur parlant à chacun suivant leurs conditions et leurs emplois. Aussi avoit-il le cœur et l'estime de tous ceux qui avoient servi sous lui ou qui en avoient ouï parler.

« Tout le monde connoissoit sa probité. On peut lui donner cette belle louange qu'il étoit un des plus honnêtes hommes du royaume Ceux qui avoient l'honneur de l'approcher admiroient souvent de ne l'avoir jamais vu se démentir sur aucun principe.

« Il n'avoit aucun vice et, s'il se peut, point de défaut. Ce secret qu'il observoit si religieusement pour les affaires d'État, il avoit le même pour celles des particuliers qui étoient à portée de lui faire des confidences ; jamais on ne pouvoit démêler s'il savoit une affaire, même s'il l'avoit sue, quand elle devenoit publique.

« Il ne connoissoit point le mensonge, et, quand quelque indiscret lui faisoit quelque question embarrassante, il se taisoit tout à fait plutôt que de trahir la vérité, pour laquelle il a toujours eu un respect singulier.

« On peut dire que Monseigneur excelloit en bonté. Jamais en sa vie il ne lui est échappé une parole d'aigreur contre un courtisan, ni même contre un domestique, aimant la commodité de tout le monde, s'accommodant de tout, avec cependant un grand discernement de ceux qui étoient véritablement attachés à lui et qui lui faisoient une cour plus assidue.

« Dans sa maison de campagne, jamais particulier n'a été plus aisé à vivre, ni plus attentif que tout le monde y fût à son aise. S'il est permis de le dire, on trouvoit dans le maître la personne d'un ami. Il faisoit grand cas de l'amitié et se piquoit d'en avoir, dont il a donné assez de marques, compatissant au mal, prenant part au bien, enfin méritant l'attachement outre le respect.

« Jamais les rapports ni les mauvais offices n'ont eu d'accès auprès de lui. Son sérieux et son silence glaçoient le cœur de l'audacieux calomniateur et même de ceux qui emploient leur esprit à faire valoir les défauts des autres. Il est avéré qu'il n'a jamais pu souffrir ces âmes basses que l'enfer a formées pour troubler la société et surtout les cours.

« Sa religion étoit très véritable, et sa foi pure et simple. S'il a eu quelque égarement dans sa jeunesse, la fragilité et l'occasion y ont eu plus de part que le libertinage, et, depuis dix ans, sa vie étoit exempte du moindre reproche. Attaché plus que personne aux devoirs du christianisme, il n'a jamais manqué à ses prières du soir et du matin, à la messe, aux jeûnes de l'Église et à l'observation du carême, tant que les médecins lui ont permis.

« L'impie n'approchoit point de lui, et je ne l'ai vu sévère que pour ceux qui manquoient publiquement au culte et à l'observation de la loi. Il n'est pas possible qu'un aussi bon prince et un aussi honnête homme n'eût une conscience timorée, et je peux avancer que rarement il commettoit un péché.

« Son âme généreuse ne connoissoit le prix de l'argent que pour le distribuer avec discernement. Il avoit de l'ordre et de l'arrangement dans ses affaires. Tout ce qu'il recevoit du Roi, il le donnoit ou l'employoit utilement ; il s'étoit même ôté le jeu pour n'être point en occasion de déranger la destination qu'il avoit faite de ses menus plaisirs ; à quoi il ne manquoit jamais de satisfaire dès les premiers du mois. Enfin toutes les vertus qui peuvent faire respecter, aimer et regretter un prince, Monseigneur les avoit toutes ; aussi ai-je souvent entendu de la bouche du Roi, dans l'amertume de sa douleur, que c'étoit un fils fait exprès.

« Je ne connois point dans sa vie de ces actions d'éclat ou de ces réponses que les historiens ont transmis à la postérité. Toujours simple, toujours vrai, sans fard, sans ostentation, attaché par préférence à ses devoirs, amoureux de la vertu et de la vérité dans le repos et dans le silence, fils tendre et respectueux, bon père, bon maître, bon prince, bon chrétien, voilà comme il me paroît qu'il faut regarder Monseigneur que nous regrettons. »

Le *Journal de Verdun* publia dans son numéro de juin (tome XIV, p. 374-381) une lettre écrite le 18 avril, sur la mort de Monseigneur, par l'ancien commissaire des guerres Alliot à M. d'Andrezel, secrétaire des commandements du feu Dauphin. Au milieu de beaucoup de considérations pieuses et de lamentations plus ou moins déclamatoires, on y rencontre quelques phrases sur le caractère du prince. M. d'Andrezel fut d'ailleurs tellement frappé par la mort subite de son maître, qu'il quitta le monde et termina sa vie dans la retraite et la dévotion (*Journal de Dangeau,* tome XIV, p. 29-30). Voici un passage qui pourra faire juger du reste de la lettre :

« Ce héros, qui avoit envisagé tant de fois la mort dans ses campagnes glorieuses, l'attendoit avec cette intrépidité courageuse d'un prince chrétien, sentiments que la vertu avoit produits en lui et qu'il avoit apportés en naissant de tant de rois glorieux, qui sans interruption commandent depuis douze cents ans à la France.

« La vertu, la sagesse, la piété, la vénération du Roi pour la religion, sa magnanimité et sa fermeté inébranlable, toutes ces sublimes qualités se rencontroient dans l'auguste prince que je regrette. De pareils avantages le disposoient chaque jour à ce qu'il savoit pouvoir arriver à tout moment. Avec un assemblage de tant de vertus, l'homme espère et ne peut être surpris... Pendant que vous et moi le pleurons, il jouit d'une félicité que Dieu lui a fait goûter prématurément, par l'activité de sa miséricorde à récompenser la fidélité du prince le plus débonnaire qui fut jamais. Il avoit comme David cette éminente qualité, qualité si agréable à Dieu que l'Écriture ne cesse de la rapporter, étant selon son cœur. »

On a vu ci-dessus (p. 71-72) que la « ridicule aventure » de Monseigneur avec une fille de l'Opéra fut aussitôt connue de toute la cour. C'est ce qui explique que le pamphlétaire Gatien des Courtilz de Sandras put l'insérer dans ses *Annales de la cour pour 1697-1698* (tome II, p. 387-389), qu'il publiait en Hollande. Son récit ne diffère guère, quant au fond, de celui de Saint-Simon ; mais il est plus développé, et il contient des détails omis par notre auteur, et peut-être inventés par le libelliste :

« Monseigneur étoit bon naturellement et ennemi de toute sorte de contrainte ; aussi n'étoit-il pas capable d'aucune attache pour les femmes, et, quoiqu'il en eût aimé une ou deux, comme il savoit que le beau sexe demandoit de la complaisance, il ne se soucioit pas tant que celles qu'il voyoit eussent de la vertu que de la facilité. Du Mont, l'un de ses écuyers, qui n'étoit pas mal auprès de lui, les lui amenoit par un degré dérobé, quand il en avoit affaire, et les renvoyoit tout aussitôt qu'il en avoit fait. Ce prince les choisissoit d'ordinaire entre les opératrices[1] ou les comédiennes, et il lui arriva une plaisante chose là-dessus et qui mérite d'être lue. Ayant fait parler par du Mont à une de ces opératrices, et celui-ci étant convenu avec elle qu'elle le viendroit trouver à Meudon, afin qu'il l'introduisît dans le cabinet de Monseigneur par le petit escalier dont je viens de parler, il lui marqua

1. Au sens de « fille d'opéra ».

le jour et l'heure qu'elle devoit y venir. L'opératrice, quoique personne sans façon, croyant de la bienséance de ne pas aller là toute seule, y mena une de ses sœurs avec elle. Monseigneur avoit quelqu'un dans son cabinet quand elles arrivèrent, ce qui fut cause que du Mont leur dit de l'attendre dans un endroit où il les posta tout auprès de ce cabinet. Il fut faire signe en même temps à Monseigneur de la venue de la belle, afin qu'il se défît de sa compagnie. Monseigneur lui donna l'ordre d'aller quelque part, et, étant sorti par le grand escalier, ceux qui étoient avec Monseigneur sortirent ensuite, s'apercevant qu'ils commençoient à l'incommoder. Comme du Mont avoit laissé entr'ouverte la porte par laquelle il étoit allé trouver Monseigneur, la sœur de l'opératrice, n'entendant plus personne causer avec lui, eut la curiosité de vouloir voir ce qu'il faisoit. Monseigneur, qui n'attendoit que le retour de du Mont pour faire entrer sa sœur, ayant par hasard les yeux tournés du côté par où l'autre regardoit, ne vit pas plus tôt une coiffe par l'ouverture de la porte, que, croyant que c'étoit celle qu'il vouloit, il lui dit d'entrer. Elle crut qu'il falloit obéir, quoique ce ne fût pas elle qu'il attendît, et soit qu'il eût, ce jour-là, les yeux troubles, ou qu'il fût si pressé qu'il n'eût pas le temps de la bien considérer, il la traita tout de même qu'il eût pu faire celle à qui il avoit donné rendez-vous. Comme il n'aime pas les longues conversations avec les dames, il la renvoya aussitôt. Elle ne dit rien à sa sœur de ce qui venoit de se passer. Celle-ci attendoit le retour de du Mont pour l'annoncer, et il lui tardoit fort qu'il ne revînt. Il revint enfin par le petit escalier, et du Mont lui dit qu'il alloit parler à Monseigneur, afin de l'introduire. Monseigneur lui répondit, quand il lui en voulut dire un mot, qu'il avoit eu avec elle toute la conversation qu'il y vouloit avoir, qu'il lui donnât cinq cents louis et qu'elle s'en retournât chez elle. Du Mont, à qui elle avoit témoigné l'impatience qu'elle avoit d'entrer, ne sut ce que cela vouloit dire, et fit expliquer Monseigneur. Il sut ce qui venoit de se passer ; mais, ne sachant pas avec qui c'étoit, il fut redire à l'opératrice que, si elle avoit si bon appétit, il n'en étoit pas de même de Monseigneur. L'opératrice fut surprise de son compliment ; elle reconnut par là que sa sœur l'avoit trompée, et elle en eut tant de chagrin, qu'elle ne se seroit jamais raccommodée avec elle, si elle n'eût consenti à lui faire part des cinq cents louis d'or que ce prince avoit envoyés à celle-ci pour son payement. »

III

LES MAISONS DE CHÂTILLON ET DE BEAUVAU
(Fragments inédits de Saint-Simon[1].)

Maison de Châtillon[2].

« La maison de Châtillon-sur-Marne, ou tout court de Châtillon, n'a pas besoin qu'on la fasse connoître, déjà grande et illustre dès le IXe siècle.

« Ses branches, outre le tronc, furent celles de Blois, de Penthièvre, de Saint-Pol, de Leuze, de Porcien, de Dampierre, de la Ferté, qui est l'unique subsistante, de Marigny, de Dours, de Bonneuil, de Rosoy, vidames de Laon, de Fère-en-Tardenois ; treize outre le tronc. Du Chesne y compte une première branche, antérieure à toutes, qu'il appelle de Savigny.

« On se gardera bien d'entreprendre d'effleurer ici l'histoire, les grandeurs, le lustre en tout genre de cette maison, tels qu'elle ne le peut céder à pas une d'origine non souveraine, et qu'elle peut à beaucoup de titres prétendre une grande supériorité sur la plupart. Il faut dire néanmoins que le lieu d'où elle tire son origine, son nom et sa première seigneurie, qui est celui de Châtillon-sur-Marne, est un fief de très médiocre étendue et qui ne promettoit pas un si grand vol. Aussi l'affection pour lui a-t-elle été pareille. Il y a des siècles qu'il est sorti de cette maison, sans qu'aucun d'elle ait jamais songé à l'y faire rentrer. Il est actuellement possédé par M. Barrillon, ancien maître des requêtes, fils du conseiller d'État qui étoit ambassadeur en Angleterre lors de l'invasion du prince d'Orange, et lorsqu'en 1736 M. de Châtillon, gouverneur de Monseigneur le Dauphin, a été fait duc et pair, il a mieux aimé faire donner le nom de Châtillon à la terre qu'il a achetée pour la faire ériger en duché-pairie, que de racheter l'ancienne glèbe de son nom et maison et mettre sa dignité dessus.

« Les plus grandes terres, et même des provinces, les plus hauts emplois, les premiers offices de la couronne, les alliances les plus continuellement distinguées et relevées, celles avec le sang royal en grand nombre, et les directes avec nos rois et avec d'autres couronnes, sont familières dans cette maison. C'est dommage qu'une si longue éclipse

1. Ci-dessus, p. 116.

2. Extrait du mémoire intitulé : *Alliances directes des seigneurs français avec des filles du sang de nos rois ; branche de Dreux-Bretagne ;* autographe de Saint-Simon, vol. 44 de ses papiers, aujourd'hui *France* 199, fol. 61.

en tous ses genres l'ait plus que couverte dans ces derniers temps, dont le retour de la fortune lui promet maintenant de la dédommager.

« Le tronc, ou branche directe première et aînée, a duré en neuf générations jusqu'au 28 juin 1279, que mourut Jean de Châtillon, comte de Blois, de Chartres, de Dunois, seigneur d'Avesnes, nommé par le roi Philippe III le Hardi tuteur, défenseur et garde du royaume et de ses enfants, en cas que le comte d'Alençon vînt à mourir, ce qui n'arriva pas. C'est ce même Jean de Châtillon qui donne lieu à cet article par son mariage avec Alix de Bretagne. Il n'en vint qu'une fille unique que nous verrons en son temps épouser un fils de saint Louis, faire des fondations à la chartreuse de Paris et mourir sans postérité en 1298. Les héritières de Saint-Pol, des comtés de Nevers, Auxerre et Tonnerre, du comté de Blois, et d'Avesnes, Guise, Leuze et Landrecies, entrèrent dans cette première branche.

« La branche de Blois sortit de Guy, frère puîné de Jean de Châtillon qui finit la branche aînée directe, qui épousa Mahaut de Brabant, veuve de Robert, frère de saint Louis. On verra en son temps leur petit-fils épouser la sœur du roi Philippe VI de Valois. Elle eut cinq générations et finit en 1397. La fille unique et héritière de Jean d'Hainaut, comte de Soissons, seigneur de Beaumont, Chimay, Condé, Valenciennes, entra dans cette branche, qui finit parce que le dernier d'icelle n'eut point d'enfant de la fille de Jean, duc de Berry, fils et frère des rois Jean et Charles V.

« La branche de Penthièvre, décorée du duché de Bretagne, sortit de Guy de Châtillon, comte de Blois, et de Marguerite, sœur du roi Philippe VI de Valois, par leur second fils Charles de Châtillon, dit le Saint, qui épousa Jeanne de Bretagne, nièce du duc Jean III, fille de son second frère Guy, comte de Penthièvre et de Goëllo, et nièce de Jean, comte de Montfort, troisième frère du même duc, qui, n'ayant point d'enfants, maria cette nièce comme héritière de Bretagne en présence de ce troisième frère, qui y consentit, et qui, après la mort du duc, contesta avec divers succès des armes la Bretagne à Charles de Châtillon qui s'en maintint longtemps en possession, et qui la perdit avec la vie à la bataille d'Auray, 29 septembre 1364, contre le fils du précédent comte de Montfort, qui en devint, sous le nom de Jean V, duc effectif et paisible de Bretagne, et la postérité de Châtillon réduite à l'état particulier par le traité de Guérande fait avec ce duc, la veille de Pâques, 12 avril même année, qui lors en étoit le dernier jour.

« Cette branche qui eut beaucoup de têtes en trois générations qu'elle dura, essuya d'étranges traverses, finit avant 1434 et fondit par l'unique fille héritière dans la maison de Brosse dont l'héritière épousa un Luxembourg-Martigues, desquels le fils, ce fameux Sébastien, fut fait duc de Penthièvre et ne laissa qu'une fille qui épousa le trop fameux duc de Mercœur, dont la fille unique héritière fut un peu forcément mariée, au débris de la Ligue, à César, duc de Vendôme, bâtard d'Henri IV. N'oublions pas que nous verrons en son temps la dernière fille de Charles de Châtillon, duc de Bretagne, épouser Louis, duc d'Anjou, roi des Deux-Siciles, fils et frère des rois Jean et Charles V.

« La branche de Saint-Pol sortit de Guy de Châtillon, chef de la branche de Blois, et de Mahaut de Brabant, veuve de Robert, frère de saint Louis, par leur second fils, Guy de Châtillon, comte de Saint-Pol, grand bouteiller de France, qui épousa Marie, fille de Jean II, duc de Bretagne, et de Béatrix d'Angleterre, et leur fille aînée fut troisième femme de Charles, comte de Valois, fils puîné du roi Philippe le Hardi. Cette branche, qui n'eut que trois générations, finit en 1360 et fondit par le mariage de la fille héritière dans la maison de Luxembourg de la branche de Ligny, qui en eut le comté de Saint-Pol entre autres biens.

« La branche de Leuze eut la même origine que la dernière : deux frères en furent les chefs. Jacques de Châtillon le fut de celle-ci. Nous verrons en son lieu qu'elle donna une femme à Jacques Ier de Bourbon, comte de la Marche, connétable de France, à qui elle porta les seigneuries de Leuze, Condé, Carency et Aubigny. Cette branche n'eut que quelques générations et s'éteignit peu après l'an 1400.

« La branche de Porcien sortit d'Hugues de Châtillon, comte de Saint-Pol, pénultième du tronc ou branche aînée et directe, et de Marie d'Avesnes, comtesse de Blois, sa seconde femme, par Gaucher de Châtillon, leur troisième fils et frère cadet du chef de la branche de Saint-Pol. Gaucher II, fils de Gaucher Ier, chef de cette branche de Porcien, fut connétable de France, et Jean, fils de ce connétable, fut souverain maître d'hôtel du Roi : l'un par Philippe le Bel, après le connétable Raoul II de Clermont-en-Beauvoisis, seigneur de Nesle, depuis environ 1286 jusqu'en 1315 qu'il mourut et que Raoul Ier de Brienne, comte d'Eu et de Guines, lui succéda en l'office de connétable. L'autre fut souverain maître d'hôtel du roi Jean en 1351, après Robert de Dreux III, de la branche de Bû. Mais Jean de Châtillon ne le fut pas un an, quoiqu'il ne soit mort qu'en 1363, et Jean III de Melun, comte de Tancarville, lui succéda en cet office. Cette branche eut six générations et ne dura guères au-delà de l'an 1400. Le comté de Porcien fut vendu en 1400 par Jean de Châtillon, dernier de cette branche, à Louis, duc d'Orléans, frère de Charles VI, et Charles, duc d'Orléans, son fils, le revendit en 1435 à Antoine de Croÿ, seigneur de Renty. On explique cette bagatelle à cause du prince de Porcien, qui étoit Croÿ, si connu dans l'histoire de son temps, et dont la veuve Nevers-la Marck-Clèves épousa en deuxième noces le duc de Guise tué aux derniers États de Blois, qui eut d'elle tous ses enfants. La sœur héritière du dernier de cette branche de Châtillon épousa Guillaume de Fayel, dit le Bègue, vicomte de Breteuil, dont elle eut postérité.

« La branche de Dampierre sortit de Gaucher III de Châtillon, fils aîné du connétable de Châtillon, fils du chef de la branche de Porcien, et de Marguerite de Dampierre par leur second fils, Jean de Châtillon. seigneur de Dampierre. Le fils et le petit-fils de celui-là furent Hugues et Jacques de Châtillon, le premier, grand-maître des arbalétriers de France, 1364, par Charles V, après Beaudoin de Lens, sire d'Annequin, tué la même année à la bataille de Cocherel, et peut-être après Nicolas de Ligne, seigneur d'Olignies, qui ne se trouve que dans Froissart, et, s'il le fut, il ne le demeura que quelques mois. Hugues de Châtillon fut ôté de sa charge en faveur de Guichard Ier Dauphin en 1379 jusqu'en 1382 que Hugues fut rétabli. En 1388, Guichard fut encore mis en sa place, et Hugues mourut deux ans après. Jacques de Châtillon, fils de cet Hugues, fut fait amiral de France en 1408 par la faction de Bourgogne, qui destitua Pierre de Breban dit Clignet, qui étoit du parti d'Orléans et qui en conserva toujours la prétention et le titre. Il vivoit encore en 1428. Jacques de Châtillon étoit mort en 1415 à la bataille d'Azincourt, et en 1417 Robert de Braquemont, dit Robinet, fut amiral de Frauce.

« Autre Jacques de Châtillon, fils de notre amiral, fut fait par Charles VI grand pannetier de France après la mort de Jean, seigneur de Naillac, qui lui fut adjugée par arrêt du Parlement, 1439, contre Roland de Donquerre, qui la lui disputoit. Jacques mourut sans postérité peu après 1446, et Antoine de Chabannes fut grand pannetier, le même qui dans la suite fut grand maître de France et qui étoit comte de Dammartin. Cette branche de Châtillon-Dampierre finit à la quatrième génération, après 1471, et fondit par les deux filles héritières dans les maisons de Lannoy et de Soissons-Moreuil.

« La branche de la Ferté-en-Ponthieu est la seule qui subsiste encore aujourd'hui et réduite à deux têtes, le duc de Châtillon, pair de France, gouverneur de Monseigneur le Dauphin, et le marquis de Châtillon, doyen de l'ordre du Saint-Esprit, frère cadet de son père, et est sortie de Jean, second fils du connétable Gaucher de Châtillon et de sa première femme, Isabelle de Dreux-Bû, lequel Jean de Châtillon, chef de cette branche, fut grand queux, puis grand maître de France ou souverain maître d'hôtel du Roi comme on parloit alors. Il fut grand queux de France après Jean Bonnet et assista en cette qualité, en 1328, au sacre de Philippe VI de Valois. Bernard VI, sire de Moreuil, maréchal de France, lui succéda en cet office, lorsqu'il fut pourvu de celui de souverain maître d'hôtel du roi Jean, comme on l'a vu en la page précédente sous la branche de Porcien.

« Cette branche est en la personne du duc de Châtillon à sa douzième génération depuis le connétable Gaucher de Châtillon. Elle a eu deux grand queux et deux grands maîtres des Eaux et forêts de France et un souverain maître d'hôtel de la Reine, savoir :

« Deux fils du chef de cette branche, Gaucher et Charles : Gaucher de Châtillon, souverain maître d'hôtel de la reine Jeanne de Bourbon, femme de Charles V et mère de Charles VI, fut institué souverain maître et réformateur des Eaux et forêts de France en 1364 après Robert II, comte de Roucy. Après lui, Hugues de Prouverville, écuyer, et Jacques l'Empereur, général des aides, eurent l'un après l'autre commission de maître enquêteur des Eaux et forêts, et, après ceux-là, Charles de Châtillon, frère de notre Gaucher, fut institué en 1384 par Charles VI souverain et général réformateur des Eaux et forêts de France, et il le fut jusqu'en 1394, que Guillaume IV, vicomte de Melun, comte de Tancarville, lui succéda en cet office. Pour Charles de Châtillon, il fut en 1390 grand queux de France par la mort de Guillaume, châtelain de Beauvais. Il mourut lui-même en 1401, et Philippe, seigneur de Linières, lui succéda en cet office. Pour Gaucher, son frère aîné ci-dessus, qui continua la postérité et qui mourut en 1377, son petit-fils Guillaume de Châtillon fut fait en 1418 par Charles VI grand queux de France, après Philippe de Linières, dont on vient de parler. Antoine de Prie lui succéda en cet office en 1431 et vivoit encore en 1481, et il a été le dernier grand queux de France, cet office ayant été supprimé en 1490 par Charles VIII et ses fonctions réunies à celles de grand maître de France. François de Montfort-en-Bretagne, dit Guy XIV, comte de Laval et de Montfort, étoit lors grand maître de France et servit comme tel au sacre de Charles VIII, puis mourut sans enfants en 1500.

« La branche de Marigny, sortie de Charles II de Châtillon, seigneur de Survilliers, un des chambellans de Charles VIII, et de Catherine Chabot, fille de Thibaut IV Chabot, seigneur de la Grève, et de Brunissende, dame d'Argenton, quatrième génération de la branche de la Ferté, par leur second fils Jacques de Châtillon, seigneur de Marigny, n'eut aucune illustration et seulement deux bonnes alliances en cinq générations, et finit vers 1650 fondue dans la maison de Conflans par le mariage de l'héritière, morte à soixante-treize ans en 1683.

« La branche de Dours, sortie de Jean de Châtillon, chef de la branche unique subsistante de la Ferté-en-Ponthieu, et d'Éléonor de Roye, sa première femme, par leur troisième fils Gaucher de Châtillon, n'eut aucune illustration en trois générations qu'elle dura que quelques alliances. Charles, dernier de cette branche, qui mourut sans enfants, et qui étoit un des chambellans du duc de Bourgogne, vendit à Pierre de la Trémoïlle sa terre de Dours en 1413, qui a fait une branche de Dours dans la maison de la Trémoïlle. Les biens de cette branche de Châtillon-Dours, qui étoient fort médiocres, tombèrent par ses héritières dans les maisons de Trelon et de Roye.

« La branche des vidames de Laon, sortie de Gaucher de Châtillon, connétable de France, comte de Porcien et d'Isabelle de Dreux-Bû, sa première femme, par Hugues, seigneur de Rosoy, n'eut que deux générations et aucune illustration que par quelques alliances. Elle ne subsista guères après l'an 1367, et les biens pour la plupart par les filles héritières tombèrent dans la maison de Craon.

« La branche de Fère-en-Tardenois, sortie du connétable Gaucher de Châtillon et de sa seconde femme Hélisende de Vergy par leur fils unique cadet du connétable, qui s'appeloit Guy, n'eut que deux générations, et finit en 1404. Guy s'illustra par son mariage avec Marie, fille de Thibaut, duc et marchis de Lorraine. Leur fils n'eut que des filles d'une Coucy, qui portèrent les biens de cette branche dans les maisons de Montbéliard et de Ghistelles.

« On laisse aux critiques les raisonnements sur la décadence subite et si marquée de cette grande maison. »

MAISON DE BEAUVAU[1].

ISABEAU DE BEAUVAU épousa à Angers, 9 novembre 1454, Jean II de Bourbon, comte de Vendôme.

Il se trouva à toutes les expéditions de guerre et à toutes les grandes fonctions de son temps. Il mourut en son château de Lavardin, près Vendôme, 6 janvier 1477, que nous dirions 78, et laissa François, son successeur, Louis, prince de la Roche-sur-Yon, tige des ducs de Montpensier, quatre filles mariées et deux abbesses.

Isabeau son épouse étoit fille unique et héritière de Louis de Beauvau, seigneur de Champigny et de la Roche-sur-Yon et de Marguerite de Chambley. Il étoit sénéchal d'Anjou, attaché au bon roi René de Sicile, duc d'Anjou, son premier chambellan, etc., et le dernier de la branche aînée directe de Beauvau, et la sixième génération depuis René, seigneur de Beauvau, auquel MM. de Sainte-Marthe commencent la généalogie de cette maison. Il falloit qu'elle fût dès lors considérable, puisque ce René accompagna en 1265 Charles, comte d'Anjou, frère de saint Louis, en son expédition de Naples, avec distinction, où il mourut l'année suivante. Mathieu, son fils, fut sénéchal d'Anjou, qui de Jeanne de Rohan eut Jean II, qui continua la lignée, et autre Mathieu, qui a fait la branche du Rivau. Jean II fut grand père de Pierre I, gouverneur et sénéchal d'Anjou, exécuteur du testament de Louis II d'Anjou, roi des Deux-Siciles, et ambassadeur du roi Louis III, son fils, pour son mariage avec Marguerite, fille du duc Amédée de Savoie. De Jeanne de Craon il eut deux fils : Louis, père de notre comtesse de Vendôme, et Jean IV, seigneur de Beauvau, qui continua la postérité. Il fut sénéchal d'Anjou, chambellan du bon roi René, et laissa Pierre II, son fils, qui fut aussi au même roi René, et sénéchal de Lorraine, où ses enfants s'établirent, et eurent toujours de père en fils des emplois de confiance et distingués en Lorraine. Son sixième petit-fils en ligne directe est Marc de Beauvau, qui porte aujourd'hui le nom de prince de Craon.

1. Extrait du mémoire intitulé : *Alliances directes de filles de seigneurs particuliers françois avec des seigneurs ou princes du sang* ; autographe de Saint-Simon, vol. 44 de ses papiers, aujourd'hui *France* 199, fol. 118 v°.

Il a épousé en décembre 1706 Marguerite de Ligneville, pour laquelle le duc de Lorraine Léopold, gendre de Monsieur frère de Louis XIV, a eu la plus singulière amitié, qui leur a procuré des richesses immenses pour un pays, encore plus pour un petit État comme la Lorraine, et, à la paix d'Utrecht, le duc de Lorraine remit au roi d'Espagne pour trois millions de prétentions liquidées, dont il donna quittance moyennant la grandesse d'Espagne qui fut accordée à M. de Craon, pour lequel M. de Lorraine obtint encore de l'Empereur de le faire prince de l'Empire. Il est grand écuyer du duc de Lorraine comme il l'avoit été de son père, et sa femme vient de remettre sa place de dame d'honneur de Mme la duchesse de Lorraine petite-fille de France. M. et Mme de Craon s'en vont à Florence avec commission de M. de Lorraine [de] veiller à ses intérêts pendant la vie du grand-duc, dont les États lui sont assurés par la paix de cette année 1737[1] en échange des duchés de Lorraine et de Bar cédés en toute propriété au roi Stanislas de Pologne, et après lui incommutablement à la couronne de France. M. de Craon a beaucoup d'enfants, fils et filles très bien mariées, dont deux déjà veuves. Telle est la branche directe aînée de Beauvau, où les bonnes alliances sont très ordinaires, mêlées de plus illustres et de très communes.

Les branches de Rorté et de Pange ont été attachées aux ducs de Lorraine et y ont eu des emplois considérables.

Celle de Précigny ou de Pimpéan a eu des emplois considérables chez les ducs d'Anjou, rois des Deux-Siciles, et des alliances fort bonnes en petit nombre. Elle a fini en 1597 en la personne de Jean-Baptiste de Beauvau, seigneur de Pimpéan et des Roches, sans enfants d'une sœur du cardinal-duc de Richelieu, longtemps avant les premiers commencements de la fortune de ce premier ministre, son cadet de beaucoup d'années. C'est cette sœur qui s'emmouracha depuis de René Vignerot, bisaïeul de mâle en mâle du duc de Richelieu d'aujourd'hui. René Vignerot et sa femme furent longtemps sans que personne de la parenté de cette femme les voulût voir, et le cardinal de Richelieu et le monde auroient vu avec plus de plaisir la maison de Beauvau, s'il y eût eu des enfants du premier mariage, profiter de la prodigieuse fortune qu'à leur défaut ont fait les enfants de cet étrange second lit.

La branche de Passavant, qui avoit eu des alliances illustres dans ses premières générations, n'en a eu depuis que de fort communes, et même de moindres.

La branche du Rivau n'a eu que les alliances les plus communes,

1. C'est donc en 1737 que Saint-Simon rédigea les mémoires sur les alliances de la maison royale d'où est extraite la présente notice. On a vu dans l'*Avertissement* de notre tome Ier (p. XXXI-XXXII) que c'est en 1738 ou 1739 qu'il commença la rédaction de ses Mémoires proprement dits.

avec très peu de bonnes et encore moins d'illustres. Elle vient de finir en 1734, en la personne de Pierre-Madeleine, marquis de Beauvau du Rivau, lieutenant général des armées du Roi, chevalier de ses ordres en 1724, et gouverneur de Douay, où il est mort, frère de l'archevêque de Narbonne, encore vivant, et commandeur de l'ordre du Saint-Esprit en même promotion que lui. Il ne reste de cette branche que la fille unique de ce même marquis de Beauvau, veuve sans enfants du duc de Rochechouart, pair de France et premier gentilhomme de la chambre du Roi par démission du duc de Mortemart son père.

Enfin la branche de Rivarennes ou de Montgaugé n'a eu aucune alliance. Elle va finir en la personne de Gabriel-Henri de Beauvau, qui a été autrefois capitaine des gardes de Monsieur frère de Louis XIV, vieux et infirme, qui n'a eu que des filles, mariées au marquis de Beauvau, chevalier de l'Ordre, dont on vient de parler, au comte de Choiseul, au marquis de Flamarens, et quelques-unes restées filles. Il avoit épousé une fille d'affaires, dont sont les deux premières ; les autres sont de son second mariage avec une sœur du second lit du duc de Brancas et de même lit que la marquise de Brancas, la seule alliance de cette branche. Il a eu un frère mort évêque de Nantes en 1717.

IV

LE COSTUME DE DEUIL A LA COUR[1]

(Extrait des registres du maître des cérémonies[2].)

« A la mort de Madame la Dauphine [Bavière], le Roi ne prit point le deuil ; la cour le prit. Les princes du sang drapèrent leurs carrosses et habillèrent leurs livrées de deuil pendant un an et quarante jours. Les princes étrangers et les ducs ne firent point draper leur carrosses ; leur deuil dura six mois.

« Les princes étrangers et les ducs ne firent point draper leurs carrosses ; leur deuil dura six mois.

« Les princes étrangers et les ducs représentèrent au Roi, depuis, qu'ils n'avoient pas à la vérité drapé leurs carrosses au deuil de Madame la Dauphine par ordre, mais que, dans toutes les occasions de cérémonie de grand deuil, ils avoient été en possession de faire draper leurs carrosses, et qu'ils espéroient que S. M. trouveroit bon qu'ils le fissent à l'avenir.

« On porta des pleureuses[3] six semaines ; épée noire, crêpe, boucles noires et souliers noirs, cravates, manchettes du plus grand deuil six semaines.

« La cour a porté le deuil de Monseigneur six semaines avec des cravates de toile épaisse de batiste, des pleureuses aux manches du justaucorps, et des manches plates à la veste, sans aucune manchette au poignet, un crêpe au chapeau et les boucles des souliers noires.

« Au bout des six semaines, on a quitté les pleureuses, remis les boutons aux manches du justaucorps ; mais on a laissé les manches plates à la veste, sans mettre de manchettes au poignet ; le deuil a encore duré de cette façon pendant six autres semaines, et, au bout de trois mois, on a quitté les manchettes plates, et on a pris des cravates plus claires avec de l'effilé autour et des manchettes au poignet avec de l'effilé autour.

« Au deuil de la reine Marie-Thérèse d'Autriche en 1683, le Roi

1. Ci-dessus, p. 123.

2. Extraits copiés par le baron de Breteuil sur la marge du manuscrit de ses Mémoires, ms. Arsenal 3864, fol. 17 et suivants.

3. « On appeloit ainsi de certains morceaux de toile qu'on attachoit au haut des manches du justaucorps, et d'autres plus petits qu'on attachoit au bout des manches des vestes » (*Mémoires de Sourches,* tome XIII, p. 89, note).

prit les chausses, le pourpoint et le manteau long de drap violet : les chausses ouvertes et un peu larges, le pourpoint boutonné jusqu'au bas sans laisser voir la chemise, les manches fermées jusqu'au poing et garnies de petites manchettes plates cousues, le collet garni d'un rabat de toile d'Hollande, la queue du manteau de cinq pieds, les bas de laine violette, les souliers de drap violet avec les boucles d'acier tirant sur le violet, l'épée garnie d'acier de même couleur avec le ceinturon de drap violet, le chapeau noir garni d'un grand crêpe violet pendant jusqu'aux jarrets, les gants violets avec garnitures.

« Monseigneur le Dauphin, Monsieur et les princes du sang prirent le grand deuil de drap noir. Le manteau de Monseigneur traînoit de quatre pieds, celui de Monsieur de trois pieds et demi, et ceux des princes du sang de deux, les crêpes des chapeaux pendoient à proportion de la longueur des manteaux. Comme les distinctions sont inutiles si elles ne sont fort sensibles, la queue du manteau de Monsieur ne devoit être que de trois pieds la distinction d'un demi-pied n'étant pas considérable.

« Les princes étrangers, les ducs, les maréchaux de France, les officiers de la couronne, les grands officiers de la maison du Roi, prirent aussi le grand deuil avec cette différence que les manteaux ne traînoient que de trois ou quatre doigts.

« Le Chancelier ne prit point le deuil. Tous les autres officiers de la maison du Roi prirent le deuil en justaucorps et cravates. Tous les officiers de la maison de la Reine prirent le grand deuil en manteau long. Les gens de livrées de toutes les personnes dont je viens de parler furent habillés de noir. »

V

MÉMOIRE DU DUC DU MAINE SUR LA MORT DE L'EMPEREUR

Présenté au Roi le 7 mai 1711[1].

« Les secrets replis de la divine Providence commencent pour nous à se développer, et la justice toute miséricordieuse de Dieu se manifeste à nos yeux de la façon la plus sensible. C'est ce même Dieu qui, par l'ordre de sa sagesse, prescrit à la mer de certaines bornes qu'elle n'ose passer, qui se rend aussi protecteur des États et qui les soutient dans la juste étendue convenable au bien de la société civile et au partage de la terre. C'est encore ce même Dieu, qui, ayant créé toutes choses, qui, aimant tous ses ouvrages, et qui, voulant qu'aucuns ne périssent absolument, a permis la mort de l'Empereur dans la conjoncture où elle est survenue. Cet événement est si considérable pour l'Europe, dont il peut changer la face, et surtout pour le royaume de France, que tout François à qui il est permis de parler sur d'aussi graves matières doit le faire pour sa propre satisfaction et pour l'acquit de sa conscience, avec la soumission d'un sujet qui recherche plus la gloire de son prince et celle de sa patrie que le mérite d'avoir pensé quelque chose dont personne ne se soit avisé. Je crois qu'on doit aujourd'hui parler d'autant plus hardiment, qu'il ne s'agit que d'exposer les révolutions que la catastrophe présente offre à l'imagination, sans s'avancer avec trop de confiance à proposer les moyens d'en profiter, qui ne peuvent être connus que de ceux qui, tenant le timon des affaires, ont une notion parfaite de tous les secrets d'État, des termes où l'on est avec chaque potentat, des ressorts capables de les émouvoir, et de la puissance où l'on se trouve de les mettre en pratique.

« Il est certain qu'en quelque temps que soit arrivée la mort de l'Empereur, elle auroit infailliblement changé la face des affaires, et il est encore plus certain que cette mort ne pouvoit arriver dans une conjoncture qui nous fût plus favorable.

« Les spéculatifs, donnant dans le cabinet carrière à leur zèle et à leur imagination, ne trouvoient pour sortir de la violente situation où nous sommes que l'armement du Turc ou la mort de l'Empereur, et les voilà tous deux arrivés en même temps. Est-il rien de plus flatteur pour nous que ce premier coup d'œil ?

1. Ci-dessus, p. 134. Extrait de la Correspondance du duc du Maine, 2e registre, fol. 176 vo et suivants.

« Le choix d'un Empereur intéresse toute l'Europe ; l'armement du Turc menace l'Empire ; l'interrègne affoiblit l'Empire ; enfin les forces ottomanes sont excitées et conduites par le roi de Suède, dont il est à présumer que le loisir de réfléchir sur les causes de sa disgrâce n'a servi qu'à fortifier, s'il se peut, l'ardeur guerrière, et à rendre l'ambition plus redoutable.

« L'Empereur, étant mort sans enfant mâle, laisse à tous les princes de l'Europe une libre prétention à l'Empire, et tous ceux qui s'en soucient ont des forces à peu près égales, soit par leurs troupes, par leur argent ou par leurs amis. Qui plus est, la différence de religion entraîne nécessairement deux cabales toujours opposées l'une à l'autre.

« Les électeurs ecclésiastiques ne peuvent aspirer à l'Empire ; il n'y a donc parmi les princes catholiques que l'électeur de Bavière, l'électeur palatin, l'Archiduc et le duc de Savoie qui puissent y penser.

« Aucun prince n'a de droit à l'Empire. M. de Bavière, qui est au ban de l'Empire, doit se trouver heureux de profiter de la conjoncture pour être réhabilité et pour rentrer dans ses États ; le duc de Savoie, accoutumé à l'air d'Italie et à y jouer le principal rôle [1], préférera peut être à tout de s'y agrandir et d'y augmenter sa puissance ; l'électeur palatin ne fera point une cabale différente de celle de son neveu, et l'Archiduc, foible par lui-même d'esprit, de corps et de moyens, ne sauroit réussir que par ses amis. Je le dis foible de moyens, parce que ses pays héréditaires sont épuisés, qu'il n'est pas seulement reconnu roi de Bohême ni de Hongrie, et que la Hongrie ne manquera pas vraisemblablement cette occasion d'essayer de recouvrer son ancienne liberté en secouant le joug et se nommant un roi, sentant d'ailleurs qu'elle peut être appuyée par le Grand Seigneur, ennemi irréconciliable de l'Empire, et par le roi de Suède, qui est peu prévenu en faveur de la maison d'Autriche, et qui certainement protégera autant qu'il le pourra la religion protestante.

« L'Archiduc, à moins d'anciens traités secrets entre les alliés, ne peut donc se faire empereur que par la protection des princes catholiques qui sont en état de lui fournir des troupes. Pour cela il faut qu'il songe à se concilier leur amitié et qu'il aille se mettre à la tête de son parti ; il faut qu'il abandonne les rebelles d'Espagne, qui ne sont retenus, à ce qu'il paroît, que par sa présence. De plus, il a besoin de la pluralité des voix, et il ne peut compter que sur celles des catholiques, les électeurs protestants ayant un grand intérêt à tâcher de rendre l'Empire alternatif entre les deux religions. Il faut donc qu'il contribue de son crédit au rétablissement des électeurs de Cologne et de Bavière, ce qui nous seroit toujours très bon, à cause de la peine que nous aurions à les dédommager de ce qu'ils ont perdu pour nous.

« L'Archiduc ne peut se mettre à la tête de son parti sans abandon-

1. Ici en note : « Sans compter que, pour pouvoir être empereur, il faut être allemand de naissance ou d'origine. »

ner la Catalogne, et il ne sauroit, à ce que je crois, s'en éloigner sans avoir avec lui M. de Stahrenberg, qui est son conseil encore plus que son bras, et qui, par son goût particulier, desire fort de quitter l'Espagne, tant parce qu'il s'y voit exposé à perdre d'un moment à l'autre une réputation qu'il a été longtemps à acquérir, que parce qu'il a un extrême désir de se retirer de l'embarras des affaires.

« Je sais des gens d'esprit qui disent que, si l'Archiduc devenoit empereur, nous resterions comme nous sommes et que nous ne nous sentirions point de la révolution. Je ne puis en convenir avec eux. En supposant même une élection brusque et unanime, supposition que je crois frivole, du moins seroit-il certain que l'élection ne se peut faire sans que l'Archiduc quitte la Catalogne et que sa défection ne peut devenir infructueuse au roi d'Espagne, quand même M. le duc de Savoie se substitueroit en personne pour son antagoniste, puisqu'il ne le pourroit faire encore sans passer en Catalogne, et sans laisser ses États exposés à l'invasion de l'armée de M. le duc de Berwick, qui pourroit choisir en ce cas d'entrer en Piémont ou de tourner vers les Pyrénées. Ainsi, de quelque façon que l'on regarde les choses, on ne sauroit disputer que sur le plus ou le moins d'avantage que nous en pouvons retirer.

« On pousse plus loin la noirceur des idées, et l'on dit que les alliés, ayant prévu il y a longtemps la possibilité de l'événement qui vient de s'accomplir, ont fait un traité secret, par lequel ils s'engagent à déférer l'Empire à l'Archiduc, en remettant ses prétentions sur l'Espagne à M. de Savoie[1]. Je veux bien que cela soit ; mais ce projet ne peut s'effectuer que comme je l'ai dit ci-dessus.

« Cependant je ne pense pas que ce fût un mal pour nous que l'Archiduc devînt empereur. Je voudrois seulement qu'il en eût l'obligation ou qu'il crût l'avoir à la France, et qu'on lui fît entendre qu'il pourroit aisément se faire un mérite auprès du Roi et de S. M. Catholique en se désistant de ses chimères sur le royaume d'Espagne, en remettant de bonne grâce à son légitime souverain la ville de Barcelone, qu'il sera hors d'état de soutenir dans sa révolte, et en contribuant de son mieux à engager au repos M. le duc de Savoie, en le rendant sans coup férir un prince très puissant, et lui donnant enfin toutes sortes de satisfactions. Il seroit bon, à ce qu'il me semble, de faire de telles ouvertures à l'Archiduc dans ces commencements, de l'assurer que, s'il y adhéroit, nous le protégerions avec joie, et que les troupes que nous avons sur le Rhin feroient des mouvements relatifs à ses intérêts. Je crois qu'après cela, si l'Archiduc manquoit pour nous de reconnoissance et ne devenoit pas notre ami, il auroit honte du moins dans la suite d'être notre ennemi.

« Je me démontre aussi que l'ambition du duc de Savoie devroit être

1. En marge on lit ces mots : « En ce cas, c'est avec les Électeurs qu'il faudroit que fût le traité. »

satisfaite du don qui lui seroit fait du Milanois par S. M. Catholique et par le consentement de l'Archiduc, scellé par l'agrément du Roi, à condition d'être amis et de concourir à l'élection de l'Archiduc, qui deviendroit bien sûr de son fait, ayant de telles puissances dans ses intérêts. Il me semble donc que les deux Couronnes devroient, sans perdre de temps, commencer à négocier avec ces deux princes.

L'Empire doit être, par une espèce de loi, entre les mains d'un prince catholique ; mais croit-on que les princes protestants, qui sont les plus puissants d'Allemagne, ne fassent pas tous leurs efforts pour essayer de le rendre alternatif entre les deux religions, et que le roi de Suède n'y concoure pas de toutes ses forces, pour se rendre recommandable par un si grand et si brillant service rendu à la sienne. Je ne connois que M. de Hanovre dont la reconnoissance pour la maison d'Autriche puisse combattre l'intérêt personnel.

« Dès que l'on admettra la prétention des princes protestants, il faut admettre autant d'émules qu'il se trouve d'électeurs dans ce déplorable schisme ; et, comme ils ne sont puissants et accrédités que par le nombre de leurs troupes, il est nécessaire pour travailler à leur propre grandeur qu'ils les retirent auprès d'eux, ou qu'ils ordonnent à ceux qui les commandent chez les princes à qui ils les ont vendues, de ne les point exposer, pour être toujours prêtes d'un moment à l'autre de revenir chez eux. Or, après de tels ordres, que deviendra l'armée des ennemis en Flandres, dont la plus grande partie est composée de troupes allemandes à la solde de Hollande ? Elle s'anéantira, ou, si elle reste assemblée, ce sera un corps inanimé, toujours prêt à se dissoudre et attentif uniquement à ce qui se passera loin de lui.

« Que deviendront les troupes de l'Empereur sans chef et sans maître ? L'Archiduc préférera-t-il la passion de sa maison contre nous à ses intérêts particuliers, et, dans le temps qu'il aura besoin de ses forces pour le point le plus important de sa vie, les laissera-t-il pour servir l'ambition effrénée des Hollandois, ou pour être sacrifiées à la gloire du duc de Marlborough ? J'y vois peu d'apparence.

« Ainsi rien ne me paroît plus à craindre cette année en Flandres qu'un coup de désespoir de la part du Mylord, qui, ne se souciant que de lui-même, et se sentant perdu en Angleterre, s'il cesse d'occuper un poste aussi considérable que celui qu'il occupe, tentera les coups d'un désespéré, pour chercher dans l'imprudence ce que la sagesse ne peut lui faire envisager, et il me paroît que le meilleur parti que nous ayons à prendre est celui de la sagesse, jusqu'à ce que nous voyions l'effet que la mort de l'Empereur produira dans l'Europe.

« La haine que l'on porte à la France seroit capable, si nous tentions présentement des entreprises éclatantes, de réunir contre nous les intérêts les plus opposés, comme nous l'éprouvons depuis longtemps, et de cimenter la ligue peut-être à la veille de sa ruine. La terre tremble ; attendons en lieu sûr le débris des grands édifices pour être en état d'en recueillir ce qu'il nous en conviendra ; négocions sous main auprès de tous les princes, afin de parvenir à négocier publiquement ; n'en méprisons aucun ; tâchons de nous faire des amis ; mais tenons la foudre suspendue, et que tous craignent d'en être frappés ; nos armées ne seront point inutiles étant au commencement de cette campagne dans l'inaction.

« Par la sagesse à laquelle je viens d'exhorter, je n'entends point la pusillanimité ; ce n'est que la témérité que je conseille d'éviter. Je serois au désespoir qu'on crût que mon sentiment fût de tout souffrir. Pour les batailles à la vérité, j'ose avancer qu'il les faut éluder, mais par des précautions dans les postes, et non par des retraites honteuses auxquelles il est facile à un général avisé de ne se point exposer ; et je ne prétends point inférer de ma maxime générale qu'il faille tout endurer ni ne pas faire des diversions ou des entreprises qui ne seroient audacieuses qu'en apparence, ni ne pas attaquer Douay, si les ennemis s'arrêtoient au siège de Saint-Omer, ou de quelque autre place. Je pense seulement qu'il faut attendre et écouter pour être en état de se faire craindre.

« Il n'est pas possible que les Hollandois ne fassent des retours sur eux-mêmes, qu'ils ne sentent des remords continuels de ce qu'ils ont manqué en 1710, et que l'inquiétude qu'ils auront de voir leur sort dépendre des intrigues des princes d'Allemagne, ne les invite au plus tôt à songer à leurs propres intérêts. J'irai plus loin : je ne doute pas que les Hollandois, voyant que nous ne leur parlons pas, ne s'empressent de nous parler ; mais je voudrois qu'en ce cas, oubliant notre style précédent, nous prissions le leur, en en retranchant simplement l'arrogance, et les écoutant sans ardeur ni brutalité.

« La mort de l'Empereur a déjà produit la contre-marche du prince Eugène, dont la présence à l'armée de Flandres est d'un très-grand poids, tant par sa capacité que pour son audace, et par l'ascendant qu'il a pris sur les Hollandois, qui, par le génie de leur nation, répugnent à toutes les entreprises un peu hasardeuses.

« Ce n'est que petit à petit et avec de la patience qu'on peut délier un nœud gordien, quand on n'est point en état de le couper comme fit Alexandre. Gardons-nous de l'impatience françoise ; ce n'est point en un instant qu'arrivent les grandes révolutions. Sentons notre bonheur que celle-ci vienne dans un temps où nos armées et les affaires du roi d'Espagne sont en meilleur état qu'elles n'ont été depuis trois ans.

« Ce n'est qu'en tant que l'Archiduc nous eût l'obligation d'être élevé à l'Empire, et qu'il voulût faire tout ce que j'ai ci-devant proposé, que j'ai avancé que la France ne devroit pas être fâchée de le voir empereur ; car, s'il y manquoit quelqu'une de ces conditions, ce ne seroit plus pour nous la même chose, et nous n'aurions à fonder nos espérances que sur la tranquillité dont nous jouirons vraisemblablement cette campagne, et sur la facilité que trouvera S. M. Catholique à reconquérir la Catalogne. A la vérité, ces deux choses ne laissent pas que d'être pour nous un avantage, puisque c'étoit avant ceci le seul objet de nos desirs ; mais il faut, à mon avis, tâcher de gagner un peu plus à la mort de l'Empereur, et songer à contrecarrer la maison d'Autriche, si elle paroît mépriser notre assistance.

« L'intérêt véritable de la France seroit que l'Empire devînt alternatif entre les deux religions, et j'avance cette proposition hardiment sans craindre que cela fît tort à la religion catholique, non-seulement parce que l'Empire, ne pouvant rester dans la même maison, perdroit de sa considération, mais encore parce que je vois que Léopold Ier, le plus catholique et le plus dévot de tous les empereurs, n'a protégé, favorisé et relevé que les protestants.

« Tous les princes d'Allemagne doivent être jaloux de la grandeur de la maison d'Autriche, qui les a tenus toujours armés pour ses querelles particulières, et dont les empereurs, oubliant qu'ils n'étoient que les premiers du corps germanique, ont fait par autorité plusieurs innovations et se sont accoutumés à parler en maîtres à tous les membres de l'Empire. Les Vénitiens, d'un autre côté, souffrent impatiemment de la voir si puissante, étant entourés de ses terres. Ainsi, je suis très-persuadé que, si la France ne pouvoit aisément faire empereur le prince qu'elle voudroit, du moins pourroit-elle facilement exclure de l'Empire l'Archiduc.

« Pour rendre tout possible à la France, elle n'a besoin que d'avoir la paix avec le duc de Savoie. C'est un prince de bon sens, mais plus fidèle à son intérêt qu'à sa parole. Il ne sera point flatté, que je crois, de l'idée chimérique de se faire roi d'Espagne ; il a trop d'esprit pour ne pas sentir la difficulté de cette besogne, et il peut soupçonner justement que les Espagnols seront toujours moins portés d'inclination pour lui que pour un Autrichien. Ainsi, quand on lui fera une bonne, grande et solide condition dans son pays, il ne quittera jamais assurément le certain pour l'incertain.

« Il me semble qu'un homme bien instruit des affaires et capable de les manier avec esprit seroit à cette heure très-nécessaire en Italie. Il peut toujours être reçu à Rome, commencer de là à parler, engager des correspondances, et peut-être ne tarderoit-il pas à pouvoir se porter lui-même auprès de plusieurs princes de ce pays. M. d'Antin ou M. l'abbé de Polignac me paraîtroient fort propres pour une telle commission, et pour ramener les Vénitiens, avec qui il me semble qu'on devroit présentement avoir quelque regret d'être en froideur. Cependant, pour conclure cet article, il faut convenir que M. de Savoie sera certain de sa grandeur, quand il sera réuni avec la France, et qu'aussi la France, amie de M. de Savoie, exclura sans peine l'Archiduc de sa prétention à l'Empire.

« Il n'est pas moins certain que les seules troupes de l'armée de Dauphiné, portées en partie sur le Rhin, feroient trembler l'Empire et donneroient un furieux branle à l'élection, les princes d'Italie avançant aussi des troupes vers le Trentin, et le roi de Suède s'approchant de la Hongrie.

« Celui qui est destiné pour commander l'armée d'Alsace étant également capable des fonctions d'un négociateur et de celles d'un général, il n'y en a point d'autres à proposer. Si l'on joignoit à lui M. le maréchal d'Huxelles, qui sait parfaitement les affaires d'Allemagne, cela ne pourroit, à ce qu'il paroît, produire qu'un bon effet, ces deux Messieurs étant fort unis et ayant une grande estime l'un pour l'autre.

« Il ne me reste plus qu'à demander de l'indulgence pour cet ouvrage. Si j'étois plus souvent questionné sur de telles matières, j'en parlerois plus pertinemment, et je deviendrois peut-être capable d'être utile à mon prince et à ma patrie ; mais, à présent, je n'ai que mon zèle qui me puisse faire excuser. Qu'on me fasse encore grâce sur mon style : ce sont des choses et non des paroles que j'ai prétendu mettre dans ce mémoire. »

VI

L'ORIGINE DE LA FAMILLE D'ALBERT DE LUYNES

d'après Clairambault[1].

« Le peu de bien que l'on avoit vu au connétable de Luynes et à ses frères avant la prodigieuse fortune où il parvint, après avoir été gentilhomme ordinaire de la maison du Roi, et l'extrême faveur dont l'honora le feu Roi après la mort du maréchal d'Ancre l'an 1617, ayant soulevé tout le monde contre lui, parce qu'il ne ménagea personne, jamais favori ne fut déchiré par autant de libelles et de satires, par lesquelles on l'attaqua sur sa naissance. Cependant, quoique sa noblesse ne fût pas des plus connues ni des plus titrées, il est certain que Thomas Aubert, dit depuis Albert, son quatrième aïeul, étoit seigneur de Boussargues en Languedoc et bailli de Vivarois, et qu'il est qualifié écuyer et damoiseau par un titre de l'an 1419, 1421, etc.

« Voilà au moins une possession de noblesse établie depuis ce temps là; car au-dessus on n'a jamais connu ni bien ni mal de ses ancêtres.

« C'est de là que descendoit le connétable de Luynes, Charles d'Albert, et ses deux frères, le maréchal de Chaulnes et le duc de Luxembourg, et quoique aussi pauvre qu'il se trouva jusqu'à l'âge de près de quarante ans, il ne laissoit pas d'être fils d'un homme qui possédoit les terres de Luynes, de Cadenet et de Brantes, qui avoit été chambellan de François, fils de France, duc d'Alençon, frère des rois Charles IX et Henri III, colonel des bandes françoises et maître de l'artillerie en Languedoc, viguier de la ville de Beaucaire et gouverneur du Château-Dauphin et du Pont-Saint-Esprit sur le Rhône. »

1. Ci-dessus, p. 163-164. — Bibl. nat., ms. Clairambault 719, p. 41.

VII

L'ÉDIT SUR LES DUCHÉS-PAIRIES[1].

Bien que cet édit ait été imprimé en feuille volante dès sa promulgation, et qu'il se trouve dans un grand nombre d'ouvrages, nous croyons intéressant d'en reproduire un texte collationné sur les expéditions originales, étant donné l'importance que Saint-Simon a attribué à ce règlement et le long passage de ses *Mémoires* qu'il lui a consacré. On pourra ainsi le comparer avec le texte du premier président de Harlay (ci-dessus, p. 146-158) et se rendre compte de la mesure dans laquelle les observations de Saint-Simon au Chancelier ont pu faire modifier la rédaction primitive.

Édit du Roi

PORTANT RÈGLEMENT GÉNÉRAL POUR LES DUCHÉS ET PAIRIES.

Louis, par la grâce de Dieu roi de France et de Navarre, à tous présents et à venir, salut. Depuis que les anciennes pairies laïques ont été réunies à la couronne, dont elles étoient émanées, et que, pour les remplacer, les Rois nos prédécesseurs en ont créé de nouvelles, d'abord en faveur des seuls princes de leur sang, et ensuite en faveur de ceux de leurs sujets que la grandeur de leur naissance et l'importance de leurs services en ont rendus dignes, les titres de pairs de France, aussi distingués autrefois par leur rareté, qu'ils le seront toujours par leur élévation, se sont multipliés ; toutes les grandes maisons en ont desiré l'éclat ; plusieurs l'ont obtenu, et par une espèce d'émulation de faveur et de crédit, elles se sont efforcées à l'envi de trouver, dans le comble même des honneurs, de nouvelles distinctions, par des clauses recherchées avec art, soit pour perpétuer la pairie dans leur postérité au delà de ses bornes naturelles, soit pour faire revivre en leur faveur des rangs qui étoient éteints et des titres qui ne subsistoient plus.

Dans cette multitude de dispositions nouvelles et singulières, que l'ambition des derniers siècles a ajoutées à la simplicité des anciennes érections, les officiers de notre parlement de Paris, juges naturels sous notre autorité des différends illustres qui se sont élevés au sujet des pairies, entraînés d'un côté par le poids des règles générales et retenus de l'autre par la force des clauses particulières qu'on opposoit à ces mêmes règles, ont cru devoir suspendre leur jugement, et se

1. Ci-dessus, p. 251.

contenter de rendre des arrêts provisionnels, comme pour nous marquer par là que leur respect attendoit de nous une décision suprême, qui, fixant pour toujours le droit des pairies, pût distinguer les différents degrés d'honneur qui sont dus aux princes de notre sang, à nos enfants légitimés et aux autres pairs de France ; affermir les véritables principes de la transmission des pairies, ou masculines ou féminines, et déterminer souverainement le sens légitime de toutes les expressions équivoques, à l'ombre desquelles on a si souvent opposé en cette matière la lettre de la grâce à l'esprit du prince qui l'avoit accordée. C'est cette loi désirée depuis si longtemps que nous avons enfin résolu d'accorder aux souhaits des premiers magistrats, à l'avantage des grandes maisons de notre royaume, au bien même de notre État, toujours intéressé dans les règlements qui regardent une dignité si éminente. Nous avons cru devoir y ajouter des dispositions non moins importantes, soit pour conserver l'éclat et la splendeur des maisons honorées de cette dignité, soit pour prévenir tous les différends qui se pourroient former à l'avenir à l'occasion de l'érection ou de l'extinction des pairies, soit enfin pour terminer les contestations qui sont pendantes en notre cour de Parlement, tant entre plusieurs desdits ducs et pairs et notre cousin le duc de Luxembourg, qu'entre le sieur marquis d'Antin et plusieurs autres desdits ducs et pairs, et réunir par l'autorité souveraine de notre jugement les esprits et les intérêts des personnes qui tiennent un rang si considérable auprès de nous.

A ces causes, de notre propre mouvement, pleine puissance et autorité royale, nous avons dit, déclaré et ordonné, disons, déclarons et ordonnons par le présent édit :

ARTICLE PREMIER.

Que les princes du sang royal seront honorés et distingués en tous lieux suivant la dignité de leur rang et l'élévation de leur naissance. Ils représenteront les anciens pairs de France au sacre des Rois, et auront droit d'entrée, séance et voix délibérative en nos cours de Parlement à l'âge de quinze ans, tant aux audiences qu'au conseil, sans aucune formalité, encore qu'ils ne possèdent aucunes pairies.

II

Nos enfants légitimés et leurs enfants et descendants mâles qui posséderont des pairies représenteront pareillement les anciens pairs aux sacres des Rois, après et au défaut des princes du sang, et auront droit d'entrée et voix délibérative en nos cours de Parlement, tant aux audiences qu'au conseil, à l'âge de vingt ans, en prêtant le serment ordinaire des pairs, avec séance immédiatement après lesdits princes du sang, conformément à notre déclaration du 5 mai 1694, et ils y précéderont tous les ducs et pairs, quand même leurs duchés et pairies seroient moins anciennes que celles desdits ducs et pairs ; et en cas qu'ils aient plusieurs pairies et plusieurs enfants mâles, leur permettons (en se réservant une pairie pour eux) d'en donner une à chacun de leurs dits enfants, si bon leur semble, pour en jouir par eux aux mêmes honneurs, rang, préséance, et dignités que ci-dessus, du vivant même de leur père.

III

Les ducs et pairs représenteront aux sacres les anciens pairs, lorsqu'ils y seront appelés au défaut des princes du sang et des princes légitimés qui auront des pairies ; ils auront rang et séance entre eux, avec droit d'entrée et voix délibérative, tant aux audiences qu'au conseil de nos cours de Parlement, du jour de la première réception et prestation de serment en notre cour de parlement de Paris après l'enregistrement des lettres d'érection, et seront reçus audit Parlement à l'âge de vingt-cinq ans, en la manière accoutumée.

IV

Par les termes d'*hoirs et successeurs* et par les termes d'*ayant cause,* tant insérés dans les lettres d'érections ci-devant accordées, qu'à insérer dans celles qui pourroient être accordées à l'avenir, ne seront et ne pourront être entendus que les enfants mâles descendus de celui en faveur de qui l'érection aura été faite et que les mâles qui en seront descendus de mâles en mâles, en quelque ligne et degré que ce soit.

V

Les clauses générales insérées ci-devant dans quelques lettres d'érection de duchés et pairies en faveur des femelles, et qui pourroient l'être en d'autres à l'avenir, n'auront aucun effet qu'à l'égard de celle qui descendra et sera de la maison et du nom de celui en faveur duquel les lettres auront été accordées, et à la charge qu'elle n'épousera qu'une personne que nous jugerons digne de posséder cet honneur, et dont nous aurons agréé le mariage par des lettres patentes qui seront adressées au parlement de Paris, et qui porteront confirmation du duché en sa personne et descendants mâles, et n'aura ce nouveau duc rang et séance que du jour de sa réception audit Parlement sur nos dites lettres.

VI

Permettons à ceux qui ont des duchés et pairies, d'en substituer à perpétuité le chef-lieu, avec une certaine partie de leur revenu, jusqu'à quinze mille livres de rente, auquel le titre et dignité desdits duchés et pairies demeurera annexé, sans pouvoir être sujet à aucunes dettes ni détractions, de quelle nature qu'elles puissent être, après que l'on aura observé les formalités prescrites par les ordonnances pour la publication des substitutions, à l'effet de quoi dérogeons au surplus à l'ordonnance d'Orléans et à celle de Moulins, et à toutes autres ordonnances, usages et coutumes qui pourroient être contraires à la présente disposition.

VII

Permettons à l'aîné des mâles descendant en ligne directe de celui en faveur duquel l'érection des duchés et pairies aura été faite, ou à son défaut ou refus à celui qui le suivra immédiatement, et ensuite à tout autre mâle de degré en degré, de les retirer des filles qui se trouveront en être propriétaires, en leur en remboursant le prix dans six mois, sur le pied du denier vingt-cinq du revenu actuel, et sans qu'ils puissent être reçus en ladite dignité qu'après en avoir fait le payement réel et effectif, et en avoir rapporté la quittance.

VIII

Ordonnons que ceux qui voudront former quelque contestation sur le sujet desdits duchés et pairies, et des rangs, honneurs et préséance accordés par nous auxdits ducs et pairs, princes et seigneurs de notre royaume, seront tenus de nous représenter, chacun en particulier, l'intérêt qu'ils prétendent y avoir, afin d'obtenir de nous la permission de le poursuivre, et de procéder en notre parlement de Paris, pour y être jugés, si nous ne trouvons pas à propos de les décider par nous-mêmes ; et, en cas qu'après y avoir renvoyé une demande, les parties veuillent en formuler d'autres incidemment, ou qui soient différentes de la première, elles seront tenues pareillement d'en obtenir de nous de nouvelles permissions, et sans qu'en aucun cas ces sortes de contestations et de procès puissent en être tirées par la voie des évocations.

IX

Voulons que notre cousin le duc de Luxembourg et de Piney ait rang, tant entre notre cour de parlement de Paris qu'en tous autres lieux, du 22 mai 1662, jour de la réception du feu duc de Luxembourg son père, en conséquence de nos lettres du mois de mars de l'an 1661, et que les arrêts rendus le 20 de mai 1662 et le 13 avril 1696, soient exécutés définitivement, sans que notre dit cousin puisse prétendre d'autre rang, sous quelque titre et prétexte que ce puisse être, et, à l'égard dudit marquis d'Antin, voulons pareillement qu'il n'ait rang et séance que du jour de sa réception, sur les nouvelles lettres que nous lui accorderons.

X

Voulons et ordonnons que ce qui est porté par le présent édit pour les ducs et pairs ait lieu pareillement pour les ducs non pairs, en ce qui peut les regarder.

Si donnons en mandement à nos amés et féaux conseillers les gens tenant notre cour de Parlement à Paris, que notre présent édit ils aient à faire lire, publier et enregistrer, et le contenu en iceluy garder et observer selon sa forme et teneur : car tel est notre plaisir. Et afin que ce soit chose ferme et stable à toujours, nous y avons fait apposer notre scel.

Donné à Marly, au mois de mai, l'an de grâce mil sept cent onze, et de notre règne le soixante-neuvième. *Signé* : LOUIS, *et plus bas :* Par le Roi : PHÉLYPEAUX.

Registré, etc., à Paris en Parlement, le vingt-unième mai mil sept cent onze.

Signé : DONGOIS.

Nous joignons au texte de l'édit, ainsi qu'on l'a annoncé ci-dessus, p. 245, un court mémoire du duc du Maine, qui semble bien, par sa date et son sujet, se rapporter à la partie du règlement qui avait trait aux rang et honneurs des princes légitimés. Il est extrait du deuxième registre de sa Correspondance, fol. 172 v°.

Pour servir de mémoire à M. le Chancelier touchant le brevet pour nos honneurs à la cour ; à Marly, le 20 avril 1711.

« Le Roi, suivant même sa façon de penser, ne doit faire aucune difficulté touchant le brevet :

« 1° Parce qu'on ne doute pas que nous ne l'ayons déjà ;

« 2° Parce qu'il n'apporte aucune augmentation aux honneurs dont nous jouissions ;

« 3° Parce que nous ne le produirons qu'en cas d'un besoin comme impossible à prévoir ; et que, quand le Roi accorde une grâce, ne l'ayant fait qu'après mûre réflexion, il veut qu'elle soit solide ;

« 4° Parce que, quoiqu'il soit le maître, il n'y avoit que ce qui est d'éclatant, et ce qu'il a déjà fait, qui pût lui donner quelque espèce d'embarras ;

« 5° Parce que lesdits honneurs de sa cour, à nous et à mes enfants, ont été accordés avec la participation et l'agrément de feu Monseigneur le Dauphin et de Monsieur le Dauphin d'à présent.

La note que le Roi a ordonné à M. de Pontchartrain de mettre sur ses registres de la grâce accordée à mes enfants, marque assez que S. M. désire que quelque chose en fasse foi à l'avenir.

Or il est bon que S. M. sache que le crédit d'une telle note n'est quasi rien, et qu'elle ne fait que désigner une pièce particulière ; ce qui est si vrai, qu'il ne faudra point la changer en faisant expédier un brevet.

Ce qui m'a avisé que, pour lesdits honneurs de la cour pour nous et pour mes enfants, un brevet ne seroit pas inutile, ce n'est pas que je croie qu'ils nous puissent être disputés après en avoir joui, mais c'est que je vois des curieux demander à voir notre titre, et que ce titre, qui peut-être, quand nous l'aurons, ne sera jamais produit, n'est rien pour le Roi, après la jouissance publique dont il nous a mis en possession, et contre laquelle personne n'a murmuré.

A la vérité les princes du sang jouissent desdits honneurs sans brevet, mais il n'est pas à présumer qu'on puisse jamais les leur disputer.

D'ailleurs, vu le rang que nous avons en France par la déclaration registrée au Parlement[1], les honneurs qui nous sont accordés à la cour et le brevet dont je parle sont bien moins par proportion que les grâces honoraires que le Roi accorde tous les jours dans la noblesse de son royaume.

« Quoique mon frère ait paru moins vif que moi dans cette affaire, je demande, à son insu, même chose pour lui que pour moi.

« Surtout il faut bien prendre son temps pour parler de ceci : car, pourvu qu'on écoute un demi quart d'heure, la chose ne peut recevoir de difficulté ni être regardée pour une grâce que parce qu'elle est demandée. »

Enfin, nous reproduisons, d'après l'original vendu par M. Eugène Charavay le 24 février 1883[2], une lettre du Chancelier à Saint-Simon, par laquelle il lui faisait part des réclamations du duc de la Rocheguyon à propos du règlement de leur contestation de préséance (ci-dessus, p. 255). Cette lettre a déjà été publiée dans le tome XXI et supplémentaire de l'édition de nos Mémoires faite en 1873, p. 393.

« Versailles, mardi [fin juin 1711].

« J'aurois bien voulu pouvoir vous entretenir, Monsieur, un moment ce matin ; mais ni le temps ni le lieu ne le permettoient pas. Je vous aurois dit fort au long que M. de la Rocheguyon m'est venu trouver ce matin chez mon fils ; qu'il m'a expliqué amplement ses griefs contre l'édit, au nom de M. de la Rochefoucauld, avec son chancelier Prévost, et me consultant sur ce qu'il avoit à faire, résolu cependant d'en porter ses plaintes au Roi et de lui en demander justice. Je lui ai dit tout ce que j'ai cru lui pouvoir dire pour l'apaiser et pour lui faire connoître la justice de la décision du Roi, affirmant cependant que j'ignorois le procès prétendu pendant, mais avouant que je savois la question en général ; et je lui ai même cité ce qui s'est passé, par le Roi même, sur M. de Bouillon et sur M. de la Meilleraye, pour lui faire voir que c'est le Roi qui a voulu juger la question cette fois-ci définitivement. Il a pris le tout *ad referendum* à M. de la Rochefoucauld, dont j'attends aujourd'hui une rude visite

1. Celle du 5 mai 1694.
2. Cette lettre a passé de nouveau en vente le 3 avril 1890.

avec de grands mémoires. M. de la Rocheguyon, pressé ou par mes honnêtetés ou par la force des raisons, m'a rejeté sur une question subordonnée, différenciant, sur mes principes, le duché d'avec la pairie, à l'exemple de M. de la Trémoïlle et de M. d'Uzès. Je ne me suis point ouvert, et je l'ai remis à une autre fois, comme je vous y remets aussi : car en voilà assez dit pour vous occuper. Brûlez cette lettre, avec ce qui peut vous rester des autres ; mais n'oubliez jamais tout ce que je vous suis, Monsieur. »

PONTCHARTRAIN.

Pour la rédaction des notes sur l'origine de la pairie qui ont trouvé place dans le corps des *Mémoires* (ci-dessus, p. 231-241), Saint-Simon pouvait utiliser un certain nombre d'ouvrages spéciaux parus sur la matière avant 1742, époque à laquelle il écrivait le texte de l'année 1711.

En premier lieu il possédait dans sa bibliothèque : les *Recherches de la France* d'Étienne Pasquier, édition de 1713, dont les chapitres IX et X du livre II traitent des douze pairs ; — les *Mémoires concernant les pairs de France,* par l'avocat Sacy, parus chez Coustelier en 1720, en un volume in-folio ; — enfin les trois volumes de l'*Histoire de la pairie de France et du parlement de Paris,* par Boulainvilliers, qui venaient de paraître en 1740. En outre, il avait dans ses papiers (vol. 55, aujourd'hui *France* 214) une copie de l'Histoire manuscrite de la Pairie, par J. le Laboureur.

Il pouvait consulter :

Claude Fauchet, *Origines des Dignités,* paru en 1584 ; — Jean du Tillet, Mémoire des pairs de France, inséré dans son *Recueil des rois de France,* Paris, 1618, in-4 ; — Guy Coquille, *Traité des pairs de France, leur origine, fonctions, rangs et dignités,* Paris, 1665, in-folio (tome Ier de ses Œuvres).

Enfin Clairambault pouvait mettre à sa disposition les quelque trente volumes manuscrits de son recueil de la Pairie, arsenal immense de pièces, de mémoires, de factums, de lettres patentes, d'édits, de déclarations, etc., et, en outre, la Bibliothèque du Roi ou les collections particulières renfermaient un grand nombre de mémoires manuscrits dont les principaux sont énumérés dans la *Bibliothèque historique de la France* par le P. Lelong, tome III, p. 130-131.

VIII

LA RÉCEPTION DU DUC D'ANTIN AU PARLEMENT[1]

Le duc d'Antin, dans ses Mémoires inédits (ms. Mazarine 2351), n'a parlé qu'en deux lignes de sa réception au Parlement. On se contentera de donner ci-après l'Information de vie et mœurs, à propos de laquelle Saint-Simon a raconté un trait d'habile homme du maréchal de Boufflers : ci-dessus, p. 252.

Information de vie et mœurs [2].

« Information d'office à la requête du procureur général du Roi, faite par nous Jean Lenain, doyen des conseillers du Parlement, des vie, mœurs, conversation, religion catholique, apostolique et romaine, fidélité au service du Roi, valeur et expérience au fait des armes de Messire Louis-Antoine de Pardaillan de Gondrin, marquis d'Antin, de Montespan et de Gondrin, lieutenant général des armées du Roi et de la Haute et Basse-Alsace, Haguenau et Brisgau, gouverneur et lieutenant général pour le Roi des ville et duché d'Orléans, Pays orléanois, chartrain, Perche-Gouët, Sologne, Vendômois, Blaisois et dépendances d'iceux, et de la ville et château d'Amboise, et directeur général des bâtiments, jardins, arts et manufactures du Roi, poursuivant sa réception en la qualité et dignité de duc et pair de France.

« Du cinquième juin mil sept cent onze [3].

« Messire Étienne de la Brüe, prêtre, curé de l'église royale et paroissiale de Saint-Germain-l'Auxerrois, âgé de quarante-huit ans, après avoir mis la main *ad pectus*, a dit que M. d'Antin, paroissien de ladite église, fait profession de la foi catholique, apostolique et romaine ; qu'il l'a vu assister au service divin ; qu'il sait qu'il fréquente les sacrements, et, par un témoignage très digne de croyance, qu'il a satisfait à son devoir pascal, à la fête de Pâques dernière, à Versailles, où est son principal domicile et où ses emplois l'attachent indispensablement auprès de la personne du Roi, et qu'au reste son illustre naissance, ses alliances avec ce qu'il y a de plus grand dans l'État, ses grands et importants services, sa fidélité et son application à exé-

1. Ci-dessus, p. 253.
2. Arch. nat., K 617, n° 2.
3. On remarquera que cette information est datée du jour même de la réception du duc au Parlement.

cuter les ordres de S. M. sont si connus que personne n'a douté qu'il ne lui plût de l'élever à la première et plus considérable dignité du royaume.

« Et a signé : La Brüe.

« Messire Louis d'Aumont de Rochebaron, duc d'Aumont, pair de France, premier gentilhomme de la chambre du Roi, gouverneur du Boulonnois, âgé de quarante-quatre ans, après serment de dire vérité,

« A dit qu'il a l'honneur de connoître particulièrement M. le duc d'Antin ; qu'il a toujours remarqué en lui des qualités dignes de sa haute naissance ; que son zèle pour le bien et la gloire de l'État, son parfait attachement pour la personne du Roi, son dévouement si vif et si marqué pour celle de feu Monseigneur le Dauphin, sous qui il a servi avec considération en Flandre et en Allemagne, son exactitude et ses ressources dans l'exécution de tous les ordres dont il a été chargé, son application constante à remplir avec promptitude toute l'étendue de ses devoirs, l'élévation de son esprit, la noblesse et la droiture de son cœur ne pouvoient manquer de déterminer les grâces de S. M., qui, après l'avoir fait passer par les dignités militaires, convenables à son rang et à ses services, qu'il a toujours soutenus avec magnificence, a voulu lui donner dans sa personne et dans sa postérité les marques les plus éclatantes de sa confiance, et a estimé à cet effet devoir l'élever à la dignité de duc et pair, la plus éminente du royaume ; que cette promotion dans un sujet aussi susceptible que lui de toutes les distinctions brillantes, avoit été prévenue par les desirs de tous ceux qui ont l'avantage d'être en possession des mêmes titres ; et qu'enfin tant de circonstances concouroient à le rendre digne de l'honneur que S. M. vient de lui faire, qu'il est même flatteur et glorieux d'être choisi pour lui rendre tous les témoignages qu'il mérite.

« Et a signé : Louis d'Aumont de Rochebaron, duc d'Aumont.

« Messire Louis-François, duc de Boufflers, pair et maréchal de France, chevalier des ordres du Roi et de la Toison d'or, capitaine des gardes du corps de S. M., gouverneur et lieutenant général pour le Roi des provinces de Flandre et de Hainaut, gouverneur particulier de la ville et citadelle de Lille, souverain bailli de ladite ville et châtellenie dudit Lille, grand bailli de Beauvais et du Beauvoisis, capitaine et gouverneur héréditaire de ladite ville de Beauvais, âgé de soixante-sept ans et demi, après serment de dire vérité,

« A dit qu'il a l'honneur de connoître M. le duc d'Antin pour un des seigneurs du royaume des plus distingués par son illustre naissance et par ses alliances avec ce qu'il y a de plus élevé en France ; qu'ayant porté les armes dès sa première jeunesse, il a passé par tous les grades militaires de colonel, de brigadier, de maréchal de camp et de lieutenant général des armées du Roi, desquels emplois il a rempli tous les devoirs et les fonctions avec tant de zèle, d'application, d'intelligence et de capacité, qu'il s'est rendu utile et nécessaire à tous les généraux sous lesquels il a servi ; qu'ayant été mis auprès de feu Monseigneur le Dauphin en qualité de l'un de ses menins, il l'a servi avec tant d'attachement, qu'il s'étoit acquis près de ce prince une privance particulière ; que, son génie, capable de ce qu'il y a de plus grand, lui ayant fourni les occasions de s'approcher de la personne du Roi, il a su mériter l'honneur de sa bienveillance et de sa confiance par le même attachement à lui plaire, et en exécutant ses ordres avec un talent merveilleux, qui lui rend faciles les choses qui paroîtroient impossibles à tout autre qu'à lui ; qu'ainsi, par son attachement personnel pour le Roi, par sa naissance distinguée, par ses grandes alliances, par ses rares et singuliers talents, et enfin par toutes sortes de raisons, il est très digne de la grâce qu'il a plu à S. M. de lui faire en l'honorant de la dignité de duc et pair de France, la plus éminente de l'État, et qu'il le croit un des sujets du royaume des plus capables d'en remplir parfaitement les devoirs et les fonctions, et de concourir à en soutenir l'éclat.

« Et a signé : LE MARÉCHAL-DUC DE BOUFFLERS.

« Messire Charles-Armand de Gontaut de Biron, lieutenant général des armées du Roi, âgé de quarante-six ans, après serment de dire vérité,

« A dit qu'il a l'honneur de connoître particulièrement M. le duc d'Antin ; qu'il l'a vu servir depuis 1684 dans les armées du Roi avec tout le zèle et toute l'application possible, et s'acquitter de tous les emplois qui lui ont été confiés avec tant de valeur, de sagesse et de conduite, qu'il s'est acquis l'estime et l'admiration universelle ; son parfait attachement pour la personne et le service du Roi ont porté S. M. à l'honorer de la dignité de duc et pair de France, la plus éminente du royaume.

« Et a signé : CHARLES-ARMAND DE GONTAUT DE BIRON.

« Messire Honoré, comte de Saint-Maure, menin de Monsieur le Dauphin, marquis d'Archiac, baron de la Tour-Blanche, de la Feuillade et autres lieux, âgé de cinquante-quatre ans ou environ, après serment de dire vérité,

« A dit que l'antiquité et la noblesse de la maison de Pardaillan de Gondrin et les services importants rendus à l'État depuis plusieurs siècles par ceux qu'elle a produits sont connus de tout le monde ; que M. le duc d'Antin, qui poursuit sa réception à la dignité de pair de France, joint à son illustre naissance beaucoup d'honneur, de religion et de sagesse, et a mérité par ses services la grâce que le Roi vient de lui faire de l'élever à la plus éminente dignité du royaume.

« Et a signé : SAINTE-MAURE.

« Fait par nous, conseiller et commissaire susdit, les jour et ans que dessus.

« Signé : LENAIN.

« Signé : DONGOIS. »

IX

LETTRE DU CHANCELIER AU DUC DE LUXEMBOURG.

On a vu ci-dessus, p. 259-260, Saint-Simon raconter que le chancelier de Pontchartrain écrivit au duc de Luxembourg, alors à Rouen, et à propos de l'édit projeté sur les duchés pairies, trois lettres successives, dont deux « sèches » et « dures ». Nous avons expliqué les raisons qui peuvent faire penser que notre auteur s'est abusé au sujet des deux dernières. Les registres de la correspondance du Chancelier ne renferment que la première des trois, probablement la seule écrite ; en voici le texte, d'après le manuscrit Français 21133 de la Bibliothèque nationale, fol. 405.

« Versailles, le 13 mai 1711.

« Monsieur,

« Le Roi s'est fait remettre depuis peu devant lui des mémoires qui furent faits par ses ordres, il y a quinze ou seize ans, par M. le premier président de Harlay, sur tout ce qui peut regarder les duchés-pairies et les contestations qui étoient pendantes au Parlement, afin de terminer dès lors ces contestations par un édit, et de prévenir même celles qui pourroient naître dans la suite. Le procès de M. d'Antin pour le duché d'Épernon a excité de nouveau S. M. à reprendre ses premières vues, et c'est sur ces principes qu'elle a fait surseoir le jugement de toutes ces contestations au Parlement, et qu'elle s'est fait remettre les mémoires dont je viens d'avoir l'honneur de vous parler, dans la résolution d'en faire usage et d'exécuter présentement ce qu'elle ne fit pour lors que projeter; mais, comme le Roi trouve, dans ces mémoires et dans ces projets de règlements, un article qui détruit absolument vos prétentions de préséance et qui fixe votre rang aux lettres de 1661, S. M. m'a ordonné de vous le faire savoir, et de vous dire en même temps que feu M. le maréchal de Luxembourg, qui eut pour lors communication de ces mémoires et de ce projet, y consentit avec soumission, et j'ose dire même avec plaisir, sachant que c'étoit une espèce d'accommodement qui le tiroit d'affaire et qui lui donnoit un rang assez ancien pour se consoler de ne pas courre le risque de tout perdre en voulant avoir davantage ; et, quoique le Roi ne doute pas que vous ne suiviez volontiers les sentiments de feu M. le maréchal de Luxembourg, n'étant pas moins bien instruit de vos véritables intérêts qu'il l'étoit des siens, qui sont les mêmes, cependant S. M. désire de le savoir par vous-même et m'ordonne de vous les demander. Ses bontés, et sa considération pour vous, que vous méritez par vos services, l'engagent à retarder jusque là l'exécution d'une chose dont elle connoît à présent la nécessité et qu'elle veut absolument finir.

« Je vous prie d'être persuadé que personne ne vous honore plus que je fais, et n'est plus véritablement que je suis, etc.

« PONTCHARTRAIN. »

X

LA MALADIE DU DUC DU MAINE[1]

Saint-Simon a laissé entendre avec tant d'insistance que la courte indisposition du duc du Maine, dans les premiers jours de juin 1711, était due à un mal étrange et mystérieux, dont le médecin Fagon n'aurait pas lui-même été exempt, qu'il n'est pas inutile de reproduire le récit des deux journaux de la cour. Le second, inconnu jusqu'à nos jours et rédigé en grand secret par son auteur, n'a point le caractère quasi officiel du *Journal de Dangeau* et n'aurait point manqué d'exprimer au moins le soupçon d'épilepsie, s'il s'y était trouvé quelque apparence, étant donné surtout la prédilection marquée de l'auteur des *Mémoires de Sourches* pour les détails de médecine. Voici d'abord le récit de Dangeau (tome XIII, p. 420) :

« Le mal de M. du Maine a été si grand, qu'on l'a cru mort durant quelque minutes. Cette nuit, il a été plus de trois heures sans connoissance, et, sans un valet de chambre qui couchoit dans sa chambre, il seroit mort infailliblement. Ce valet heureusement ne dormoit point; il appela promptement du secours. Mareschal y vint en pantoufles, qui le saigna au milieu de ses convulsions. On lui donna tous les remèdes les plus violents. La parole lui revint, et il parla latin assez longtemps ; mais enfin la connoissance lui revint tout à fait, après que les remèdes violents qu'on lui avoit donnés l'eurent beaucoup fait vomir. Madame la Duchesse et les princesses ses filles, qui avoient fait médianoche, se promenoient dans le jardin quand le mal commença, qui fut avant deux heures ; elles coururent dans sa chambre, et y passèrent la nuit. Sur les sept heures, il se confessa, et on le laissa dormir ensuite. Il passa le reste de la journée assez tranquillement. Quand on lui proposa, après sa confession, de dormir, il répondit : « Je crains de ne pas « me réveiller. » Mme la duchesse d'Orléans et M. le comte de Toulouse passèrent la nuit auprès de lui. Madame la Princesse et Mme de Vendôme y vinrent de Paris le matin ; mais elles ne le virent point. ... Mme la duchesse du Maine n'a point su l'état où il a été ; on lui a caché avec grand soin, parce qu'elle est malade à Sceaux. »

Les *Mémoires de Sourches*, de leur côté, disent (tome XIII, p. 128):

« Le 7, à la pointe du jour, on apprit que le duc du Maine, lequel avoit couru le cerf le jour précédent, qui avoit bien soupé, et qui avoit

1. Ci-dessus, p. 263.

paru très gai dans le cabinet du Roi, avoit pensé mourir entre deux et trois heures après minuit ; qu'on avoit en même temps été chercher le confesseur, le chirurgien et les médecins ; qu'il avoit été trois heures sans connoissance, quoiqu'il eût de grandes convulsions au visage et aux bras ; qu'on l'avoit saigné ; qu'on lui avoit donné toutes les drogues imaginables pour le faire revenir, et entre autres des gouttes d'Angleterre, quinze grains d'émétique, et six gros de vin d'Espagne émétique, sans que cela le fît revenir, et qu'enfin on l'avoit cru mort pendant quelques moments; mais que, tout d'un coup, quand on s'y attendoit le moins, il s'étoit réveillé comme d'un profond sommeil et avoit parlé, quoique les remèdes n'eussent point encore paru opérer ; qu'après cela l'émétique avoit commencé à faire son effet, qu'il avoit beaucoup vomi et s'étoit beaucoup vidé par en bas, et qu'on espéroit qu'il se tireroit de cet accident, sur lequel les sentiments étoient différents, les uns disant naïvement que c'étoit une apoplexie, les autres soutenant que ce n'étoit qu'une forte indigestion [1], et les autres qu'il avoit assurément mangé des champignons, qui étoient mortels sur le terroir de Marly, comme on en avoit vu plusieurs exemples. Le Roi alla voir ce prince immédiatement après sa messe, et le trouva en assez bon état, les médecins disant tous qu'il étoit hors de danger ; sur le midi, la princesse de Condé et la duchesse de Vendôme arrivèrent à Marly ; pour la duchesse du Maine, comme elle avoit depuis quelques jours de grandes vapeurs, et que, depuis qu'elle avoit vu mourir le marquis de Langeron en sa présence, elle appréhendoit terriblement l'apoplexie, on ne voulut pas lui faire savoir les choses comme elles étoient, et on lui manda que le prince son époux avoit eu une grande colique. »

Le prince lui-même se moqua de sa « bizarre aventure » dans une lettre intime à son ami le duc de Guiche [2] :

Lettre du duc du Maine au duc de Guiche.

« A Sceaux, le 14 juin 1711.

« Je vous assure, Monsieur, que je ne doute en façon quelconque de la sincérité de toutes les honnêtetés que vous voulez bien me faire sur ma bizarre aventure. Jamais apoplexie n'a été traitée si cavalièrement : on n'a pas seulement daigné en dire un mot dans la *Gazette*, et l'on a la dureté de me répandre la fausse et ignominieuse réputation d'avoir pensé crever d'une indigestion. Prenez mon parti, je vous en conjure, et comptez que Dieu, en me conservant, vous a conservé, Monsieur, un serviteur très digne de votre amitié. »

1. *Note de l'annotateur* : C'étoit le sentiment de Fagon.
2. Correspondance du duc du Maine, 2e registre, fol. 208.

XI

PROJET DE MARIAGE DU JEUNE PRINCE DE ROHAN AVEC UNE PRINCESSE DU SANG

(Morceau inédit de Saint-Simon[1]).

Réflexions sur le bruit répandu avec beaucoup d'apparence du mariage du fils de M. le prince de Rohan avec une fille de Madame la Duchesse, décembre 1711[2].

« Pour peu qu'on ait quelque idée de la situation de la cour depuis quelques années et qu'on l'ait suivie parmi tous les changements qui y sont arrivés, on découvrira sans peine le danger de ce mariage pour son repos, comme la haute noblesse du royaume y verra aisément l'accomplissement entier de sa totale décadence. C'est sur ces deux matières que j'ai dessein de faire rouler mes réflexions, et je laisse à de plus capables l'examen d'une troisième ; c'est la prétention aussi réelle que mal fondée que conserve chèrement sur la Bretagne la maison de Rohan, et que tout montre constamment en elle des desirs et des desseins très suivis de la faire valoir en son temps, s'il se peut jamais trouver pour elle.

« Je voudrois sincèrement que ce qui regarde la cour se pût traiter comme un raisonnement sur de simples choses, et surtout qu'il ne fallût pas remuer des matières très désagréables par elles-mêmes ; mais il se faut souvenir que, la cour étant toute occupée et animée de divers intérêts et de vues continuelles dans la plupart de ceux et de celles qui la composent, ce sont ces vues, ces intérêts et la manière de les conduire qui forment l'histoire présente de chaque jour et qui composent celle de ces temps, comme ce que nous lisons de semblable dans les livres nous découvre celle des cours et des temps passés. Sans cette connoissance, il n'est pas possible d'apercevoir rien des dangers, des rapports, des convenances des choses ; c'est cette connoissance qui instruit et qui guide chacun ; il n'est question que de l'avoir exacte, sans préjugés et sans scrupule, puisqu'on ne doit pas se cacher ce qui est vrai et ce qu'il est utile de connoître et que la charité n'a jamais prescrit le mensonge ni l'erreur. C'est une légère préface, mais solide, ce me semble, que j'ai cru devoir mettre au devant de ces réflexions pour ma propre satisfaction, et je puis dire ce que je pense avec toute la franchise que je dois et toute la cir-

1. Ci-dessus, p. 275.
2. Autographe ; vol. 45 des Papiers de Saint-Simon, aujourd'hui *France* 200, fol. 1-4.

conspection possible pour ne rien dire que de très vrai et d'une vérité aussi exactement prouvée qu'il est possible, hors les formes judiciaires des procès, dont ceci n'est pas susceptible par sa nature.

« Avant les derniers changements arrivés à la cour, sa face présentoit un roi âgé, affermi par un long règne dans une même manière de gouverner, que l'ambition ni la faveur d'aucun courtisan n'avoit jamais pu entamer sur rien; un ministère établi [1], nulle porte que par cette voie et nulle entrée dans le ministère pour les courtisans ; un dauphin âgé pour ce titre, peu avant dans les affaires, plus porté à s'en décharger, lorsqu'elles lui viendroient, qu'à y travailler beaucoup lui-même ; un duc de Bourgogne plein d'esprit, d'application, de génie, de connoissances, de religion, de sagesse, d'une réputation éclatante ; point de cabale autour du Roi, dont les goûts affermis n'étoient pas susceptibles d'attaques ; point de cabale autour de son petit-fils, éloigné du trône et très judicieux à peser, à mesurer et à examiner, par conséquent trop de peine et trop peu de profit en des cabales auprès de lui ; mais sur Monseigneur fondoient toutes les cabales, comme sur l'héritier immédiat et prochain et sur un prince qu'on jugeoit susceptible d'être gouverné. La plus ancienne des cabales étoit celle de Mlle de Lillebonne et de Mme d'Espinoy, sa sœur, l'une pleine de hautes pensées et de vastes projets, l'autre, avec beaucoup moins d'esprit, plus propre par sa souplesse et son infatigable application à les faire réussir, toutes deux une en tout, et mises en état de tout par une longue habitude avec Monseigneur, devenue intimité solide, fruit de celle de Mme la princesse de Conti. L'aventure de Mlle Choin ayant peu à peu éloigné Monseigneur de cette sœur, Mlle de Lillebonne et la sienne sentirent tout aussitôt que l'utile étoit de rester liées à Mlle Choin et ne balancèrent pas à se jeter tout de ce côté, dont elles fomentèrent et facilitèrent le commerce dans les premiers temps et les plus secrets, et n'eurent aucun embarras de la découverte qu'en fit Mme la princesse de Conti, ni de la douleur extrême qu'elle ressentit de voir une personne contre laquelle elle avoit des sujets de mécontentement si vifs et si sensibles lui enlever toute la confiance de Monseigneur, et de trouver dans Mlles de Lillebonne, ses plus intimes amies et qu'elle-même avoit mises à ce point auprès de Monseigneur, les instruments de Mlle Choin et le lien de Monseigneur avec elle. Mme de Soubise, si habile dans l'art de la cour, amie de tout temps de Mme de Lillebonne et de ses filles, étoit l'âme de leur conseil, et son premier soin, dès que le prince de Rohan fut dans le monde par la mort de son aîné, fut de l'initier dans leur commerce et de l'unir étroitement avec Mlles de Lillebonne, à quoi servit encore le mariage de la cadette avec le prince d'Espinoy, ouvrage de Mme de Soubise, sa tante. Monseigneur s'étant tourné du côté de Madame la Duchesse, Mlles de Lillebonne, je continuerai pour abréger de les nommer

1. *Establi* est en interligne au-dessus d'*affermi*, biffé.

ainsi, auxquelles toute la confiance que Monseigneur partageoit entre Mme la princesse de Conti et elles étoit passée, n'eurent garde de l'en détourner. Il falloit qu'il s'amusât, et il aimoit que ce fût hors de son appartement à Versailles et à Marly. Elles n'étoient plus bien avec Mme la princesse de Conti qu'à l'extérieur, et cette princesse, réduite à les ménager pour se conserver au moins les dehors de Monseigneur, n'avoit en effet conservé que cette écorce d'amitié avec elles. Il étoit donc de leur intérêt de laisser Monseigneur suivre son nouveau goût, et d'y donner en même temps assez, pour devenir aussi amies de Madame la Duchesse, avec laquelle il n'y avoit pas d'obstacle par Mlle Choin comme avec Mme la princesse de Conti. C'est ce qui forma ce triumvirat puissant de Mlle Choin, Mlles de Lillebonne et Madame la Duchesse, si uni et si fortement lié qu'il a justement fait la terreur de la cour, et qu'on s'attendoit bien, comme on l'a vu par expérience, que rien ne seroit capable de désunir en rien durant la delphinité du prince, qu'elles n'avoient garde de dégoûter par aucune division, ni d'embarrasser par des nécessités de choix et de préférence, réservant tous leurs efforts particuliers les unes contre les autres pour un temps futur auquel le timon des choses jetteroit la jalousie à qui s'en pourroit emparer et se dépister les unes les autres. C'est ce qui s'est vu bien nettement par la disposition réciproque de ce sage et si habile triumvirat. Les plus intimes de Mlle Choin savoient bien qu'elle avoit plus d'apparence que de confiance en Mlles de Lillebonne, et Madame la Duchesse a essayé une seule fois par voie de plaisanterie un peu forte avec Monseigneur de porter des coups à Mlle Choin, dont la réception hérissée lui fit comprendre que les temps de la lutte n'étoient pas encore arrivés.

Dans cet état des choses, deux hommes qui avoient continuellement lutté ensemble pour la faveur de Monseigneur, et aussi différents en mérite qu'en naissance, pensèrent à s'aider chacun de ce triumvirat qui dominoit couvertement la cour : le prince de Conti, éloigné doucement par le Roi, mais présenté par Madame sa belle-sœur tant qu'elle avoit eu du crédit, et ensuite par Madame la Duchesse, d'avec qui une couronne ne l'a pu séparer, et M. de Vendôme, présenté par sa propre audace et protégé du Roi. Ces deux compétiteurs s'étoient plus d'une fois vaincus l'un l'autre près de Monseigneur, lorsque M. de Vendôme sentit qu'il avoit besoin de troupes auxiliaires, qu'il avoit jusque-là dédaignées. A ce qui s'étoit passé en Italie entre lui et M. de Vaudémont, on n'eut jamais pensé qu'il eût choisi ses nièces ; ce furent pourtant elles avec qui il se lia. La conduite de M. de Vendôme sur leur oncle les avoit fait souvent trembler. Toutes les avenues étoient fermées par leur adresse ; ministres, officiers, personne n'osoit se commettre avec elles, et Chamillart trompé se persuadoit tout ce qu'il leur plaisoit et étoit[1] enfin à ce point de ne plus rien voir que

1. Ce mot, très mal écrit, est douteux.

par les yeux de Vaudémont. M. de Vendôme restoit seul, dont les privances avec le Roi et avec Monseigneur même étoient redoutables, parce qu'il n'avoit rien à craindre, par la faveur et la grandeur à laquelle il avoit été successivement porté. Mais il fut susceptible des craintes et des mesures de l'avenir, et, plus que tout, de cette jalousie ancienne du prince de Conti qu'il voyoit bien avec Mlle Choin, dont il n'étoit connu que de nom et pour l'avoir vue autrefois à la cour sans liaison aucune, et de manière avec Madame la Duchesse qu'il lui seroit toujours obstacle et barrière à tout. C'en fut assez pour s'unir étroitement avec Mlles de Lillebonne et leur oncle au retour d'Italie. Tous étoient trop ambitieux et y trouvoient trop entièrement leur compte pour manquer cette réunion. Le prince de Rohan, si un avec Mlles de Lillebonne, s'étoit déjà rendu assidu auprès de Madame la Duchesse et y fut depuis puissamment présenté par Mlles de Lillebonne. Initié dans tout avec elles et indépendamment d'elles avec Mlle Choin par Mme de Soubise, amie intime et le conseil de cette fille jusqu'à la mort, il devint d'autant plus aisément l'âme du triumvirat qu'il parut dans la dépendance de chacune de celles qui le composoient, que ses vues, ses desseins, une continuité infatigable d'application et de suite est précisément tout son esprit, qui ne se montre guères d'ailleurs et ne paroît pas à craindre, ni presque exister au dehors, et que, tourné tout à ses plans, il les suit sans relâche sous toutes sortes de formes, prodigue soins, argent au jeu et en magnificence, complaisance et tout ce qui peut être en lui, et cependant ne prend pas moins de soin à se cacher et à ne paroître penser à rien, tandis qu'il ne fait jamais un pas qui ne le porte digne fils de Mme de Soubise. M. de Vendôme, réuni avec Mlles de Lillebonne et en communauté d'intérêts contre le prince de Conti, devint aisément l'ami du prince de Rohan, comme il a bien paru en Flandres, et pensa à contrebalancer le goût de Madame la Duchesse qui l'entraînoit puissamment contre lui, par un mariage dont l'intérêt solide l'obligeât au moins à ne lui pas nuire et peu à peu dans la suite à se tourner vers lui. Monsieur le Duc, qui avoit aussi contre le prince de Conti des jalousies cuisantes de plus d'une espèce, et qui pour cela même s'étoit toujours conservé en quelque liaison avec M. de Vendôme, fut celui par qui il chemina pour le mariage de sa sœur. Madame la Duchesse n'osa rien dire; mais Monsieur le Prince s'emporta tellement contre son fils dès la simple ouverture qu'il lui en fit, qu'ils ne pensèrent plus qu'à y faire venir Monsieur le Prince par le Roi, et que Monsieur le Prince, qui en eut le vent, fut deux ans sans venir à la cour sous prétexte de maladie, de peur que le Roi ne lui parlât et qu'il n'osât résister. Il devint cependant effectivement malade, et par sa mort laissa champ libre à sa famille pour un mariage que Monsieur le Duc n'a pas vu et qui s'est accompli depuis par d'autres raisons qui ont succédé aux premières, que les changements des choses avoient dissipées.

« Tandis que toutes ces cabales se remuoient de la sorte sous une apparente tranquillité, la réputation de l'héritier de la couronne prit un essor qui les troubla. A tout ce qui en a été dit en le nommant au commencement de ce discours, se joignit le succès de ses deux premières campagnes, où ses grandes qualités, développées en un champ plus vaste et plus libre que la cour, charmèrent les armées et, par le retour des officiers chez eux, les provinces, et les pays étrangers ensuite par le vol de la renommée. Les marques de courage solide et vrai, rehaussées de modestie non moins véritable et de ce naturel qui donne toujours le plus grand prix partout où il se rencontre, augmentèrent infiniment les espérances des bons François à Nimègue et à Brisach, et rehaussèrent l'éclat des autres vertus. Le Roi y parut extrêmement sensible ; Monseigneur s'y complut autant qu'il étoit en lui ; l'admiration générale retentit de tous côtés ; la foule s'empressa autour du jeune prince, sans autre objet que le plaisir de le voir. C'en fut assez pour donner à la puissante et paisible cabale de nouveaux soins et de cuisants soucis. Je dis exprès la cabale ; car il n'y eut qu'un côté du triumvirat qui s'en émut, et la suite des choses le montre avec évidence. Ce côté fut la réunion nouvelle déjà tellement cimentée aux dépens des vérités d'Italie. M. de Vendôme et Mlles de Lillebonne, fortifiées de la présence de leur oncle, sentirent combien il étoit naturel que Monseigneur, devenu roi dans la suite des temps, s'abandonnât à la conduite d'un fils d'un si grand mérite, que l'ordre de la nature lui destinoit pour successeur, dont la piété et la probité, les principes, la conduite écartoient toute crainte, et que tout appeloit d'ailleurs à la connoissance, et dès là à la conduite des affaires. Ils comprirent dès là le renversement de leurs vues, de leurs desseins, de leurs projets de gouvernement et du prince et du royaume, chacun à part soi, et qu'il ne seroit pas temps de lutter pour de si grandes choses contre un duc de Bourgogne devenu dauphin, s'ils n'y mettoient ordre de bonne heure. Pour cela il n'y avoit de moyen que de faire tomber cette réputation si bien établie. Ce moyen étoit difficile et plein de dangers ; mais l'objet en étoit trop grand, trop prochain, trop sensible, après s'être tant donné de peine pour se mettre en état d'y atteindre et s'être vus les mains dessus, pour ne pas risquer pour se le conserver, et ne pas employer le reste du règne présent à préparer et assurer le leur sous le règne qui naturellement devoit suivre. C'est ce qui fut prévu par un courtisan qui le dit à un autre à Marly un peu avant la déclaration de l'envoi de Mgr le duc de Bourgogne en Flandres et de M. de Vendôme sous lui[1]. Il assura qu'en rien ils ne s'accorderoient, et que, quelque raison qu'eût l'héritier, Vendôme l'emporteroit sur lui jusque dans la maison paternelle et l'y terrasseroit. Le courtisan à qui cela fut prédit trouva la chose si étonnante, que les raisons du prophète l'irritèrent presque et ne le persuadèrent

1. Ce courtisan est Saint-Simon lui-même : voyez notre tome XVI, p. 6 et suivantes.

pas. Le cours de cette campagne passé au delà de toute idée possible donna souvent lieu au prophète de mettre le doigt sur la lettre à l'autre, et alors de s'irriter ensemble. Et voilà à quoi sert de savoir les intrigues des cours : on infère des unes les autres, et on découvre de la connoissance des gens et de leurs liaisons, de leurs vues et de leurs intérêts, ce qu'ils seront capables premièrement de vouloir et puis de faire, et par là on prévoit ce qui doit arriver et conséquemment ce qu'il faudroit faire ou éviter. Durant cette campagne, dont il seroit trop amer et trop long de rapporter les succès de cour et de guerre, M. de Vaudémont et ses nièces, effrayés de voir la conduite de la digne épouse du jeune prince opprimé et de Mme de Maintenon, se contentèrent du silence en public, tandis qu'en particulier les nièces aigrissoient Monseigneur, qui, avec toute sa réserve accoutumée, ne put se contenir par deux fois en public, l'une à son grand coucher à Marly et une autre fois à Versailles, et l'oncle fascinoit les yeux à Chamillart, qui, persuadé par lui et impénétrable à tout le reste des hommes, plaida au Roi la cause de Vendôme, affligé jusqu'à l'extrême de le faire, mais s'y fortifiant contre tout événement par les sentiments d'honneur, de probité, d'affection au Roi et à la France qui l'engageoient à dire vérité, tandis que ces vérités n'étoient que le fruit des persuasions et des voilements de M. de Vaudémont, que le ministre n'étoit pas en état de développer par l'excès de ses préventions en faveur de cet homme connu publiquement pour le seul qui non seulement eût de la créance sur son esprit, mais qui le gouvernoit par une autorité de persuasion jusque contre ses propres idées qui tenoit pour ainsi dire du charme et du surnaturel. Mlle Choin cependant, peu soucieuse de ces choses, laissoit faire, s'intéressant néanmoins en gros au fils de Monseigneur, et Madame la Duchesse, que la victoire du compétiteur du prince de Conti n'accommodoit pas, étoit fâchée de ce qui se passoit, mais non pas jusqu'à s'en faire une affaire auprès de Monseigneur par rapport aux déplaisirs mortels de Mme la duchesse de Bourgogne qui consoloient la haine que Madame la Duchesse avoit amère contre elle, et qui, jointe à son intimité avec Monseigneur, l'avoit aveuglée jusqu'à menacer qu'elle la perdroit, jusqu'à n'y rien négliger et jusqu'à mille autres excès surprenants, dans la confiance de sa toute-puissance, qui feroient descendre dans trop de petits détails et qui sont connus.

« Le retour de la campagne produisit un changement dans la situation du duc de Vendôme uniquement dû à Mme la duchesse de Bourgogne, qui lui fit un honneur qui ne mourra jamais. La conduite de ce duc fit bien voir jusqu'à quel point il avoit lieu de compter sur Monseigneur, puisqu'il osa se retrancher dans Meudon contre Marly et remplir Anet de propos qui couroient après par les provinces et par les cafés et les marchés de Paris, qu'il suffit de citer simplement ici. Il fallut donc, après un assez long temps, un nouvel effort de l'admirable princesse pour arracher Vendôme de l'asile qu'il s'étoit fait, et ce fut ce nouveau coup et le soutien de cette même conduite dans Mme la duchesse de Bourgogne qui troubla la douceur du repos que goûtoit la cabale d'avoir opprimé Mgr le duc de Bourgogne. Cependant on comptoit les jours du règne présent ; on les employoit tous à semer dans l'esprit de Monseigneur tout ce qui le pourroit éloigner de sa belle-fille, et cet éloignement, à diverses fois ménagé pour réussir sans cependant rien risquer, avoit fait de tels progrès, que les derniers temps de la vie de Monseigneur ont été continuellement marqués d'un éloignement, jusqu'à quelque chose de plus fort, de Monseigneur pour Mme la duchesse de Bourgogne, sans que ses soins, ses complaisances jusqu'au travail sans se rebuter de rien, aient pu amortir des impressions si continuellement et si solidement gravées dans l'esprit de Monseigneur. C'étoit précisément le but de la cabale. La piété, la charité, la bonté de Mgr le duc de Bourgogne, peut-être poussées au-delà des justes bornes, avoient ôté toute crainte de lui et mis quelque chose en sa place dont nul prince ne mérita jamais d'être plus éloigné que lui. On ne craignoit donc que Mme la duchesse de Bourgogne, et on se mettoit de plus en plus en état de la faire craindre elle-même. Ainsi on demeuroit tranquillement attentifs en attendant un changement de règne. Cependant la mort de M. le prince de Conti, de Monsieur le Prince et de Monsieur le Duc frayèrent, quant aux deux premiers, le chemin du mariage au duc de Vendôme, qui, dans son état de disgrâce, songeoit pour lors également à se soutenir en attendant les temps et à appuyer son rang par cette alliance. Il espéroit trouver Madame la Duchesse moins contraire depuis la mort du prince de Conti, et, si celle de Monsieur le Duc lui ôta son appui pour le mariage, celle de Monsieur le Prince mit le duc du Maine au large pour le conclure à l'insu et comme malgré toute la famille. Ce duc étoit le bras droit de Vendôme, son appui dans tous les temps envers et contre tous. L'union de la même origine et des mêmes prétentions, que depuis M. du Maine a encore plus étendues, les avoient étroitement liés, et jusqu'au Grand Prieur avec eux tant qu'il est resté en France. Rien ne se faisoit sans le conseil et la participation de M. du Maine sur tout ce qui regardoit M. de Vendôme ; par lui passoient les choses les plus secrètes, et le souvenir des vérités de Nimègue le laissoit agir encore plus au large dans quelque occasion que ce pût être et contre qui que ce pût être en faveur du duc de Vendôme, qu'il regardoit d'ailleurs comme très propre à le raccommoder avec Madame la Duchesse dans les suites après la fin de leurs procès, lorsque cependant les intérêts de cour et Mlles de Lillebonne auroient bien remis M. de Vendôme avec elle. En même temps tomba sur Madame la Duchesse la bombe du mariage de M. le duc de Berry que, par adresse et à force ouverte, elle prétendoit pour Mlle de Bourbon, à quoi Monseigneur étoit engagé par tout le triumvirat ensemble et qui résista au Roi sur cette affaire plus qu'il n'avoit fait en toute sa vie sur aucune.

« C'est proprement là l'époque des pensées du prince de Rohan pour le mariage de son fils avec une fille de Madame la Duchesse. Délivré de Monsieur le Duc, à qui personne n'en eût osé hasarder la proposition, délivré de M. le duc de Berry, dont l'entrée dans cette famille eût pu former un obstacle, il commença à croire qu'un fils unique avec rang de prince et plus de cent mille écus de rente pouvoit aspirer à une princesse du sang que les procès de sa famille réduisoient à deux cent mille livres de bien, dès que le duc de Vendôme, avec un bien fort obéré, une santé très suspecte et une situation très peu avantageuse, en venoit d'épouser la tante paternelle avec plusieurs millions. Il n'y avoit plus de princes du sang qu'enfants, et leur nombre ne pouvoit suffire au quart de l'établissement de dix filles princesses du sang toutes de différents âges. Personnellement et de longue main intime de Madame la Duchesse chargée de quatre filles, intime, comme j'ai dit, de Mlles de Lillebonne et un autre elles-mêmes, bien avec Mlle Choin au dernier point par feu Mme de Soubise, et par lui conséquemment en état de tout, et de soi et par ces appuis, auprès de Monseigneur, il bannit tout autre mariage pour son fils de sa pensée, sûr de M. de Vendôme et délivré surtout de M. le prince de Conti.

« La mort de Monseigneur, qui a changé toute la face de la cour et donné au triumvirat la plus terrible secousse qu'il pût recevoir, a pour ainsi dire ôté les serrures de dessus les yeux et les bouches à l'égard du nouveau dauphin, et le scellé mis en 1708 s'est de soi-même et tout à coup levé en 1711. Dans cette nouvelle situation des choses, le reste du triumvirat, revenu du premier étourdissement, s'est réuni de plus en plus ; il a tout espéré de la religion de Monsieur le Dauphin et de ses pratiques peut-être excessives. Mlles de Lillebonne, cédant au temps, prennent dans la cadette et vont prendre dans l'aînée toutes sortes de formes pour plaire au soleil levant ; leur prince de Rohan, qui, à tout hasard et pour avoir un pied partout, a toujours cultivé Madame la Dauphine, s'y jette de plus en plus en assiduités, en complaisance, en jeu, et M. du Maine, qui compte sur cette même piété de Monsieur le Dauphin et peut-être sur quelque légèreté dans Madame la Dauphine, maintenant qu'elle n'a plus rien à craindre, fait toutes sortes de batteries et ouvre des tranchées de toutes parts pour s'approcher de l'un et de l'autre sans montrer encore son duc de Vendôme en croupe. Madame la Duchesse d'abord affligée, puis gaie de commande sur un mot du Roi à Mlle de Tourbes et Mme de Bouzols dans le jardin de Marly, se donne toute aux plaisirs et ne s'approche point de Madame la Dauphine avec son ordinaire abri de frivole pour cacher ses desseins, tandis que d'Antin, son pilote de cour, embarrassé pour lui-même sur l'avenir, s'épuise en fêtes, en jeu, en complaisance, en hasards de rebuts, pour circonvenir Madame la Dauphine et puis Monsieur le Dauphin, pense à s'ancrer pour soi, en est peut-être très proche, sans que ceux dont il s'agit s'en aperçoivent ; après quoi Madame la Duchesse paroîtra en son temps. Tels sont les projets, et les démarches qui ont vérifié de point en point les uns et qui vérifient les autres, et qui montrent à la cour, au lieu du triumvirat passé avec sa cause, une autre cabale terrible dont les principaux acteurs sont liés de tout temps et dont aucun n'est en rien médiocre, et qui tous ont été dans les intérêts et dans les exécutions continuelles les plus dommageables à la cour et à l'État et les plus opposés à Monsieur le Dauphin d'aujourd'hui et à Madame la Dauphine, qui, chose de sa nature incroyable et de sa nature impossible, mais dans son effet visible et palpable très vraie, en ont été profondément perdus, et, avec le Roi pour eux, n'en sont sortis que par une disposition singulière de la Providence qui n'étoit pas dans l'ordre de la nature. C'est donc avec ces considérations qu'il est important de peser si le mariage dont il est question est bon ou dangereux à laisser faire, auxquelles on peut ajouter celle des établissements qui sont déjà entre les mains de cette cabale, outre leurs biens immenses, et les biens et les établissesements que le prince de Rohan et son frère y apportent de nouveau en scellant la cabale par ce mariage, qui se peut sans excéder appeler redoutable. Il y auroit vaste matière à grossir infinement ces justes réflexions ; mais celles-ci suffisent pour présenter succinctement les choses comme elles sont. Passons maintenant aux autres qui regardent la haute noblesse du royaume, et par conséquent la France et ses rois ; comme il n'y a que des choses sans récit et sans détail, elles seront très courtes

« Rien n'est naturellement moins extraordinaire que le mariage dont il s'agit, et il ne faut pas être fort instruit pour savoir que les alliances du sang des rois avec la haute noblesse du royaume, soit par mâles, soit par femelles, ont toujours été si usitées et si fréquentes, que tout est encore rempli en France de seigneurs sortis de ces princesses, et que toute la maison régnante sort aussi de demoiselles, pour ne parler plus des autres branches de cette même maison qui se sont éteintes, les unes sur le trône, les autres sans y être arrivées. La continuation de cet usage seroit un si grand honneur, qu'on seroit bien éloigné de le combattre, s'il étoit espérable ; mais les choses ont tellement changé de toutes les manières depuis son interruption première naturelle, et dans la suite affectée, que la haute noblesse ne peut plus se flatter d'y atteindre et qu'elle ne peut voir sans une vive douleur que, si quelques-uns de son corps y parviennent, ce ne soit qu'à titre de n'en être plus. Après avoir examiné courtement ces deux vérités affligeantes, il s'en trouvera résulter une troisième par rapport à l'intérêt du Roi et de l'État.

« La véritable époque de la cessation des alliances mutuelles du sang royal avec la haute noblesse ne se peut établir qu'au temps de la réduction de la maison régnante à trois têtes, ce qui arriva après la fin des restes de la Ligue. Henri IV, le prince de Condé et le comte de Soissons demeurèrent seuls, et, bien que les deux princes du sang épousassent deux demoiselles, on ne vit plus de filles de princes du sang épouser des seigneurs, parce que leur rareté les rendoit meilleurs et plus desirables partis. On a seulement vu de nos jours M. de Longueville épouser deux princesses du sang l'une après l'autre ; mais on en a su les causes, outre que les avantages dont il jouissoit, très distingués alors, très médiocres pour le temps d'aujourd'hui, le rendoient plus digne de ces hautes alliances. Mme de Guise, sortie d'un mariage très longuement contesté et jamais goûté, d'ailleurs fort défigurée, fille d'une Lorraine, et Mademoiselle, sa sœur d'un autre lit, dont on sait l'histoire, sur laquelle le Roi daigna honorer toute sa haute noblesse par une lettre qu'il écrivit à tous ses ambassadeurs pour déclarer que la rupture du mariage de M. de Lauzun n'étoit fondée que sur sa personne et point sur sa naissance, on n'a point vu depuis d'autres alliances du sang royal avec les seigneurs du royaume.

« Pour peu qu'on fasse d'attention à la différence des temps, on verra sans peine toutes les causes qui ôtent pour jamais à la haute noblesse l'espérance de revenir à l'alliance du sang royal. Du temps qu'elles étoient communes, les princes du sang n'avoient de rang que celui de leurs dignités et de leurs charges, et ensuite, sous les derniers Valois, les premiers rangs parmi les pairs, dont plusieurs étoient des seigneurs comme ceux d'aujourd'hui. Il y avoit donc une disproportion bien moins sensible entre les princes du sang et les grands seigneurs, même sans titre, et par cela même une bien plus plus grande facilité pour s'allier.

« Chacun vivoit dans ses terres. La cour n'étoit habitée que par les grands ou moindres officiers, et de temps en temps, les grands seigneurs y venoient rendre leurs respects. Du reste, ils vivoient chez eux avec abondance des fruits de leurs biens et avec splendeur au milieu d'un grand domestique et d'un diminutif de cour de leurs voisins et de leurs vassaux. Chacun se connoissoit alors, et ce n'est point exagérer que dire qu'il y avoit plus de différence entre un grand seigneur et un autre seigneur moindre, quoique distingué aussi en naissance et en biens, qu'il n'y en a maintenant entre un officier de la couronne et un bourgeois à son aise sans emploi. Ainsi donc une princesse du sang étoit bien mariée à un grand seigneur. Les rangs, rares et d'ailleurs peu sensibles par la séparation de chacun chez soi, compensée d'ailleurs par la justice exacte que chacun se faisoit et qu'il n'étoit alors ni sûr, ni en usage, de ne se point faire, n'étoient pas des obstacles à ces alliances, bien moins encore la considération du rang des enfants sortis de ces mariages.

« Cette justice réciproque et cet état certain de chacun fondé sur la réalité effective de son état conservoit alors les grandes maisons et les maisons considérables et anciennes, mais inférieures, et ainsi toutes par étages, dans leur splendeur entière par des alliances égales à peu près et par une suite de mères qui décoroient beaucoup la généalogie paternelle. Rien donc de commun dans les alliances de ces maisons principales, et rien dans leur parenté qui pût déplaire à une princesse du sang entrée dans leur famille. Tout se soutenoit, rangs entre eux, considération, biens, noblesse, alliances ; tout se répondoit ; tout étoit digne et capable d'être mêlé au sang royal.

« Peu ou point de luxe, sinon dans des occasions si rares qu'elles ne pouvoient incommoder, peu d'impôts, peu de gens à les lever, nuls à s'en engraisser. De là tout à bon marché et en abondance par la facilité du commerce, moins de besoins réels que la mollesse et l'habitude se forment, moins de ces autres besoins de bienséance que l'exemple fait naître, alors entièrement inconnus. Subsistance facile du produit en espèces des terres qu'on habitoit, conséquemment abondance entière, sortie des mêmes sources qui ne suffisent plus maintenant aux moindres entretiens, tellement que le même homme avec les mêmes fonds ne peut plus approcher des mêmes entretiens et du même état de son bisaïeul, qui suffisoit de reste à l'entretien d'une princesse du sang, et qui maintenant ne payeroit pas ses seuls habits.

« De cette diminution de biens et de cette augmentation de dépense, de nécessité et de luxe, sont sortis ces mariages monstrueux qui de ce règne ont infecté les plus grandes maisons et n'en ont laissé aucune entière, et, s'il est permis de se servir de ce terme consacré, comme un abîme invoque un autre abîme [1], d'une mésalliance s'en forme une autre, et le peuple le plus abject s'est mêlé avec la plus haute noblesse, tellement qu'une princesse du sang qui épouseroit maintenant les plus grands seigneurs compteroit souvent parmi ses parents, et les plus proches, autant de lie que de gens de qualité, et d'ailleurs ne trouveroit pas un entretien dont elle se pût passer qui ne ruinât son mari et ne mît ses enfants dans des détresses d'autant plus fâcheuses, que les nuances d'une princesse du sang à une fille de basse robe ou de finance seroient étranges, et les autres moins honteuses, embarrassantes et d'un médiocre soulagement.

« En voilà donc trop pour n'ôter pas toute espérance à la haute noblesse de se remêler plus avec le sang des Rois : 1° état nouveau porté dans les nues pour le sang royal ; 2° abaissement et confusion de toute la haute noblesse ; 3° rangs recherchés, marqués sans dédommagements anciens, multipliés, différemment dispensés ; 4° vie à part distinguée, honorée, abondante, maintenant confondue sous toute main, souvent tombée en indigence, au moins presque jamais sans malaise ; 5° luxe, diminution de biens, vie errante, augmentation de charges ; 6° mésalliances qui ont tout empoisonné, défiguré, déshonoré. Nulle espérance d'aucun rétablissement, et, quand, par impossible, il y en auroit, la réédification est toujours plus longue que la destruction, et combien faudroit-il d'années pour réparer tant de maux et purifier tant de sang illustre que près d'un siècle ont comme anéanti, et pour remettre la haute noblesse en possibilité et en mesure de retourner à ses premières alliances avec les princesses du sang ?

1. *Abyssus abyssum invocat* (Psaume XLI, verset 8).

« Que si c'est une des plus sensibles douleurs et une des plus funestes chutes qui aient pu arriver à la haute noblesse, que de se voir privée de ces alliances, quel surcroît d'ignominie ne seroit-ce point pour elle que d'en voir revenir l'usage en faveur d'une espèce de gens qui, peu à peu sortis dextrement de son sein, se sont établi de ce règne des honneurs, des distinctions, des rangs que toute politique redoute, que toute justice réprouve, que toute vérité anéantit, que tout exemple confond, que les lois ignorent jusqu'à maintenant avec constance, dont les sources et les appuis, et souvent jusqu'à l'usage même ne sont que félonie suivant les moyens, et dont l'existence incite puissamment ses semblables, c'est-à-dire toute la haute noblesse, par une tentation continuelle et par un cri puissant à une imitation dangereuse pour arriver aux dépens des Rois et de la France au même état que ces princes factices et par les mêmes chemins qu'eux. Il ne s'agit pas maintenant de prouver ces tristes, mais importantes vérités, qui se trouvent brèvement ramassées dans un mémoire exprès ; mais on ne peut se dispenser de mettre ici en gros cette considération devant les yeux pour montrer combien il seroit douloureux à la haute noblesse, exclue désormais des alliances du sang royal, de les voir recommencer et à ses dépens avec une autre sorte d'hommes de son espèce radieux de l'avoir abdiquée, consolider par le péril même des routes qu'ils ont tenues pour arriver à ce point, élever sur elle par un rang prodigieux, et former enfin comme un plancher solide et impénétrable par ces alliances entre la maison régnante et elle, à la suite de laquelle elle avoit jusqu'ici coutume de venir sans intervalle. Ainsi la haute noblesse, dépouillée par degrés et en bien peu d'années, depuis avoir porté seule Henri IV sur le trône de ses ancêtres, dépouillée, dis-je, de sa considération dans ses terres, de sa demeure dans ses terres, de sa distinction, de la pureté de son sang par les mésalliances, de ses biens, de l'honneur de se mêler avec le sang royal, de toute raisonnable espérance d'y revenir, enfin confondue et presque anéantie sous toutes sortes de besoins et de mains, a vu former par les voies les plus criminelles des rangs inconnus, se consolider sur elle en faveur de ceux de ses membres qui maintenant sont honteux de l'avoir été, et verroit encore se former par eux à l'abri de l'alliance des princesses du sang un étage entre ce sang et la haute noblesse pour l'en séparer à jamais.

« Ces choses sautent tellement aux yeux qu'elles n'ont pas besoin d'être plus expliquées, et sont de nature à se faire si bien sentir qu'il seroit inutile d'en presser davantage le trop véritable et trop solide raisonnement. Ce sont de ces vérités nues que leur simplicité fortifie, à laquelle il les faut abandonner et qui ne peuvent que perdre et frapper moins par l'offusquement des paroles. Pour peu qu'elles se fassent sentir, il en résulte bien naturellement une autre, qui est que ce qui décourage, ce qui achève l'abattement, l'avilissement, la destruction d'espérance de toute la haute noblesse, ce qui d'autre part en même temps la pique d'une émulation vive et puissante, ce qui la tente, ce qui ne lui présente que des chemins perfides, mais heureusement frayés par d'autres pour arriver à ce but qui les irrite et les séduit par l'exemple, ne peut être utile au Roi ni à l'État, quelque avantage qui puisse être proposé en compensation, qui même sur le fait présent n'existe pas, et ne va[1] qu'à débarrasser Madame la Duchesse d'une de ses filles non moins dangereusement pour l'intérieur de la cour que dommageablement pour l'État en général et amèrement pour tout ce qui en fait les vraies et saines parties, comme il vient d'être représenté succinctement par les considérations très abrégées de ce mémoire. »

1. Il y a dans le manuscrit *ne vont* et *n'existent pas,* comme si *avantage* était au pluriel.

XII

LA MALADIE DE LA REINE D'ESPAGNE[1]

La reine d'Espagne à Louis XIV[2].

« A Vitoria, ce 28e novembre 1710.

« Ayant éprouvé toutes sortes de remèdes pour guérir des glandes que j'ai depuis quatre ans très inutilement, et craignant qu'elles ne grossissent assez à l'avenir pour me défigurer, j'ai trop d'intérêt à ne le pas être par rapport au roi et à nos sujets, pour manquer à chercher le seul remède que tous les médecins m'ont assuré être le plus sûr, qui sont les bains et les eaux chaudes. C'est par cette raison, que, me trouvant à cinquante lieues de Bagnères, j'ai cru devoir profiter de cette occasion pendant que je ne puis être auprès du roi et que je ne lui suis ici d'aucune utilité. C'est ce qui m'a obligé à savoir de lui et de M. de Vendôme ce qui leur sembloit, et l'ayant fort approuvé, il ne me reste plus qu'à vous supplier de me donner votre approbation. On trouvera peut-être que la saison où nous sommes n'est pas favorable comme le printemps et l'automne; mais la nécessité, comme Votre Majesté sait, fait prendre des partis forcés. Je sais néanmoins que les peuples d'alentour de Bagnères prennent d'ordinaire ces bains, qu'ils croient tout aussi bons, tout l'hiver, et qu'ils s'en trouvent bien. Je serai obligé de mener mon fils avec moi. Comme il est fort et robuste et que nous le mettrons dans une bonne litière, où il n'aura point de froid en passant les montagnes, j'espère que cela ne lui fera aucun mal et que nous reviendrons tous en bonne santé, sans que cela me retarde le plaisir de revoir le roi, puisqu'il veut rester à son armée jusqu'à ce qu'il voie que les ennemis se soient entièrement retirés et peut-être réduits à se désister de leur injuste entreprise. Comme le duc de Vendôme croit que nos affaires n'ont point été en meilleur état qu'elles sont, je m'en irai sans inquiétude ; mais les Espagnols, qui sont naturellement un peu soupçonneux et dont le zèle est extrême pour nous, aimeroient peut-être mieux que je ne misse pas le pied en France.

« Pour moi, je me fie entièrement à vous, et je serois bien fâché d'avoir la moindre défiance, persuadée que rien au monde ne seroit capable de vous obliger à me retenir dans votre royaume. Je vous supplie néanmoins de m'honorer d'une réponse le plus promptement

1. Ci-dessus, p. 322.
2. Affaires étrangères, vol. *Espagne* 203, fol 452, copie

qu'il vous sera possible de votre main, que je puisse montrer aux seigneurs qui m'ont suivie. Encore une fois, je répète à Votre Majesté que je ne me pardonnerois pas moi-même s'il m'avoit passé un moment par la tête la moindre pensée qui fût contre sa gloire et la tendresse que le roi son petit-fils et moi nous flattons que vous avez pour nous. Plût à Dieu que nous fussions les uns et les autres assez tranquilles pour que je pusse vous aller rendre une visite à Marly, y embrasser ma sœur de tout mon cœur et y jouir en si bonne compagnie des plus délicieux lieux du monde que vous y avez faits. L'idée seule m'en ravit ; jugez de ce que ce seroit si la chose étoit réelle. Conservez-moi, je vous supplie, un peu de part dans votre amitié.

« MARIE-LOUISE. »

La princesse des Ursins au duc de Vendôme[1].

« A Vitoria, le 18 novembre 1710[2].

« La reine, Monsieur, écrit ce soir au roi sur une affaire qui regarde sa santé, et dont elle m'ordonne de vous informer aussi afin que vous me fassiez l'honneur de m'en mander votre sentiment avec cette sincérité qui vous est si naturelle, et qui est si estimable. S. M. Monsieur, s'apercevant que les glandes qu'elle a depuis longtemps, et pour lesquelles elle a fait plusieurs remèdes inutiles, s'augmentent plutôt que de diminuer, croit, sur le rapport des médecins, que, si elle en peut guérir, ce sera en prenant des eaux et des bains chauds qui fondent et dissipent les humeurs qui causent ces sortes de maux, et qu'il n'y en a point de plus propres que ceux de Bagnères, dont on entend tous les jours les effets admirables. Elles se trouvent à moins de cinquante lieues d'ici. Ces bains sont bons en toute sorte de saisons, quoiqu'on les prenne plus ordinairement au printemps et en automne, à cause de la commodité de ceux qui y vont ; mais les gens du pays s'en servent l'hiver et s'en trouvent aussi bien : ce qui oblige S. M., Monsieur, à désirer de faire ce voyage présentement, pour ne pas perdre de temps et pouvoir retourner à Madrid ou à Valladolid quand le roi jugera y pouvoir faire aller la reine. D'ailleurs, la dépense seroit beaucoup moins considérable que si elle étoit obligée de faire ce voyage exprès de Madrid à Bagnères. La bienséance voudroit alors que S. M. fût avec la magnificence qui lui conviendroit. A cette heure, elle ne sauroit qu'être louée de se retrancher tout ce qui ne lui est pas absolument nécessaire, et il suffira que S. M. ne mène de sa maison que les gens dont elle ne pourra se passer. Il est si fâcheux

1. Archives de Chantilly, S XIV, 39.
2. On remarquera que cette lettre est antérieure de dix jours à celle qu'on vient de lire. La reine avait d'abord écrit à son mari pour avoir son agrément, et elle avait en même temps chargé sa « camarera mayor » d'en écrire au général dont elle connaissait l'influence sur le jeune monarque ; elle en parle dans la lettre reproduite ci-dessus.

à une grande princesse comme elle, qui est exposée aux yeux du public, d'avoir une incommodité qui la force à cacher une partie de son visage et de sa gorge, et qu'on craindroit qui ne devînt pire, si on n'y remédioit pas, que S. M. ne doit rien négliger de tout ce qu'on juge qui pourroit la déraciner. De plus, l'expérience lui a fait connoître que les grossesses y sont fort contraires: de sorte, Monsieur, que tout semble concourir pour faire prendre la résolution de profiter de l'occasion qui s'offre si naturellement. Tout va présentement trop bien en Espagne pour que les Espagnols puissent craindre que ce soit un prétexte pour l'abandonner, surtout le roi demeurant à la tête de son armée, qui est un assez bon gage. Ce voyage ne seroit que de six semaines, après quoi le roi et la reine jouiroient plus du plaisir de se revoir en bonne santé. Mgr le prince des Asturies en a, grâces à Dieu, une parfaite, et, le mettant dans une bonne litière, il n'auroit rien à souffrir. Il seroit impossible de laisser un prince si précieux de toutes manières sans le roi ou sans la reine, et S. M. ne pourroit s'empêcher de le conduire avec elle. Voilà, Monsieur, le fait fort nettement; faites-moi l'honneur de me répondre ce qui vous en paroît si vous le trouvez raisonnable. Conseillez, s'il vous plaît, au roi qu'il permette à la reine d'exécuter son projet; sinon, ayez la bonté de me dire les obstacles que vous y trouverez. Tout sera bien reçu de vous. Je suis ravie que vous trouviez les ennemis dans une si mauvaise situation. La reine a lu votre lettre plusieurs fois avec une grande satisfaction. J'espère que vous serez toujours plus confirmé dans votre opinion que l'Archiduc sera très embarrassé. Par ce que l'on me mande de la cour de France, par le courrier extraordinaire que le Roi a dépêché à S. M. Cath. le 10e de ce mois, il me paroit, Monsieur, qu'il n'est plus question de paix et qu'on est fort attentif à la guerre. Ici, c'est tout ce que nous pouvions espérer de mieux. Je vous honore comme je le dois.

« La princesse des Ursins. »

XIII

LE SERVICE FUNÈBRE DE MONSEIGNEUR A SAINT-DENIS ET A NOTRE-DAME[1]

« La maladie contagieuse dont feu Monseigneur est mort n'ayant pas permis qu'on le gardât dans son appartement pendant quarante jours, ainsi que c'est la coutume pour les princes, ni qu'on lui rendît, incontinent après sa mort, tous les honneurs dus à sa haute naissance avec les cérémonies accoutumées dans ces tristes occasions, on le porta, le surlendemain de sa mort, à Saint-Denis sans aucune pompe, et on le mit dès le même jour dans la cave de nos rois, sans laisser son corps un seul jour en dépôt dans le chœur de l'église. Ainsi, rien ne pressant pour faire son service, on n'observa point de le faire au bout de quarante jours suivant la coutume, et ce ne fut que le 17 juin qu'il se fit à Saint-Denis. Monsieur le Dauphin et Mgr le duc de Berry, ses enfants, et M. le duc d'Orléans, son cousin germain, furent les trois princes qui assistèrent à cette cérémonie[2]. L'église de Saint-Denis étoit ornée d'un appareil funèbre dont la décoration étoit assez simple, mais noble et bien entendue, quoiqu'elle ne répondît point à la magnificence que les funérailles d'un si grand prince méritoient.

« La messe fut célébrée par l'archevêque de Reims, assisté de quatre évêques qui avoient tous été, aussi bien que lui, aumôniers du Roi; l'oraison funèbre fut faite par l'évêque d'Angers. Le service commença à onze heures et demie et dura jusqu'à quatre heures un quart après-midi. La musique du Roi, très nombreuse par elle-même, et fortifiée de tous les musiciens de l'Opéra de Paris, chanta le *De Profundis*.

« Les trois princes avoient des chapeaux et des bonnets carrés sur leurs têtes, comme c'est l'usage dans les occasions lugubres. La queue du Dauphin, qui avoit onze aunes, étoit portée par le duc de Beauvillier, son premier gentilhomme de la chambre, parce qu'il a été son gouverneur, à une grande distance du duc de Beauvillier, c'est-à-dire au milieu de la longueur de la queue, par le comte de Sainte-Maure, le plus ancien des menins de feu Monseigneur et qui l'est du Dauphin d'aujourd'hui, l'extrémité par le marquis d'O, menin du Dauphin d'aujourd'hui avant la mort de son père. Celle de Mgr le duc de Berry,

1. Ci-dessus, p. 343. — Extrait des Mémoires du baron de Breteuil, ms. Arsenal 3864, p. 43 et suivantes.

2. En note dans le manuscrit : « Le prince de Conti, déjà âgé de quinze ans, qui étoit pour lors à Paris, ni le duc du Maine et ses enfants, ni le comte de Toulouse, tous deux enfants naturels du Roi, ayant rang de princes du sang, et qui étoient à la cour, n'y assistèrent. »

qui étoit de neuf aunes, étoit portée par le marquis de Béthune, l'un de ses deux premiers gentilshommes de la chambre, et par le marquis de Pons, maître de sa garde-robe, à cause de l'absence du duc de Saint-Aignan, son autre premier gentilhomme de la chambre, et celle du duc d'Orléans, qui étoit de sept aunes, étoit portée par le marquis de Simiane et le marquis d'Armentières, ses deux premiers gentilshommes de la chambre[1]. Madame la Dauphine, ni aucune autre princesse ne vinrent à cette pompe funèbre. Ce n'est pas la coutume qu'elles y aillent; mais ce qui est très surprenant, pour ne pas me servir d'un terme plus dur, c'est qu'aucun officier de la couronne ni aucun courtisan, à l'exception de ceux qui sont domestiques des trois princes que j'ai ci-dessus nommés, ou qui l'avoient été de feu Monseigneur, qui n'en avoit qu'un très petit nombre, attendu que l'héritier de la couronne n'en doit point avoir, aucun, dis-je, officier de la couronne, ni courtisan de quelque espèce que ce soit, n'eut la reconnoissance ou le courage d'assister à cette pompe funèbre, à l'exception du duc d'Aumont, premier gentilhomme de la chambre du Roi, et de moi, qui n'y avois aucune fonction par rapport à ma charge, parce que les ambassadeurs ont cessé à la mort de la reine Marie-Thérèse, femme du Roi, d'aller aux pompes funèbres, par les raisons que j'ai amplement spécifiées dans mes mémoires de l'année 1701, à l'occasion de la mort de feu Monsieur, frère du Roi.

« Le 2 juillet, on fit un pareil service à Notre-Dame. Le cardinal de Noailles, archevêque de Paris, célébra la messe, et le P. de la Rue, jésuite, fit l'oraison funèbre. Le chœur de Notre-Dame étoit un peu plus orné que ne l'avoit été celui de Saint-Denis ; mais il n'y eut point d'autre musique que celle de cette église. Du surplus, la cérémonie fut toute semblable. La queue du Dauphin étoit portée par le duc de Beauvillier, par le marquis d'Urfé, menin de feu Monseigneur, qui la porta à la place de Sainte-Maure, et par le marquis de Gamaches, menin du Dauphin d'aujourd'hui, qui la porta à la place du marquis d'O ; celles des autres princes furent portées par ceux de leurs officiers qui l'avoient portée à Saint-Denis[2]. »

1. En note dans le manuscrit : « On avoit voulu que M. le duc d'Orléans n'eut qu'un porte-queue ; mais le Roi décida qu'il en auroit deux. »

2. Il y a une relation latine de la cérémonie de Notre-Dame dans les Registres capitulaires : Archives nationales, reg. LL 232[6], et une autre en français des deux cérémonies dans le carton K 1003, n°s 13-14.

XIV

LA FILLE DE MONSEIGNEUR ET DE MADAME DU ROURE.

Saint-Simon a parlé ci-dessus (p. 69) de la fille que Monseigneur eut de la Raisin et qui fut mariée par la princesse de Conti à M. du Bois d'Avaugour. Il a été rappelé à ce sujet que ce ne fut pas la seule liaison du Grand Dauphin, et notre auteur a raconté dans le tome II des *Mémoires* (p. 136-138) qu'il avait eu, au su de toute la cour, des relations galantes avec une fille d'honneur de la Dauphine, Marie-Anne-Louise de Caumont-la-Force. Pour faire cesser ce commerce, le Roi avait marié la demoiselle en 1688 au jeune marquis du Roure, qu'on avait gratifié pour la circonstance de la charge de lieutenant général de Languedoc, et qu'on envoya aussitôt dans cette province afin d'éloigner sa femme de la cour. Mais, M. du Roure ayant été tué en 1690 à la bataille de Fleurus, sa jeune veuve ne tarda guère à reparaître à Versailles, et, dit Saint-Simon, « le feu mal éteint se ralluma », si bien que le Roi dut exiler « la dame en Normandie dans les terres de son père », puis à Montpellier, où elle était encore quand Monseigneur mourut[1].

De cette liaison était issue une fille, sur l'existence de laquelle nous avons pu réunir quelques renseignements d'après des documents conservés à Nantes, au musée Dobrée, et d'après diverses correspondances que renferme le manuscrit Clairambault 1184, à la Bibliothèque nationale.

Cette fille, nommée Louise-Émilie, naquit à Courtomer, près Séez, en Normandie, le 14 octobre 1694, et, dès le lendemain, fut conduite à Paris et baptisée sous un nom supposé en l'église Saint-Eustache. Deux ans après, sa mère la fit ramener en Normandie pour la placer dans le couvent des Ursulines d'Essai, non loin d'Alençon, où elle fut élevée par une femme de confiance appelée Mlle des Ablais, dont la sœur avait épousé un bas officier de la maison du Roi, et qui était parente du curé de Saint-Germain-en-Laye. Elle resta dans ce couvent une quinzaine d'années, et elle dut le quitter trois mois environ avant la mort de Monseigneur, parce que Mme du Roure ne payait plus sa pension. Elle se réfugia d'abord chez sa nourrice, près du château de Courtomer, habité alors par une sœur de sa mère mariée à un Saint-Simon d'une autre maison que celle de l'auteur des Mémoires. Enfin, en décembre 1711, ayant obtenu sur les instances de Mme du Roure une pension de six cents livres, à laquelle le

1. Mme du Roure fut internée en mai 1713 au couvent des Ursulines de Montauban, et il est probable qu'elle y mourut, à une date qu'on ignore.

duc de Bourgogne ajouta quelque chose, elle fut ramenée à Paris, séparée de sa gouvernante, et, par l'intermédiaire de M. de Benoist, curé de Saint-Germain-en-Laye, mise comme pensionnaire au couvent des Ursulines de Poissy. On aurait bien voulu en haut lieu qu'elle y fît profession; sa répugnance pour la vie religieuse l'en empêcha. Elle était encore à Poissy en 1717; mais il ne semble pas qu'elle y ait passé les derniers temps de sa courte et triste vie : elle dut revenir vers cette époque, et peut-être à cause de sa mauvaise santé, habiter à Paris, sous le nom de Mlle de Vaudetar, chez le duc de la Force, frère de sa mère, dans son hôtel de la rue Taranne. C'est là qu'elle mourut, à l'âge de vingt-quatre ans, le 3 avril 1719 ; ses obsèques eurent lieu le lendemain à Saint-Sulpice.

Dans son manuscrit 1184, dont il a été parlé ci-dessus, Clairambault nous a conservé (notamment aux folios 21-38, 41-42 et 179-198) un certain nombre de lettres de Mme du Roure, de cette jeune fille, de sa gouvernante et du curé de Saint-Germain; on trouvera ci-après les plus intéressantes.

Mademoiselle des Ablais à la marquise du Roure[1].

« Ce 25e juin 1711.

« Madame,

« Il y a longtemps que je résiste contre une idée qui m'est venue au sujet de ma chère enfant dans la crainte que Madame n'approuve pas la liberté que je prends ; mais l'état où je la vois réduite, si on ne pense incessamment à lui faire avoir quelque chose, me fait passer par-dessus toutes autres considérations et vous venir demander, Madame, votre agrément pour la mener présenter un placet au Roi que, faite comme elle est et de la ressemblance qu'elle a de feu Monseigneur, elle obtiendroit immanquablement du moins une pension ; et, si on attend davantage, il ne sera plus temps. Que deviendra[-t-]elle, Madame, puisque vous ne lui pouvez pas donner son plus petit entretien ? Et si au contraire, en faisant une prompte diligence, je me flatte qu'elle obtiendra de quoi se tirer de la misère où elle est réduite à faire pitié à tout le monde, et que, quand il va de la compagnie au château, les jours de fête ou dimanche, on nous dépêche juste un courrier pour nous venir dire de n'aller pas à la messe, crainte qu'on ne nous voie. Nous sommes à la veille, la semaine prochaine, d'encourir ce même risque, mais pour longtemps, par l'arrivée de Mme la comtesse de Courtomer[2], qui y doit séjourner, et Madame la marquise ne

1. Sur l'adresse : « A Madame la Marquise du Roure, en main propre, à Montpellier, en diligence. »

2. Jeanne de Caumont-la Force, mariée le 26 avril 1682 à Claude-Antoine de Saint-Simon, marquis de Courtomer, était veuve depuis le 14 octobre 1705; elle mourut de la petite vérole le 8 mai 1716.

veut pas même que nous soyons dans le [même] lieu; je ne sais où nous pourrons aller. Elle ne sait, dit-elle, personne où nous mettre, et moi non plus, attendu que quelques-uns de la famille de MM. de Courtomer ont dû dire que la pauvre É[milie] étoit une charge pour Madame et Messieurs ses fils, ayant appris, comme on le sait partout, qu'on nous a mises hors le couvent et que c'est elle qui nous fournit de quoi vivre, ce qui ne nous doit guère faire de profit, puisque de tous les endroits la vie nous est bien reprochée. Quelle joie, Madame, n'auriez-vous pas de voir cette pauvre enfant exempte de toutes ces peines ? Donnez donc votre consentement, s'il vous plaît, et nous ferons ce voyage, pendant que Madame la comtesse sera ici. Je vous puis assurer, Madame, que vous pouvez vous fier à moi et que je conduirai si bien toute chose, que vous ne serez point commise en rien. Je mènerai É[milie] chez ma sœur; on ne saura pas qui elle est, et mon beau-frère, qui est toujours chez le Roi, nous trouvera un endroit où nous pourrons donner notre placet sans être vues de beaucoup de monde. J'attends incessamment votre réponse, Madame.

« Je vous prie de trouver bon que, si, au bout de dix-huit jours qu'il faut [au] plus pour la recevoir, [elle n'est pas arrivée,] je fasse partir mon enfant, et je vous promets par avance, Madame, que nous réussirons. C'est l'avis de plusieurs de mes amis qui sont gens considérables et presque de tous les autres, et je ne puis me persuader que nous ne fassions un bon voyage. Je suis très respectueusement à Madame. »

(Sans signature.)

La marquise de Roure au comte de Pontchartrain, secrétaire d'État de la maison du Roi[1].

« Ce 14 août 1711.

« J'ai reçu, Monsieur, la lettre que vous m'avez fait l'honneur de m'écrire, avec mon ordonnance du mois de mars, dont je vous rends mille grâces. Je l'ai voulu remettre à mes créanciers; mais ils n'en ont point voulu, ce qui m'oblige à vous prier de vouloir supplier le Roi d'ordonner que je sois payée régulièrement.

« J'attends la réponse de deux lettres que j'ai écrites pour vous envoyer le mémoire ou l'histoire de cette petite fille. Je vous aurai beaucoup d'obligation de vouloir parler en sa faveur. Vous verrez par une lettre que je vous envoie[2], Monsieur, l'état où elle est réduite et ce que sa gouvernante vouloit faire; à quoi vous jugez bien que je me suis opposée, vous assurant que jamais cette femme ne le fera, quoique

1. Apostille au crayon : « Les gens qu'elle cite disent qu'il [n'y a] point de preuve. »

2. Probablement la lettre du 25 juin, ci-dessus.

je sois résolue à ne rien oublier pour elle. Elle étoit hors du couvent trois mois avant la mort de M[onseigneur], à qui je l'avois fait dire et à qui j'avois fait demander pour elle deux mille francs, pour lui être envoyés à Courtomer. Celui à qui je m'étois adressée me fit mander par une de mes amies que, d'abord qu'il auroit fini l'affaire dont je lui parlois dans ma lettre, il y feroit réponse et qu'on lui avoit fait espérer que ce seroit bientôt. Malheureusement, M[onseigneur] mourut, et elle a resté où elle est et où elle sera jusqu'à ce que je sois payée de ce qui me reste dû de mes pensions, qui étoient engagées pour onze mille francs, et n'en ayant encore touché que quinze [cents] et fait partir mon fils pour l'armée, m'ont mise hors d'état de la secourir, ce que je ferai bien sûrement du premier argent que j'aurai. Au nom de Dieu, Monsieur, ne montrez mes lettres à qui que ce soit qu'au Roi seul, si vous le jugez à propos, étant persuadée que S. M. a trop de religion pour abandonner cette pauvre malheureuse lorsqu'il accable de bien tant de sortes de gens par pure bonté. De plus, Monsieur, je n'avancerai rien que je ne puisse prouver. Qu'on fasse parler M. du Mont et qu'on le force à dire la vérité ; il ne pourra pas dire que j'aie brigué sa bienveillance ni démentir d'avoir été presque tous les ans la voir dans son couvent et me persécuter plusieurs années pour que je la lui remisse. C'est ce que je vous redirai encore dans mon histoire. En attendant je vous supplie d'être persuadé, etc.

« De Caumont du Roure. »

La marquise du Roure au comte de Pontchartrain.

« 25 août 1711.

« Je viens de recevoir une lettre, Monsieur, de la gouvernante de cette pauvre malheureuse, qui m'apprend qu'elles n'ont pu rester davantage dans le lieu où elles étoient par le désagrément qu'elles avoient d'entendre parler sur leur sujet. Elles sont venues à Saint-Germain, d'où est la personne qui l'a élevée. Elles veulent fort me venir trouver ; mais je m'y oppose fortement. Cela feroit une nouvelle scène cruelle pour moi dans ce pays-ici. Dès que j'aurai reçu quelque argent, je leur envoierai de quoi se mettre dans un couvent. Au nom de Dieu, Monsieur, s'il est possible, faites quelque chose pour elle ; accordez-lui votre protection. C'est une action digne de vous que de travailler à la rendre heureuse, ou du moins à la tirer de la misère où ma mauvaise fortune ne peut l'empêcher de tomber, si on ne m'en donne les moyens. C'est avec la douleur du monde la plus vive que je me vois forcée à agir sur un pareil sujet ; mais, Monsieur, c'est aussi avec une entière confiance, convaincue de vos bontés pour moi ; je vous en demande la continuation avec tous les sentiments de la plus parfaite reconnoissance du monde...

« De Caumont du Roure. »

La marquise du Roure au comte de Pontchartrain[1].

« Ce 25e octobre 1711.

« J'ai reçu, Monsieur, la lettre que vous m'avez fait l'honneur de m'écrire du 14e octobre. Je ne suis point surprise de ce que vous m'aviez déjà mandé de la résolution que le Roi a prise au sujet de la demoiselle. Tout cela ne m'étonne pas. Si elle a jamais le bonheur d'en être vue, S. M. pourroit changer de sentiment pour elle ; la nature est accoutumée à faire de plus grands efforts, et la ressemblance qu'elle a avec M[onseigneur] peut sans miracle changer les choses en sa faveur. Puisque vous désirez, Monsieur, savoir comme elle est faite, je vais vous faire à peu près son portrait sur ce qu'on m'en a mandé plusieurs fois, y ayant près de douze ans que je ne l'ai vue. Elle a eu dix-huit ans ce mois-ici. Elle est grande et la taille belle, les cheveux châtains, les yeux comme moi, tirant sur le noir, le teint blanc, beau et uni, le nez assez bien fait, la bouche, le bas du visage, le son de la voix et le parler gras de M[onseigneur], à qui on m'a mandé qu'elle ressemble à ne pouvoir pas s'y méprendre, la gorge et les mains belles, une belle voix, un air de douceur et de modestie qui intéresse pour elle, beaucoup d'esprit, et une tristesse dans la physionomie qui fait croire qu'elle sent son malheur. Je ne sais si elle sait qui elle est ; mais on m'a mandé qu'à la mort de M[onseigneur] elle fut longtemps à verser des larmes sans dire la moindre chose, et, quand on lui en demandoit la raison, ses pleurs et ses sanglots redoubloient sans qu'on pût tirer d'elle une parole. Elle est née à Courtomer, chez ma sœur, et, deux jours après sa naissance, elle fut menée à Paris dans mon carrosse avec sa nourrice, femme de mon cocher, une femme à moi, pour être sa gouvernante, nommée Mlle des Ablais, fort connue de M[onseigneur], qui ne l'a jamais quittée et qui est encore auprès d'elle. Un vieux gentilhomme à moi les conduisit, nommé M. de la Croix, qui la fit baptiser sous des noms empruntés et qui fut en arrivant rendre compte à M. du Mont de sa commission, de qui il est fort connu. Il vit encore et est présentement auprès de mon frère. Je lui écris par ce courrier pour le prier de se rendre incessamment auprès de vous, pouvant mieux que qui que ce soit vous donner tous les éclaircissements que vous pouvez désirer et vous détailler toutes choses, ayant eu toute la conduite de cette affaire. Je reviens à elle pour vous dire, Monsieur, qu'elle a resté à Paris tant qu'elle a été à la mamelle. Elle

1. En apostille, à l'encre, et biffé : « Passer cette lettre par le feu à cause de l'ord... Me parler de ces deux lettres et ne rien faire que je ne vous aie vu ; me faire seulement écrire au plus tôt au curé de Saint-Germain, homme de mérite, de prendre la peine de me venir parler au plus tôt. »

n'avoit auprès d'elle que sa nourrice, sa gouvernante et une servante pour les servir. M. de la Croix, logé dans une autre maison, avoit soin de fournir à mes dépens tout ce qui leur étoit nécessaire. M. du Mont, qui a été les voir plusieurs fois, peut en rendre témoignage. Dès qu'elle fut sevrée, je les fis venir en Normandie tout droit au couvent d'Essai[1], où j'avois arrêté un logement comme pour une de mes amies et pour sa fille, sous le nom d'Émilie, qu'elle a toujours porté et qu'elle porte encore aujourd'hui, passant, comme j'ai l'honneur de vous le dire, pour la fille de sa gouvernante. Avant que M. du Mont ait fait plusieurs voyages à ce couvent, elle y a eu toujours deux personnes auprès d'elle pour la servir. Je payois cinquante écus pour chacune de pension; je n'assurerois pas pourtant si c'étoit plus ou moins, parce que j'envoyois de l'argent à Mlle des Ablais, et c'étoit elle qui payoit. De plus, on faisoit dans leur appartement un ordinaire pour Émilie, celui du couvent étant trop mauvais ; on ne leur fournissoit même que le logement. Ainsi je donnois de l'argent à Mlle des Ablais, et, quand il étoit fini, je lui en renvoyois, soit pour la pension ou pour l'entretien de cette pauvre innocente, et cela le mieux qu'il m'a été possible; car quand je n'ai pas eu de quoi lui acheter des habits, je lui en ai envoyé des miens. Elle a resté dans ce couvent quatorze ou quinze ans et n'en est sortie que depuis sept ou huit mois, que, n'étant pas en état de payer, la gouvernante se brouilla avec l'abbesse pour le retardement de la pension, qui la voulut faire sortir du couvent. Émilie ne voulut point s'en séparer et sortit avec elle ; elles furent à Courtomer[2], qui n'est qu'à trois lieues de là, chez la nourrice qui y est établie. Ma sœur avoit soin de leur envoyer ce qui leur étoit nécessaire ; elles y ont resté environ six mois. Mais, ma sœur ayant été obligée d'en partir, n'étant pas riche d'ailleurs pour pouvoir la faire subsister, en son absence la gouvernante prit sur elle de la mener à Saint-Germain chez ses parents pour y attendre mes ordres. Je lui mandai de s'y tenir cachée. Elle y est ; du moins, elle y doit être : je dis, doit être, parce qu'il y a trois semaines que je n'ai pas de ses nouvelles. Le curé de Saint-Germain-en-Laye, à qui j'adresse mes lettres et qui est des parents de Mlle des Ablais, pourra, Monsieur, vous en donner des nouvelles. J'ai déjà mandé à cette fille, et je le fais encore par ce courrier, de se mettre en chemin pour vous aller parler et de mener Émilie avec elle, sur le moindre ordre qui lui viendra de votre part. Je serai bien aise, Monsieur, que vous voyiez cette pauvre créature, persuadée que vous serez touché pour elle de compassion. Au surplus, je vous ai déjà mandé que, lorsqu'elle fut hors du couvent, je le fis dire à M[onseigneur] et le fis supplier de l'assister, étant dans l'impossibilité de le faire. On m'avoit mandé que je serois contente ; mais malheu-

1. Département de l'Orne, canton du Mesle-sur-Sarthe ; il y avait dans ce bourg un couvent d'Augustines.

2. Orne, arrondissement d'Alençon.

reusement il est mort. Je tire le rideau sur cette funeste image ; mais je dois vous dire que jamais on n'a rien donné pour la pension ni l'entretien de cette pauvre innocente. Quand vous me dites, Monsieur, que le Roi n'admet pas à beaucoup près tous les faits que ma dernière lettre contient, S. M. est la maîtresse, et peut dire tout ce qui lui plaît ; mais j'aimerois mieux expirer que d'avancer rien qui ne fût la vérité pure. Je vous ai fait, Monsieur, un récit historique avec la plus exacte fidélité du monde, je vous le proteste ; je n'ai point été troublée dans son temps de ce que je vous ai avancé, il me conviendroit mal à présent d'en vouloir tirer vanité. Je puis encore vous assurer, Monsieur, que je n'en ai jamais parlé qu'à ma sœur. Rien ne seroit si mortifiant pour moi que si le Roi pouvoit penser que j'eusse été capable d'inventer pareille chose. Et pourquoi, au reste, cette audace ? Je ne demande rien pour moi, et je suis persuadée que S. M. trouvera naturel que je lui demande des grâces pour cette jeune personne, et pour mon fils, qui est depuis trois ans capitaine de cavalerie et que j'ai toutes les peines du monde à faire subsister. Quoi qu'il arrive et de quelque manière que les choses tournent, j'aurai toute ma vie un respect et une vénération pour S. M. à toute épreuve. Si je ne m'étois pas fait une loi par-dessus toutes les autres de lui obéir avec une entière soumission, Émilie peut-être, et je puis l'assurer, ne seroit pas si malheureuse ; mais j'ai fait mon devoir, j'ai obéi à mon roi et à mon maître, à qui je dois tout. Je vous demande toujours, Monsieur, de continuer vos bontés et à faire de votre mieux pour cette infortunée et pour mon fils. Je vous en aurai une très sensible obligation ; je vous dirai cependant que je crois fortement que le Roi leur sera tôt ou tard favorable. Cela ne peut être autrement, le sang ne pouvant jamais se démentir. Je ne doute pas, Monsieur, que vous ne soyez surpris de ma confiance ; mais je vous jure, par tout ce qu'il y a de plus sacré, qu'elle vient uniquement de la bonne opinion que j'ai du maître. Au nom de Dieu, Monsieur, que qui que ce soit ne voie mes lettres, que je vous supplie de me renvoyer, et de me croire, etc.

« Trouvez bon que je ne signe pas.

« Pardonnez-moi, Monsieur, je vous supplie, toutes les ratures et le défauts de ma lettre. Vous pouvez juger que ce n'est pas sans émotion qu'elle est écrite. »

M. de Benoist, curé de Saint-Germain-en-Laye, au comte de Pontchartrain.

« Saint-Germain-en-Laye, 20 novembre [1711].

« Monseigneur,

« Par la lettre que j'eus l'honneur de vous écrire,... j'eus celui de vous marquer que Mlle des Ablais avoit été obligée de différer son départ pour aller chercher Mlle Émilie, parce qu'il ne se trouva point de place au coche, et qu'elle m'avoit assuré qu'elle en avoit arrêté une pour demain. Cependant j'ai envoyé chez elle aujourd'hui pour savoir si elle étoit partie. L'on m'a répondu qu'elle étoit à Versailles et qu'on ne savoit pas quand elle reviendroit. Je crains qu'elle ne cherche quelque recommandation auprès de vous, Monseigneur, ou auprès du Roi ; car, n'ayant point voulu selon vos ordres lui déclarer positivement ce que l'on feroit pour elle, lui marquant même que S. M. ne voudroit pas probablement entrer dans ses idées, et que j'avois pris d'autres mesures que la Providence m'avoit ouvertes par le moyen de M. du Chesne, à qui elle avoit déjà parlé, ou par quelque autre voie que je ne pouvois pas encore lui dire, je lui ai marqué que cela étoit dans un mouvement à en attendre un heureux succès, qu'il falloit qu'elle fût chercher incessamment la demoiselle, que sa présence étoit nécessaire, et que, en la faisant venir, elle ne feroit point une fausse démarche. Je lui ai même donné vingt écus pour payer son voyage et son retour avec Mlle Émilie et sa nourriture en chemin. J'ai tâché de lui faire une confusion d'idées, afin de mieux cacher vos ordres ; mais je ne sais si son inquiétude, qu'elle m'a néanmoins assez dissimulée, ne lui fera point prendre d'autres voies. Je saurai demain si elle revient à Saint-Germain.

« J'ai arrêté une chambre aux Ursulines de Poissy, sans dire pour qui je la demandois, et j'en garderai le secret. La demoiselle des Ablais vouloit descendre à Paris chez un fameux oculiste de sa connoissance. Je n'ai pas cru convenable de l'exposer dans une maison où le public aborde. Je l'ai adressée au couvent de Liesse, ou Mme Hébert, belle sœur de Monsieur l'Intendant, est prieure[1] : c'est une maison derrière les Invalides et par conséquent hors de Paris, très séparée des visites, et personne ne saura quelle elle est, non pas même Madame la prieure, à qui j'écrirai de donner entrée pour un jour à une demoiselle de ma connoissance que j'irai prendre le lendemain chez elle. Le coche de demain arrivera dans cinq ou six jours à Séez et partira le dimanche suivant ; si toutes les places ne sont point prises, elle compte de revenir avec Mlle Émilie et de me donner avis du jour de leur arrivée. J'irai la prendre à Liesse dans un carrosse, sans lui dire dans le moment où je la mène, et je congédierai en même temps la des Ablais en lui remettant pour la consoler l'ordonnance des cent écus entre ses mains. J'avois eu l'honneur de vous mander, Monseignour, que si l'on avoit pu lui donner pour cette année les cent écus comptant, que cela auroit empêché son séjour à Paris pour solliciter l'ordonnance, et les plaintes qu'elle auroit pu faire ou ses discours sur la séparation, qui lui sera très sensible dans les premiers moments. Elle doit m'écrire

1. Le couvent des Bénédictines de Notre-Dame de Liesse, situé à l'extrémité de la rue de Sèvres, avait pour prieure Marie-Anne-Marguerite Hébert, sœur d'Agnès-Françoise, qui avait épousé en 1697 Armand Roland Bignon de Blanzy, intendant de la généralité de Paris.

dans les temps qu'elle partira, pour m'avertir du jour de son arrivée, et je me trouverai à Paris pour la conduire aussitôt à Poissy. Je ne perdrai point de temps pour exécuter les ordres de S. M. Vous en serez, Monseigneur, informé aussitôt. Je ne fais que recevoir votre lettre, Monseigneur, en date du 17e ; je n'eusse pas si longtemps différé de répondre à vos ordres. Je suis etc...

« De Benoist. »

M. de Benoist au comte de Pontchartrain.

« Saint-Germain-en-Laye, 12 décembre [1711[1]].

« Monseigneur,

« Je viens de recevoir une lettre de la demoiselle des Ablais qui me marque qu'elle doit partir le 10 de ce mois avec Mlle Émilie pour arriver le 15 à Paris, pourvu que les grandes eaux ne retardent point les voitures. J'irai la revoir à Paris à l'adresse dont nous sommes convenus. Je me donne l'honneur de vous en informer, Monseigneur, afin que si vous voulez me faire l'honneur de m'adresser l'ordonnance pour la demoiselle des Ablais, je puisse la lui remettre entre les mains en les séparant. Vous avez eu la bonté de me dire que cette ordonnance seroit telle qu'elle seroit payable promptement pour cette première fois, afin d'éviter les discours que la douleur d'une séparation récente, jointe au délai du paiement, pourroit exciter. Je suis, etc...

« De Benoist.

La marquise de Roure au comte de Pontchartrain.

« 3 janvier 1712[2]. »

« Je sens, Monsieur, dans toute sa force le coup qui vient de tomber sur moi, et j'y suis sensible comme je dois. Mais je crois que je dois renfermer ma douleur en moi-même, la cacher au public et me taire. Je voudrois de tout mon cœur que Mlle des Ablais fut brûlée toute vive pour la punir de la conduite qu'elle a tenue. Pour ce qui me regarde personnellement, Monsieur, tout le monde sait ici que, depuis la mort de M[onseigneur], je ne suis occupée qu'à mettre mes affaires en état pour aller finir mes jours à Paris. Vous n'ignorez pas le désordre où elles sont, vous ayant supplié plusieurs fois de demander au Roi pour moi des lettres d'état sans que j'aie pu les obtenir. Je vous assure, Monsieur, que j'ai plus d'ennui de quitter ces lieux qu'on n'en a de m'en voir sortir. Mais je ne puis point aller comme une vagabonde,

1. Apostilles à l'encre : « M'en parler demain sans faute. » Au crayon : « Le gentilhomme est arrivé, La Croix. »

2. En apostille : « Lu au Roi ; m'en parler au plus tôt. M. de Mesmes premier, M. du Maine, M. d'O. »

ni mendier mon pain. Voilà des persécutions qui sont sans exemple, que je supporte pourtant sans en être abattue, mon courage étant au-dessus de tout. Comme je n'ai plus de grâcc à demander de ma vie, permettez-moi de vous remercier ici de toutes les bontés que vous avez eues pour moi et que je vous proteste avec vérité que je verserois une partie de mon sang pour vous en marquer ma reconnoissance. Faites-moi la justice d'en être persuadée, etc.

« De Caumont du Roure. »

M. de Benoist au comte de Pontchartrain.

[1712.]

« Monseigneur,

« Les deux malheurs qui sont arrivés à la France dans ce carême par la mort de Monseigneur et de Madame la Dauphine, m'ont fait différer de vous rendre compte des affaires de Mlle Émilie. J'ai cru que de prendre alors la liberté de vous informer de ses besoins étoit un contre-temps. La maladie du roi d'Angleterre, qui depuis a exigé de moi quelques assiduités auprès de lui, m'a empêché encore de vous présenter son mémoire comme je me proposois d'avoir cet honneur. Mais rien n'échappe, Monseigneur, à votre attention au milieu des grandes affaires qui vous environnent, et toute ma peine est de lui laisser ignorer si longtemps son bienfaiteur et les obligations essentielles qu'elle vous a.

« Sa conduite est très régulière. Je n'aurois rien à exiger d'elle que de cacher davantage son éloignement pour les convents, qui est insurmontable. La mort de Monsieur le Dauphin l'a attristée jusqu'à la rendre malade ; elle ne sait point encore si c'est par lui qu'elle a reçu les secours qu'elle a eus jusqu'à cette heure. Cependant la cause de de sa tristesse a toujours été inconnue, et, de l'humeur dont elle paroît, jamais elle ne révèlera rien de tout ce que l'on souhaite tenir caché. Les dames de l'abbaye de Poissy et quelques-unes des Ursulines ont parlé diversement de son sort, et, quelque question qu'on lui ait faite sur sa naissance, son pays et le lieu de sa demeure jusqu'à cette heure, personne n'a aucun soupçon, ni n'approche de son histoire. Elle se tient renfermée exactement pour ses lettres dans les bornes que je lui ai prescrites selon vos intentions, Monseigneur. La demoiselle des Ablais a toujours son domicile à Saint-Germain, où elle ne séjourne pas beaucoup. Je la crois religieuse au silence qu'on lui a imposée. Si elle en fût sortie, je n'eusse pas manqué d'en avoir quelque connoissance. Elle ne paroît point savoir où est Mlle Émilie.

« Je prends la liberté de vous envoyer le mémoire des hardes les plus indispensables que vous demandez. Cela ne laissera pas que de monter à près de deux cents écus, et, si il n'y a dans ce mémoire ni de quoi travailler ni de quoi lire, selon ce que S. M. accordera, on pourra diminuer ou augmenter ; mais, avec les cent écus que vous avez obtenus pour elle, Monseigneur, elle ne peut pas commencer à acheter ce nécessaire.

« Si vous voulez bien, Monseigneur, me faire donner les 121ᵗᵗ 16ˢ que vous avez la bonté de me marquer pour le remboursement de ce que j'ai avancé par un article séparé, je vous en serois très redevable.

« Je suis avec un très profond respect, etc.

« De Benoist[1]. »

Mémoire des hardes absolument nécessaires à Mlle Émilie.

« Douze chemises, douze mouchoirs, deux douzaines de serviettes, une garniture de nuit et de jour pour la tête, un habit et un jupon, une commode pour meuble, une table, une cuiller, une fourchette, un couteau, une écuelle et un gobelet d'argent pour boire, tels qu'en ont toutes les pensionnaires, et un petit chandelier.

« Je ne parle point des meubles de la chambre, ni d'un lit. J'ai fait en sorte que les religieuses le fournissent. Cela ne peut guère aller à moins de deux cents écus ».

M. de Benoist au comte de Pontchartrain.

« Saint-Germain, 13 janvier [1713].

« ....Mlle Émilie a été assez longtemps malade ; sa santé est meilleure à présent ; elle continue toujours de se contenter dans la maison. Vous lui feriez, Monseigneur, un grand plaisir si vous lui permettiez de voir Mlle des Ablais ; elle le désire avec empressement. Si vous voulez me permettre, Monseigneur, de vous en dire ma pensée, je crois que vous pourriez lui accorder cette grâce sans aucun risque. La demoiselle des Ablais me paroît très discrète, et, si elle ne l'étoit pas, elle auroit pu, demeurant ici, parler mal à propos. Je pourrois même, lui permettant de votre part, lui prescrire des mesures et des règles qu'elle ne passeroit pas. Mlle Émilie, qui la sait à sa porte, a peine de ne point voir une fille à qui elle est redevable de son éducation. Je ne sais si la demoiselle des Ablais a connoissance du lieu de retraite où est Mlle Émilie. J'aurai l'honneur, Monseigneur, d'aller recevoir sur cela vos ordres...

« De Benoist. »

1. Minute de réponse portée en marge de la lettre : « J'ai reçu, Monsieur, votre lettre, etc. Le Roi, a qui j'en ai rendu compte, a bien voulu accorder 900ᵗᵗ pour acheter tout ce qui sera nécessaire à Mlle Émilie, et S. M. s'attend que vous trouverez sur ce fonds à lui procurer de quoi lire et travailler. Continuez à mander, etc. »

M. de Benoist au comte de Pontchartrain.

« 24 janvier [1713].

« Mlle Émilie ne se dément en rien ; elle est toujours sage, discrète et de plus en plus éloignée de se faire religieuse, quoiqu'elle connoisse que c'est le meilleur parti qu'elle puisse prendre. Elle fut malade l'année passée et sa santé n'est pas encore parfaite. Cela lui a coûté de l'argent, en sorte qu'elle ne perdra guère sur les décris des monnoies. Elle est bien sensible à l'honneur que vous lui faites, Monseigneur, de vous souvenir d'elle. Dans la triste situation où elle est et qu'elle ressent très vivement, elle a grand besoin de celui de votre protection. Si vous avez la bonté de lui en donner des marques en la mariant, c'est tout ce qu'elle pourroit souhaiter : une personne de votre main ne peut que lui être un parti très avantageux. Je ne puis rien proposer dans l'incertitude de ce que l'on peut faire pour elle. Si l'on connoissoit son mérite, cela lui tiendroit lieu d'une grosse dot ; mais il y a des avantages que l'on estime plus que celui-là dans le monde. Je suis, etc...

« De Benoist. »

Louise-Émilie au comte de Pontchartrain[1].

« Ce 11 avril 1713.

« Monseigneur,

« Je n'ay osé jusqua cette heure prendre la liberté de vous assurer de mes très humbles respects dans la crainte dinterrompre les momens que vous donés au service de lestat. Mais jespere que vous me permettres dans ces jours consacrés a la pieté de vous assurer que ne pouvant reconnoistre les obligations infinie que je vous ay que devant le Seigneur je ne cesse de luy demander quil vous rende le fruit de la charité que vous exercez a mon esgart. Je nay dautres recours dans mes malheurs que vostre bonté et les assurence que vous avez bien voulu me donner de men continuer les marques. Que deviendrois je sans vostre protection, Monseigneur ? Je feray mon posible pour men rendre digne en réflechissant souvent sur les advis que vous mavez fait lhoneur de me donner. Je me flate que vous croyez que ma reconnoissance respond au profond respect avec lequel je suis,

« Monseigneur,

« Vostre très humble et très obeissante servante

« Louise Émilie[2]. »

1. Nous conservons l'orthographe de cette lettre et de la dernière.

2. Une autre lettre, du 2 janvier 1714 porte en apostille : « Nous en parlerons ; — Mariage ; — Au curé. »

M. de Benoist au comte de Ponchartrain.

« Saint-Germain-en-Laye, 13 avril [1713].

« Monseigneur, je n'ai pu refuser à Mlle Émilie de prendre la liberté de vous envoyer une lettre qu'elle se donne l'honneur de vous écrire. J'espère, Monseigneur, que vous ne trouverez point mauvais qu'elle vous assure de ses reconnoissances très respectueuses; vous êtes son unique appui, et, par tous les biens qui me reviennent sans cesse d'elle, elle mérite bien de vous demander la continuation de l'honneur de votre protection. Je suis, etc.

« De Benoist. »

Louise-Émilie au comte de Pontchartrain.

« Aux Ursuline de Poicy ce 7e decembre 1714.

« Monseigneur,

« Il faut autant de confiance que jen ay sur les bontez dont vous monorez pour oser prendre sy souvant la liberté de vous assurer de mon tres profond respect. Cest apuié sur elles, Monseigneur, que je vous suplie très humblement de me continuer lhoneur de vostre protection qui est mon seul apui et toute ma consolation dans labisme infiny de mes malheurs. Sy vous navez pitié de moy que puis je devenir? Vous avez desjà signalé vostre charité a mon esgard d'une maniere digne de vostre pieté; elle est lazille de tous les affligez. Personne ne lest plus que moy. Cest ce qui me fait esperer, Monseigneur, que vous voudres bien me permettre de vous representer lestat ou la cherté presente me reduit. On sen aperçoit baucoup dans les comunautés; elle a mesme obligé les dames religieuses de retrancher bien des chose dans leur maison qui font souffrir les personnes qui y sont. Sans mesme oser men plaindre, je suis très souvent malade et en mesme tems hors destat de prendre les soulagement necessaire pour me retablir comme il faut. Pardonnez moy sil vous plaist, Monseigneur, ce petit destail, je ne puis avoir recours qua vous; je vous suplie de me faire la grace dy avoir un peu d'attention et de ne point abandonner une jeune et infortunée personne qui livre pour toujours son sort entre vos charitables mains et qui ne cessera jamais doffrir des prieres au Seigneur pour vostre conservation. Cest la seule marque que je puis vous donner de ma vive reconnoissance; jy joins la parfaite soumission avec laquelle je me feray toujours gloire dexecuter vos ordre ayant lhoneur destre, etc.

« Louise Émilie. »

ADDITIONS ET CORRECTIONS

Page 36, note 2. A propos de Madame se remettant en grand habit en pleine nuit lors de la mort de Monseigneur, on peut citer ce passage de sa correspondance en 1695 (recueil Brunet, tome I, p. 13) : « Je ne vois pas pourquoi il faut aux gens tant de costumes divers. Mes seuls vêtements à moi sont le grand habit et un costume de chasse quand je monte à cheval. Je n'en ai point d'autre. Je n'ai de ma vie porté ni robe de chambre ni manteau, et je n'ai dans ma garde-robe qu'une seule robe de nuit pour me lever et pour me mettre au lit. »

Page 87, note 7. Desgranges, dans ses registres (ms. Mazarine 2746, fol. 30-31) donne l'énumération des cercueils des membres de la famille des Bourbons qui se trouvaient à Saint-Denis lors de la mort de Monseigneur, et l'ordre dans lequel il les fit ranger : « J'ai marqué dans le volume 1er de mes relations la disposition des cercueils qui se trouvoient dans le caveau en 1693. Comme il manquoit des tréteaux de fer, j'en ai fait faire de nouveaux, et j'ai fait ranger les cercueils ainsi qu'il est figuré ci-après : 1. Henri IV, mort le 4 mai 1610 ; 2. La reine Marie de Médicis, 3 juillet 1642 ; 3. Louis XIII, 14 mai 1643 ; 4. La reine Anne d'Autriche, 20 janvier 1666 ; 5. La reine Marie-Thérèse, 30 juillet 1683 ; 6. Madame la Dauphine, 20 avril 1690 ; 7. Louis Dauphin, 14 avril 1711 ; 8. Le duc d'Orléans, 17 novembre 1611 ; 9. Marie de Bourbon de Montpensier, première femme de Gaston d'Orléans, 4 juin 1627 ; 10. Le duc de Valois, fils de M. le duc d'Orléans, le 10 août 1652 ; 11. Anne-Marie d'Orléans de Chartres, fille de M. le duc d'Orléans, le 17 août 1656 ; 12. Monsieur Gaston-Jean-Baptiste, duc d'Orléans, 7 février 1660 ; 13. Anne-Élisabeth de France, 30 décembre 1662 ; 14. Marie-Anne de France, 26 novembre 1664 ; 15. Mademoiselle, fille de M. le duc d'Orléans, 8 juillet 1665 ; 16. Philippe-Charles d'Orléans, duc de Valois, fils de Monsieur Philippe de France, duc d'Orléans, 8 décembre 1666 ; 17. Henriette-Marie de France, reine d'Angleterre, 10 septembre 1669 ; 18. Henriette-Anne d'Angleterre, première femme de Philippe de France, duc d'Orléans, 30 juin 1670 ; 19. Philippe de France, duc d'Anjou, 10 juillet 1671 ; 20. Marie-Thérèse de France, 1er mars 1672 ; 21. Marguerite de Lorraine, seconde femme de Monsieur Gaston-Jean-Baptiste, duc d'Orléans, 3 avril 1672 ; 22. François-Louis de France, duc d'Anjou, 4 novembre 1672 ; 23.

Alexandre-Louis, duc de Valois, fils de Monsieur Philippe de France, duc d'Orléans, 16 mars 1676; 24. Anne-Marie-Louise d'Orléans, fille de Monsieur Gaston-Jean-Baptiste, duc d'Orléans, 5 avril 1693; 25. Philippe de France, duc d'Orléans, frère du Roi, 9 juin 1701. »

Page 114, note 6. Les *Mémoires de Sourches* disent le 15 avril : « En entrant à table, même avant que de s'asseoir, le Roi dit tout haut qu'on ne traiteroit plus le nouveau Dauphin de *Monseigneur,* qu'en lui parlant on lui diroit *Monsieur,* et qu'en parlant de lui on diroit *Monsieur le Dauphin*; que cela étoit mieux, et que ç'avoit été un abus de traiter défunt Monsieur le Dauphin de *Monseigneur,* et qu'il étoit tombé lui-même dans cet abus, l'appelant ainsi dans sa jeunesse. »

Page 125, note 7. « On appelle *dégagement* dans une maison, dans un appartement, une issue secrète et dérobée qui sert pour la commodité du logement ». *Académie,* 1718.

Page 140, note 4. A propos de l'érection de la terre de Pont-de-Vaux en duché en faveur de Charles-Emmanuel de Gorrevod, marquis de Marnay, M. le prince-duc de Bauffremont a bien voulu nous communiquer un extrait d'un manuscrit de sa bibliothèque intitulé : *Descentes généalogiques de plusieurs familles illustres de la comté de Bourgogne et autres.* Au folio 54 v° on lit ce qui suit : « Le marquis de Marnay, ayant reçu l'honneur du collier de l'ordre [de la Toison d'or], persévéra encore huit années dans les bonnes grâces de S. A. l'Archiduc, et fut gouverneur des pays et duché de Limbourg. Mais, à la fin, étant devenu amoureux de dame Isabelle de Bourgogne, fille de Bernard [*pour* Hermann] de Bourgogne, comte de Falais, ... dame de l'Infante, laquelle en même temps étoit recherchée en mariage par le duc d'Aumale, de la maison de Lorraine, retiré aux Pays-Bas, cette jeune demoiselle, belle en ce temps-là, témoigna d'avoir plus d'inclination à ce prince Lorrain, quoiqu'il fût âgé, à cause qu'il étoit duc et que, devant l'Infante, sa maîtresse, elle eût eu le carreau pour cette raison, ainsi que l'ont les grands d'Espagne. Le marquis de Marnay envoya à Paris Rosaret, son secrétaire et depuis greffier de la cour du Parlement, désirant venir à bout de sa recherche, et afin d'obtenir l'érection de sa comté de Pont-de-Vaux en duché, ce qui réussit. Moyennant cela, il épousa Isabelle de Bourgogne le 8 février 1621. Mais l'Archiduc, ayant su cette érection en duché que le marquis avait envoyé demander et solliciter à la cour de France, ressentit cela étrangement et dit un jour au marquis en espagnol : « *No puedo yo os hazer mercedes* », de sorte que le marquis, étant bien en peine, ne leva point de dépêche de son nouveau duché qu'après la mort de S. A. l'Archiduc, ce qui fut fait sans lui avoir donné le titre de pair de France... Sa femme, pendant la vie de son mari, ni depuis, n'eut jamais de carreau devant l'Infante ; mais, quand la reine Marie de Médicis se retira aux Pays-Bas et que cette dame y vint pour affaire, cette reine lui donna le tabouret comme à une duchesse en France. »

Page 201, note 9. Voici l'extrait du procès-verbal officiel du lit de justice, relatif à M. de Bouillon (Archives nationales, X[1B] 8864) : « M. le Chancelier a dit que, le défunt Roi ayant accordé l'érection des terres de Château-Thierry et d'Albret en faveur de M. le duc de Bouillon par le contrat d'échange de Sedan, pour tenir rang du temps de la première et ancienne érection desdites terres, et le Parlement, par arrêt de vérification dudit contrat du 20e février 1652, ayant arrêté que ce seroit seulement pour tenir rang du jour dudit arrêt, et ledit sieur de Bouillon n'ayant pu depuis ce temps-là se faire recevoir en ladite dignité, attendu qu'il n'a pas encore l'âge, la volonté du Roi est que l'on procède à sa réception et à l'enregistrement de ses lettres, aussitôt qu'il aura atteint l'âge, et que son rang et séance lui soient conservés du jour dudit arrêt du 20 février 1652. SÉGUIER. »

Page 202, note 1. A propos du maréchal de la Meilleraye, le procès-verbal du lit de justice dont il vient d'être parlé, contient la mention suivante : « Lecture a été faite des lettres de M. le maréchal de la Meilleraye, par Messire Pierre de Brilhac, le *soit montré* mis sur sa requête, son information faite, et, après des conclusions du procureur général, a été jugé, et, son arrêt de réception ayant été prononcé par M. le Chancelier, il a dit en même temps que la volonté du Roi est qu'encore que le sieur maréchal de la Meilleraye ne pût prêter présentement le serment à cause qu'il est absent pour le service dudit seigneur Roi, néanmoins son rang lui soit conservé comme s'il avoit été présent et prêté le serment présentement et avant ceux qui le prêteront ensuite. »

Page 217, note 1. D'après Pellisson, Pierre de l'Estoile, quand il avait composé un ouvrage, le lisait à sa servante (*Historiettes de Tallemant des Réaux*, tome V, p. 93, note 4). — Alfred de Musset fait allusion à la légende de la servante de Molière dans deux strophes du second chant de son poème de *Namouna*.

Page 224, note 4. A propos de la réception du cardinal de Richelieu, le secrétaire d'Etat Bullion, auquel se joignirent MM. de Châteauneuf et d'Effiat, lui écrivit (Archives nationales, KK 600, fol. 191) : « De Paris, ce jeudi matin à onze heures et demie [4 novembre 1631]. Monseigneur, c'est pour vous donner avis que ce matin votre information a été jugée avec tout l'honneur et approbation qu'on se puisse imaginer, et a été ordonné que serez reçu à faire le serment de duc et pair, et n'a été rien résolu sur la réception de MM. de la Valette et la Rochefoucauld ; cela est remis au lendemain, après que vous aurez prêté le serment. Le Parlement se promet que vous serez ici ce soir, afin de prêter le serment demain, et nous estimons qu'il est très à propos que vous veniez coucher en cette ville ; tous vos serviteurs vous y souhaitent, afin de parachever cette affaire heureusement. Ne soyez en peine de l'affaire de M. de la Rochefoucauld, M. le garde des sceaux y a pourvu par le commandement qu'il a fait à M. le procureur général, attendant que les lettres du Roi soient arrivées.

Nous prions Dieu qu'il vous conserve en santé longue et heureuse vie, et demeurons etc. BULLION, CHÂTEAUNEUF, D'EFFIAT. »

Page 225, note 4. Il y a une notice détaillée sur le premier président le Jay et sur sa famille dans l'*Histoire seigneuriale, civile et paroissiale de Saintry* (arrondissement de Corbeil, Seine-et-Oise), par Émile Creuzet (Paris, 1907, in-8°), p. 86-108.

Page 251, note 4. Saint-Simon a omis de relever une des conséquences de l'édit sur les duchés-pairies : c'est l'érection du marquisat de Rambouillet en duché-pairie en faveur du comte de Toulouse, faite en ce même mois de mai 1711, pour lui assurer deux duchés-pairies (il avait déjà celui de Penthièvre), comme son frère possédait les duchés d'Eu et d'Aumale.

Page 270, note 5. La baronne d'Oberkirch, dans ses *Mémoires* (tomes I, p. 159-161, et II, p. 38-40), a donné des détails sur le chapitre de Saint-Pierre de Remiremont, sur les diverses dignitaires, sur les deux classes de chanoinesses qu'on appelait les *tantes* et les *nièces*, etc. La *Gazette* de 1631, correspondance de Bruxelles du 7 novembre, dit que le chapitre se composait alors de cinquante-deux « des plus gentilles damoiselles de Lorraine », et qu'elles portaient sur la tête une sorte de petite enseigne qu'on appelait *le mari*.

Page 324, note 6. La vie de la première femme du maréchal de Belle-Isle, Henriette-Françoise de Durfort-Civrac, est à peu près inconnue. En dehors de son contrat de mariage, dont des extraits se trouvent dans les dossiers bleus FOUCQUET à la Bibliothèque nationale, et que M. d'Échérac a analysé dans *la Jeunesse du maréchal de Belle-Isle*, on ignore tout d'elle, même la date de sa mort, et les dossiers généalogiques du Cabinet des titres ne contiennent aucun renseignement. Nous avons été assez heureux pour retrouver dans les papiers séquestrés des Durfort-Civrac, aux Archives nationales, T 321, 7e liasse, la pièce suivante, qui élucide au moins ce dernier point : « Aujourd'hui a été enterrée dans notre église Mme la comtesse de Belle-Isle, fille de Messire Charles de Durfort, marquis de Civrac, et de Mme Angélique Zacarie de Bordet (*sic*), dans la sépulture de Messieurs ses ancêtres, qui est sous la lampe du grand autel. A Bordeaux ce 16 janvier 1723. — Je déclare et certifie que le présent extrait a été tiré mot à mot, sans y avoir rien ajouté ni diminué, des registres mortuaires des Grands Carmes de Bordeaux. En foi de quoi, j'ai livré le présent extrait. A Bordeaux, le 7 août 1782. F. DUMAU, sacristain des Grands Carmes. » Une autre pièce du même dossier dit que Mme de Belle-Isle avait été séparée de biens de son mari et avait fait son testament en faveur de son oncle Émeric de Durfort.

Page 325, note 7. Jean de Montboissier, comte de Canillac, né le 11 septembre 1661, fut d'abord page du Roi, entra aux mousquetaires en 1682, devint lieutenant aux gardes en 1684, et capitaine en 1687 ; il acheta en 1693 une charge d'enseigne aux mousquetaires noirs, passa sous-lieutenant en 1699, devint brigadier en 1702, maréchal de camp en 1704, lieutenant général en 1710, eut le gouvernement d'Agde en 1707, entra au conseil de Régence en 1715, fut nommé capitaine des mousquetaires noirs en 1716, conseiller d'État d'épée en 1720, eut le gouvernement d'Amiens en avril 1721, l'ordre du Saint-Esprit en 1724 (et non en 1728, comme le dit notre auteur), et mourut à Paris le 10 avril 1729. Il avait épousé en février 1697 Élisabeth Ferrand, veuve de l'ambassadeur Girardin, « riche de dix-huit mille livres de rente et encore aimable », dit le Chansonnier (ms. Fr. 12692, p. 247), qui ajoute que Canillac était poussé par Monsieur dont il partageait les goûts contre nature. Ce Canillac a une notice dans le volume 45 des Papiers de Saint-Simon, aujourd'hui *France* 200, fol. 190.

Page 329, note 1. A propos de la mort du duc d'Albe, l'abbé de Vayrac dit dans son *Tableau de l'Espagne,* édition 1719, tome III, p. 12-13 : « Certainement Philippe V ne pouvait faire un plus digne choix; car, depuis le 11 novembre de l'année 1703, qu'il arriva à Paris, jusqu'en l'année 1711 qu'il mourut, il donna dans toutes les occasions des marques éclatantes de sa magnificence, et la prudence avec laquelle il se comporta lui attira plusieurs fois des éloges très avantageux de la part de Louis le Grand. S. M. Catholique étoit si satisfaite de sa conduite, qu'elle le nomma plénipotentiaire de la paix et l'honora de la charge de grand chambellan ; mais la douleur que lui causa la mort du fils unique qui lui restoit avança si fort la sienne, qu'il ne put remplir les devoirs d'aucun de ces emplois. » Et plus loin : « Tous les seigneurs de la maison de Tolède ont servi les rois catholiques avec tant de désintéressement. qu'au lieu de s'enrichir en les servant par les appointements de leurs emplois, comme font presque tous les autres, ils ont toujours consommé au delà de leurs revenus, et, quoiqu'ils aient possédé des biens immenses, ils n'ont jamais été opulents, tant ils ont été magnifiques et généreux. »

Page 354, note 1. Virgile avait dit dans l'*Enéide,* livre VI, vers 471-472 :

Nec magis incepto... sermone movetur
Quam si dura silex aut stet Marpesia cautes.

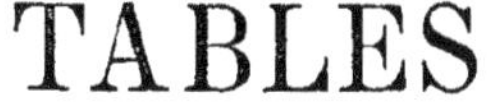

TABLES

I

TABLE DES SOMMAIRES

QUI SONT EN MARGE DU MANUSCRIT AUTOGRAPHE.

Suite de 1711.

II

TABLE ALPHABÉTIQUE

DES NOMS PROPRES

ET DES MOTS OU LOCUTIONS ANNOTÉS DANS LES *MÉMOIRES*.

N. B. Nous donnons en italique l'orthographe de Saint-Simon, lorsqu'elle diffère de celle que nous avons adoptée.

Le chiffre de la page où se trouve la note principale relative à chaque mot est marqué d'un astérisque.

L'indication (Add.) renvoie aux Additions et Corrections.

A

E

F

G

H

M

N

O

Q

R

S

Z

III

TABLE DE L'APPENDICE

PREMIÈRE PARTIE

ADDITIONS DE SAINT-SIMON AU *JOURNAL DE DANGEAU.*

(Les chiffres placés entre parenthèses renvoient au passage des *Mémoires* qui correspond à l'Addition.)

SECONDE PARTIE

I

II

III

IV

V

VI

VII

VIII

IX

X

XI

XII

XIII

XIV

TABLE DES MATIÈRES

CONTENUES DANS LE VINGT-ET-UNIÈME VOLUME.

FIN DU TOME VINGT-ET-UNIÈME.

CHARTRES. — IMPRIMERIE DURAND, RUE FULBERT.

www.ingramcontent.com/pod-product-compliance
Ingram Content Group UK Ltd.
Pitfield, Milton Keynes, MK11 3LW, UK
UKHW020308200726
13857UKWH00001B/115

9 782011 938824